물리치료사를 위한 핵심 신경근 물리치료 물리치료사의 수행 방식 중심

Neuromuscular Essentials

Applying the Preferred Physical Therapist Practice Patterns^{SM}

물리치료사를 위한

핵심 신경근 물리치료

물리치료사의 수행 방식 중심

Neuromuscular Essentials

Applying the Preferred Physical Therapist Practice Patterns^{SM}

Editor
Marilyn Moffat, PT, DPT, PhD, FAPTA, CSCS
Professor, Physical Therapy Department
New York University
New York, New York

Associate Editors

Joanell A. Bohmert, PT, MS
Itinerant Physical Therapy
Anoka-Hennepin Independent
School District No.11
Anoka, Minnesota

Janice B. Hulme, PT, MS, DHSc
Clinical Assistant Professor
Doctor of Physical Therapy Program
University of Rhode Island
Kingston, Rhode Island

Assistant Editors

Elaine Rosen, PT, DHSc, OCS, FAAOMPT
Associate Professor
Hunter College Schools of the Health Professions
New York, New York
Partner
Queens Physical Therapy Associates
Forest Hills, New York

Sandra Rusnak-Smith, PT, DHSc, OCS
Partner
Queens Physical Therapy Associates
Forest Hills, New York

영 문 출 판 사

■ 옮긴이 (가나다순)

고태성	대원대학 물리치료과 교수	엄기매	여주대학 물리치료과 교수
김미현	인제대학교 물리치료학과 교수	이명희	대구보건대학 물리치료과 교수
김재현	신성대학 물리치료과 교수	임재길	가천의과학대학교 물리치료학과 교수
김찬규	광주보건대학 물리치료과 교수	장정훈	원광보건대학 물리치료과 교수
박용남	안산대학교 물리치료과 외래교수	조현래	마산대학 물리치료과 교수
배영숙	용인대학교 물리치료학과 외래교수	주 민	안동과학대학 물리치료과 교수

Neuromuscular Essentials

Applying the Preferred Physical Therapist Practice Patterns[SM]

by Marilyn Moffat, Joanell A. Bohmert, Janice B. Hulme

물리치료사를 위한

핵심 신경근 물리치료

2011년 7월 20일 초판인쇄
2011년 7월 27일 초판발행

지은이 : Marilyn Moffat, Joanell A. Bohmert, Janice B. Hulme
옮긴이 : 엄 기 매 외
발행인 : 박 병 조
발행처 : 도서출판 영문출판사
등 록 : 1987년 12월 21일 제2-419호
주 소 : 서울시 강남구 삼성동 69-1
전 화 : (02) 514-5590, 776-5590
팩 스 : (02) 756-8943
E-mail : yeongmunsa@empal.com
정 가 : 30,000원
ISBN 978-89-7224-253-6 93510

※ 파본은 교환해 드립니다.

헌 사

이러한 중대한 임무는 네기 많은 신세를 진 여러분들의 최대의 보조 없이는 수행할 수 없는 것이었다.
따라서 이 책은 만들기 위해 최선을 다하고 있고 나의 Moffat 및 Salant 가족, 물리치료 동료,
APTA의 직원, 교직원, 지원해 준 직원, 뉴욕 대학의 학생, 내 환자와 고객,
이 모든 이들의 노력이 가능하게 했다.

–MM

매를린 우즈, PT, 진정한 박학다식한 사람과 공무원의 선두주자를 위해, 항상 환자와 직업에 대한 올바른 경로를
찾아 주셔서 감사합니다. 당신의 기억과 정신은 모든 사람에게서 영적으로 살아있을 것이다.

–JAB

이것은 일 년 내내 내 기술을 습득하고 개발하기 위해 나를 밀어 준, 과거와 현재의 내 환자에게 모든 것을 바치고 싶다.
내가 당신의 경험과 지혜를 공유할 수 있도록 해 주셔서 감사합니다.

–JBH

차 례

감사의 글

이 책은 네 권의 시리즈물 중 한권이며, 수많은 이들의 노력과 희생이 없었다면 존재할 수 없는 그런 책이다. 다음에 열거하는 뛰어난 물리치료사들의 전문가적 식견, 열의 믿기 힘든 인내심 등에 나는 평생 빚을 지고 있다고 생각한다.

- 부편집장들 :
  - Joanell A. Bohmert, PT, MS
  - Janice B. Hulme, PT, MS, DHSc
- 편집 도우미들 :
  - Elaine Rosen, PT, DHSc, OCS, FAAOMPT
  - Sandra Rusnak-Smith, PT, DHSc, OCS
- 기여자들 :
  - Joanell A. Bohmert, PT, MS
  - Barbara H. Connolly, PT, DPT, EdD, FAPTA
  - Anne-Marie Dupre, PT, DPT, MS, NCS
  - Anne Gallentine, PT
  - Barbara Garrett, PT
  - Laura Gilchrist, PT, PhD
  - Janice B. Hulme, PT, MS, DHSc
  - Gary Krasilovsky, PT, PhD
  - Lisa Kuehn, PT
  - Tsega Andemicael Mehreteab, PT, MS, DPT
  - Patricia C. Montgomety, PT, PhD, FAPTA
  - Kirsten K. Ness, PT, PhD, GCS
  - Sue Sandvik, PT
  - Rose Wichmann, PT
  - Marilyn Woods, PT

책을 만드는데에는 편집부 직원, 출판부직원 모두에게 세밀하고 빈틈없는 기술이 필요하다. 동료들과 그리고 "SLACK" 사의 직원들과 함께한 작업은 크나 큰 즐거움이었으며 그들의 통찰력과 협조에 크게 감사하고 있다. 나는 다음에 열거한 사람들에게 고마움을 표한다.

- Carrie Kotlar(처음으로 이 책의 작업을 하자고 했으며, 작업과정 내내 옆에서 도움을 준 분)
- John Bond(우리가 도움을 필요로 할 때는 언제나 아낌없이 도와줌)
- Jenifer Cahill, Kimberly shigo(편집을 맡아 주신 분)

지금까지 살아오면서 나의 삶에 영향을 미친 많은 사람들이 있었는데, 몇몇은 나로 하여금 무슨 일을 하던 최선을 다하도록 했으며, 몇몇은 나를 전적으로 도와주었고 또 몇몇은 나로 하여금 한길을 가도록 독려해 주었다. 다음의 분들에게 진심어린 감사함을 전한다.

- 나의 어머니(무조건적인 사랑을 주신 분)
- 나의 아버지와 남편(언제나 내 곁에 있었으며 나의 역할 모델)
- 나의 여자형제, 형부, 의붓딸, 손자손녀들(인생에서 무엇이 중요한지 생각나게 해줌)
- 동료 물리치료사들(내 인생의 일부분과 같은 사람들)
- 미국 물리치료사 협회(수년간 나에게 지원을 아끼지 않았다)
- 뉴욕대학 교수단과 직원들, 나의 제자들, 그리고 나에게 많은 것을 깨닫도록 해 준 나의 환자들

예를 만드는 것은 다른 사람들에게 영향을 미치는 중요한 수단이 아니라, 그것은 단지 수단일 뿐이다 -앨버트 아인슈타인

–MM

나에게 주어진 기회를 다 경험하고 모험을 하도록 용기를 복돋워 준 멘토선생님들에게 감사를 표하고 싶다. 나는 특히 저자들에게 감사를 표하고 싶다. 그들은 자신들의 임상에서 쌓은 기술들을 책에 써넣느라 무척 고생을 했기 때문이다. 그들 중 두 명 즉, Marilyn Wood(오랜시간동안 나의 멘토이자 친구)와 Laura Gilchrist(역시 나의 멘토이자 친구인 동료)는 항상 내곁에서 도와준 고마운 사람들이다. 또한 나의 가족, 특히 내 아들 Lucas와 남편 Dave에게 나를 믿어주고 용기를 주어서 고맙다는 말을 표하고 싶다.

–JAB

나도 마찬가지지만 이 책을 읽는 독자들도 저자가 공들여 완성한 이 책의 수혜자가 될 것이다. 또한 VRI 와 RICLAS에 근무하는 나의 동료들이 끊임없이 나를 도와준 것에 대하여 고마움을 표하고 싶다. Susan Finn은 편집에 많은 도움을 주었으며 내가 용기를 잃지 않고, 작업을 할 수 있도록 많은 힘을 준 사람이다. 또한 나의 아이들 Clare와 Emma에게 고맙고, 내 남편 Rich에게도 격려를 아끼지 않은데 대해 감사한다.

–JBH

편집자에 대하여

물리치료사이자 이학박사인 *Marilyn Moffat*은 미국뿐아니라 국제적으로 인정받는 지도자이며, 학교선생이자, 지도자이고 작가이며 개업자, 컨설턴트이다. 그녀는 학사학위는 퀸즈대학에서, 물리치료사면허증과 이학박사학위는 뉴욕에서 받았다.

현재 뉴욕에서 개업중이며 40년 이상 개업한 물리치료사로 활동중이다. Moffat박사는 물리치료분야에 있어서 박사과정의 필요성을 처음으로 언급한 사람들 중의 한 사람이다. 그 주제에 관한 그녀의 첫 번째 발표가 1977년 "the Sedtion for Education"에 주어졌다.

Moffat박사는 1977년 미국물리치료사 협회장으로서 6년간의 임기를 마쳤다. 그녀는 미국물리치료사 협회의 이사일을 6년간 맡았으며 New York물리치료사 협회장직을 4년간 맡았다. 미국물리치료사협회장으로서의 임기중 협회가 만든 책 "Guide to PT practice"의 질 향상에 큰 역할을 하였으며, 그책의 2판 편집자였다. 미국물리치료협회의 책인 "Body Maintenance and Repair and Age Defying Fitness"는 그녀의 많은 저서들 중의 하나다. Moffat박사는 현재 물리치료사협회의 이사회 일원이며, 재정자문위원회의 일원이었으며, 수년간 자금조달을 담당해왔다.

그녀는 현재 세계물리치료연맹(WCPT)의 회장이며, 전에는 물리치료를 세계에 알리는 임무를 담당하는 특별전문위원회의 일원으로 일을 했었다. 그녀는 세계 물리치료사의 교육프로그램에 대한 국제적 지침을 마련하고 발전시키는데 모든 노력을 기울였다. 그녀는 임상경험을 토대로 평생 800회 이상의 전문적인 발표를 하였으며, 타이완, 태국, 버마, 베트남, 파나마시티, 홍콩, 푸에프토리코, 브라질, 트리니대드와 토바고섬에 자문을 하였고 가르치기도 하였다.

그녀의 다양한 경력은 미국물리치료사협회의 많은 회원 수와 뉴욕물리치료사 협회의 수많은 위원들 그리고 그녀가 의장직을 맡아 일 해온 특별전문위원회를 보면 알 수 있다. 그녀는 협회의 공식적인 출판물인 "Physical Therapy"의 주 편집자로 일했다. 또한 그녀는 미국물리치료협회, 미국 작업치료협회 그리고 미국언어청취협회로 이루어진 "재활전문가연맹"의 초기 발전에 상당히 도움을 주었다. 그녀는 국립보건원의 평의회준회원이었다.

그녀는 미국물리치료사협회의 특별연구원이다. 그녀는 미국물리치료사협회의 "Marilyn Moffat Leadership상"의 수상자였으며, 세계물리치료연맹의 "Mildred Elson상"과 미국물리치료협회의 "Lucy Blair Service상", 개인사무소에 공헌한 공로로 APTA에서 수여하는 "the Robert G. Dicus Private Practice Section상", 미국물리치료협회와 뉴욕물리치료협회에서 주는 "친절 써비스상", 국가검사위원회에서 주는 대사상, 세계 재활기금에서 주는 "the Howard A. Rusk 박애주의자 상" 뇌성마비환우에 대한 서비스 감사장 태국, 방콕에 있는 "Mahidol 대학"에서 주는 "the Sawadi skulkai 강의상, 뉴욕대학의 설립자들의 날 상, 플로리다 바바라씨 대학 "화이트 렉쳐상" 메사추세츠 General Ionta 강의상, "Alan walker 메모리얼상" 미국물리치료사협회에서 주는 2000변화상, charles Harker상 등을 받았다. 게다가 뉴욕물리치료협회는 그녀의 이름을 따서 "리더쉽상"이름을 지었다.

*Joanell A. Bohmert, PT,MS*는 미네소타대학교에서 교육을 받았다. 그녀는 미네소타의 아노카-헤네핀 학교에서 전임의사로 일하였으며, 소아과와 신경과에 초점을 맞추어서 근무하였다. 그녀는 소아과와 젊은 성인환자를 대상으로 치료하였으며, 환자관리, 임상교육, 임상리서치와 같은 환자중심과 증거중심의 개념을 가지고 30년 동안 근무하였다.

Joanell A. Bohmert는 7년 동안 미국물리치료사협회에서 일을 했으며, 1년 동안 부회장으로서 역할도 하였다. 그녀가 재직하는 있는 동안 ABPTS에서의 회원이었으며 그 물리치료협회에서도 근무하였다. 그녀는 또한 과제중심협회에서 회장이었으며, 미래의 물리치료사의 과제 역할에서도 도움을 주기도 하였다. APTA의 협회에서의 일을 하기 이전에는 Joanell A. Bohmert는 APTA 네미소타의 협회장을 역입하였다. 그녀는 입법부의 역할에 계속적으로 힘을 기울였다.

Joanell A. Bohmert는 APTA의 물리치료사실습지침서에 발전과 리버젼에 참가하였다. Part one, part two, part three와 함께 실습지침서의 2번째 프로젝트에도 참석하였다. 그녀는 실습지침서에 대한 교육 강의도 하였으며, APTA에서 물리치료사의 워크샵에서도 중요한 학부교수단의 일원이었고 APTA의 트레이너로 일을 하였다. 그녀는 뇌성마비와 근거 중심의 신경근 발달의 워크샵에 참가하였다. Joanell A. Bohmert는 물리치료사의 실습에 대한 2개의 장에서 저자를 했으며 하나의 장에서는 물리치료의 교육환경에 대하여 저필하였다.

Joanell A. Bohmert는 미니소타의 미네폴리스의 미네소타대학에서 물리치료교육에 대한 교수로 활동하고 있다. 그녀는 임상교육의 자격증을 소지했으며, 미네소타의 DPT프로그램에 대한 임상교육센터 코디네이터에 대한 자격증도 가지고 있다. 그녀는 또한 진보된 임상교육 프로그램에 대한 강의와 실습에 대한 발전에 기여를 하였다.

*Janice B. Hulme, PT, MS, DHSc,*는 1976년 코네컷트대학에서 물리치료학과를 졸업하고, 1985년에는 노스웨스트대학에서 임상전문화과정과 성인 및 소아 신경학에서 진보된 마스터에 가졌다. 플로리다대학에서 그녀는 1999년에 운동조절과 운동학습에 대한 임상적용을 공부하여 물리치료학 박사학위를 취득하였다.

Hulme박사는 15년 지난 편마비의 대한 NDT협회에서는 조절강의와 조절을 보여주므로써 성인에 대한 신경학적인 기능부전에 대한 치료를 보이기도 하였다. 또한 그녀는 홍콩에서는 컨퍼러스 좌장을 맡으면서 워크샵에 초대되기도 하였다. 최근에는 로데랜드 대학에서 임상조교수로 고용되었으며, 물리치료에 대한 로랜드대학프로그램을 발전시키고, 로랜드주와 함께 협력 작업을 추진하기도 하였다. 그녀는 URI프로그램을 가르쳤으며 44개 그룹의 홈에서 물리치료 서비스를 제공하기도 하였다.

Hulme박사는 신경학적인 문제를 가지는 성인과 소아 치료의 발전을 위한 교육프로그램에 계속적으로 참석하였으며, 또한 임상적인 운동조절과 운동학습을 접목하려 했으며 뿐만 아니라, 림프부종치료와 같은 여성건강과 관련된 부분에서도 집중하였다.

Hulme박사가 30년이 지난 후에 전문적으로 지역사회에 활동에 적극적으로 나섰다. 전국적으로 미국물리치료사협회 교육 강화 프로그램과 뇌졸중치료에 관하여 활동하였다. 그녀는 로랜드 물리치료사협회를 6년이라는 오랜 기간동안 재직하였고 또한 미국심장재활운영회와 로랜드 뇌졸중 및 뇌손상 재활 연합회에서도 봉사하였다. 지역의 물리치료를 알리기 위해, 초등학교 특히, 걸스카운트, 문화공간, 문화아카데미와 같은 곳을 돌아다니며 홍보활동도 하였다. Hulme박사는 미국뇌졸증협회, 미국물리치료사협회 로랜드협회, 로랜드 재활연합회에서 장애를 가진 사람들에게 많은 봉사와 헌신을 기하였다.

공헌자들

Joanell A. Bohmert, PT, MS
Itinerant Physical Therapist
Anoka-Hennepin Independent School District No. 11
Anoka, Minnesota

Barbara H. Connolly, PT, DPT, EdD, FAPTA
Professor and Chairman
Department of Physical Therapy
University of Tennessee Health Services Center
Memphis, Tennessee

Anne-Marie Dupre, PT, DPT, MS, NCS
Clinical Assistant Professor
Doctor of Physical Therapy Program
University of Rhode Island
Kingston, Rhode Island

Anne Gallentine, PT
Physical Therapy Supervisor
Park Nicollet Methodist Hospital
St. Louis Park, Minnesota

Barbara Garrett, PT
Senior Physical Therapist
Kessler Institute for Rehabilitation—
A Select Medical Company
West Orange, New Jersey

Laura Gilchrist, PT, PhD
Associate Professor
Doctor of Physical Therapy Program
College of St. Catherine
Clinical Research Scientist
Children's Hospitals and Clinics of Minnesota
Minneapolis, Minnesota

Janice B. Hulme, PT, MS, DHSc
Clinical Assistant Professor
Doctor of Physical Therapy Program
University of Rhode Island
Kingston, Rhode Island

Gary Krasilovsky, PT, PhD
Associate Professor and Director
Physical Therapy Program, Hunter College of CUNY
Co-Director, DPT Program, Graduate Center of CUNY
New York, New York

Lisa Kuehn, PT
Physical Therapist
Park Nicollet Methodist Hospital
St. Louis Park, Minnesota

Tsega Andemicael Mehreteab, PT, MS, DPT
Clinical Professor
Department of Physical Therapy
New York University
New York, New York

Patricia C. Montgomery, PT, PhD, FAPTA
President
Therapeutic Intervention Programs Inc
Hopkins, Minnesota

Kirsten K. Ness, PT, PhD, GCS
Assistant Member
Department of Epidemiology and Cancer Control
St. Jude Children's Research Hospital
Memphis, Tennessee

Sue Sandvik, PT
Senior Physical Therapist
Park Nicollet Methodist Hospital
St. Louis Park, Minnesota

Rose Wichmann, PT
Program Manager
Struthers Parkinson's Center
Minneapolis, Minnesota

Marilyn Woods, PT
Deceased
Rehabilitation Services—Outcome Management
Park Nicollet Methodist Hospital
St. Louis Park, Minnesota
Senior Physical Therapist
Struthers Parkinson's Center
Minneapolis, Minnesota

머리말

*필수 신경근육계: 물리치료사의 실습유형에 대한 적용*은 4가지의 책(*필수 근골격계, 필수 신경근육계, 필수 심폐혈관계, 필수 외피질환계*)으로 분류하였는데, 이 책의 목적은 물리치료사의 실습 유형에 대한 이행을 증진하고, 임상적인 의사 결정에 도움이 되며, 내원객에 대한 의사결정에 참고가 되길 원하는 목적을 가진다. 이 책에서의 15명의 공동저자는 물리치료사 지침서에 대해 한 단계를 높인 실습유형에 대한 내용을 다루고 있다. 각각의 장에서는 환자가 내원한 처음부터의 검사로부터 시작하여 퇴원에 이르기까지 물리치료사가 행해지는 여러 가지 정보를 강조하는 진행하는 것을 다루고 있다. 또한 각각의 장에서는 이러한 내용들이 포함되어 있다.

이 책의 목표는 학생들과 임상에 있는 물리치료사들에게 물리치료사의 실습유형에 대한 타당성을 포함하는 강력한 메시지도 전달하고 있다.

물리치료사 실습지침서의 소개는 간단하게 정보를 제공하는 것으로부터 발달하였다. 각각의 장을 습득한 다음에는 다가오는 미래에 많은 발전이 있기를 기원한다.

실습지침서의 발달 DEVELOPMENT OF THE GUIDE

물리치료사 실습 지침서는 미국물리치료사협회의 협회장 지도하에서 발전되기 시작했다. 모든 저자들이 모여서 집필하였고, 마지막에 저자 3명이 모여서 지침서를 발간하였으며, 이 지침서가 앞으로 학생들과 임상의에게 다가가는 기쁨이 있기를 기원하였다.

역사 HISTORY

이 책의 역사를 보면 1992년에 지침서로 시작되었고, 1995년에 물리치료사 학술지 8월호에 물리치료사 실습유형에 대한 학술지에 인용됨으로써 결정에 이르렀다. 미국물리치료사학회에서는 Volume Ⅱ를 발전시키고, 환자/내원객에서의 실습유형에 대한 언급을 물리치료에 대해 묘사했다.

1997년에는 Volume Ⅰ과 Ⅱ는 Part 1, Part 2로 나누어졌으며, 첫 번째 안내지침서는 1997년 12월 미국물리치료사학회지에 출간되었다. 1998년에는 지침유형서 3과 4를 발간하여 테스트와 검사의 유형을 책에서 다루었으며 환자/내원객에 대한 물리치료사의 4가지의 유형과 임상결과 즉, 건강과 관련된 삶의 질뿐만 아니라 만족도에 대한 것을 책에서 다루었다. 또한 안내지침서에서는 정규화된 문서의 형식뿐만 아니라, 안내책자에 대한 것을 다루어 환자/내원객의 관리뿐만 아니라 환자/내원객의 만족방법에 대한 내용도 있다.

안내지침서의 CD-ROM에서는 Part 1, Part 2뿐만 아니라, 타당성과 신빙성을 가진 여러 가지 테스트 방법과 검사유형을 담고 있다.

환자/내원객 관리의 5대 요소 FIVE ELEMENTS OF PATIENT/CLIENT MANAGEMENT

환자/내원객 관리지침의 모델은 5가지 주요한 요소로 이루어졌는데 평가, 검사, 진단 및 예후 그리고 중재방법으로 인하여 적절한 결과물을 낼 수 있다. 환자/내원객 관지지침의 진행은 동적이어야 하며, 또한 물리치료사는 환자/내원객에 대한 진행은 미래의 분석 요소에 대한 방법이 쓰여지며, 환자/내원객이 요구하는 방법을 적절하게 사용하여야 한다. 환자/내원객 관리지침의 주요한 관리지침(병리/물리학적, 손상, 기능적인 제한)을 통하여 5가지 뿐만 아니라, 결과물에 대하여 위험요소를 줄이면서 감소시키는 것을 포함하고 있다. 건강, 웰빙, 그리고 사회적인 요소, 환자/내원객에 대한 만족도에도 크게 기여할 것이다. 이것은 물치치료사의 임상결정 모델이기도 하다.

임상실습 안내서의 적용 APPLICATION OF THE GUIDE TO CLINICAL PRACTICE

안내지침서는 근골격계, 근신경계, 심혈관계/심페질환계, 외피계질환의 4가지의 큰 장으로 구분되어진다. 따라서 필수 시리즈로서의 안내지침서는 의미심장한 것이며, 임상적인 내용을 포함하고 있다. 각각의 장에서는 해부학적인, 생리학적인, 병리생리학적인, 이미지적인, 약물에 관하여 복습하고 있다. 초기에 물리치료사에 의한 검진에는 역사, 시스템적인 리뷰와 함께 테스트와 측정방법에 대한 선택이 포함되어져 있다. 환자분류상의 평가, 진단, 예후와 함께 주의깊게 살펴보아야 한다. 케이스와 관련된 특별한 중재 이전에 유용한 문헌을 참고하여 중재방법을 선택해야만 하며, 또한 실현가능성 있는 근거중심의 중재를 설계해야만 한다. 중재실험에 의해 예상되는 목표와 결과물은 기능적이며 측정가능한 것으로 이루어져야 한다. 결과적으로 즉, 특이한 고려사항에서는 재평가와 퇴원, 심리적인 관점에서도 윤곽을 그려야 한다.

역자 서문

Dr. Marlyn Moffat의 "Guide to Physical Therapy Practice"란 책을 접한 지 벌써 10년이란 시간이 지났다. 그 당시 우리나라에 실습가이드가 나와 있지 않은 상태여서 캐나다에 교환교수로 가 계신 선배님으로부터 "Guide to Physical Therapy Practice"란 책을 소개 받고 벅찬 마음에 뜻을 같이 하는 몇몇 교수님들과 번역을 했으나 그 당시 우리나라의 상황 상 심도 있는 환자근거중심의 교육이 이루어지지 않은 상태였기에 많은 호응을 받지 못했다.

하지만 2013년부터 국시의 출제 방향이 단순 암기가 아닌 문제 해결형으로 출제되어 명실상부한 환자근거중심의 중재가 필요한 시기가 되었다. 이러한 시점에 맞추어 단순한 이론 중심의 교재가 아닌 현장에서 환자를 중재하기 위해 필요한 필독도서로서의 역할을 할 수 있는 소중한 책을 접하게 되었고, 물리치료계의 선두를 장악하고 있는 미국에서도 필독도서로서의 역할을 하는 책이기에 더욱 기쁜 마음으로 번역에 임하게 되었다.

이 책은 앞으로 국가고시를 준비하는 학생들은 국가고시에 대비해서 공부할 수 있는 가이드 역할을 할 수 있고, 향후 국가고시에 합격한 후 임상에서 이론과 현장이 분리된 우리나라의 교육패턴에서 벗어나 졸업과 동시에 환자치료에 대한 두려움을 없앨 수 있을 것이다. 또한 현장에 있는 기존 물리치료사들에게는 처방전에 의한 치료에서 환자중재를 위한 가이드 역할을 할 것이고, 향후 가정방문 물리치료사 제도가 시작될 때 가정방문치료 시 없어서는 안될 소중한 책이라 사료된다.

이 책을 번역할 수 있게 도와주신 영문출판사 박병조 사장님과 함께 번역에 참여해 주신 고태성교수, 조현래교수, 임재길교수, 박용남교수, 배영숙교수에게 감사한 마음을 전한다. 또한 이 책이 나오기까지 정성을 다하여 작업해 주신 출판사 편집부 선생님들에게도 감사함을 전하고 싶다.

부디 Dr. Marilyn Moffat의 심혈을 기울여 작업한 책이 대한민국에 있는 많은 물리치료사에게 도움이 되는 소중한 책이 되길 바란다.

2011년 1월 3일

역자대표 엄 기매

서 문
필수 물리치료 시리즈

많은 독자, 교육자, 그리고 방문자들의 성원에 따라 3개의 장으로 나누어 다루었다. 시리즈의 저자인 Dr. Marlyn Moffat은 물리치료와 물리치료사의 직업과 특색에 대한 내용을 다루었으며 더불어 치료기구에 대한 분석 수준을 알려주고 물리치료사 실습안내지침서에서는 효율적인 방법도 알려주고 있다.

Dr. Marlyn Moffat의 꿈은 미국 물리치료사협회의 진정한 실습안내 지침서를 발전시키는 것이다. 그녀는 안내지침서를 탄생시키고 발전시켰다. 2001년에는 추가적인 안내지침서에 대한 2판을 발간하였으면 교육을 통해 소개시켜 주었다. 안내지침서를 통하여 동작분석에 대한 물리치료사의 진단적인 과정을 확립하고, 물리치료 서비스의 적용으로 인한 환자의 관리지침에 대한 차이를 줄여나감으로써 어려움의 차이를 극복하는 것이다. Dr. Marlyn Moffat의 비전은 그러한 차이를 인식하고, 환자/내원객을 남과 여의 특이성을 구분하지 말고 보다 높은 단계의 직업으로 도약하는 것이다.

이 책의 대표 저자는 여러 장의 임상에 있는 저자들을 결합하고 내용의 질을 높여서 문헌을 통해 참고사항을 학생과 물리치료사에게 높은 수준의 글을 전달해주는 것이다.

Darcy Umphred ,PT,PhD, FAPTA
캘리포니아 Pacific Stockton 대학에서.

소 개

물리치료사 실습지침서에 대한 필수 신경근에 대한 것은 안내지침서의 수준과 평행하게 다루었다.

소개정보 INTRODUCTORY INFORMATION

각각의 케이스에서 적절한 해부학, 생리학, 병리생리학, 이미지학, 약물학은 다방면에서 근거를 제공하기도 한다.

물리치료사 검진 PHYSICAL THERAPIST EXAMINATION

가이드 형식에는 적절하게 7가지의 케이스를 가지고 스터디를 세심하게 공부할 것이다. 따라서 물리치료사 검진을 시작하기 이전에 검사부분을 나누어서 공부해야 한다. 역사, 시스템 리뷰와 특별한 테스트와 같은 것을 선택하여 적용한다.

병력 HISTORY

병력은 환자/내원객에서 얻어진 첫 번째 정보를 제공한다. 역사는 임상결정중심과정에서 임상검진에 대한 가설을 세우는 것으로부터 물리치료를 시작하는데 도움을 주고 결정적인 단서가 된다. 환자/내원객의 문진에서 얻어진 정보는 환자의 목표와 요양결정에 관련되어 유용한 결정적인 정보를 준다.

시스템 재검사 SYSTEM REVIEW

병력이 완전이 이루어지면 검진의 다음 단계는 시스템 재검사로써 네 개의 시스템과 대화, 영향, 인지, 언어, 학습스타일을 나타낸다. 심폐혈관계에 대한 리뷰에는 혈압, 부종, 호흡에 대한 평가를 실시하는 것이 포함된다. 외피계 리뷰에는 반흔형성, 피부색깔, 피부상태가 포함된다. 근골격계 리뷰에서는 관절가동범위, 근력, 근력대칭성, 키와 몸무게가 포함된다. 신경근육계 리뷰에서는 조절된 움직임(예를 들면, 균형, 보행, 이동)과 같은 평가로 이루어진다. 환자/내원객에 대한 능력평가에서는 대화, 영향, 인지, 언어, 학습스타일이 포함되는데 알고 있는 지식과 예상되는 감정/행동 반응과 학습 성향과 오리엔테이션에 관계가 된다.

검사와 측정 TESTS AND MEASURES

특이한 검사와 측정은 환자/내원객에서의 병력과 시스템 재검사를 하는 동안에 기본적으로 실시한다. 이러한 검진의 측면은 환자에게 병리학적, 병리생태학적인 손상과 기능의 제한 및 능력부재와 위험요소, 방지 그리고 건강, 웰빙 그리고 적절한 요구를 함으로써 적절한 테스와 측정은 환자/내원객에서 얻을 수 있는 정보의 도구로 사용된다.

평가, 진단 그리고 예후, 간호의 계획 EVALUATION, DIAGNOSIS, AND PROGNOSIS AND PLAN OF CARE

환자내원객의 관리 모델의 다음 단계는 평가이다. 환자/내원객의 검진으로부터 얻어진 모든 데이터는 분석하고 종합하여 진단, 예후, 그리고 간호 계획의 결정에 사용된다. 평가가 완전히 이루어진 후에 모든 데이터가 분석되어야 한다. 환자/내원객에서의 진단은 적절한 시기에 환자/내원객에서 결정되어 알려주어야 한다.

예측된 상태에서의 리뷰 이후에 여러 가지 요인과 사건의 여러 가지 예상은 안내지침서의 방문 회수의 증가를 일으킬 수 있었으며 예측에서와 같은 효과를 나타났다. 결과를 확립하고 환자/내원객에 대한 중재방법에 대한 결정을 내리기도 하였다.

안내지침서에 대한 환자/내원객에 대한 예상된 코스도 만들었다. 그 범위는 80%에 가까운 수치를 보이고 있었다. 더구나 검사하는 동안 추가적인 손상으로 인하여 예상되는 방문 숫자는 증가하지 않았다. 방문하는 동안과 횟수에 대한 수정은 여러 가지 요인들을 가지고 있었다. 여기서는 환자/내원객에 대한 프로그램이 물리치료사에 의해서 만들어졌으며, 형식이라든지 사회적인 지지와 환자/내원객 수준에서의 손상, 환자/내원객에 대한 건강보험에 대한 계획까지 망라한 총괄적인 건강상태를 알아보는 것이었다. 각각의 환자/내원객은 회수와 방문 기간을 결정하는 동안 개인적으로 살펴보아야 할 것도 있었다.

중재 INTERVENTIONS

환자의 검사와 평가의 정보를 바탕으로 치료사는 진단과 예후 그리고 요양 계획, 특이한 중재방법을 환자에게 맞추어 결정해야 한다. 가능하다면 중재는 환자/내원객이 사용할 수 있는 과학적 근거에 의한 고품질의 리서치로서 효과적으로 보여야 한다. 중재의 마지막 단계에서는 예상되었던 목표와 예상된 결과가 이루어져야 한다.

재평가와 퇴원 REEXAMINATION AND DISCHARGE

재평가는 특히, 보호에 맞추어 또는 요양에 맞추어 변화되어지면서 수행되어야 한다. 퇴원은 예상된 목표와 예상된 결과에 의해서 이루어져야 한다.

심리학적 양상 PSYCHOLOGICAL ASPECTS

각각의 요인에서 심리적인 요소는 중요시되는데 환자/내원객에 대한 동기부여를 주어 오랜기간 동안의 중재운동 프로그램과 기능적인 향상을 시키는데 중요하게 고려되어진다. 다음은 심리적인 측면에서 고려되야 할 사항들이다.

- ♦ 행동은 기대와 격려에 의해서 이루어져야 한다.
- ♦ 건강한 행동은 다음과 같은 3가지의 주의를 알려주어야 한다.
  - 지각은 건강의 신호이다.
  - 행동의 변화는 위험을 감소시킬 수 있는 것이기도 하다.
  - 변화되는 행동은 유능한 예상을 볼 수 있다.

물리치료사에게 필요한 것은 불만의 이유를 확실히 이해하고 환자에게 맞는 공식적인 중재프로그램을 성사시킬 수 있는 것이다. 특히, 심리적인 측면에서 이러한 사항은 앞으로 지속적으로 지켜보아야 할 것이다.

환자/고객 만족 PATIENT/CLIENT SATISFACTION

마지막으로 환자/내원객에 대한 물리치료의 관리적인 측면은 안내지침서의 환자/내원객 만족도 설문지를 참고하여 결정할 수 있다.

참고문헌 REFERENCES

1. American Physical Therapy Association. Guide to physical therapist practice. 2nd ed. *Phys Ther.* 2001;81:9-744.

제 1 장

제1차 예방/균형소실과 낙상에 대한 위험성 줄이기(패턴 A)

Primary Prevention/Risk Reduction for Loss of Balance and Falling (Pattern A)

소개 INTRODUCTION

낙상 FALLING

낙상은 의도하지 않게 땅이나 바닥 또는 다른 낮은 곳으로의 "휴식"이라고 정의내릴 수 있겠다. 낙상은 70세 이상 노인들에게 있어서 사망의 주된 원인이 되며, 낙상의 5~10%는 골절을 유발하고 15%는 연부조직손상을 일으킨다. "지역사회(community)"에 사는 노인들의 30%와 요양소 거주자들의 40%가 매년 낙상을 경험한다. 낙상 즉, 균형조절의 소실은 시스템과 관련이 없는 것이 아니고, 어떤 특별한 환경에 있는 사람의 다발적인 시스템의 통합 결과이다.

해부학[26] ANATOMY

근골격계 MUSCULOSKELETAL SYSTEM

균형조절을 위해 근골격계 측면에서 필요한 사항은 정상적인 골격의 정렬과 충분한 ROM 그리고 충분한 힘이다.

골격 (Bone)

뼈의 구조적 완전무결상태는 자세와 균형에 중요하다. 뼈에 대한 거시적이고 미시적인 해부학적 사항은 근골격패턴 A에 숨겨져 있다: 제1차 예방/뼈의 무기질 감소에 대한 위험성 감소.

관절 (Joints)

관절은 2개 또는 그 이상의 뼈 사이의 연결이다. 관절은 세 종류가 있는데, 연결뼈들을 결합하는 물질에 따라 정의된다. 하지에 있어 세 개의 중요한 관절은 "활액성 관절"인데 뼈들이 관절낭에 의해 결합되어 있다. 이 낭은 관절강을 둘러싸고 있으며 활액을 위한 공간을 제공한다. 또한 활액성 관절은 연골로 덮여있는 뼈의 끝면으로 이루어져 있다. 엉덩관절, 무릎관절 그리고 발목관절은 이 패턴 A의 특별한 분야이다.

엉덩관절은 자유로이 움직일 수 있는 "구상관절"로서 하지와 골반을 연결한다. 그것은 안정성과 유동성 모두를 위해 디자인되었다. 넙다리뼈머리(대퇴골두, head of femur)는 "절구"라 불리는 컵모양으로 생긴 것과 연결되어 있으며, 관골구는 안정성을 제공할 수 있는 "절구면"에 의해 둘러싸여 있다. 넙다리뼈머리는 중앙을 제외하고는 연골로 이루어져 있으며, 넙다리뼈머리에 혈액을 공급하는 동맥을 위하여 통로를 제공한다. 섬유성 관절낭은 골반과 넙다리뼈(대퇴골, femur)를 연결하는 강한 인대들로 구성되어 있다.

무릎관절은 접번관절이라 불리는데 미끄러지기(slowry), 구루기(rolling) 그리고 회선(rotation)을 가능하게 한다. 또한 넙다리원위부와 정강뼈 근위부를 서로 연결시키며, 넙다리관절융기(대퇴과, femoral condyle)와 정강뼈 플라토 사이에 관절을 만들며 넙다리와 무릎뼈 사이 또한 관절을 만든다. 무릎관절의 안정성은 넙다리뼈과 정강뼈(경골, tibia) 주위를 싸고 있는 근육, 인대, 건의 강도에 달려있다.

발목관절 또한 접번관절이며, 정강뼈 원위부와 종아리뼈(비골, fibula), "trocllea"라 불리는 목말뼈(거골, talus) 끝, 그리고 목말뼈의 내측면 사이에 관절을 이루고 있다. 정강뼈와 종아리뼈는 정강종아리인대(경비인대, tibiofibular ligament)로 연결되어 있으며 체중부하에 대한 안정성을 제공한다. 죱구의 섬유성 낭은 강한 내 · 외측 곁인대(측부인대, collateral ligament)를 가지고 있으며, 그 인대는 관절에 안정성을 제공해 준다. 관절의 해부학과 생리학은 "근골격 패턴 F"에 훨씬 자세히 나와 있다: 말초신경 손상에 의한 말초신경 통합과 근수행력의 결함; 그리고 근골격 패턴 H: 척수의 비진행성 장애와 관련된 운동기능, 말초신경 통합성, 그리고 감각 통합성 손상.

근육 (Muscle)

골격근은 횡문근 또는 수의근이라 불리우며, 모양 또는 위치에 따라서 이름지어진다. 근육은 체벽, 머리 그리고 목, 사지의 근막에 붙어있다. 그들은 크고, 길고 원통모양의 섬유들로 구성되어 있다. 그들은 여러개의 핵을 가지고 있다. 목, 몸통, 하지의 골격근들은 특히 균형조절에 중요하다. 근육의 해부와 생리는 "근골격계 패턴 C에 자세히 나와 있다: 손상된 근육 수행.

신경근계 NEUROMUSCULAR SYSTEM

감각수용기 (Sensory receptors)

균형을 잡기 위한 근골격반응을 이용하기 위해서는, 중력중심에 대한 인지가 필요한다. 또한 가장 적당한 운동신경반응을 선택하고 감지할 수 있어야 한다. 균형조절에 대한 정보를 제공하는 감각수용기들은 시각계, 체성감각계, 그리고 전정계에 존재한다.

시각계 (visual system)

균형 관련 시각정보는 눈의 망막에서 발견되며, 뇌의 특별한 두 곳으로 전달된다. 물체확인을 위한 곳인 "촛점계"가 그 한 곳이며, 움직임 조절을 위한 "순환계"가 두 번째이다. 초점계는 중심시력과 관계 있으며, 눈은 이 시력을 망막의 황반을 통하여 일차적으로 처리한다. 중심시력은 시력의 명료함과 보고있는 것에 대한 책임이 있다. 순환시력계는 몸이 어디에 위치하는지 어디서 움직이는지 그러므로 시각계는 균형과 협조에 기여한다.

체성감각계 (somatosensory system)

신체위치에 대한 정보는 체성감각계에 의해 제공된다. 이 시스템은 신체에서 대뇌피질의 "회"에 이르는 통로까지 다발성 감각들로 구성된다. 체성감각계는 다음과 같은 세 가지의 경로로 나뉘어진다:

1. 통증 그리고 온도(온감각 또는 냉감각 포함)
2. 변별 감각(촉각, 압각, 진동각, 소양각 포함)
3. 고유수용(관절위치각, 근운동각, 자세각 포함)

피부 촉각 수용기들은 피부와 발바닥 피하조직에 존재하며 중요한 입력감각을 제공한다. 이들 촉각수용기들에는 피부표면 가까이에 존재하는 마이스너소체와 메르켈소체 그리고 피부 깊숙이에 존재하는 파치니소체와 루피니소체가 있다. 고유수용기들은 근육, 건, 그리고 관절에서 발견되며, 사지와 신체의 위치와 근육길이와 긴장도 등을 감지한다. 고유수용기에는 근방추와 타입 I 과 타입 Ⅱ, 골지건 그리고 관절 수용기들이 있다.[28,29]

안뜰계(전정계, vestibular system)

전정입력은 신체의 위치에 대하여 쉬고 있을 때나 움직일 때 모두 중추신경계에 중요한 정보를 제공한다. 안뜰계 수용기들은 내이에 위치하며, 움직임의 속도 변화를 감지하는 "반고리뼈관(semicircular canals)" 그리고 직선 가속에 대한 정보를 제공하는 "이석(otoliths)"이 있다. 전정입력은 일차적으로 전정핵에 의해 받아들여지며 뇌간에 위치한다. 전정계는 패턴 F에 자세히 나와 있다: 말초신경 손상에 의한 말초신경 통합과 근수행력의 결함

중추신경계 (Central nervous system)

감각계로부터의 정보는 척수와 대뇌같은 중추신경계로 구심성 통로를 통하여 전달된다. 척수, 뇌기저핵, 소뇌, 시상, 그리고 대뇌피질의 많은 지역은 적절히 출격하기 위해 정보를 받고 중계한다. 중추신경계의 생리학과 해부학은 패턴 C에 자세히 나와있다: 유아 또는 소아에서 선천성 또는 후천성 중추신경계의 비진행성 질환과 관련된 운동기능과 감각통합의 손상 — 유년기의 선천적 원인 또는 후천적 원인 패턴 D: 중추신경계의 비진행성 손상을 동반

한 운동기능과 감각통합의 손상—후천적으로 청소년 또는 성인에서.

생리학 PHYSIOLOGY

감각수용기들은 다양한 형태의 에너지(빛, 압력, 온도, 소리 등)로 바뀐다. 이러한 과정은 순식간에 일어난다. 왜냐하면 똑바른 자세가 정확한 입력을 선택하고 부정확한 입력은 무시하는 빠른 과정을 필요로 하기 때문이다. 사람들은 자주 시각과 체성감각입력에 의존하지만, 시각과 체성감각의 입력은 자주 틀린다.[35]

시각은 망막의 이미지 이동에 관계된 정보를 기록하고 전달함으로써 균형에 영향을 준다. 트리거는 자세교정을 위해 근활성을 자극하는 것이다. 시각인식은 시각의 예민함, 물체와 떨어진 거리, 방의 조명들에 의지한다. 시각거리는 2 m 미만이 균형 조절에 최적이다.[27]

관절낭에 존재하는 수용기들은 서로에 관계가 있는 신체 부분의 움직임과 위치에 대해서 정보를 준다. 발목관절에 있는 수용기들은 특히 중요하다. 왜냐하면 그들은 신체무게 중심의 이동이 있을시 발목관절에 대하여 생기는 "토크(torque)"를 감지하기 때문이다. 근방추는 중추신경계에 근 길이와 긴장에 대해 구심성 신호를 제공한다. 근방추는 또한 원심성 정보를 받는다. 목근육은 머리의 위치에 대한 입력을 제공하고 눈근육은 머리와 관련된 눈의 위치에 대한 정보를 제공한다. 압박수용기들은 신체 흔들림을 발견해낸다. 기계수용기들은 피부 삽입의 깊이, 가속, 압박 변화 그리고 그 곳을 찾아낸다.[28,29]

반규관은 움직임의 초기와 후반기에 활성화되며, 0.2～10 Hz의 범위에서 속도변화에 민감하다. 이석은 5 Hz 미만의 낮은 주파수에서 작동을 하며, 중력, 가속도에 대한 정보를 제공한다. 내이로부터의 정보는 뇌간에 있는 전정핵으로 전달되고, 뇌간은 다른 감각정보로부터 정보를 받는다. 전정핵으로부터의 출력은 머리움직임의 반대방향으로 눈동작을 자극함으로써 시각을 안정화시키며 머리의 위치를 조절한다.

감각계로부터의 공간위치에 대한 입력신호는 대부분, 시상핵을 통해 대뇌겉질(대뇌피질, cerebral cortex)에 공급된다. 척수, 대뇌바닥핵(대뇌기저핵, basal ganglia), 소뇌로부터의 입력과 이마엽(전두엽, frontal lobe), 마루엽(두정엽, parietal lobe)은 함께 통합된다. 균형 정도에 대한 첫 번째 반응은 척수레벨에서 발생하며 불수의적이다. 자세불안에 대한 수의적 반응들이 대뇌에서 계획되어지며, 추체계와 추체외로계를 통하여 근육에 전해진다.

자세조절 POSTURAL CONTROL[36,37]

균형은 복잡한 운동조절이며 감각정보의 통합을 요구하는, 신경계의 과정이며 생체역학적 요소이다. 자세조절은 신체무게 중심의 유지 또는 회복을 위한 자세전략을 필요로 한다. 서서 평형을 유지하는 사람은 앞뒤로 약 12° 정도 옆으로 약 16° 정도 순환할 것이다. 이러한 자연스런 경사는 지지면에 무게 중심을 정렬하는 기능을 하며 안정성의 한계인 동작의 움직임을 예방한다. 똑바로 서 있는 동안 무게중심은 하복부에 위치한다. 서 있을 때 무게중심과 기저면 사이에는 3개의 관절이 존재한다: 엉덩관절, 무릎관절, 발목관절.

이론적으로 인체는 무게중심을 유지하거나 회복시키는 자세 변화를 감지할 수 있다. 기저면에 무게 중심을 유지하기 위해 교정동작이 필요하다. 이러한 목적을 이루기 위해 감각, 골격근 신경계의 협응이 필요하다. 자세전략은 인체의 형태 또는 모양이며, 무게 중심을 유지하거나 회복하기 위한 관절의 각도에 의해서 결정된다. 자세전략은 우의적이며 자동적이다. 수의적 자세전략은 다양하며, 무게 중심을 조절하기 위해 움직이는 사람들 사이에서 변화한다. 예를 들면, 자세안전을 찾을 때인 무릎관절 굴곡, 몸통 굴곡, 팔을 펼 때이다. 반대로 앞 · 뒤 경사조절을 위한 자동자세 전략은 보통 다음의 3가지 전략에 제한이 있다:

1. 발목부위(족부)전략
2. 엉덩관절 전략
3. 보행전략

발목부위전략은 무게중심이 정렬되었을 때 또는 인체 경사 움직임이 느릴 때(0.3 Hz) 작동한다. 앞쪽으로 경사질 때 부척주근, 넙다리두갈래근(대퇴이두근, biceps femoris), 가자미근(soleus), 장딴지근(비복근, gastrocnemius)의 수축이 무게 중심을 뒤쪽으로 이동시킨다. 뒤쪽으로 경사질 때 앞정강근(전경골근, tibialis anterior)과 넙다리네갈래근(대퇴사두근, quadriceps femoris) 배근(복근, abdominal)의 수축이 무게 중심을 앞쪽으로 이동시킨다.

엉덩관절 전략은 높은 빈도수의 경사상황일 때 또는 경사의 범위가 줄어들 때 요구된다. 엉덩관절 전략은 배근과 넙다리네갈래근의 강한 수축과 함께 앞으로 경사질 때, 정정을 한다. 뒤쪽으로 경사 동안의 교정은 부척주근과 넙다리두갈래근의 협조적 노력이 필요하다.

보행전략은 중심이 안정성 한계를 넘어섰을 때 발생하며, 보행은 균형을 유지하는데 필요하다. 이들 과정은 생리학적이고 구조적인 환경에서 발생하며 자율신경계에 의해 조절된다. 똑바른 자세를 유지하는 능력과 보행을 위해 덧붙이는 능력, 매일의 주어진 일들은 감각계, 신경계, 근골격계에 달려 있으며 심혈관계, 위장계, 내분비계, 요생식계의 병변에 의해 영향을 받는다.

병태생리학 PATHOPHYSIOLOGY[38,39]

노화와 질병 모두 균형을 조절하거나 조종을 당하는 인체 시스템에 영향을 미친다. 근 부피의 감소와 근력의 소실은 균형을 위한 근 반응의 효과에 나쁜 영향을 줄 수 있다. 근 부피는 나이가 들어감에 따라 25%~43% 정도 감소되며 특히, 하지에서 심하다. 타입 I 과 타입 II (속근)근 섬유의 위축에 대해서는 이미 보고되어 잘 알고 있다. 관절구축, 골관절염, 골다공증, 족부기형 등은 효과적인 균형반응을 방해한다. 정렬되지 않는 뼈와 관절은 적절한 근반응을 방해한다.

부정확하거나 감소된 감각입력 또한 정상 균형반응을 방해 할 수 있다. 시각의 예민함은 노화와 질병을 감소시킨다. 노인들은 색깔지각, 밝고 어둠의 적응, 멀고 가까움의 적응에 더 많은 어려움을 가지고 있다. 게다가 그들 눈에 들어가는 빛의 양은 감소되고, 말초시각은 덜 민감해지고 목의 관절가동범위의 한계가 머리 레벨보다 높은 곳에서의 신호를 보는 능력을 감소시킨다. 시력에 영향을 줄 수 있는 질환에는 백내장, 녹내장, 망막의 일부가 점점 썩어가는 반점퇴행화 등이 있다. 시각은 감소되거나 중풍 또는 TBI와 같은 뇌안의 신경세포 손상을 일으키는 질병상태로 바뀐다. 전정계의 손상은 균형을 방해할 수 있다. 정상고유수용기는 엄지발가락이 5 mm 미만의 움직임을 가능케 한다. 당뇨병, 말초혈관병, 척수병, 신경퇴행 병변 등은 말초감각의 손실을 일으킬 수 있으며 중추신경으로의 입력을 방해할 수 있다.

자율신경계조절, 중추신경계병변 등의 문제들은 균형반응에 나쁜 영향을 줄 수 있다. 한 지점에서 다른 지점으로 이동할 때 압각수용기의 민감성이 줄어들거나 혈압의 빠른 변화는 뇌로의 혈액공급 감소와 서 있을 때, 어지러움을 일으킬 수 있다. 약물 사용으로 인한 진정, 급성혼동, 발작, 치매 또는 파킨슨병과 같은 병변 등은 중추신경계에 나쁜 영향을 줄 수 있다. 감염, 빈혈, 탈수증, 대소변실금 등은 인체의 항상성을 변화시키거나 정렬된 자세를 유지하기 위한 중추신경의 효과적인 반응을 방해할 수 있다.

자세불안정성은 움직임이 중력중심으로부터 멀어질 때 근육에게 수축하라고 알려주는 감각수용기들의 기능이 감소되는 것으로, 인체경사가 증가되는 것을 알 수 있다. 또한 반응시간이 느리거나 시각과 고유수용기의 입력에 대한 신뢰가 증가할 때 알 수 있다. 보행의 변화로도 알 수 있다. 걸음의 높이가 감소하며 지지면이 좁거나 넓거나 한다. 자세불안정성을 가지고 있는 사람은 발을 질질 끌거나 매우 느리게 걷는다.

영상 IMAGING

이 패턴과 관련된 이미지 기술은 아래의 병리학 또는 내장기관계의 손상과 관련있다. 관련된 이미지 기술은 다음과 같다.

- 뼈구조, 근골격계 패턴 A: 제1차 예방/균형소실과 낙상에 대한 위험성 줄이기와 근골격계 패턴 G: 급성, 만성 다발성신경병과 관련된 운동기능과 감각 손상
- 관절과 연부조직 구조, 근골격계 패턴 I: 혼수상태, 혼수상태에 가까운, 또는 식물인간 상태와 관련된 각성, 가동범위, 그리고 운동조절의 손상
- 중추신경계구조, 패턴 C: 유아 또는 소아에서 선천성 또는 후천성 중추신경계의 비진행성 질환과 관련된 운동기능과 감각통합의 손상 — 유년기에 있어서의 선천적 또는 후천적 원인 그리고 패턴 D: 중추신경계의 비진행성 손상을 동반한 운동기능과 감각통합의 손

상 — 후천적으로 청소년 또는 성인에서

약리학 PHARMACOLOGY

어떤 약도 낙상을 예방하도록 디자인 되어 있지는 않지만, 이 실습패턴으로 환자를 치료하는 물리치료사는 약의 부작용과 각 약들의 상호작용을 고려해야 한다. 흔한 약의 부작용은 현기증과 진정작용이다. 두 가지 모두 정렬자세를 유지하는데 심각한 영향을 줄 수 있다. 진정작용에 사용되는 약 또는 현기증을 초래하는 약에서, 가장 큰 문제점들은 다음과 같다.

- 진통제(예, 울트라시트, 다르보시트, 페르코시트, 몰핀, 옥시코돈)
- 베타수용체차단약(예, 아테놀롤, 메토프롤롤)
- 이뇨제(예, 프로세마이드)
- 도파민 대체물〔예, levodopa/carvidopa(Sinement or Atamet), 도파민 길항제를 포함한 메실산브로모크립틴(Parlodel), 메실산페르골리드(Permax), 프라미펙솔염산염(Mirapex), 로피로놀염산염(Requip), 염산아포모르핀(Apokynl)〕
- 향정신성 의약품〔예, 발리움(디아제팜), 아티반(로라제팜)〕
- 진정제(예, 아미트립 틸라인)

사례 연구 #1: 낙상의 두려움

Fear of Falls

Jackson 부인은 81세의 여성이며 최근에 낙상을 경험했고, 고혈압과 방광염을 평소에 앓고 있다. 그녀는 아직도 여전히 낙상에 대한 두려움을 가지고 있다.

물리치료사 검진 PHYSICAL THERAPIST EXAMINATION

병력 HISTORY

- 일반적인 인구학: Jackson 부인은 81살의 흑인으로 영어를 사용하며, 오른손잡이이다. 학력은 고졸이다.
- 사회적 병력: Jackson 부인은 과부이며 10년 전에 남편이 죽었다. 55세에서 61세 사이의 아들 세 명과 딸 두 명이 있으며, 여러 명의 손자 손녀들과 증손자 증손녀들이 있다.
- 고용/일: Jackson 부인은 은퇴를 했지만 대학에서 비서로 일하고 있었다. 47년 동안 유명한 이식외과에서 일했으며 은퇴한지 16년이 되었지만 11살 된 증손들을 돌보는 일을 하고 있다. 그녀는 자신이 너무 늙어간다는 것을 두려워하고 있으며 장난감에도 걸려 넘어지며, 작년엔 증손들을 돌보다 낙상을 한 적이 있다.
- 생활 환경: 그녀는 입구에 양쪽 손잡이가 있고 3개의 계단이 있는 2층 집에 산다. 그녀의 침실은 2층에 위치하며, 2층으로 올라가는 계단 오른쪽엔 손잡이가 있고 싱크대가 있는 조그만 화장실과 큰 화장실이 있다.
- 일반적인 건강 상태
  - 일반적인 건강 인식: Jackson 부인의 건강은 지난 몇 년에 걸쳐 상태가 나빠졌다. 가끔 어지러움을 느끼며 산책을 약간 길게 하고 나면 몹시 피곤함을 느낀다.
  - 신체 기능: 발 바닥의 지지력이 없기 때문에 집을 나설 때는 지팡이를 사용한다.
  - 심리적 기능: 낙상에 대해 두려움을 가지고 있으며 뭔가 조치를 취하기를 원한다.
  - 역할 기능: 어머니, 할머니, 증조할머니, 같은 처지의 과부할머니들과 친구이다.
  - 사회적 기능: Jackson 부인은 방과후 증손들을 돌보는 일과 교회의 노인들을 돌보는 일에 열중하고 있다 그리고 음악을 듣고 친구나 가족들과 시간 보내는 것을 즐기며 방과후 아이들 돌보는 것을 즐기고 있다.
- 사회/건강 습관: 그녀는 흡연을 하지 않으며 술도 마시지 않는다. 그리고 식사 시 염분의 양을 제한하고 있다.
- 가족력: 그녀의 아버지는 당뇨 합병증으로 돌아가셨고, 어머니는 중풍이 생긴 이후 곧 돌아가셨다.
- 의학/외과적 병력: 고혈압을 앓고 있으며 30년간 약물치료를 받고 있는 중이다. 과거에 낙상을 했는데 그로 인해 12바늘이나 꿰맨 자국이 이마에 생겼다. 수년간 요통으로 고생했지만, 비스테로이드성 항염증제 복용으로 통증이 감소되었다. 72살에 자궁절제술과 방광치료를 했는

데 회복이 잘 되었다. 마지막으로 생리한 때는 52살이었다. 콜레스테롤 수치가 높지만 현재 약물로 조절 받고 있는 상태이다.

- 이전 입원: Jackson 부인은 마지막 세 자녀의 출생 때와 자궁절제술 때, 방광치료 때 입원하였고, 8개월 전 낙상으로 하루 동안, 그리고 3달 전 고열과 요로감염으로 2일 동안 입원치료를 받았다.
- 이전에 존재하는 의학적 그리고 다른 건강과 관련된 상태: 고혈압 병력이 있고, 과거의 낙상 경험, 최근 방광염이 있을 뿐이었다.
- 현재 상태/주호소: Jackson 부인은 다시 낙상을 할까봐 걱정하고 있다. 그녀는 교회에서 행한 스크린이벤트에 참여하였고 "버그 균형테스트"에서 30~50점을 기록하였다(45점 이하는 낙상의 위험성을 가리킨다).[42] 물리치료사는 앞으로 일어날 수 있는 골절을 예방하기 위해서 물리치료사와 상의하라고 권유한다.
- 기능적인 상태와 활동 수준: 일상생활동작은 크게 어려움 없지만 목욕통 안에 들어가고 나오는 것에 어려움이 있다. 식사준비와 세탁은 혼자서 할 수 있다. 자녀들이 도와준다면 정원일도 할 수 있고 약간의 어려운 집안일, 식료품 쇼핑 정도는 할 수 있다. 운전은 못한다.
- 약물: Jackson 부인은 HTN때문에 Diuril 0.5 g과 Cardizem CD 120 mg을, 콜레스테롤로 인해 Mevacor 10 mg을, 그리고 칼슘 500 mg, 아스피린 80 mg과 멀티비타민 한 알을 매일 아침 복용한다.
- 다른 임상적 검사: 낙상으로 입원했을 때 덱사스캔 검사를 받았으며, T점수는 대퇴골경은 -0.8SD이고, 허리는 -1.0SD를 나타냈으며 그것은 골밀도가 약간 낮은 것을 의미하는 것이다.

시스템 재검토 SYSTEMS REVIEW

- 심혈관/폐
  - 혈압(BP): 누워서 120/72 mmHg, 앉아서는 100/62 mmHg, 앉아서 5분 후엔 130/84 mmHg
  - 부종: 관찰과 촉진을 해본 결과 양 다리에 부종이 있었다.
  - 심박수(HR): 71 bpm
  - 호흡수(HR): 19 bpm
- 외피계(interumentary)
  - 반흔형성 상태: 이마 왼쪽에 낙상으로 생긴 2인치 크기의 상흔(치료 잘 됨)
  - 피부색: 하퇴(발목 위와 주위) — 어두운 색
  - 피부 상태: 얇고 털이 없으며 눈부시게 하얀 다리
- 근골격계
  - 전체적인 관절가동범위: 머리 위로 60% 정도 양팔을 들어올릴 수 있으며 양 무릎은 다 펼 수 있고 양 발목은 정상범위로 구부릴 수 있지만, 서 있을 때 엉덩관절을 완전히 펼 수가 없다.
  - 전체적인 근력: 전반적으로 감소
  - 전체적인 대칭: 균형잡힌 동작
  - 키: 5' 4" (1.63 m)
  - 몸무게: 155 lbs (70.31 kg)
- 신경근계
  - 균형: 지속적이지 못함, 서 있기 위해 지팡이나 지지물 필요
  - 보행, 이동 그리고 변화: 걸을 때 벽이나 가구, 지팡이를 사용; 앉은 자세에서 일어날 때 손을 사용한다.
- 의사소통, 감정, 인지, 언어, 학습 유형
  - 의사소통, 감정, 인지: 정상 한계 이내
  - 선호하는 학습: 그림을 선호

검사와 측정 TESTS AND MEASURES

- 유산소 능력과 지구력
  - 6분간 복도를 걷는 검사에서 걸은 길이는 지팡이를 사용해서 150 m
  - Jackson 부인은 주위환경을 보려고 자주 멈추었다.
  - 심박동수는 138 bpm이었다.
  - 걸은 거리는 나이와 성에 비해 더 짧았다.[43]
- 인체측정학적 특성
  - 부종: 1+양쪽 하퇴
  - 인체 부피지수: 26.6은 과체중을 의미함
- 각성, 집중, 그리고 인식
  - 변화와 지남력×3
  - 최소 정신상태 검사 27점 — 정상보다는 약간 높은 편

- ♦ 보조 및 적용 장치:
  - 보행 시 단발지팡이를 올바르게 사용하지만, 균형잡는 데는 지팡이보다 벽이나 가구를 사용함
- ♦ 뇌신경과 말초신경의 통합성
  - 무감각이나 따끔따끔 아픈 통증은 호소하지 않음
  - 가벼운 접촉에 하퇴의 감각은 정상
  - 발바닥에 5점 감각 검사 시 정상[48]
- ♦ 환경, 집과 작업의 장벽
  - 계단에 조명이 없고, 침실 또는 화장실에 조명이 없으며, 부엌, 화장실 그리고 건물 입구에 양탄자가 있다.[49]
  - 목욕통 모서리에는 양손잡이 바가 있다.
  - 1년 전 크리스마스 선물로 자녀들이 선물해 준 안락의자가 있다.[50]
- ♦ 인체 공학과 신체 기전
  - 물건을 당기기 위해 지팡이 끝을 사용한다.
  - 바닥에 떨어진 물건을 집어 올리는데 어려움이 있다.
- ♦ 보행, 이동 그리고 균형
  - 왼손에 지팡이를 사용해서 3점 보행(지팡이, 오른발, 왼발)으로 보행을 하며 몸통은 약간 앞쪽으로 구부린 체로 시선은 발에 집중하며 걷는다.
  - 위쪽을 보기 위해서 걷는 동안 자주 멈춰서 주위를 본다.
  - 멈추지 않고 걸으면서 옆이나 뒤쪽을 볼 수는 없다.
  - 보행시 끊임없는 대화를 한다.
  - 균형을 잡기 위해 자주 멈추지만 숨이 가쁘지는 않다.
  - 좁은 공간에서는 지지를 위해 벽이나 가구를 사용한다.
  - Timed Up and Go[43]라는 검사를 수행하는데 13초 걸린다. 정상속도는 11초.
  - 감각검사 — 밸런스 검사에서는 점수가 30/56이고, 낙상에 대한 두려움이 있는데 이 모두는 낙상의 위험성이 높다는 것을 의미한다.
- ♦ 운동신경 기능
  - 똑바로 선 자세에서 움직이며 주위환경을 협응하는데 어려움이 있다.
  - 안정성이 있는 앉은 자세에서는 협응능력과 기민함을 볼 수 있다.
- ♦ 근 수행력
  - 맨손근력검사/악력측정[53]
    - ■ 어깨 동작: 3−/5 R, 3−/5 L
    - ■ 팔꿈관절 굽힘과 폄: 3+/5 R, 3+/5 L
    - ■ 손 악력: 22 kg R, 20 kg L
    - ■ 엉덩관절 굽힘(바로누운자세): 3−/5 R, 3/5 L
    - ■ 엉덩관절 폄(옆으로 누운자세): 2/5 R, 2/5 L
    - ■ 엉덩관절 벌림(외전, abduction)(옆으로 누운자세): 3/5 R, 3/5 L
    - ■ 엉덩관절 모음(내전, adduction)(옆으로 누운자세): 3−/5 R, 3−/5 L
    - ■ 무릎관절 폄(앉은 자세): 3+/5 R, 3+/5 L
    - ■ 무릎관절 굽힘(선 자세): 3+/5 R, 3+/5 L
    - ■ 발바닥굽힘(저측굴곡, plantarflexion)(선 자세): 3/5 양쪽(뒷꿈치가 바닥에 닿았음)
    - ■ 발등굽힘(배측굴곡, dorsiflexion)(앉은 자세): 2/5 양쪽(완전한 운동범위 동안 움직일 수 없음)
    - ■ 몸통 굽힘(바로누운자세): 2/5 (테이블에서 목을 들어올림)
    - ■ 몸통 폄(선 자세): 2−/5 (서서 몸통 전방굴곡하고 나서 완전히 펼 수 없음)
  - 움직이는 동안의 파워
    - ■ 앉은 자세에서 선 자세로 5번 하는데 22초가 요구됨.[22] 일어나기 위해 팔을 사용함: 15초 이상의 시간이 소요되거나, 낙상위험 때문에 팔 사용이 고려됨
- ♦ 보조도구들
  - 보행을 위해 지팡이를 사용
- ♦ 자세
  - 똑바로 서있는 환자의 사진은 다음을 나타낸다.
    - ■ 경추 30° 굽힘
    - ■ 몸통 20° 앞으로 굽힘
    - ■ 어깨뼈 약간 외전
    - ■ 무릎관절 폄
- ♦ 관절가동범위[55]
  - 기능적 동작범위
    - ■ 경추 동작범위: 폄을 제외한, 단지 정렬자세만 취할 수 있음
    - ■ 상지 능동 동작 범위
      - ▶ 전 범위를 할 수는 없지만 기능적임
      - ▶ 머리 빗질을 할 수 있고, 찬장에 접시를 넣을 수

있고 브라를 맬 수 있다.

- 상지 수동 동작범위
  - 90% 정상
  - 어깨관절 굽힘 제한(오른쪽 160°, 왼쪽 158°), 외전(오른쪽 155°, 왼쪽 150°), 외회전(양쪽 75°)

- 하지의 능동 그리고 수동동작범위는 표 1-1에 나와 있다.

♦ 반사 통합(reflex intergrity): 정상 한계 이내에 있음

♦ 자가 치료와 가정 관리

- 목욕통 안으로 들어가는데 어려움이 있기 때문에 목욕하는데 어려움 있음
- 세탁, 요리, 자가활동 가능
- 자녀들이 집안 일과 정원 일을 도와줌
- 기능상태지수는 도움의 필요성, 통증 정도, 어려움을 나타내며 3가지 분야 10개의 항목으로 구성되어 있다.
  - 보조점수는 33, 통증점수는 18, 어려움점수는 34이다.

♦ 감각 통합

- 시각: 노안으로 안경을 쓰지만, 백내장이나 녹내장의 병력은 없음
- 청각: 약간의 소음이 있어도 정상대화 가능
- 균형에 대한 감각 상호작용 검사에서 증가된 자세 만곡, 눈이 감기는 상황을 보인다.
- 부정확한 시각 정보는 잘못된 자세를 변화시키지 못했다.

♦ 일, 지역사회 그리고 여가 통합 또는 재통합

- 외부에 나가 있을 때 낙상의 두려움을 느끼며 증손들을 돌볼 때 어려움이 증가된다.
- 운전을 직접하지 못하며 더 이상 버스를 타는데 자유롭지 못함

평가 EVALUATION

Jackson 부인은 81살의 여성이며 고혈압을 앓고 있으며 최근에 낙상과 방광염을 앓았다. 인터뷰를 통해 그녀는 낙상의 두려움을 느끼고 있으며 움직임에 있어서 기능적 제한이 점점 증가되며 일상생활동작도 점점 더 어려움을 느끼고 있음을 알 수 있었다. 그녀는 자신이 바라는 삶의 역할을 할 수 없는 것에 대해 걱정을 하고 있다. 그녀의 물리치료 검사결과 하지에 약간의 부종이 있었고, 누운 자세에서 앉는 자세로 동작을 취할 때 혈압을 유지하는데 어려움을 느끼는 것으로 봐서 기립성 저혈압증이 있음을 알 수 있었으며 가장 큰 문제점이라 할 수 있는 발목 발등굽힘(배측굴곡)에 있어 능동 및 수동움직임에 제한이 있었다. 또한 몸통 근육과 양 하지근육에 현저한 약화가 있었다. 그녀는 외발지팡이를 선택했으며 외부에 나갈 때 사용한다. 내부에서는 가구나 벽을 이용해 바른자세를 잡는다. 그녀의 감각과 전정기관의 기능은 정상이지만, 균형조절을 하기 위해서는 시각정보에 의존한다. 그녀의 동작의 범위 손실, 근력감소, 낙상의 두려움 그리고 집에서의 여러 환경장애들(조명부족, 너무 많은 양탄자 등)은 그녀가 안전하게 움직이는데 어려움을 준다. 그러므로 Jackson 부인은 낙상의 위험성이 높다.

진단 DIAGNOSIS

Jackson 부인은 균형손실과 낙상의 위험을 가지고 있는 환자이다. 또한 고혈압, 기립성 저혈압과 최근에 낙상의 경험과 방광염을 앓았다. 그녀는 다음과 같은 사항들이 손상되었다: 유산소 능력과 지구력; 인체측정학적 특성; 인체공학과 신체 기전; 보행, 이동 그리고 균형; 운동신경 기능; 근 수행력; 자세; 관절가동범위; 그리고 감각 통합. 그녀는 스스로 활동하는데 기능적 한계가 있으며 집에서 일하는데 있어서 제한이 있다. 또한 집에서는 그녀의 활동능력을 떨어뜨리는 장애물들이 있다. 이런 소견들은 패턴 A와 일치한다; 제1차 예방/균형소실과 낙상에 대한 위험성 줄이기, 기능적 제한과 장애물들은 예후와 치료 계획을 결정하는데 정보를 제공한다.

예후와 치료계획 PROGNOSIS AND PLAN OF CARE

환자(고객)의 상황을 점검하여, 신체적으로 측정된 결과에 따라 다음과 같이 결정하였다;

♦ 자가 치료와 관련된 신체활동 수행능력, 가정관리, 일,

표 1-1 하지의 능동, 수동 관절가동범위

움직임	능동		수동	
	오른쪽	왼쪽	오른쪽	왼쪽
엉덩관절 굽힘	97°	95°	112°	110°
엉덩관절 폄	-10°	-15°	-8°	-10°
엉덩관절 벌림	25°	20°	30°	25°
엉덩관절 모음	10°	8°	17°	15°
엉덩관절 가쪽 돌림 (앉아서: 엉덩관절과 무릎관절 굽힘)	22°	20°	30°	28°
엉덩관절 안쪽 돌림 (앉아서: 엉덩관절과 무릎관절 굽힘)	24°	20°	28°	25°
무릎관절 굽힘	95°	98°	110°	114°
무릎관절 폄	0°	0°	0°	0°
발바닥굽힘	15°	12°	25°	23°
발등굽힘	-3°	-5°	2°	0°
안쪽번짐	5°	5°	5°	5°
가쪽번짐	0°	0°	5°	5°

지역사회 그리고 여가가 신체 기전과 함께 호전

- 유산소 능력과 지구력 증가
- 균형증가
- 건강증진
- 건강한 습관을 기르는 행동지식, 건강 그리고 예방 증가
- 근 수행력 증가
- 육체적 능력 증가
- 자세조절 능력 증가
- 위험요소들(감소된 육체적 활동, 균형, 동작범위, 근수행)의 감소
- 가동 범위 증가
- 감각 통합의 증가

이러한 결과를 얻기 위해서 환자에 적합한 중재가 결정된다. 그 중재는 다음과 같다. 협응, 의사소통 그리고 기록; 환자/고객 관련 교육, 치료적 운동, 자가 치료와 가정 관리에서의 기능적 훈련; 일, 지역사회 그리고 여가 통합 또는 재통합에서의 기능적 훈련 그리고 보조기구와 장비의 적절한 처방, 적용 그리고 제작

그녀의 나이와 낙상 병력, 좋지 않은 몸상태 때문에 처음 3주에 걸쳐서 9번의 방문을 해야 할 것이다. 방문빈도는 운동에 익숙해지고, 근력과 운동성이 증가될 때 점차 감소될 것이다. 방문이 감소될 때 매주 운동을 독려하는 전화가 시작될 것이다.

중재 INTERVENTIONS

선택된 중재에 대한 근거 RATIONALE FOR SELECTED INTERVENTIONS

2003년에 메디케어 앤 메디케이드 서비스 센터는 노인의 낙상예방전략의 효과를 측정하는 보고서를 후원했다. 결론은 중재가 균형과 낙상의 소실에 대한 1차 예방과 위험감소를 제공한다는 것이다. 낙상예방과 운동프로그램에 기초한 성공적인 사용은 건강을 증진시키고 낙상관련 손상들을 줄여줄 것이다. 중재는 노인 사이에서 낙상에 공헌하는 근력, 균형력, 지구력보다 개인적 위험요소들을 변화시키도록 만들어질 수 있다.

치료적 운동 (Therapeutic exercise)

낙상에 대한 위험감소 프로그램 (risk reduction program for falls)

Jackson 부인에 있어서 적용할 운동 프로그램은 켐벨과 협회에 기초한 치료사에 의해 지휘된 프로그램을 사용하고 그 프로그램은 랜드보고서에 나와 있는 낙상예방 중재에 기초한 것이다. 오리지날 중재가 재조사되었으며 기준프로그램은 1997년에 초안이 만들어진 프로그램에 기초해 결정되었다. 그 중재의 내용은 다음과 같다.

- 의료진에 의한 프로그램 참여 차단, Jackson 부인은 물리치료사에 의해 참여가 차단된다.
- 손상에 대한 기준선 측정과 물리치료사에 의한 기능적 제한; Jackson 부인은 프로그램을 완수한다.
- 물리치료사에 의한 운동처방은 근력강화, 균형, 운동성, 보행프로그램 등을 포함한다. Jackson 부인은 처방을 받을 것이다.
- 운동 지시사항에는 빈도수와 지시서 책자의 규정도 포함된다. Jackson 부인은 이런 요소들을 포함한 운동프로그램을 받을 것이다.
- 운동프로그램 수행을 독려하기 위해 물리치료사가 규칙적으로 전화를 한다; Jackson 부인은 홈 프로그램의 일부로서 규칙적인 전화를 받는다.

운동의 유효성 (benefits of exercise)[62]

어느 연령대라도 지구력과 근력 훈련으로부터 효과를 얻을 수 있으며 학습할 수 있다. 유산소 훈련은 심장과 폐기능을 유지하고 증가시키며 저항훈련은 소실된 근육량 증가에 도움이 된다. 운동은 또한 뼈의 건강을 증진시키고 골다공증의 위험성을 줄이며 자세 안정성을 증진시키고, 가동범위를 증가시킨다. 이러한 모든 요소들은 낙상의 위험성을 감소시킨다. 이런 생리학적인 이익에 더하여 운동은 또한 심리학적인 이점들(우울증 개선, 인지보존 등)도 있다. 또한 운동은 건강조절과 삶의 질 향상에 도움이 된다. 운동의 유익함에 대한 정보들은 근골격패턴 A에 나와 있다; 제1차 예방/균형소실과 낙상에 대한 위험성 줄이기; 그리고 근골격패턴 C에 대한 위험 감소; 손상된 근육 수행능력.

협응, 의사소통 그리고 기록 COORDINATION, COMMUNICATION, AND DOCUMENTATION

의사소통으로 Jackson 부인과 가족 사이에 집안 구조 변경, 안전장비, 움직임과 운동프로그램을 수행하는 동안의 예방책을 위해 논의하게 될 것이다. 환자 관리에 대한 모든 요소들은 기록될 것이다. 위탁 받은 그녀의 최근 관리 의사는 의학적으로 적절한 식이요법이 보장되도록 할 것이다.

환자/고객 관련 교육 PATIENT/CLIENT-RELATED INSTRUCTION

환자는 정상화하기 위해 혈압에 무리 가지 않는 범위내에서 천천히 움직이는 것에 대한 수행, 낙상에 대한 주위환경의 위험요소임을 인지하는 중요성, 압박대 사용의 필요성과 운영 효과에 대해 지시를 받을 것이다. 또 다른 낙상위험의 감소와 선택된 중재에 대한 논제는 특별히 강조될 것이다. Jackson 부인에 대한 지시사항들은 다음과 같다.

- 낙상에 대한 환경적 위험요소들[63]
  - 저녁에 불빛이 약하며 계단의 등도 약함
  - 여기 저기 깔려있는 양탄자
  - 바닥의 어지러움
  - 목욕통내 미끄러지지 않는 매트
- OH에 대한 정보[64]
  - 누워있는 자세에서 움직일 때 뇌로의 혈류와 혈압변화
  - 자세 변화에 대한 반응을 위해 신체적 움직임에 시간을 허용
  - 이 현상을 줄이기 위한 압박 의복 사용

치료적 운동 THERAPEUTIC EXERCISE

- 유산소 능력/지구력 상태
  - 걸음수 재는 보도계와 안전을 위해 지팡이 사용
  - 큰 근육의 지구력을 기르기 위한 경사자전거, 점진적으로 강도를 증가하고, 매주 최소 4~5번, 20~30분 동안 마무리 운동.
  - 가능하면 트레드밀 과정 또는 유산소 검사를 위한 타원형 기계
- 균형, 협응 그리고 민첩성 훈련
  - 균형, 협응 그리고 민첩성 훈련

- 양발, 한발의 균형, 눈뜬 상태 또는 감은 상태로 균형
- 지지면의 안정성을 줄이기 위한 스탠딩패드
- 일렬 보행, 일렬 걸음
- 발가락 보행, 발뒤꿈치 보행
- 옆으로 보행
- 카리오카춤(Carioca)
- 댄스
- 그림 8
- 닿기 운동(reaching exercise) — 앞으로, 뒤로, 옆으로
- 기공체조(Tai chi)
- 능력을 증진시키기 위해 통로에 장애물 놓기

♦ 인체역학과 자세 안정성
- 자세 조절 훈련
  - 머리, 목, 흉추 그리고 견관절의 정렬
  - 신전
  - 어깨뼈 들임(후인, retraction)과 하강(depression)
  - 닭날개 자세(chicken wing position)(머리 뒤에 손, 수평외전)
  - 코너 스트레치(corner stretch)
  - 누운 자세에서 앉은 자세로, 선 자세로의 변천 그리고 보행
  - 기능적 활동 자세의 변천
- 자세 안정 활동
  - 양팔을 올린 상태로 편 자세 유지
  - 충분한 셋트(glut set)
  - 볼 위에 앉아 있는 동안의 중심 안정화 (core stabilization)
  - 네발자세에서 팔과 다리를 한쪽만 올리고, 다시 반대쪽 올리기
  - 양발 서기, 한끝서기를 포함한 앉기나 서기에서 폼과 같은 불안정한 면의 사용을 부가시킨다.
- 자세 인지 훈련
  - 격자선이 있는 거울 옆에 능동적으로 똑바로 섬으로써 자세 교정
  - 똑바른 자세에서 닿기 동작

♦ 유연성 운동
- 스트레칭운동은 워밍업 후에 해야 하며, 천천히 꾸준히 깊게 숨을 쉬면서 한다(30초~60초).
- 양손은 벽에 대고 몸통은 똑바로 편 채로 한쪽 발은 앞쪽으로 다른 쪽 발은 뒤쪽으로 하여 뒤꿈치를 대고 서서 무릎을 천천히 구부린다.
  - 하루 두 번, 5초간 멈추고 5번 반복, 하루 2번 30초 정지 2번 반복
- 손으로 튼튼한 의자의 등이나 조리대 판에 지지하고 참으며 몸통운동 (옆으로 구부리고, 돌리기)
  - 하루에 2번 5초간 정지하는 것을, 5회 반복하여 시작, 그리고 나서 하루 두 번 30초 정지하는 것을 2번 반복하는 것으로 진행한다.

♦ 보행과 이동 훈련
- 지팡이를 짚고 평형대에서 걷기 그리고 나서 지팡이 없이 걷기
- 정렬을 위한 운동신경 재훈련

♦ 근력, 힘 그리고 지구력 훈련[65-68]
- 엉덩관절 폄근, 벌림근, 굽힘근 무릎폄근, 발목굽힘근, 폄근 어깨 하강근, 팔꿉관절 폄근
  - 최대반복
  - 각 그룹을 8~12회 반복
  - 순간 근육 피로도 예측
  - 근력을 증가시키는 저항과정
- Jackson 부인이 열심히 하고 있는지 여부를 말해주기 위해서 물리치료사는 집중력, 미세한 진전, 증가된 호흡 등을 체크해야 한다.
- 촉진은 강한 수축을 유발시켜야 한다.
- 앉은 자세에서 일어나는 운동
- 걷는 동안 몸통근육의 힘을 증가시키기 위한 체중부하

자가 치료와 가정 관리에서의 기능적 훈련
FUNCTIONAL TRAINING IN SELF-CARE AND HOME MANAGEMENT

♦ 자가 치료와 가정 관리
- 손상예방 또는 손상 감소
  - 누운 자세에서 앉은 자세로의 느린 움직임 지시
  - 낙상에 대한 주위환경 위험요소에 대한 지시사항
    - ▸ 계단에 등 밝히기 그리고 저녁에 등 밝히기
    - ▸ 안전을 위해 양탄자를 없애든지 좀 더 안전한 것

으로 바꾸기
  - ▶ 증손자들이 자신들의 장난감을 안전한 장소에서 집어올리고 놓는 것을 생활의 일부로 만들기
- ■ 목욕통으로 안전하게 들어가고 나오기 위한 전략 계발하기
  - ▶ 목욕탕 바닥면이 미끄럽지 않도록 하기
  - ▶ 목욕시트 구입하기
  - ▶ 아들에게 손잡이 샤워스프레이를 구입하라고 요구하기
  - ▶ 이동을 위해 하지 근력과 균형을 증가시키기 위해 근력활동을 완성시키기

일, 지역사회 그리고 여가 통합 또는 재통합에서의 기능적 훈련
FUNCTIONAL TRAINING IN WORK, COMMUNITY, AND LEISURE INTEGRATION OR REINTEGRATION

♦ 지역사회와 여가
- 몸통은 바르게 하고, 머리는 들며, 눈은 주위환경을 보고, 처음에는 지팡이를 짚고 나중에는 지팡이를 빼고 걷기
- 가족과 함께 짧은 거리 걸어보기 그리고 지구력이 증가되면, 좀 더 긴 거리를 걷기 위해 지팡이 사용.

보조기구와 장비의 적절한 처방, 적용 그리고 제작
PRESCRIPTION,APPLICATION, AND, AS APPROPRIATE, FABRICATION OF DEVICES AND EQUIPMENT

♦ 압박 의복
- 양하지 압박 옷
- 하지 압박 옷에 대한 저 압박을 위한 성공적인 지시사항
- 하지 압박 옷의 치료

예상 목표와 기대 결과
ANTICIPATED GOALS AND EXPECTED OUTCOMES

♦ 병리학/병태생리학에 미치는 영향
- 부종은 적응을 돕기 위해 사용한 양말과 저압력의 하지 압박대의 지지와 관계없이 Jackson 부인의 능력을 통하여 조절된다.

♦ 손상에 미치는 영향
- 유산소 용적/지구력은 증가되었고, Jackson 부인은 350피트를 6분 안에 걸을 수 있다.
- 근력강화는 손을 사용하지 않고 다양한 바닥면에서 일어나기 위해 하지와 몸통의 WNL에 의해서 증가된다.
- 근력은 증가되고 Jackson 부인은 보다 똑바로 서있는 자세에서 능동적으로 전 범위에 엉덩관절 폄을 하게 될 것이며, 엉덩관절 전략을 사용함으로써 외적동요에 대한 반응 능력과 중력 중심이 안정화 될 것이다.
- 서 있는 자세에서 자세안정은 증가되었으며 Jackson 부인은 발 패드 위에서 10초간 한 발로 서 있을 수 있다.
- 관절가동범위는 기능적 제한 범위 내에서 증가되었으며 조용히 서있는 동안 똑바른 자세로 유지하기 위한 발목 전략의 사용으로 양쪽 발목으로 5° 발등굽힘(배측굴곡, dorsiflexion)이 이루어졌다.

♦ 기능적인 제한에 미치는 영향
- 목욕통으로 들어가거나 나오는 능력이 성취되었음
- 누운 자세에서 일어나 앉는 자세로의 이동능력, 호흡을 정지하지 않고 앉는 자세로 이동, 서있는 자세로 몇 분 동안 있는 능력들이 성취되었음
- 신체적 활동을 수행하는 능력, 자가 치료와 관련된 활동, 가정관리 등이 증가되었음
- 지역사회에서의 활동에 대한 자신감 증진
- 집안에서의 활동에 대한 자신감
- 집주위에서 가구나 벽에 의존하지 않고 독립보행 가능

♦ 위험 감소/예방
- 그녀의 가족에 대한 낙상위험 소통능력이 성취됨
- 운동의 3가지 이점을 얻음
- 건강습관, 건강예방 등이 성취됨; 위험요소에 대한 환자 지식 증가됨
- 양탄자를 보다 안정되게 하거나 제거하고, 손자들에게 규칙적으로 장난감 들어올리게 하기, 전등으로 보조할 필요성을 인식하게 하는 것을 성취함.
- 위험상황의 재발 감소
- 환자, 가족, 의료진 등의 안정성 증가
- 근위축, 낙상의 위험성, 약한 불빛, 도움 안되는 양탄자 등에 대한 이해가 성취됨

♦ 사회적 자원에 대한 영향
- 환자관리를 통해서 기록을 하는데, 미국물리치료사 협회의 안내책자에 따라서 기록한다.[69]
- 위험요소가 줄어들고 안정성 증가

♦ 환자/고객 만족
- 환자와 가족의 예상목표에 대한 이해도와 예상 결과가 증진되었다.
- 필요하거나 적당한 때는 언제나 허락이 이루어졌다.

재검사 REEXAMINATION

재검사는 재발시 행해진다. 환자들의 능력이 변화하면 그에 따라서 운동중재도 변화를 준다. 환자가 나이 들고 능력이 변화함에 따라 정기적 검사를 통해 환자의 안정상태를 유지한다.

퇴원 DISCHARGE

Jackson 부인은 3개월 동안 16번의 방문 후에 물리치료를 끝냈다. 그 3개월 동안 그녀의 모든 문제는 해결이 되었다. 예상목표를 모두 달성했기 때문에 치료를 끝냈다. Jackson 부인은 낙상에 대한 여러 위험요소들을 가지고 있는 성인이기 때문에 그녀와 가족들은 낙상위험성에 대한 위험교육을 받았다.

참고문헌 REFERENCES

1. Commodore DI. Falls in the elderly population: a look at incidence, risks, healthcare costs, and preventive strategies. *Rehabilitation Nursing: The Official Journal of the Association of Rehabilitation Nurses.* 1995;20:84-89.
2. Control NCfIPa. The costs of fall injuries among older adults. Available at: http://www.cdc.gov/ncipc/factsheets/fallcost.htm.
3. DeVito CA, Lambert DA, Sattin RW, Bacchelli S, Ros A, Rodriguez JG. Fall injuries among the elderly. Community-based surveillance. *J Am Geriatr Soc.* 1988;36:1029-1035.
4. Fife D, Barancik JI. Northeastern Ohio Trauma Study III: incidence of fractures. *Ann Emerg Med.* 1985;14:244-248.
5. Finstad M, Pratt L, Rajki S, Wheeler N, Wixon R. Preventing falls among older adults in Hennipin County. April 2000. Available at: http://www.co.hennepin.mn.us/commhlth/reports/SeniorHealth.htm.
6. Fuller GF. Falls in the elderly. *Am Fam Physician.* 2000;61(7):2159-2168, 2173-2174. Review.
7. Luukinen H, Koski K, Laippala P, Kivela SL. Predictors for recurrent falls among the home-dwelling elderly. *Scand J Prim Health Care.* 1995;13:294-299.
8. Nevitt MC, Cummings SR, Hudes ES. Risk factors for injurious falls: a prospective study. *J Gerontol.* 1991;46:M164-M170.
9. O'Loughlin JL, Robitaille Y, Boivin JF, Suissa S. Incidence of and risk factors for falls and injurious falls among the community-dwelling elderly. *Am J Epidemiol.* 1993;137:342-354.
10. Fuller GF. What causes falls in the elderly? How can I prevent a fall? *Am Fam Physician.* 2000;61:2173.
11. Rawsky E. Review of the literature on falls among the elderly. *Image: The Journal of Nursing Scholarship.* 1998;30:47-52.
12. Rizzo JA, Friedkin R, Williams CS, Nabors J, Acampora D, Tinetti ME. Health care utilization and costs in a Medicare population by fall status. *Med Care.* 1998;36:1174-1188.
13. Rothschild JM, Bates DW, Leape LL. Preventable medical injuries in older patients. *Arch Intern Med.* 2000;160:2717-2728.
14. Sattin RW, Lambert Huber DA, DeVito CA, et al. The incidence of fall injury events among the elderly in a defined population. *Am J Epidemiol.* 1990;131:1028-1037.
15. Shumway-Cook A, Baldwin M, Polissar NL, Gruber W. Predicting the probability for falls in community-dwelling older adults. *Phys Ther.* 1997;77:812-819.
16. Speechley M, Tinetti M. Falls and injuries in frail and vigorous community elderly persons. *J Am Geriatr Soc.* 1991;39:46-52.
17. Stalenhoef PA, Diederiks JP, Knottnerus JA, Kester AD, Crebolder HF. A risk model for the prediction of recurrent falls in community-dwelling elderly. A prospective cohort study. *J Clin Epidemiol.* 2002;55:1088-1094.
18. Tinetti ME, Speechley M, Ginter SF. Risk factors for falls among elderly persons living in the community. *N Engl J Med.* 1988;319:1701-1707.
19. Tinetti ME, Inouye SK, Gill TM, Doucette JT. Shared risk factors for falls, incontinence, and functional dependence. Unifying the approach to geriatric syndromes. *JAMA.* 1995;273:1348-1353.
20. Tinetti ME, Doucette J, Claus E, Marottoli R. Risk factors for serious injury during falls by older persons in the community. *J Am Geriatr Soc.* 1995;43:1214-1221.
21. Tinetti ME, Williams CS. The effect of falls and fall injuries on functioning in community-dwelling older persons. *J Gerontol A Biol Sci Med Sci.* 1998;53:M112-M119.
22. Ulfarsson J, Robinson BE. Preventing falls and fractures. *Journal of the Florida Medical Association.* 1994;81:763-767.
23. VanSwearingen JM, Paschal KA, Bonino P, Chen TW. Assessing recurrent fall risk of community-dwelling, frail older veterans using specific tests of mobility and the physical performance test of function. *J Gerontol A Biol Sci Med Sci.* 1998;53:M457-M464.
24. Walker JE, Howland J. Falls and fear of falling among elderly persons living in the community: occupational therapy interventions. *Am J Occup Ther.* 1991;45:119-122.
25. Willis S. Falls in elderly people: is the risk suitably assessed? *British Journal of Nursing.* 1998;7:1259-1262.
26. Moore KL, Dalley AF. *Clinically Oriented Anatomy.* 4th ed. Baltimore, MD: Lippincott Williams & Wilkins; 1999.
27. Schmidt RA, Lee TD. *Motor Control and Learning. A Behavioral*

Emphasis. 3rd ed. Champaign, IL: Human Kinetics; 1999.
28. Magnusson M, Enbom H, Johansson R, Wiklund J. Significance of pressor input from the human feet in lateral postural control. The effect of hypothermia on galvanically induced body-sway. *Acta Otolaryngol.* 1990;110:321-327.
29. Johansson RS, Vallbo AB. Spatial properties of the population of mechanoreceptive units in the glabrous skin of the human hand. *Brain Res.* 1980;184:353-366.
30. Baloh RW, Fife TD, Zwerling L, et al. Comparison of static and dynamic posturography in young and older normal people. *J Am Geriatr Soc.* 1994;42:405-412.
31. Baloh RW, Jacobson KM, Beykirch K, Honrubia V. Static and dynamic posturography in patients with vestibular and cerebellar lesions. *Arch Neurol.* 1998;55:649-654.
32. Baloh RW, Jacobson KM, Enrietto JA, Corona S, Honrubia V. Balance disorders in older persons: quantification with posturography. *Otolaryngol Head Neck Surg.* 1998;119:89-92.
33. Moschner C, Baloh RW. Age-related changes in visual tracking. *Journal of Gerontology.* 1994;49:M235-M238.
34. Kandel ER, Schwartz JH, Jessell TM. *Principles of Neural Science.* 4th ed. New York, NY: McGraw-Hill; 2000.
35. Enoka RM. *Neuromechanical Basis of Kinesiology.* 2nd ed. Champaign, IL: Human Kinetics; 1994.
36. Shumway-Cook A, Woollacott M. *Motor Control Theory and Practical Applications.* 2nd ed. Philadelphia, PA: Lippincott Williams & Wilkins; 2001.
37. Maurer C, Mergner T, Peterka RJ. Multisensory control of human upright stance. *Exp Brain Res.* 2006;171:231-250.
38. Era P, Avlund K, Jokela J, et al. Postural balance and self-reported functional ability in 75-year-old men and women: a cross-national comparative study. *J Am Geriatr Soc.* 1997;45:21-29.
39. Era P, Rantanen T. Changes in physical capacity and sensory/psychomotor functions from 75 to 80 years of age and from 80 to 85 years of age—a longitudinal study. *Scand J Soc Med Suppl.* 1997;53:25-43.
40. Teasdale N, Stelmach GE, Breunig A, Meeuwsen HJ. Age differences in visual sensory integration. *Exp Brain Res.* 1991; 85:691-696.
41. Teasdale N, Stelmach GE, Breunig A. Postural sway characteristics of the elderly under normal and altered visual and support surface conditions. *Journal of Gerontology.* 1991;46: B238-B244.
42. Berg KO, Wood-Dauphinee SL, Williams JI, Maki B. Measuring balance in the elderly: validation of an instrument. *Can J Public Health.* 1992;83(Suppl 2):S7-S11.
43. Steffen TM, Hacker TA, Mollinger L. Age- and gender-related test performance in community-dwelling elderly people: Six-Minute Walk Test, Berg Balance Scale, Timed Up & Go Test, and gait speeds. *Phys Ther.* 2002;82:128-137.
44. Anthony JC, LeResche L, Niaz U, VonKorff MR, Folstein MF. Limits of the mini-mental state as a screening test for dementia and delirium among hospital patients. *Psychol Med.* 1982; 12:397-408.
45. Cockrell JR, Folstein MF. Mini Mental State Examination (MMSE). *Psychopharmacology.* 1988;24:689-692.
46. Crum RM, Anthony JC, Bassett SS, Folstein MF. Population-based norms for the mini-mental state examination by age and educational level. *JAMA.* 1993;18:2386-2391.
47. Folstein MF, Folstein SE, McHugh PR. Mini-Mental State: a practical method for grading the state of patients for the clinician. *J Psychiatr Res.* 1975;12:189-198.
48. Shumway-Cook A, Horak FB. Assessing the influence of sensory interaction of balance. Suggestion from the field. *Phys Ther.* 1986;66:1548-1550.
49. van Bemmel T, Vandenbroucke JP, Westendorp RG, Gussekloo J. In an observational study elderly patients had an increased risk of falling due to home hazards. *J Clin Epidemiol.* 2005; 58:63-67.
50. Jeng C, Michelson J, Mizel M. Sensory thresholds of normal human feet. *Foot Ankle Int.* 2000;21:501-504.
51. Verghese J, Buschke H, Viola L, et al. Validity of divided attention tasks in predicting falls in older individuals: a preliminary study. *J Am Geriatr Soc.* 2002;50:1572-1576.
52. Delbaere K, Crombez G, Vanderstraeten G, Willems T, Cambier D. Fear-related avoidance of activities, falls and physical frailty. A prospective community-based cohort study. *Age Ageing.* 2004;33:368-373.
53. Daniels L, Worthingham C. *Muscle Testing Techniques of Manual Examination.* 5th ed. Philadelphia, PA: WB Saunders; 1986.
54. Csuka M, McCarty CJ. Simple method for measurement of lower extremity muscle strength. *Am J Med.* 1985;78:77-81.
55. Hoppenfeld S. *Physical Examination of the Spine and Extremities.* London, England: Appleton-Century-Crofts; 1976.
56. Jette AM. Functional Status Index: reliability of a chronic disease evaluation instrument. *Arch Phys Med Rehabil.* 1980;61: 395-401.
57. Jette AM. The Functional Status Index: reliability and validity of a self-report functional disability measure. *J Rheumatol Suppl.* 1987;14(Suppl 15):15-21.
58. Howland J, Lachman ME, Peterson EW, Cote J, Kasten L, Jette A. Covariates of fear of falling and associated activity curtailment. *Gerontologist.* 1998;38:549-555.
59. RAND Report. *Evidence report and evidence-based recommendations: fall prevention interventions in the Medicare population.* Contract no. 500-98-0281. RAND Corp Southern California Evidence-Based Practice Center; 2003.
60. Campbell AJ, Robertson MC, Gardner MM, Norton RN, Buchner DM. Falls prevention over 2 years: a randomized controlled trial in women 80 years and older. *Age Ageing.* 1999; 28:513-518.
61. Campbell AJ, Robertson MC, Gardner MM, Norton RN, Tilyard MW, Buchner DM. Randomised controlled trial of a general practice programme of home based exercise to prevent falls in elderly women. *BMJ.* 1997;315:1065-1069.
62. Stewart KJ. Physical activity and aging. *Ann N Y Acad Sci.* 2005;1055:193-206.
63. Nikolaus T, Bach M. Preventing falls in community-dwelling frail older people using a home intervention team (HIT): results from the randomized falls-HIT trial. *J Am Geriatr Soc.* 2003;51:300-305.
64. Henry R, Rowe J, O'Mahony D. Haemodynamic analysis of efficacy of compression hosiery in elderly fallers with orthostatic hypotension. *Lancet.* 1999;354:45-46.
65. Starkey DB, Pollock ML, Ishida Y, et al. Effect of resistance training volume on strength and muscle thickness. *Med Sci Sports Exerc.* 1996;28:1311-1320.

66. Hauer K, Rost B, Rutschle K, et al. Exercise training for rehabilitation and secondary prevention of falls in geriatric patients with a history of injurious falls. *J Am Geriatr Soc.* 2001;49:10-20.
67. Simons R, Andel R. The effects of resistance training and walking on functional fitness in advanced old age. *Journal of Aging and Health.* 2006;18:91-105.
68. Hess JA, Woollacott M. Effect of high-intensity strength-training on functional measures of balance ability in balance-impaired older adults. *J Manipulative Physiol Ther.* 2005;28:582-590.
69. American Physical Therapy Association. Guide to physical therapist practice. 2nd ed. *Phys Ther.* 2001;81:9-744.

제 2 장 운동신경발달 손상 (패턴 B)

Impaired Neuromotor Development (Pattern B)

해부학 ANATOMY

신경계는 중추신경계(CNS)와 말초신경계(PNS)로 이루어진 구조로 뉴런(neurons)과 사이신경원(interneurons)이 연결된 매우 복잡한 네트워크이다. 신경계는 직접 혹은 간접적으로 인체의 모든 기능을 담당한다. 이것은 정보를 수용(received), 분석, 종합(synthesized), 처리, 통합(integrated), 이해, 해석, 지각(felt), 입력(labeled), 저장, 기억 그리고 분배(distributed)의 기능을 담당한다. 또한 움직임, 감성(emotion), 생각, 의사소통, 계획, 지식 그리고 감정(soul)의 조절 중추로 여겨진다. 신경계가 어떻게 발달하는지 또 어떤 방법으로 작용하는지에 관하여 아직 밝혀지지 않은 부분이 많다. 운동신경 발달과 뇌 기능의 모델은 새로운 과학을 바탕으로 분석, 연구하며 변화하고 있다.[1-5]

신경계는 중추신경계와 말초신경계로 나뉜다. 중추신경계는 뇌[피질, 소뇌, 뇌줄기(brainstem)]와 척수로 구성된다. 말초신경계는 12쌍의 뇌신경과 31쌍의 체성과 자율신경계의 형태로 그룹화 된 척수신경으로 이루어져 있다. 뇌의 해부학적 구조는 모든 사람에게서 동일하지만, 성별과는 무관하게 뇌의 각 영역에서 이루어지는 상호작용과 기능은 개인마다 큰 차이점과 다양성을 가진다.[6,7] 중추신경계의 해부학과 생리학은 패턴 C: 중추신경계의 비진행성 장애와 동반된 운동기능과 감각통합(integrity)의 손상 — 유아 또는 어린이의 선천적 기인 또는 후천성; 패턴 D: 중추신경계의 비진행성 장애와 동반된 운동기능과 감각통합의 손상-청년 또는 성인의 후천성; 그리고 패턴 H: 척수의 비진행성 장애와 동반된 운동기능, 말초신경통합, 그리고 감각통합의 손상에서 설명하였다. 말초신경계의 해부학과 생리학의 자세한 내용은 패턴 F: 말초신경손상과 동반된 말초신경통합과 근수행력 손상에서 다루었다.

Leonard[7]는 인간의 뇌는 체중의 2.5%이하이고 무게는 약 1,500 g이며, 78%의 물, 10%의 지방, 8%의 단백질, 그리고 그 밖에 4%의 불활성물질로 구성되었지만, 전체 혈액의 15% 이상을 공급받으며 몸 전체 산소의 25%를 소비한다고 하였다. 신경계를 이루는 세포는 뉴런(neurons)과 신경교 세포(glial cells)이다. 인간의 몸에는 10억 개 이상의 뉴런과 최소 10×10억 개의 신경교 세포를 갖고 있다.

뉴런 NEURONS

신경계의 기본단위는 뉴런이다. 뉴런은 정보를 받아들이는 다발성돌기인 가지돌기(dendrite)와 다음 뉴런에 정보를 전달하는 단일돌기인 축삭(axon)으로 구성되어 있다. 뉴런은 여러 분지형태로 나무 가지와 같은 구조인 가지돌기, 축삭체와 근, 그리고 체간과 가지사이 교차점의 세포체로 구성되어 있다. 뉴런은 정보를 받아들이고 통합하여 반응하는 기능을 한다. 정보는 전기화화적 신호체계로 전달된다.

신경원체(cell body), 또는 체세포(soma)는 핵, 세포질, 미토콘드리아, 골지체, 그리고 니슬 소체를 갖고 있다. 이것은 가지돌기를 따라 신체로부터 정보와 환경을 분석하고 받아들이는 책임을 진다. 또한 이 같은 정보를 보내게 된다면, 정보를 처리하고 판단하는 곳이기도 하다. 뿐만 아니라 몇몇 신경전달물질의 생성을 위한 고분자 합성의 역할도 한다.

가지돌기는 신경원체의 분지로서 돌출되어 있고, 돌기들의 수용기 부위를 통해 자극을 받아들인다. 일반적으로, 가지돌기는 축삭보다 짧고 가는 가시모양의 수용기를 갖고 있다. 한 개의 뉴런의 가시돌기나 하나의 가지돌기의 수용기 부위는 숫자로 셀 수 없을 만큼 무수히 많다. 가지돌기는 정보를 찾기 위해 계속해서 가지를 치거나 뻗어 나가게 될 것이다.

축삭은 신경원체로부터의 정보를 신경의 연접이전(presynaptic) 종말부위로 전달하는 신경원체의 단일돌기이다. 일반적으로, 축삭은 전도속도를 높이기 위해 미엘린(myelin)이라 불리는 절연체로 덮여있고 축삭의 끝부분에 신호가 닿을 수 있도록 돕는 역할을 한다. 축삭의 끝부분에는 뉴런을 자극하는 화학물질이 담겨 있는 연접주머니(synaptic vesicles)가 신경종말을 이루고 있다. 또 축삭에서는 신경전달물질이 생성된다. 축삭의 길이는 다양하며 표적세포까지 뻗어나가는데 3 feet(1 m)가 넘는 경우도 있다.

신경원의 세 가지 기본 구조:

1. 홑극(unipolar)
2. 두극(bipolar)
3. 뭇극(multipolar)[6]

구조는 신경원체에서 나오는 돌기의 수를 바탕으로 하지만, 모든 구조에서 한 개의 뉴런에는 한 개의 축삭만이 존재한다. 홑극신경원(unipolar neurons)은 가지돌기로 단지 하나의 돌기를 가지고 있으며 축삭을 이룬다. 이러한 신경원은 자율신경계에서 볼 수 있다. 두극신경원은 두 개의 돌기를 가진 신경원이며 한 개의 가지돌기와 축삭이 있다. 신경원체로부터 한 개의 가지돌기만 나오지만, 정보를 받기 위해 그 가지돌기는 여러 개의 가지를 낸다. 일반적으로 감각신경원(sensory neurons)이 두극신경원에 속한다. 뭇극신경원은 가장 흔한 신경원으로써 신경원체로부터 여러 개의 돌기를 낸다. 중추신경계와 말초신경계 전체에 걸쳐 확인할 수 있는 신경원이 뭇극신경원이다.

신경원의 3가지 타입:

1. 감각(sensory)
2. 운동(motor)
3. 사이신경원(interneurons)

감각신경원은 내부와 외부의 정보를 받고 척수에서 운동신경원 또는 척수나 뇌의 사이신경원에 직접적으로 정보를 보내기도 한다. 운동신경원은 척수의 감각신경원으로부터 또는 뇌와 척수의 사이신경원으로부터 정보를 받으며, 직접적으로 근육이나 선(glands)에 정보를 보낸다. 근골격계 패턴 C: 운동신경원의 정보와 근육의 상호작용에 대한 근수행력의 손상을 보라. 사이신경원은 척수 또는 뇌의 감각과 운동신경원 사이를 연결하는 역할을 한다. 신경계의 10억 개의 뉴런 중 99.9%는 사이신경원이다.[7]

신경교 세포 GLIAL CELLS

신경교 세포는 신경원을 지지하는 세포이다. 이들은 미엘린을 생성하고 신경세포의 이동을 도우며, 손상에 반응하고 뇌의 내부환경을 지지하는 역할을 한다.

신경교 세포의 타입 (Types of glial cells)

별아교세포(astrocytes)는 뇌와 척수의 회백질과 백질 모두에서 존재하며 신경원에 대한 일차적인 지지를 제공한다. 기능은 중성구(단백질)의 생성과 분비, 단백질 또는 화학물질의 신진대사, 그리고 손상에 대한 반응이다.[6]

희소돌기아교세포(oligodendrocyte)는 중추신경계의 수초층(myelin sheath)을 생산하는 세포이며 백질에 위치한다. 여러 개의 축삭은 하나의 희소돌기아교세포에 의해 덮여져 있다.

미세아교세포(microglia)는 중추신경계 내 백질과 회백질을 깨끗이 하는 역할을 한다. 이 세포는 죽어가거나 죽은 세포를 제거하기 위해 손상부위로 이동한다. 또한 면역시스템 세포의 유발인자의 작용을 돕는 시토카인(cytokines)을 생성한다.

슈반세포(Schwann cells)는 말초신경계 내에서 희소돌기아교세포와 동일하지만, 하나의 축삭 주위만 덮고 있다. 슈반세포는 말초신경계의 유일한 신경교 세포이기에 영양과 지지역할을 하며, 대사과정 및 축삭의 재성장(regrowth)을 촉진시키는 것을 포함한 부가적인 책임을 가지고 있다.[6]

다운증후군 DOWN SYNDROME

다운증후군 아이는 장애의 원인으로 특이한 신경구조의 차이를 보이고 있다. 다운증후군을 앓고 있는 모든 아이의 뇌 무게는 비장애아의 뇌 무게에 평균 76% 밖에 되지 않는다.[8] 소뇌와 뇌줄기를 합친 무게는 다운증후군이 없는 아이의 소뇌와 뇌줄기의 무게에 평균 66%로 상대적으로 훨씬 작다. 또한 다운증후군 아이는 해마(hippocampus) 내 추체세포(pyramidal cells)의 수가 다운증후군이 없는 아이의 연령과 비교하여 감소되어 있음을 보여주고 있다.[9]

물리치료사가 특별히 관심을 가져야 할 것은 다운증후군 아이에게서 발생할 수 있는 정형외과적 문제이다. Diamond와 동료들은 다운증후군을 앓고 있는 아이들의 방대한 샘플에서 만연하는 정형외과적 문제를 평가하였다.[10] 정형외과적 문제는 엉덩이 부분탈구나 탈구, 그로 인한 무릎뼈의 불안정성, 발허리모음증(중족골내반증, metatarsus varus), 편평외번족(pes planus), 등허리 척주옆굽음증(척추측만증, thoracolumbar scoliosis), 그리고 환추축추(atlantoaxial)의 불안정성 등이 있다. 목뼈의 첫 번째와 두 번째 척추뼈의 위치에서 가동성이 증가했다는 표현으로 환추축추 불안정성이라 하는데, 이는 다운증후군 아이의 약 14%에서 발견된다.[11,12] 방사선사진은 2세부터 확인하며 기간은 청년기에 걸쳐 확인할 것을 권유하고 있다. 전형적으로 비증상적 불안정성이 있는 아이의 경우 수술은 필요하지 않지만, 스포츠, 체조, 다이빙, 또는 그 밖에 목뼈에 손상을 줄 수 있는 활동들은 하지 말아야 한다.

심장결함은 다운증후군을 앓고 있는 사람에게 매우 흔하게 나타난다. 가장 보편적인 것은 동맥심실 사이막(atrioventricular septal)의 완전한 손상이고, 이들의 50%에서 비정상적으로 심실 사이막 결함을 보였다.[11] 1세에서의 생존률은 선천성심장기형이 있는 경우 60%, 없는 경우 85%이다.

다운증후군 아이에게서 나타나는 그 밖에 선천적 이상은 배곧은근(복직근) 분리(diastasis recti), 샘창자폐쇄증(duodenal atresia), 제탈장(umbilical hernia), 그리고 가운데얼굴형성저하증(midface hypoplasia) 등이 있다. 다운증후군을 앓고 있는 대부분의 아이들은 액축적을 일으키는 매우 작은 이도(ear canals)와 가운데귀염(otitis media), 그리고 난청(hearing losses)을 가지고 있다.

발달성근육운동협응장애 DEVELOPMENTAL COORDINATION DISORDER

발달성근육운동협응장애(DCD)는 운동손상으로 인한 일상활동(ADL)과 학업성취 장애를 초래하는 아이의 발달장애를 뜻한다.[13] 1994년 이래, 발달성근육운동협응장애는 "둔함(clumsy)", "전체운동(gross motor) 손상", 그리고 과거에 쓰여졌던 "발달성 실행장애(developmental dyspraxia)"라는 용어들보다 운동불협응(실조증) 상태를 묘사하는 용어로 선호되고 있다.[14,15] 발달성근육운동협응장애에서, 운동손상은 뇌성마비 또는 근이영양증(muscular dystrophy)과 같은 신경학적 결함을 확인할 수 있는 증상이 있거나 원인으로서 나타나는 것은 아니다.[13] 대다수 연구에서, 발달성근육운동협응장애 환자의 운동협응 결손의 원인이 될 만한 어떠한 신경학적 결함도 발견할 수 없었다.[16] 이는, 대부분의 발달성근육운동협응장애 아이들에서 명확한 신경구조의 이상이 없음을 뜻한다.

생리학 PHYSIOLOGY

신경원에서 이웃까지: 조기교육 발달의 과학적 연구[17]에서는 뇌 발달을 여섯 단계로 묘사하고 있다. 이 같은 단계는 성인기까지 몇몇은 중복되어 분리하지 않는다.

1. 신경관형성(neurulation)과 신경조직발생(neurogenesis)
2. 신경원증식과 이동(migration)
3. 신경원분화와 경로탐색(pathfinding)
4. 연접발생(synaptogenesis)
5. 성숙분열(maturation)과 가지치기(pruning)
6. 신경교발생(gliagenesis)과 말이집형성(수초, myelination)

신경관형성과 신경조직발생 NEURULATION AND NEUROGENESIS

신경계는 발달 3주부터 형성되기 시작한다. 이것은 각 측면의 신경주름과, 중앙에 길게 형성된 신경고랑(neural groove)으로 이어져 신경판을 이루는 외배엽의 세포 덩어리로 시작된다. 3주 후기, 신경주름은 안쪽으로 주름짐에 따라, 중앙에서 신경관(neural tube)을 형성하기 위해 합쳐지기 시작한다. 신경관의 초기 닫힘(fusing)은 대략 목의 척수가 될 부위에서 발생한다. 신경관의 닫힘은 머리쪽과 꼬리쪽 모두에서 진행된다. 머리쪽 끝은 뇌를 형성하는 여러 부위로 확연히 커지게 된다. 이 부위는 앞뇌(prosencepalon), 중간뇌(mesencepalon), 그리고 뇌실을 형성하는 신경관 동(cavity)이 있는 마름뇌(rhombencephalon)이다. 척수는 신경관의 나머지 부분으로 형성된다. 신경능선(neural crest)으로부터 멀리 뻗어 움직이는 세포는 감각신경원, 슈반세포, 그리고 자율신경계의 신경절 이후 세포로 발달한다.[6,7,18]

신경관 결함은 신경관 불완전 닫힘 또는 실패의 결과이고, 이는 결국 신경계와 태아의 발달에 영구적인 손상을 준다. Anaencephalopy는 신경관의 머리쪽 끝의 닫힘 실패가 되었을 때 발생한다. 이것은 대뇌반구의 결손과 더불어 언제나 치명적이다. 이분척추(spina bifida)는 신경관의 꼬리쪽 끝의 닫힘이 실패될 때 일어난다. 태아의 발달은 지속되겠지만, 신경관 닫힘 실패의 유무와 양에 따라 결함의 정도는 좌우된다. 척수막탈출증(myelomeningocele) 사례연구에 대한 패턴 C〔중추신경계의 비진행성 장애와 동반된 운동기능과 감각통합(integrity)의 손상 — 유아 또는 어린이의 선천적 기인 또는 후천성〕를 보라.

신경원증식과 이동
NEURON PROLIFERATION AND MIGRATION

태아 발달기간동안, 신경세포의 커다란 증식과 이동이 일어난다. 발달기간동안 세포주위의 환경적 요소를 포함한 수많은 요인들에 의해 신경세포의 특수성은 결정된다.[18] 성숙한 뇌에서 모든 신경원은 피질의 가장 바깥층에 위치한다. 발달하는 뇌에서 신경원은 가장 안쪽부위에서 생산되고 바깥으로 이동한다. 신경원이 이동하므로, 자신들의 특정 표적지역에 신경교 섬유가 뒤따른다. 신경원은 또 다른 신경교 세포에 의해 신경원들의 이동을 지지한다. 일단 신경원들이 계획한 지역에 다다르면, 신경계의 구조를 형성하기위해 신경원뭉치를 이룬다. 신경원이동은 대뇌피질에서 태어나기 전 완성되지만, 소뇌에서는 태어난 후에도 환경적 영향에 따라 이동할 여지가 지속적으로 남아있다.[7]

유전자 코딩(genetic coding)은 신경원증식과 이동에 중요한 역할을 한다. 코딩의 결함은 시스템에 영향을 주어 결국 신경계의 기형과 태아 사망 및 유전적 이상(abnormalities)을 초래한다. 유전적 이상은 뇌들보(corpus callosum)의 발육부전과 같은 뇌구조의 이상 또는 비정상적인 회(gyral) 패턴을 보인다. 또 다운증후군과 같은 증후군이 나타나게 된다. 발달기간 중 환경적 요소 역시 신경원 구조와 기능에 영향을 준다. 알코올 또는 코카인과 같은 독소는 신경원이동을 방해하고, 결국 신경원이 적절한 표적세포에 닿지 못하게 한다.[18] 태아알코올증후군은 임신 중 산모의 알코올섭취 결과이고, 그에 따라 신경구조와 뇌기능 이상이 나타난다.[19,20]

신경원분화와 경로탐색
NEURAL DIFFERENTIATION AND PATHFINDING

신경원분화는 연접연결을 이루기 위해 다른 신경원에 닿기까지 길어지는 것으로 가지돌기와 축삭의 방대한 성장을 통해 일어난다. 축삭성장은 축삭 끝 부위에 위치한 성장원뿔(growth cones)에 의해 촉진되고, 표적세포에 대한 축삭탐색에 도움을 준다.[6,18] 축삭과 표적세포의 연결이 형성되고 연접이 이뤄질 때 비로소 통로는 확립된 것이다. 발달기간 동안, 뇌에 존재하는 분자들에 의해 연접이전 · 이후 부위의 특수성이 결정된다. 발달하는 뇌는 정확성의 부족 또는 과잉의 결과로 과다한 신경원 연결을 일으킨다. 유아는 성인만큼의 많은 연결을 적어도 두 번씩 하고 있지만, 이 같은 연결이 반드시 효율적이거나 효과적이라고 할 수는 없다.

뇌구조가 확장을 지속함에 따라, 처음에는 매끈했던 피질의 표면이, 다량의 신경원과 신경교세포를 수용하기위해 주름이 표면으로 빠르게 발달한다. 뇌 영역은 외부자극에 대한 반응과 각각의 기능을 담당하는 신경원을 그룹화하여 형성된다.

연접발생 SYNAPTOGENESIS

연접발생은 신경원 간의 신호적 연결이다. 신경원은 연접틈새(synaptic cleft)라 불리는 작은 공간에 의해 서로 분리되어 있다. 가지돌기를 통해 신경원에서 받은 정보는 가지돌기와 신경원체, 그리고 축삭 끝의 화학물질 분비를 거쳐 축삭 아래까지 전달된다. 신호 전달은 신경전달물질을 포함한 전기화학적 과정이다.

신호전달과정 (Process of signal transmission)

신경원은 직접적으로 신호 도관(conduits)을 통과하는 것이 아니라, 오히려 정보를 수집하고 동화(assimilator)하는 역할을 한다. 신경원체는 정보를 받아 축삭을 통해 전달되는 것 중 가치가 있는지를 판단한다. 전달과정은 이온과 화학물질의 분비 그리고 활동전위를 일으키는 전기적전위의 변환으로 이뤄진다.

신경원은 막을 통과한 후 이온전달을 걸쳐 정보를 받게 된다. 신경원의 안정막전위는 -65 mv이다. 신경원에 입력되는 감각은 신경원을 더 음극전하(과분극, hyperpolarization)가 되거나 더 양극전하(탈분극, depolarization)로 만드는데 효과가 있다. 신경원에서 축삭으로 신호를 내려 보내기 전, 활동전위역치(threshold)의 정도를 조절하기 위해서는 분극화(polarization)의 전환이 필요하다. 신경원이 각각의 신호를 받음에 따라 안정막전위가 변화한다. 막의 과분극신호는 억제성이며, 역치에 도달하기 위한 신경원을 자극하지 못하게 한다. 탈분극신호는 활동전위역치에 쉽게 도달할 수 있도록 만드는 흥분성이다. 그러므로 활동전위역치는 세포에 억제성(과분극)과 흥분성(탈분극) 입력을 결합한 결과이다.[6,7]

신경원은 신호 강도와 시간에 따라 수백만 개의 신호를 받을 수 있다. 따라서 활동전위의 지속시간과 역치에 다다르는 시간(얼마나 빠른 시간에 닿느냐)에 영향을 받는다. 감각수용기는 수용기전위변환에 의해 반응하지만, 모든 자극이 활동전위역치까지 다다르는 것은 아니다. 감각신호가 활동전위에 다다르기 위해서는 역치의 최고점(spike)에 도달할 수 있는 충분한 진폭이 있어야 한다. 신호진폭의 증가는 "실무율(all or none)" 현상 이하로 조작될 때 일어나지 않는다. 감각입력의 증가된 진폭대신 활동전위 율이 증가한다. 감각신호시간의 증가는 결국 활동전위의 수를 증가시키는 것이다.[7]

활동전위 흥분의 결과로 연접이전종말(presynaptic terminal)에 있는 연접주머니에서 신경전달물질이 분비된다. 시간 당 활동전위의 비율과 횟수는 전달물질의 분비 양에 따라 결정된다.[7] 연접틈새로 이동한 신경전달물질은 표적 신경원의 수용기부위를 찾아다닌다. 만일 정확한 수용기를 찾았다면, 수용기부위를 신경전달물질이 감싸고 연접이후 신경원에서 연접전위가 일어난다. 억제성연접이후막전위(inhibitory postsynaptic potential, IPSP)는 수용기부위에서 일어난 과분극의 결과이고, 흥분성연접이후막전위(excitatory postsynaptic potential, EPSP)는 결국 탈분극의 결과이다. 수용기 부위는 신경전달물질과는 상관없이 활동이 억제성이냐 흥분성이냐에 따라 결정된다.

다시, 단일 IPSP 또는 EPSP는 신경원에 현격한 분극변화를 주지 못한다. 보다 큰 영향을 받기위해 신경원은 다양한 원천(sources)으로부터 입력을 받는다. 신경원은 IPSP 또는 EPSP 유도를 위해 여러 전략을 이용한다. 시간가중(temporal summation)과 공간가중(spatial summation)은 신경원의 과분극이든 탈분극이든 입력의 강도를 제공하는 두 가지 전략이다. 집결(convergence)은 단일 수용성 신경원에 다량의 신경원을 모으는 또 다른 전략이다. 발산(divergence)은 여러 수용성 신경원을 축삭으로 분지시킴으로 이뤄진다.

신경전달물질 (Neurotransmitters)

신경전달물질은 연접이전종말에 위치한 연접주머니에서 분비되는 화학물질로 표적신경원의 흥분과 억제를 위해 연접틈새를 지나 수용기 부위를 감싸게 된다. 대부분의 신경전달물질은 두 부류 중 하나에 속한다. 즉, 작은 아미노분자(흔히 말하는, 아미노산) 또는 신경펩티드(neuropeptide)이다.[6] 두 부류의 차이는 어디에서 생산되는지이다. 작은 아미노분자 또는 아미노산은 세포질 효소에 의해 각각의 연접 끝에서 생산된다. 이것이 분비되면 곧이어 연접이전 끝으로 재순환하는데, 이는 다음 분비를 쉽게 하기 위한 일종의 준비 작업이다.[6] 신경펩티드는 신경원체의 거대한 전조 단백질에서 생산되며 연접주머니에 저장하기위해 축삭 아래로 전달되어야 한다. 이것은 전달물질을 덜 사용하게 만드는 신경원체를 통해 재순환한다.[6]

신경전달물질은 연접연결의 발달에 중요한 역할을 한다. 화학물질은 가지돌기와 축삭의 발달, 그리고 수용기 부위의 특수성에 영향을 준다. 동일한 신경전달물질은 흥분성 또는 억제성을 가지고 있지만, 수용기 부위는 한 종류의 분자만을 특수하게 받아들이기 때문에 특수한 수용기 부위를 찾아 연결해야만 한다.

수용기 부위나 신경전달물질을 생산하는 부위가 손상되면 학습과 기능 자극을 담당하는 부위로 향하는 신호의 전달이 억제될 것이다. 특히 뇌가 빠르게 성장할 때 약이나 독소에 노출되면, 연접주머니 그리고 연접이후 수용기의 발달을 방해하여 제 역할을 할 수 없게 한다.

성숙분열과 가지치기 MATURATION AND PRUNING

연접의 과도한 분화 기간을 걸쳐 뇌가 발달하면, 가지치기나 연접을 제거하는 기간이 뒤따르게 될 것이다. 이 시기를 흔히 발화(blossoming)와 가지치기라 일컫는다. 그 결과, 어린 시절을 거치면서 뇌의 회백질 양이 증가한다. 어린아이가 사춘기(puberty)로 접어듦에 따라, 회백질은 급격히 감소하거나 적어도 청년기를 걸쳐 지속적으로 얇아지게 된다.[22] 이와 같은 과정은 각기 다른 시간에 걸쳐 뇌의 다른 영역에서 발생하지만, 연속적인 패턴을 보인다.[22,23]

뇌의 발달 중, 중요하거나 불안정한(sensitive) 시기에 시각영역과 같은 부위에는 자극이 필요하다. 뇌 영역 중 입력(자극)을 필요로 하는 시기동안 경험을 하지 못했을 경우 전체 또는 일부는 발달하지 못한다.[18,24,25] 이 시기동안 연결의 분화는 정점에 다다를 것이며 이 때 연결이 사용되지 않는다면 제거된다. 또 이러한 불안정한 시기동안 신경원과 전도로는 손상에 특히 민감하다. 한편, 뇌의 특정영역에서는 불안정한 시기가 나타나지 않고 오히려 자극을 기다리는데, 이 영역은 경험에 의존하여 발달한다는 것을 의미한다.[25,26] 이것은 골프나 악기를 다루는 것을 배우는 과정과 같다.[27] 또한 이 같은 과정은 뇌의 각 영역을 개별화시키고 손상을 인식하고 뇌의 적응성과 가소성(plasticity)을 제공한다.[6,17,22,23]

연결을 지속하거나 제거하는 것에 대한 결정은 연결 활동의 양에 기초하며, 올바른 발달을 위한 필수적인 경험으로 만들어진다. 이것은 "사용하라 그렇지 않으면 잃어버린다(use it or lose it)."라는 말과 같다. 이러한 용불용설 현상은 사람의 일생에 걸쳐 일어난다.[7,18,19,21] 좋거나 나쁘거나 경험은 뇌의 특정영역에서 연접을 강화시키는데 사용되고 있다.[26]

신경교발생과 말이집형성 GLIAGENESIS OR MYELINATION

신경교 세포는 미엘린과 절연체로 축삭 주변을 감싸고 있는 지방질을 만들며, 이 절연체는 전도속도를 증가시킨다. 희소돌기아교세포는 중추신경계 내 미엘린을, 슈반세포는 말초신경계 내 미엘린을 생산한다. 중추신경계 또는 말초신경계의 모든 축삭이 말이집형성을 하는 것은 아니다. 중추신경계 내 말이집형성은 태어날 때 제한적이지만 유년기 동안 빠르게 성장한다. 뇌의 발달과 성숙의 구체적 연구에서 성숙한 뇌는 백색질이 증가하고 회백질이 현격히 얇아지는 것을 알 수 있다.[22,23] 운동영역과 감각영역은 감각연합영역을 따라 말이집형성을 위해 피질의 첫 번째 영역이 되고 이어 인지과정이 된다. 실행기능(executive function)을 담당하는 이마엽앞(prefrontal) 영역은 마지막까지 말이집 형성을 하고, 그 발생은 초기 성인기까지 이어진다.[6,17,22,23,28,29]

생후신경조직발생 POSTNATAL NEUROGENESIS

최근까지 인간의 모든 신경원은 타고난 것이고 새로운 신경원은 발달되지 않는다고 믿었다.[30] 손상으로 인한 신경원의 소실은 인체 내의 세포가 각기 다른 것처럼, 일생을 거치더라도 새로운 신경원이 결코 재창조되지 않는다는 의견에 초점을 두었다. 그러나 현재의 포유동물연구에 따르면, 성인에게서 신경조직발생이 일어나는 것으로 확인되었다.[31] 이것은 해마체(hippocampal), 치아이랑(dentate gyrus)과 후각망울(olfactory bulb)에서 머리 쪽으로 이동하는 흐름을 통해 투사되는 뇌실 밑 부위(subventricular zone)로, 새로운 신경원이 발달하는 성인의 뇌에는 두 영역만이 존재한다고 밝히고 있다.[32,33] 새로운 신경원이 어떠한 이유로 발생하는지 명확한 이유는 알 수 없으나, 연구자들은 뇌의 가소성과 신경적 적응, 신경계질환과 상태, 그리고 신경세포 대치(replacement)에 가능성을 두고 있다.[34-38]

다운증후군 DOWN SYNDROME

다운증후군의 모든 타입에서 21번 염색체가 하나 더 존재하는데, 이러한 삼염색체성(trisomy 21)은 다운증후군 아이에게 일차적으로 정신지체발달의 변화를 일으킨다. 삼염색체성의 침범으로 신체 모든 세포의 손상, 신체와 정신의 특이성이 혼합(blending)되어 나타난다.

발달성근육운동협응장애 DEVELOPMENTAL COORDINATION DISORDER

발달성근육운동협응장애와 연관된 생리는 중추신경계 여러 영역의 신경전달물질 또는 수용기 체계의 기능과 관련이 있다. 발달성근육운동협응장애는 태아기(prenatal), 주생기(perinatal)동안 어려움을 겪고 출생한 아이들 사이에서 높은 발병률을 보이기 때문에, 그 병인을 태아기, 주생기, 또는 신생아기(neonatal) 동안의 손상으로 보고 있다.[39,40] 발달성근육운동협응장애에 관해 Hadders-Algra는 세포수준에서 나타나 태아기에 발생하는 손상의 결과이지만, 현재 이용 가능한 진단적 기술을 통해 확인할 수 있지는 않다고 말하고 있다.[41]

병태생리학 PATHOPHYSIOLOGY

패턴 B:손상된 신경운동발달에 대한 물리치료사의 실행 *지침 하에 거론된 병태생리학*[42]은 매우 다양하다. 덧붙여, 이와 같은 패턴은 모든 연령대에 적용된다. *지침*은 "일생을 걸쳐 운동기술의 습득과 발달"로서 신경운동발달을 정의한다.[42] 운동기술은 지속적으로 발달하고 일생을 걸쳐 교정되어진다.[43]본 장에서는 유전적 이상의 다운증후군을 앓고 있는 아이의 사례와 알려져 있지 않은 병인으로 인한 다운증후군 아이의 사례를 제공하고 있지만, 본 패턴은 운동기술의 습득과 정교함의 어려움을 겪는 어른에게도 적절히 적용될 것이다.

다운증후군 DOWN SYNDROME

다운증후군은 아동 발달지연의 가장 흔한 원인 중 하나로 알려져 있다. 다운증후군은 21번 염색체 쌍에 작은 염색체가 하나 더 존재함으로 발생한다. 다운증후군의 발병률은 어머니의 나이가 많을수록 높게 알려져 있다. 30세 이하의 여성에서 다운증후군 아이를 임신할 가능성은 1,000명 당, 1명 이하이지만, 35세 여성에서는 400명 당 1명꼴로 그 확률은 높아진다. 42세에서 다운증후군 아이를 임신할 가능성은 60명 당, 1명이고 49세는 12명 당 1명이 될 것이다.[44]

삼염색체성의 3가지 서로 다른 타입이 존재한다. 첫 번째 타입은 제 1 또는 제2성숙분열(meiotic division) 중 두 개의 상동염색체(homologous chromosomes)의 비분리(nondisjunction)되는 경우인데, 다운증후군의 대다수가 이에 속한다.[45] 두 번째 타입은 산모의 나이와 무관한 유전적 전좌(translocation)로 일어나는데, 깨진(불완전한) 염색체가 다른 염색체에 연이어 재결합하고, 이로 인해 두 개의 비상동염색체로 파괴되어 일어나는 경우이다. 마지막으로 세 번째 타입은 21번 염색체가 완전히 정상적이지만, 그 밖의 세포가 상염색체를 갖고 있는 경우로 몇몇 세포 내 모자이크 장애(mosaic disorder)가 대표적이다.

다운증후군의 원인을 분석함에 있어, 병리생리학과 신경생리학적 차이점이 존재한다. Benda는 다운증후군을 앓고 있는 유아의 소뇌, 대뇌겉질(cerebral cortex)의 중심앞영역(precentral area)과 이마엽(frontal lobe)에서 말이집형성이 적게 일어난 것을 지적하였다.[46] 이 같은 발견으로 유아의 중추신경계 미성숙을 제시하였다. 그 밖의 연구자들은 다운증후군 아이에게 나타나는 태아기 신경과 연접발생의 손상이라 할지라도, 아이들의 연령과 개인적인 차이에 따라 신경세포학적 변화가 생긴다고 밝혔다.[47] 다운증후군에 있어 신경세포학적 변화의 근거로 사후검사연구에서 알츠하이머질환과 매우 흡사한 변화를 보였다.[47] 다운증후군 환자가 40세가 되면, 그 때 알츠하이머 질환의 신경병리학적 변화가 일어난다고 생각하지만, 사실, 소수의 그룹에서만 임상적 증상이 발견되고 있다.[48-51]

발작장애는 다운증후군을 앓고 있는 아이의 약 8%에서 나타난다.[52] 다운증후군 환자의 발작장애 발생이 증가하는 이유는 아직 알려져 있지 않지만, 중추신경계의 구조적 이상과 생화학적 변이가 원인일 것이라는 가설이 관심을 받고 있다.

다운증후군환자는 면역기능장애로 인해 급성 백혈병과 바이러스, 박테리아에 쉽게 감염된다고 보고되고 있다.[53-54] 하지만 감염성질환의 발병률이 높은 원인이 면역결핍 때문이라고 확실히 단정 짓지는 못하고 있다.[55]

다운증후군환자의 모든 연령대에서 내분비계 문제를 일으키는 가장 흔한 원인 중 하나는 갑상선 질환이다.[56] 무기력(lethargy), 정신착란, 변비, 건조한 피부와 머릿결, 그리고 피로와 같은 갑상선기능저하(hypothyroidism) 증상은 다운증후군 자체의 경미한 증상이기도 하다. 따라서 일

년 단위로 갑상선자극호르몬과 T_4 수치 검사를 권유하고 있다.[11]

발달성근육운동협응장애
DEVELOPMENTAL COORDINATION DISORDER, DCD

DCD아동은 뇌의 특정 영역 손상보다 오히려 신경전달물질 또는 수용기 시스템의 문제로 인한 어려움이라 추측된다. Ayres는 비습관성 운동 임무를 계획하고 실행하기 위한 아이의 무능력(inability)을 반영함으로써 아이에게 "꼴사납게(clumsiness)" 보이는 것으로 정의한 감각시스템 모델을 묘사하였다. 그녀는 신체발달설계와 운동계획화에 대한 감각정보의 정상적인 처리와 이용을 막는 중추신경계에서의 이 같은 문제를 제시하였다.[57] 특히 촉각, 고유수용기, 그리고 전정(vestibular)기관은 부적합한 기능을 하고 있음을 확인하였다. 또 다른 연구자들은 운동협응 문제의 원인으로 시각인지부족[58-60] 또는 운동감각부족[61-63]을 제시하였다. Smyth와 Mason은 DCD아동의 경우, 부족한 고유수용성기능과 시각적 신호에 더 의존하는 현상을 보인다고 밝혔다.[64] Smyth와 Glencross[65]는 기능이상시스템으로 운동감각입력처리과정의 속도에 초점을 맞추었고, Wann과 동료들[66]은 DCD아동이 시각과 고유수용성 입력의 통합보다 자세를 유지할 때 시각에 더 의지한다고 보고하였다.

McNab과 동료들[67]은 브뤼닝크스-오세레츠키 운동능숙도평가(Bruininks-Oseretsky Test of Motor Proficiency, BOTMP)를 이용하여, DCD의 서로 다른 다섯 가지 아형의 윤곽을 확인하였다. 첫 번째 그룹은 섬세한 운동 기술보다 대동작(gross motor)이 훨씬 많았고, 두 번째 그룹은 운동감각능력보다 속도와 민첩성, 시각운동(visuomotor)통합, 그리고 시각인식기술이 더 뛰어났다. 세 번째 그룹은 전반적인 운동의 문제와 운동감각, 시각적 기술의 어려움을 보였고, 네 번째 그룹은 운동감각 작업을 원활히 수행했지만 시각과 민첩성 작업은 서툴렀다. 그리고 다섯 번째 그룹은 달리는 속도와 민첩성에서 부족한 수행력을 보였지만, 시각인지기술은 원활히 수행하였다.

주의력 결핍/과잉행동장애(attention deficit/hyperactivity disorders, ADD/ADHD) 아동의 넘어짐, 물건에 부딪침, 또는 물건 부수는 행동은 흔히 주의산만(distractibility)과 충동성(impulsivity)에서 기인한다고 알려져 있다. 하지만 *DCD와 관련된 정신장애진단과 통계매뉴얼*(Diagnostic and Statistical Manual of Mental Disorder, DSM-IV)에 따르면, ADD/ADHD와 DCD는 서로 연관된 문제를 갖고 있으며 동일한 문제가 존재한다면, 그때서야 비로소 두 가지 모두 진단을 내릴 수 있다.[13] Kaplan과 동료들[68]은 DCD 아동의 41%가 ADHD를 앓고 있음을 밝혔고, 그에 비해 Silver[69]는 학습장애아동의 20%는 협응성 문제를 갖고 있으며, 그 외 75%는 주의력 결핍이었다고 보고하였다. 이 같은 연구에서 DCD, 학습장애, 그리고 주의력 결핍은 동일한 아이에게 나타날 수 있는 것으로 지적하고 있다.

영상 IMAGING

다운증후군 DOWN SYNDROME

방사선사진은 2세 때 권고하며, 청소년기와 청년기에 환추축추의 불안정성을 판단하기위해 정기적인 관리가 필요하다.

- ♦ 방사선사진
  - 목뼈의 정확한 분석 고려

약리학 PHARMACOLOGY

다운증후군 DOWN SYNDROME

약리학적 전략은 발작장애 또는 갑상선질환 관리에 적용한다.

- ♦ 항경련제(Anticonvulsants)
  - 예: Carbamazepine(Tegretol), clonazepam(Klonopin), ethosuximide(Zarontin), Phenobarbital, phenytoin (Dilantin), primidone(Mysoline), valproic acid (Depakene)[70]
  - 작용: 발작활동 확산 억제; 간질파(spike and wave) 형성 억제; 발작의 강도, 횟수, 시간 감소, 그리고 발작의 최소화
  - 부작용: 두통과 현기증; 운동실조(ataxia); 피부상태(피부염 또는 발진); 활동에 참여할 능력이 방해받을 정도의 매우 높은 무기력과 졸음(drowsiness); 적정한 투여량임을 확인할 수 있는 혈류 내 생리적 모니터가 필요

♦ 갑상선제제
- 예: Levothyroxine(Synthroid, Levoxyl, Levothroid, L-thyroxine, Eltroxin, Levo-T), liothyrone (Cytomel)[71]
- 작용: 대사증진
- 부작용: 협심증의 위험이 있으므로 약을 섭취할 경우 용량이 안정화될 때까지 사용에 주의해야 함[71]

발달성근육운동협응장애 DEVELOPMENTAL COORDINATION DISORDER

현재 DCD에 대한 치료제는 없는 상태이다. 그러나 amphetamine(Dexedrine 또는 Adderall) 또는 methylphenidate (Ritalin, Concerta, 또는 Metadata CD)와 같은 심리자극(psychostimulant)제제는 흔한 공존질환(comorbidity)인 ADHD의 주 증상치료에 효과를 보이는 가장 보편적인 약물이다.[72] 이 같은 약물은 ADHD환자의 약 70%에서 호전 증세를 보이고 있다.[73-75] 심리자극제제는 ADHD아동이 서로 다른 환경 즉, 학교와 집에서 겪는 어려움의 경우 유용하게 사용된다.[74] 미국식품의약국(FDA)은 6세부터 청년기의 ADHD환자에게 심리자극제제 투여를 승인하였지만, 어린아이에게도 사용하는 경우가 있다. 메틸펜니데이트[Methylphenidate(Ritalin 또는 Concerta와 같은)]는 다른 약물에 비해 부작용이 덜하고, 행동조절에 탁월하기 때문에 ADHD 치료에 주로 사용하는 약물이다. 덱스트로암페타민(Dextroamphetamine) 또는 복합 덱스트로암페타민 그리고 암페타민(Adderall)은 메틸펜니데이트로 호전을 보이지 않는 아동에게 차선책으로 사용된다. 그러나 청소년기 아동의 경우, 둘 다 사용하기도 한다. 덱스트로암페타민은 장시간 동안 행동을 조절하는 약효가 있기 때문에 일일투여량이 적다. 약물을 복용하는 전형적인 시간은 아침과 점심식사 후 그리고 오후로 한다.

최근, 아토목세틴[atomoxetine,(Strattera)]은 6세의 ADHD아동과 노인에게 사용가능하도록 식품의약국의 승인을 받았다. 아토목세틴은 자극제가 아니라, 선택적 노르에피네피린 재흡수 차단제이다. 이것은 지금까지 중독성(addictive properties)을 보이고 있지 않다. 복용시간은 아침에 한번 또는 아침에 반알, 오후나 초저녁에 반알로 두 번에 나눠 복용한다. 약물은 매일 먹어야 하며, 심리자극제제로서 주말이나 정기휴가 시 중단해서는 안 된다. 부작용으로는 현기증, 가벼운 두통, 성장력(growth rate) 감퇴, 식욕저하 또는 체중감소, 메스꺼움, 구토, 변비, 또는 불면증이 있다.

♦ 심리자극제제
- 예: Amphetamine(Dexedrine 또는 Adderall) 또는 methylphenidate(Ritalin, Concerta, 또는 Metadata CD)
- 작용: 도파민 분비 증가
- 부작용
  - ■ 심리자극제제를 복용한 사람의 약 80%에서 식욕 감퇴
    - ▸ 전반적으로 식욕은 낮 동안 감소하고 밤에 증가
    - ▸ 아동의 약 10~15%에서 현저한 체중감소[75]
    - ▸ 그러나 약을 식후에 복용한다든지 간식을 추가하면, 아이의 식욕저하는 나타나지 않으며 체중감소를 예방할 수 있음
  - ■ 잠들기 어려움
    - ▸ 이 같은 문제로 보고된 아이들은 대략 1시간 후에 잠이 듦[75]
  - ■ 두통과 위통(stomachache), 그러나 이 같은 증상은 대부분 일시적이고, 약을 지속적으로 복용함으로써 감소

사례 연구 #1: 다운증후군 DOWN SYNDROME

Kelsey는 달이 차서 태어난 15개월 된 여자아이로 다운증후군 진단

물리치료사 검진 PHYSICAL THERAPIST EXAMINATION

병력 HISTORY

♦ 일반적인 인구학: Kelsey는 15개월 된 백인 여아이다. 가족의 모국어는 영어이다.

♦ 사회적 병력: Kelsey는 부모와 함께 살고 있으며, 할아

버지와 할머니는 가까이 살면서 규칙적으로 Kelsey를 돌보고 있다.

- 고용/일: Kelsey의 놀이는 목표지향성이 없다. 움직이는 인형을 보고 인형에서 나오는 노래를 즐겨듣는다. 다른 아이들과 어울리지 못하지만, 그들을 관찰하는 것을 즐긴다.
- 성장과 발달: 15개월 된 아이들보다 작다. 그러나 다운증후군 아이의 성장 챠트에 따르면, 키와 몸무게는 정상아의 50% 정도이다.[76]
- 생활환경: 2층 집에 살고 있으며, Kelsey방은 2층에 있다.
- 일반적인 건강 상태
  - 일반적인 건강 인식: Kelsey는 출생시 부터 귀에 염증을 앓고 있다. 양쪽 팔에 압조절튜브를 꽂고 있다.
  - 신체적 기능: 놀이 중 쉽게 피곤해 하고, 낮잠을 자며 밤에도 잘 잔다.
  - 심리적 기능: 평상시 행복해하지만, 피곤할 때는 예민해진다.
  - 역할 기능: 딸, 손자, 놀이친구
  - 사회적 기능: Kelsey는 일주일에 두 번 엄마-유아 초기전략프로그램에 참여한다.
- 사회/건강 습관: Kelsey는 정기적으로 건강진단을 받고 있다. 엄마는 Kelsey의 식습관에 따른 영양 상태를 상담받고 Kelsey에게 맞는 고른 영양 식단을 짜고 그에 따라 먹이고 있다.
- 가족력: 특이사항 없음.
- 의학/외과적 병력: Kelsey는 생후 6개월까지 식도폐쇄증(esophageal atresia)이 있었고 이로 인해 위창냄술(gastrostomy)을 생후 6개월 때 받았다. 또한 8개월 전에 수술로 회복된 심실중격결손(ventricular-septal defect)이 있었다. 만성중이염(otitis media) 병력이 있다. 압력조절튜브를 12개월 때 삽입했다.
- 현재 상태/주호소: Kelsey부모는 Kelsey의 전반적인 발달에 대해 신경쓰고 있다. 또한 Kelsey가 걷기, 말하기, 그리고 인형과 잘 놀기 위해 배우는 것에 관심이 있다. Kelsey가 퇴원하여 지역초기전략 프로그램과 연계하고자 했지만, 퇴원 10개월이 되어서야 비로써 서비스를 받게 되었다. Kelsey와 엄마는 물리치료, 작업치료, 그리고 언어치료의 서비스를 받고자 일주일에 두 번 부모/보모-유아초기전략프로그램에 참여한다. 가족들은 집에서 모든 정성을 기우린다.
- 기능적 상태와 활동 수준: Kelsey의 움직임의 패턴은 다양하지만 느리고, 자세적 반응이 지연된다. 구강운동(oral motor) 기술은 약하지만, 도움없이 옷을 입을 수 있다. 다른 아이들을 관찰하지만 그들과 어울리지는 않는다.
- 약물: 없음.
- 다른 임상적 검사
  - 베일리영유아발달검사Ⅱ(Bayley Test of Infant Development Ⅱ, BSID-Ⅱ)[77]에서 Kelsey의 인지기능 발달지수는 85이다(표준편차 1이하).
  - 알버타영유아운동척도(Alberta Infant Motor Scale)[78]는 Kelsey가 10개월 때 사정도구(screening instrument)로 받은 것이다. 동일 연령에 비해 10%의 수치를 보였다.
  - 부가적 검사는 대동작(gross motor) 지연 정도를 판단하기 위해 피어바디운동발달척도〔Peabody Developmental Motor Scales(PDMS)〕[79]를 이용하였다. 안정적 기술에서는 11개월 수준이었고 이동기술은 9개월, 사물조작기술은 12개월 수준으로 밝혀졌다. 아이의 대운동지수는 76(표준편차 1이하)이였다.
  - 영유아의 감각기능검사〔Test of Sensory Function in Infants(TSIF)〕[80]에서 Kelsey는 자신의 배에 손을 대는 것과 서 있는 동안 발에 체중이 실리는 것을 싫어했기 때문에 감각처리 중 촉각과정과 관련된 문제가 있음이 드러났다. 아이는 촉각심부압의 반응, 시각적 촉각통합에서도 낮은 점수를 보였다. 적응성운동기능, 시각-운동 조절과 전체 점수에서 감각처리능력문제에 대해 "위험한" 점수를 받았다.

시스템 재검토 SYSTEMS REVIEW

- 심혈관/폐
  - 혈압(BP): 정상범주 내(WNL)
  - 부종: 없음
  - 심박수(HR): 정상범주 내
  - 호흡수(RR): 정상범주 내
- 외피계

- 반흔형성 상태: 반흔은 식도폐쇄증, 위창냄술, 심실 중격결손의 회복 후 가슴과 복부에 존재
- 피부색: 좋음
- 피부 상태: 좋음

♦ 근골격계
- 전체적인 관절가동범위: 양측 몸쪽(proximal)과 먼쪽(distal) 사지의 과대움직임
- 전체적인 근력: 체간과 모든 사지에서 감소
- 전체적인 대칭: 대칭적 위치와 자세
- 키: 27인치(0.686 m) — 다운증후군을 앓는 아이의 50%에 속함[76]
- 몸무게: 15.5파운드(7.03 kg) — 다운증후군을 앓는 아이의 50%에 속함[76]

♦ 신경근계
- 전체 협응성 움직임
  - Kelsey는 모든 위치에서 머리 조절이 좋음
  - 독립적으로 구르고 앉아서 움직이고 손과 무릎 위치를 번갈아 움직임
  - 서기 위해 가구를 잡고 당김
  - 움직임을 바꾸는 동안 양측 사지의 지지면이 증가
  - 중력중심에서 일어설 때 자세조절 감소

♦ 의사소통, 감정, 인지, 언어, 학습 유형
- Kelsey는 BSID-Ⅱ,[77]를 이용하여 평가받았고 경미한 정신지체로 진단받음
- 다른 아이들을 관찰하지만 그들과 어울리지는 않음
- 구두의사소통 시작
- 부모는 표로 쓰여진 집안 프로그램을 요구

검사와 측정 TESTS AND MEASURES

♦ 유산소 능력과 지구력
- Kelsey는 두 손으로 잡고 걸을 때와 모든 사지를 움직일 때 쉽게 피로해진다.
- 잡고 서있는 동안, 서기 지구력은 제한적임

♦ 인체측정학적 특성
- Kelsey의 키와 몸무게는 다운증후군아동의 정상범위 내에 있음
- 얼굴특징은 다운증후군아동의 특징
  - 눈구석주름(epicanthal fold), 홍채에 회백색의 반점(brushfield' s spot), 아래로 쳐지고 뒤쪽으로 돌아간 귀, 비교(nasal bridge)가 평평한 코, 갈라진 입술(fissured lips), 그리고 작은 아래턱

♦ 각성, 집중, 그리고 인식
- 일반 IQ검사에서 완벽하지 못하였음
- 그러나 BSID-Ⅱ에서 정신발달지수가 85(100 지수에서 표준편차 1이하)로 나타남
- 인지손상은 의학적진단과 관계 있음
- 수동적이며, 운동과 인식 작업에 주의력과 의욕이 필요함
- 혼합 단어보다 단일 단어를 여러 개 사용(예, "more", "mama", "dada")

♦ 보조 및 적용 장치: 없음

♦ 뇌신경과 말초신경의 통합성: 정상범주 내

♦ 보행, 이동 그리고 균형
- Kelsey는 가구를 잡고 서지만, 아직은 이동을 시도하지 못하였음
- 두 손을 잡고 최대한의 보조로써 걸음
- 느리게 앉기, 네 발, 그리고 서기에서 비효율적인 보호와 평형을 보임

♦ 외피계의 통합성: 정상

♦ 관절 통합성과 운동성: 양측 몸쪽(proximal)과 먼쪽(distal) 사지의 과대움직임

♦ 운동 기능
- Kelsey는 전형적인 변형움직임패턴을 보이지만 매우 느림
- 자세 반응 지연
- Kelsey는 인지를 위한 다양한 반복과 기술 습득, 기억을 위한 운동 작업이 필요

♦ 근 수행력
- Kelsey는 신체전반적인 근 수행력이 떨어지고, 특히 어깨와 엉덩이에서 두드러짐
- 팔꿈치를 펴 잠그려하고 움직임에 변화를 줄 때 팔이 바깥쪽으로 회전하는 경향
- 체중부하 시 안정성(예, 네 발, 무릎꿇기)의 부족

♦ 신경운동발달과 감각통합성
- Kelsey는 모든 위치에서 머리 조절 좋음
- 독립적으로 구르고 앉아서 움직이고, 손과 무릎 위치

를 번갈아 움직임
- 무릎꿇기에서 일어서기 위해 가구를 잡고 당김
- 체간회전 없이 직각 면 움직임을 이용하려함
- 움직임활동에 대해 두려워 함
- 사물을 잡지만 조절하여 놓지 못함
- 작은(pellet-size) 물건을 들어 올리지 못함

♦ 교정, 보호, 그리고 지지 장비: 없음

♦ 자세
- Kelsey는 서 있을 때, 허리의 척주앞굽음과 무릎의 젖힘, 그리고 발의 엎침(회내, pronation)으로 지지면을 넓게 가짐
- 앉은 자세에서 체간은 척주후굽음(kyphotic)을 보이지만, 네 발에서는 척주앞굽음이 됨

♦ 관절가동범위
- 양측 몸쪽(근위, proximal)과 먼쪽(원위, distal) 사지의 과대움직임
- 머리의 폄근을 짧게 한 상태로 어깨를 올려 유지하려 함

♦ 반사 통합성
- 감소된 힘줄반사(근육긴장저하)가 상 · 하지에 걸쳐 모두 나타남
- 근육의 저긴장은 얼굴과 체간에 걸쳐 두드러짐

♦ 자가치료와 가정 관리
- 구두운동기술 부족
- 젖 먹는(suckle) 형식을 이용
- 혀는 테두리가 두툼하며 입 밖으로 나옴
- 간식시간만 컵으로 마심
- 부모가 Kelsey에게 가끔씩 딱딱한 음식을 주지만, 침과 함께 흘리곤 함
- 그 밖의 자가 관리는 도움 없이 함

♦ 감각 통합성
- 시각 정상
- 경미한 전달 청각 상실
- 움직임에 기초가 되는 행동을 피하려 함
- 맨 발로 서 있거나 얼굴 또는 배를 만지는 것을 싫어함(TSIF검사에서 드러남)

♦ 환기와 호흡/가스 교환
- 호흡-음(phonotory) 기능 감소
- 갈비뼈우리(ribcage)조절의 감소로 폐활량 감소
- 코 통로(nasal passage)가 작기 때문에 입으로 호흡
- 어려운 움직임을 수행할 때 숨을 참음
- 심장의에 따르면, Kelsey의 심장기능은 정상범주 내이지만, 때때로 숨을 참아 파랗게 변해 버림
- 원하지 않을 때에는 회피행동을 취함

♦ 일, 지역사회 그리고 여가 통합 또는 재통합
- 다른 아이들을 관찰하지만 그들과 어울리지 않음
- 마음 내키는 대로 인형이나 물건을 던지려 함
- 놀이는 좀처럼 목표지향성이 없음

평가 EVALUATION

Kelsey는 다운증후군진단을 받은 15개월 된 여아이다. 물리치료사 검사를 통해 체중부하 자세의 불안정성과 전신에 걸친 근육 약화를 보였다. 아이는 양측 몸쪽(proximal)과 먼쪽(distal) 사지의 과대움직임이 있고, 근 긴장도는 낮았다. 서기 위해 가구를 당기는 것은 할 수 있지만, 잘되지 않는다. 앉기, 네 발, 그리고 서기에서 느린 보호와 평형 반응을 보인다. 물건을 잡지만, 그것을 조절하여 놓지 못한다. 몇몇 자가 관리는 도움 없이 한다. 입으로 숨을 쉬며 때때로 침을 흘린다. 경미한 청각소실이 있다.

진단 DIAGNOSIS

Kelsey는 다운증후군을 진단받았다. 각성, 집중, 그리고 인식; 보행, 이동 그리고 균형; 관절의 통합성과 운동성; 운동 기능; 근 수행력; 신경운동발달과 감각 통합성; 자세; 반사 통합성; 그리고 환기와 호흡/가스 교환에 손상을 갖고 있다. 자가 관리와 놀이행동, 과제, 그리고 행위에서 기능적 제한이 있다. 이 같은 증상으로 보아 Kelsey의 진단은 신경운동발달의 손상이다. 이 결과는 패턴 B:운동신경발달 손상과 일치하고 있다. 손상과 기능적 제한의 확인이 관리 예후 및 계획을 판단하는 지표가 될 것이다.

예후와 치료계획 PROGNOSIS AND PLAN OF CARE

방문코스를 거듭함으로써, 다음과 같은 목표설정을 이룰 수 있다:

- Kelsey의 옷 입기와 벗기를 돕기
- Kelsey가 도움 없이 물건에 올라타고, 소파에 오르내리고, 작은 의자에 앉을 수 있는 환경을 조성하기
- 앉은 자세에서 양손을 이용하여 인형을 갖고 노는 동안 체간의 안정 유지하기
- 앉은 자세에서 중력중심을 이동할 때 손으로 빠르게 자세 유지하기
- Kelsey가 물건(예, 가구)과 어른들 틈에서 독립적으로 발 떼기
- 얼굴을 만졌을 때 울음 참기
- 밥을 먹는 동안 입에서 음식물 덜 흘리기
- 근 수행력 증가

Kelsey가 이 같은 목표를 성취하려면, 그에 따른 적절한 전략이 필요하다. 이것은 협응, 의사소통, 그리고 기록; 환자/고객 관련 교육; 치료적 운동; 자가치료와 가정 관리에서의 기능적인 훈련; 그리고 일, 지역사회 그리고 여가 통합 또는 재통합에서의 기능적 훈련 등을 포함한다.

진단과 예후에 따르면, 40~50번의 코스 방문과 함께 2년 이상의 시간이 소요될 것으로 생각되며, 이를 통해 신경운동발달과 손상, 기능적 제한, 그리고 집과 공동체에서 높은 수준의 기능향상을 이룰 것이라 예측된다. 이 시기, 효과적인 치료를 위해 Kelsey와 가족들은 집에서 이뤄지는 치료뿐만 아니라 물리치료, 작업치료, 그리고 언어치료를 포함한 초기전략 프로그램에 주 2회씩 참여해야 할 것이다.

중재 INTERVENTIONS

중재 선택에 대한 근거 RATIONALE FOR SELECTED INTERVENTIONS

Kelsey가 참여할 물리치료 프로그램은 보행, 인지적운동능력, 균형반응, 자세조절, 그리고 기능적 행위 수행에 초점을 맞추었고, 대동작 행위와 레크레이션 운동을 통해 지구력 향상도 함께 이뤄질 것이다. Kelsey가 미취학연령일 때, 매 주 5회, 하루의 절반은 초기아동 학교적응프로그램에 참여하는 것이 바람직하다. Kelsey는 가정에서 이뤄지는 치료와 초기아동학교 적응 프로그램을 통해 일상생활에 필요한 크고 작은 동작을 익힐 수 있고 취학연령이 되면, 치료중재는 상담을 통해 다시 제공할 것이다.

치료적 운동 (Therapeutic exercise)

보행촉진 (facilitating ambulation)

다운증후군 아이는 운동기술발달의 예후가 좋으며, 독립적인 보행성취는 대략 2년이 걸린다.[81-83] 체간안정화 운동, 자세정렬, 하지강화 및 지구력은 보행기술 습득으로 향상된다. Ulrich와 동료들의 연구[84]에 따르면, 트레드밀훈련에 참여한 아동이 그렇지 않은 아동보다 서기, 걷기를 조기에 습득하였으며, 또한 집안에 작은 트레드밀을 설치하여 가족과 함께 연습한다면 훈련초기에 규칙적으로 시행할 수 있어 효과적이라고 덧붙였다.

인지적 운동기술, 균형, 그리고 자세조절 촉진 (facilitating perceptual motor skills, balance, and postural control)

Connolly와 동료들의 "다운증후군 아이의 전반적인 연구"에서 특정 인지적 운동기술은 지연된다고 한다.[85] 이 연구 자료에 따르면, BOTMP를 이용한 검사에 참여한 대부분의 다운증후군 아이는 달리기 속도, 민첩성, 균형감각, 그리고 협응능력이 동일영역 내에서 부족하였다는 것을 알 수 있다. 또한 균형감각, 달리기 속도(운동계획화와 연관지어), 협응능력에 눈에 띌만한 문제가 신경병리학적 변화와 관련 있을 것이라는 가설을 제시하였다.

Shea는 11~14세 된 다운증후군아동 그룹에 피어바디운동발달척도를 이용하여 연구하였다.[86] 그 결과, 하위척도(subscale) 중 가장 어려운 영역인 균형 상태(특히, 정적 균형)를 유지했으며, 공을 주고받기(공 조작)에서 최고 수준의 수행력을 보였다. 초기 연구에서, Shumway-Cook과 Woollacott은 정상발달 아이와 다운증후군 아이의 서기균형을 바탕으로 신경조절과정의 발달을 연구했다.[87] 그들은 다운증후군 아이에게 균형잡기에 변화를 주었을 때 쉽게 적응할 수 없다(덧붙여, 미약한 적응성을 보였다)는 것과 정상발달아동에 비해 반응속도 역시 훨씬 느리다는 것을 알 수 있었다. 이를 바탕으로 다운증후군 아이가 보이는 균형감각 문제는 낮은 근긴장도에 의해 발생하는 것이 아닌 높은 수준을 요구하는 자세조절기전의 결핍이라는 가설을 제시하였다.

추가적으로, Spano와 동료들[88]은 4.5~14세 연령 중 학교를 다니는 다운증후 군아이를 대상으로 인지 운동능력을 연구했다. 다운증후군 아이들은 대운동기능에서 몇몇 부분

을 제외하면 대부분 규칙적으로 수행하였지만, 섬세한 운동기술의 모든 부분에서는 동일 연령대의 발달이 보이지 않았고 오히려, 더욱 심각한 문제가 있다고 평가하였다. 결국 이 연구를 통해, 큰 움직임보다 양손의 협응력이 필요하고 정확한 타이밍이 필요한 동작(공받기와 같은), 다양한 상황에서 균형을 유지하는 섬세한 운동을 담당하는 영역이 더 큰 손상을 받는다는 것을 알아냈다.

휘트니스와 지구력 증진 (improving fitness and endurance)

다운증후군을 포함한 지능발달지연이 있는 사람의 신체적 비활동과 비만은 큰 관심사이다. Dichter는 다운증후군 아이(6~12세) 18명을 대상으로 한 연구에서 "같은 연령대의 비장애아이에 비해 유연성은 좋지만 체지방량은 높고, 심호흡계 지구력이 낮으며, 복부근력이 약하다"고 하였다.[89] 또한 복부근력점수와 강제폐활량, 1초당 강제호기량, 강제호기율, 그리고 최대호기값(value) 사이에 같은 연관성이 있다고 덧붙였다.[89] Dichter는 다운증후군 아이의 신체적 휘트니스 활동이 비만으로 변해가는 성향과 전반적으로 느린 신체적 활동을 막기 위해 초기에 시작돼야 한다고 권유하고 있다. 하지만, 물리치료사는 다운증후군 아이의 12~20%에서 일어날 수 있는 환추축추 불안정성의가능성을 확인해야 한다.[11-12] 방사선사진은 2세 때 권유하며 아이에서 청년기에 이르기까지 정기적으로 확인해야 한다. 전형적으로, 비증상적 불안정성을 갖고 있는 아이의 경우, 수술은 필요치 않으며 신체적 접촉이 있는 스포츠, 체조, 다이빙, 또는 목뼈에 손상을 줄 수 있는 그 밖의 활동을 하지 말아야 한다.

Kelsey는 초기 전략과 미취학기간 후, 운동기초 서비스보다, 학교가 있는 지역과 신체적 교육의 적응을 위한 물리치료 상담을 필요로 한다. Kelsey의 물리치료사는 Kelsey를 위해 일생동안의 여가와 휘트니스를 알리고자 학교와 지역사회를 바탕으로 한 운동 프로그램에 참여하도록 가족에게 용기를 주어야한다.

자가치료와 가정 관리에서의 기능적인 훈련 그리고 일, 지역사회, 그리고 여가 통합 또는 재통합에서의 기능적인 훈련 (Functional training in self-care and home management and functional training in work, community, and leisure integration or reintegration)

Kelsey는 다운증후군과 연관된 인지결핍 때문에, 학교생활 전반에 결쳐 특수교육과 서비스의 연계가 필요하다. 학력뿐만 아니라 특별한 직업을 위한 목표와 훈련기간 동안의 개별교육계획〔individual education plan(IEP)〕은 Kelsey의 운동능력에 맞출 필요가 있다. 성인이 되었을 때, 기대하는 것은 Kelsey가 부모의 도움 없이 집안 전체의 상황에 대처할 수 있는 능력일 것이다. 또한, 지역사회 내에서 또는 발달장애를 가진 성인을 위한 프로그램을 통해, 지도와 감독하에 직업훈련과 작업에 참여하는 것이다.

불행하게도, 최근 연구에서 다운증후군환자의 대다수는 중년에 이르러 치매가 시작된다고 보고되었다. 35세 이후 다운증후군환자 1/3에서 인지적 변화가 나타난다는 것은 주목해야 할 일이다.[90] 이 같은 인지적 변화는 다운증후군환자의 뇌에서 신경병리적 변화와 알츠하이머 질환이 보이는 동일한 패턴의 증상과 관계가 깊다. Wisniewski와 동료들[90]은 어휘와 최근 기억을 잊고 단기간의 시각적 보유력(retention) 손상, 사물인식의 어려움, 그리고 초기 인지 변화로써 주변에 대한 흥미를 잃어버린다고 밝혔다. Dalton과 Crapper[91]는 3년에 걸쳐 39~58세 사이의 다운증후군환자의 기억상실을 연구하였다. 11명의 환자 중 4명은 3년에 걸쳐, 단순한 구별 업무도 더 이상 할 수 없을 정도로 나빠졌다. Fenner와 동료들[92]은 45~49세 그룹에서 기능의 감퇴가 가장 심각하다는 것을 확인하였다. 그러나 34명의 22~56세 다운증후군 성인을 연구한 Burt와 동료들은 만일 구체적인 것이라면, 높은 인지적 기능을 갖고 있는 다운증후군성인에게서 복잡한 자극보다 오히려 단순 자극을 이용하여 덜 문제화하려는 경향을 확인하였다.[93] 물리치료사와 작업치료사는 다운증후군환자에게 치매의 조기증상이 있는지 확인해야 하며, 가능한 많은 적응성 기능을 유지시키기 위해 필요한 중재를 마련해 두어야 한다.

협응, 의사소통, 그리고 기록 COORDINATION, COMMUNICATION, AND DOCUMENTATION

협응은 다운증후군환자의 관리에 있어 여러 전문분야에 걸친 접근이 필요하다. 협응과 의사소통은 작업치료, 언어치료, 그리고 초기개인별(선생, 학우) 중재프로그램에서 발생할 것이다. 환자관리의 모든 요소는 APTA에 따라 기록될 것이며, 지침으로 활용할 것이다. 초기중재프로그램에 대한 관리자와의 규칙적인 의사소통은 Kelsey 상태의 호전을 불러올 것이다.

환자/고객 관련 교육
PATIENT/CLIENT-RELATED INSTRUCTION

가족은 지도, 교육, 그리고 홈 프로그램에 대한 교육을 받게 될 것이다. 또한 촉각, 시각, 인지적 운동, 균형, 그리고 자세조절 기술에 관한 전정의 입력 작업을 Kelsey에게 어떻게 제공할지를 교육받을 것이다. 부가적인 서비스를 구하기 위해 적절한 시기에 정보를 제공받을 것이다. 가이드는 가정건강도움자, 일일 관리제공자, 교사, 그리고 보모로 한정한 교육적 도움을 포함한다.

치료적 운동 THERAPEUTIC EXERCISE

- ♦ 유산소 능력/지구력 상태
  - 오랜 시간 네 발로 움직임을 하게 할 때, "chasing"과 같은 게임 이용
  - Kelsey와 함께 손을 잡고 장시간 서있는 움직임을 얻고자 할 때, 부모와 함께 "춤"을 춤
  - 걷는 거리를 늘리려 할 때, 작지만 묵직한 카트, 유모차 밀기 이용
- ♦ 균형, 협응성, 그리고 민첩성 훈련
  - 앉기, 네 발기기, 그리고 무릎끓기에서 안전하게 균형을 잡기 위한 환경으로 작은 물침대 메트리스 위에서 실시
  - 앞으로 움직이게 하기 위한 동기부여로 좋아하는 인형을 이용
  - 물리치료사의 최소 도움으로 서고 앉고 네 발 자세에서 움직이게 함
  - 자유로운 놀이 때는 물건 위, 큰 상자 속, 소파 위를 이용한 오르기 환경에서 움직이게 함
  - 몸통 회전이 필요한 양팔의 움직임 동안 엉덩이에 최소 지지를 주어 자연스럽게 기립균형을 연습
- ♦ 신체 기전과 자세 안정화
  - Kelsey의 팔로 체중지지를 이끌기 위해 치료용 공을 움직임
  - 자세정렬을 유지하며 물리치료사와 함께 치료용 공위에 앉고 튕김
  - 어른 무릎에 앉아 반복적으로 기울림(tilting); 치료용 공이나 땅콩모양의 덧베개 위에 앉아 진행
  - 물리치료사는 머리 또는 골반 가까이 위치하고, 네 발기기 자세에서 앞뒤로 움직여 기대도록 함
- ♦ 보행과 이동 훈련
  - 작은 테이블위에 서 옆으로 발을 딛게 하고, 체중이동을 돕기 위해 물리치료사는 골반을 보조 지지함
  - 물리치료사는 올바른 기립정렬을 위해 골반을 가볍게 조절하는 동안, 큰 공이나 인형을 잡는 것과 같은 상지 놀이 활동을 하도록 함
  - 물리치료사가 골반 지지를 최소화하는 동안 인형을 가지고 서서 놀게 함; 지지는 점차적으로 줄임
  - 물리치료사는 Kelsey가 바닥에 뒤꿈치를 댄 상태를 유지시키고, 무릎을 펴고 구부리도록 초기에 도와주어 작은 인형에 타고 스스로 걷도록 함
- ♦ 감각 처리과정
  - 더 많은 감각입력을 제공하기 위해 팔다리 주물러주기, 유아 마사지, 관절 압박, 껴안기, 활기차게 문지르기와 같은 촉각 기술을 다양하게 이용
  - 놀이 중 다양한 촉각물질을 소개
    - ▪ 마른 콩이 든 상자, 무거운 플라스틱 공, 또는 베개와 담요로 채워진 넓은 판자 상자에 올라가도록 함
  - 움직임의 내성을 높이기 위해 담요에 누워있는 동안 Kelsey를 여러 방향으로 끌어당김
- ♦ 근력, 힘 그리고 지구력 훈련
  - 앉아있을 때 구부러진 몸통을 당기고 머리는 들도록 보조함; 물리치료사는 초기 근육의 수축력을 돕기 위해 굽힘근육에 스트로킹(stroking)과 두드리기(tapping)를 함
  - Kelsey를 어른 무릎에 앉혀 기울림 반복; 치료용 공이나 덧베개에 앉혀 진행
  - 앉은 자세에서 물리치료사가 여러 방향으로 밀어 중력중심을 이동시켜 자세를 유지하도록 함
  - 근육의 협동활동(co-activation)을 증가시키기 위해, 작은 트램펄린(trampoline)위에서 손과 무릎을 펴고 튕기도록 함
  - 물리치료사와 함께 탄력밴드를 이용하여 서로 당기는

놀이를 함

- 손의 힘, 감각입력 증가, 그리고 이해력 증진을 위해 인형에 저항과 무게를 줌
- 상·하지의 힘을 증가시키기 위해, 서 있는 동안 끈이 달린 공을 차거나 치도록 함
- 자제력을 위해 다리를 고정시키거나 작은 고정 의자에 앉힘

자가치료와 가정 관리에서의 기능적인 훈련 FUNCTIONAL TRAINING IN SELF-CARE AND HOME MANAGEMENT

- ♦ 자가치료
  - 옷 입기와 벗기 기술
    - 옷 입는 동안 소매 밖으로 팔을 빼내기
    - 신발을 먼저 벗고 양말을 벗기
  - 먹기 기술
    - 마시는 동안 아래 입술까지 들어 가져가게 하고 컵 테두리를 안정되게 떼기
    - 음식물을 입 중앙에서 측면 씹기로 전환하기 위해 움직이기
  - 화장실 사용하기
    - 지시에 따라 휴지를 아래로 당기기
    - 쌌을 때 지적하기

일, 지역사회 그리고 여가 통합 또는 재통합에서의 기능적인 훈련 FUNCTIONAL TRAINING IN WORK, COMMUNITY AND LEISURE INTEGRATION OR REINTEGRATION

- ♦ 놀이
  - 놀이 활동으로 균형 전략과 자세 교육
    - 놀이 활동으로 바닥에 앉아 자리 잡기
    - 부모의 지지 없이 놀이에서 작은 구석 의자를 이용
    - 일상 활동 시 작은 벤치를 이용하여 앉기
    - 인형 던지는 것을 제한하기 위해 쟁반 위에 놓기

예상 목표와 기대 결과 ANTICIPATED GOALS AND EXPECTED OUTCOMES

- ♦ 손상에 미치는 영향
  - 불안은 움직임의 활동으로 감소된다.
  - 균형 반응과 자세조절은 모든 위치에서 증진된다.
  - 아랫입술은 컵 테두리 아래에 안정되게 위치할 것이며, 마실 때 최소로 흘릴 것이다.
  - 먹을 때 최소의 음식물만을 흘릴 것이다.
  - 음식을 먹고, 소리를 내고 말을 하는 구강운동기술이 증진될 것이다.
  - 균형을 유지하면서 앉고 옆에 있는 인형을 잡을 수 있을 것이다.
  - 네 발로 균형을 잃지 않고 유지할 수 있을 것이다.
  - 모든 자세에서 안정성이 증가될 것이다.
  - 힘과 지구력은 운동 활동으로 증가할 것이다.
  - 자발적인 조절로 잡고 놓는 것이 발달될 것이다.
- ♦ 기능적인 제한에 미치는 영향
  - 목표로 제시된 놀이를 보여준다.
  - 자가 관리의 참여가 커진다.
  - 식사시간 밥을 혼자서 먹을 것이다.
  - 바닥에 앉아있는 동안 혼자서 신발을 벗을 것이다.
- ♦ 장애에 미치는 영향
  - Kelsey는 가족과 함께 집안일을 할 수 있다.
- ♦ 사회 자원에 대한 영향
  - 기록은 환자관리와 서로간의 합의 그리고 APTA's Guidelines for Physical Therapy Documentation[4]에 따라 전반적으로 이뤄진다.
  - Kelsey의 부모는 복지시설을 알게 될 것이고 이용하게 될 것이다.
  - Kelsey와 가족에게 허용되는 시설을 최대한 이용할 것이다.
- ♦ 환자/고객 만족
  - 가족과 그 밖의 사람과 함께 돌보게 될 것이다.
  - Kelsey의 부모는 예상 목표와 기대 결과를 이해하게 될 것이다.
  - 부모와 돌보는 사람은 아이의 일생에서 부딪치는 진단의 영향을 넓게 이해하게 될 것이다.

재검사 REEXAMINATION

이 같은 패턴에 놓인 환자는 일생에 걸쳐 다양한 사건들

로부터 관리를 필요로 할 것이다. 이 같은 환자가 새로운 사건에 부딪치게 되면, 초기 증상으로 기능적 제한과 그에 따른 장애, 변화가 찾아온다. 따라서 정기적 재검사와 검사 후의 관리는 반드시 필요하다. 재검사는 신체 상태뿐만 아니라, 환자를 돌보는 주변인물(가족, 교사, 물리치료사), 생활환경, 사회적 임무 등 다양한 요소의 변화에 대해 환자가 효과적으로 적응할 수 있고, 안정적인 생활을 유지하도록 도와 줄 것이다.

퇴원 DISCHARGE

Kelsey는 21개월 동안 총 48번의 물리치료를 통해 목표에 달성하였고, 따라서 물리치료적 관리에서 퇴원하게 되었다. 하지만 Kelsey가 퇴원하여 차후 어떤 사건이 생길지 또 어떤 변화가 찾아올 지는 예측할 수 없다. 따라서 가족들은 물리치료사에게 정기적인 재검사를 받게 하고, 그에 따른 새로운 물리치료방법과 관리에 대해 교육을 받아야 한다.

심리적인 면 PSYCHOLOGICAL ASPECTS

Kelsey가 가정기초 서비스에 의존할지라도, 가정에서 받는 스트레스 활동에 대한 부모의 교육은 중요하다. 촉각, 시각, 그리고 전정(vestibular)입력과 같이 가정에서 이뤄질 훈련은 가족들과 함께 수행한다면, 지각운동(perceptual motor), 균형감각, 그리고 자세조절 기술향상에 큰 도움이 있을 것이다. 덧붙여, 물리치료사는 발달의 다음단계에 대한 기대와 적절한 놀이 활동에 대해 부모에게 중요한 정보제공을 할 것이다.

Kelsey의 부모는 여느 아이처럼 또래아이들과 잘 어울리고 지시와 학급의 일상 따르기를 하며, 일반적인 인내심의 유지와 증진이 있었으면 하는 바람이 있다. Kelsey와 부모를 위해 물리치료사는 다양한 방법들을 고안하고 제공해 주아한다. 예를 들어, 일반적인 휘트니스를 다루는 Courageous Pacers[94]프로그램과 모든 클래스(class)에 참여할 수 있도록 제안할 수 있고, 연령에 맞는 여가활동을 추천할 수도 있다. 또 부가적으로, 학교프로그램을 통해 Special Olympics에 참여하는 것도 좋은 방법이다. 물리치료사는 휘트니스 영역, 운동성, 그리고 교육적 활동과 영역에 관해 전반적인 접근방식을 상담할 수 있어야 한다.

> **사례 연구 #2:**
>
> **발달성근육운동협응장애, 주의력결핍과잉행동장애**
>
> DCD, ADHD
>
> Raymond는 4파운드 3온스의 몸무게로 32주에 태어난 5세 된 남자아이로, 발달성 근육운동협응장애와 주의력결핍과잉행동장애를 진단받았다.

물리치료사 검진 PHYSICAL THERAPIST EXAMINATION

병력 HISTORY

- 일반적인 인구학: Raymond는 5세 된 흑인 아이이다. 모국어는 영어이며, 공립학교에서 매일 오전 유치원 프로그램에 다니고 있다.
- 사회적 병력: 부모와 함께 살고 있으며, Ra보다 운동능력이 좋은 3살 된 동생이 있다.
- 고용/일: 대동작과 정밀 동작에서 "서툰(clumsy)" 모습을 보일뿐만 아니라, 또래집단행동(바퀴달린 자전거를 탈 수 없으며, 색칠하기 기술의 부족 등) 수행을 할 수 없다.
- 성장과 발달: Raymond는 5세 된 아동의 신체 싸이즈를 가지고 있다. 퇴원하기 전 신생아집중치료실(NICU)에서 짧은 시간을 보낸 조산아이다. 또한 경미한 운동능력 획득(9개월에 앉고, 18개월에 걸음)이 있었다.
- 생활 환경: Raymond는 20에이커 농장에 있는 오래된 2층 집에 살며, 애완동물(개 2마리와 3마리의 고양이)을 집에서 돌보고 있다. 매일 애완동물들에게 물을 준다.
- 일반적인 건강 상태
    - 일반적인 건강 인식: Raymond는 출생 후 큰 질환은 없었다.
    - 신체적 기능: 매우 활동적인 아이라 생각되지만, 다른 또래아이들에 비해 낮잠이 더 필요한 것처럼 피곤해 보인다고 한다.
    - 심리적 기능: Raymond는 운동할 때, 쉽게 좌절하고,

감정격분(temper tantrum)이 잦다.

- 역할 기능: 아들, 형, 손자, 학생, 친구
- 사회적 기능: Raymond는 오전 유치원 프로그램에 다닌다. 특수교육 서비스를 받을 자격이 되지 않아, 재활프로그램(504 plan)하의 도움을 받고 있다.

♦ 사회적/건강 습관: Raymond는 놀기 좋아하는 어린아이다. 어머니의 말에 의하면, 3~4살 수준의 아이들과 비슷하게 보인다고 한다.

♦ 가족력: 아버지는 아이가 서툴고 스포츠 활동에 문제가 여전하다고 한다.

♦ 의학/외과적 병력: Raymond의 소아과 주치의는 아이가 운동협응에 문제가 있다고 판단하여, 3세 때 신경과의사에게 진료의뢰 하였다. MRI검사 결과 뇌에는 큰 이상이 보이지 않았다. 최근, 아이는 발달소아과의사와 신경정신과의사에게 검사와 평가를 실시하였고, 그 결과 DCD와 ADHD의 이중 진단을 받았다.

♦ 현재 상태/주호소: Raymond가 정밀동작 및 대동작을 서툴게 수행하는 것과 생활연령(chronological age)에 맞는 놀이 활동에 참여할 수 없는 원인이 협응운동 장애라는 것에 대해 관심을 갖고 있다. 민간기관을 통해 작업치료와 언어치료(각각 한 달에 두 번)를 받고 있다.

♦ 기능적 상태와 활동 수준: Raymond는 옷입기, 식사시간에 식기 사용, 양치질, 그리고 목욕하기 등의 ADL에 어려움이 있다. 또한 유치원에서 연필, 크레용, 그리고 가위 사용하기를 어려워한다. 놀이터의 기구사용이 어렵고 미끄럼틀을 안전하게 오르거나 스스로 빙빙 도는 것을 할 수가 없다. 뛰기, 멈추기, 돌기에서 자주 넘어진다. 공을 잡거나 차는 것도 할 수 없다.

♦ 약물: 리탈린(Ritalin).

♦ 다른 임상적 검사:

- 피어바디운동발달척도(PDMS)[79]를 통한 Raymond의 대동작 지연 정도 검사 결과, 안정성 기술에서 28개월 수준, 이동운동 기술에서 26개월 수준, 그리고 사물조작 기술은 30개월 수준으로 나타났고, 대운동지수는 64였다(표준편차 >2).
- 감각프로파일[95]은 Raymond가 세수하기, 머리감기, 새옷입기를 싫어하기 때문에 특히, 촉각 처리과정과 관계있는 감각처리과정에 문제가 있는지 판단하는데 사용하였다. Raymond는 청각, 전정, 촉각, 그리고 다중감각(multisensory) 처리과정에서 명확한 차이(표준편차 >2)를 보였다. 시각과 구강 감각 처리과정에서도 차이가 있는 점수를 받았다(정상수치 이하, 표준편차 2 또는 이상).

시스템 재검토 SYSTEMS REVIEW

♦ 심혈관/폐

- 혈압(BP): 정상범주 내(WNL)
- 부종: 없음
- 심박수(HR): 정상범주 내
- 호흡수(RR): 정상범주 내

♦ 외피계

- 반흔형성 상태: 넘어지거나 물건과 부딪쳐 생긴 반흔이 팔다리에 존재
- 피부색: 좋음
- 피부 상태: 좋음

♦ 근골격계

- 전체적인 관절가동범위: 몸쪽과 먼쪽 사지 양측에서 과대움직임
- 전체적인 근력: 몸통과 모든 사지의 근력감소
- 전체적인 대칭: 대칭적 위치와 자세 취함
- 키: 44 인치(1.12 m)
- 몸무게: 40 파운드(18.14 kg)

♦ 신경근계

- 전체적인 협응성 움직임: 전체적인 협응성이 부족하고 "서툰" 움직임을 보임

♦ 의사소통, 감정, 인지, 언어, 학습 유형

- BSID-Ⅱ[77]를 사용하여 평가받았고 정신지체는 기록되지 않았음
- 또래 아이들을 관찰하지만 어울리지 않고, 어린아이들과는 함께 놀이를 함
- 언어기술 습득력은 또래와 같지만, 잦은 반복 없이는 새로운 정보를 기억하지 못함

검사와 측정 TESTS AND MEASURES

♦ 유산소 능력과 지구력

- 느린 속도로 5분 동안 트레드밀에서 걸을 수 있음

- 또래활동의 지구력(축구와 같은)이 부족하여 잦은 휴식(rest breaks)으로 활동이 제한됨

♦ 인체측정학적 특징: 또래 평균 키와 몸무게

♦ 각성, 집중, 그리고 인식
- 약을 복용해야 주의집중 시간이 증진됨
- 선택적 주의에 어려움이 있고 쉽게 산만해짐
- 스탠퍼드-비네지능검사(Stanford-Binet)에서 IQ는 평균지능을 보임
- 문장에서 단어를, 단어에서 자음을 생략하는 언어 표현 지연을 갖고 있음

♦ 보조 및 적용 장치: 없음

♦ 뇌신경과 말초신경의 통합성: 정상범주 내이고 보기와 듣기는 정상

♦ 인체 공학과 신체 기전
- Raymond는 움직임, 자가 관리, 그리고 놀이 활동 동안, 몸통의 불안정을 보임
- 활동 중 팔 또는 다리를 사용할 때, 안정된 자세를 유지하기 힘듦

♦ 보행, 이동 그리고 균형
- Raymond는 독립적으로 걸을 수 있지만, 가끔 발끝으로 걸음
- 걸을 때 뻣뻣한 다리와 팔 흔들기가 감소된 걸음을 함
- 걸을 때 앞쪽으로 쏠리는 경향이 있음
- 지적할 때 뒤꿈치-발가락 보행으로 걷기를 할 수 있음
- 부족한 균형으로 너무 빨리 걸으려하고, 주변 사물이나 사람들과 자주 부딪침
- 4인치 폭의 다리에서 걸을 때 자주 떨어지고, 각 발은 1~2초만 균형을 유지할 수 있음

♦ 외피계의 통합성: 정상

♦ 관절 통합성과 운동성: 과대움직임을 보이지만, 정상 범주 내

♦ 운동 기능
- 신경학적 검사결과 운동조절능력의 손상은 정상이었으나 "서툰"행동이 지속적으로 나타남
- 움직이는 속도를 변화시키거나 점핑 잭(jumping jack)을 할 때 상 · 하지의 협응동작이 어려움
- 운동을 계획하는 것과 새로운 동작을 필요로 하는 작업을 배우기 어려워 함
- 운동기술을 숙달시키려면 또래집단보다 많은 연습이 필요함
- 기술을 배우더라도, 쉽게 일반화하여 사용할 수 없음

♦ 근 수행력
- 신체전반에 걸쳐, 특히 어깨와 엉덩이에 현저한 근육 약화를 갖고 있음
- 네 발 자세를 취할 때 팔꿈치를 펴 잠그려함
- 또한 손으로 체중을 지지할 때 손과 손바닥활(arch)이 감소된 것으로 보임
- 상지 힘이 또래아이보다 감소됨
  - 예, 한 팔을 움직여 체중을 지지할 수 없게 팔을 잠그거나 약해져 "외바퀴손수레(wheelbarrow)"를 지지하기 어려움

♦ 신경운동발달과 감각통합성
- 독립적으로 이동가능
- 달릴 수는 있지만, 부족한 협응동작 패턴을 보임
- 뛰어 넘을 수는 없지만, 빠르게 뛸 수는 있음
- 공 기술(잡기, 던지기, 드리블)과 눈-손 협응력(eye-hand coordination)에 어려움이 있음
- 색칠하기 위해 변형된 외측 집기를 이용
- 때때로 촉각방어 징후를 보임

♦ 교정, 보호, 그리고 지지 장비: 편평족(pes planus)을 지지하기 위해 신발 안에 발허리뼈 패드를 넣고 있음

♦ 자세
- 서 있을 때, 골반은 앞쪽으로 기우러져 있고, 젖힌무릎(전반슬, genu recurvatum)과 편평족을 갖고 있음
- 앉아 있을 때, 골반은 뒤쪽으로 기우러져 있고 엉치뼈(sacrum)로 앉으며, 몸통은 척주뒤굽음, 둥근 어깨, 목은 젖힌 상태를 보임

♦ 관절가동범위: 상 · 하지와 몸통은 정상범주 내

♦ 반사통합성: 정상

♦ 자가치료와 가정 관리(home management)
- Raymond는 음식을 먹는 동안 식기의 사용에 어려움이 있고 손으로 음식먹기를 좋아함
- 혼자서 옷을 입을 수는 있지만, 단추, 똑딱이, 지퍼사용에 어려움이 있음
- 신발, T-셔츠, 그리고 바지를 입을 때 벨크로(Velcro)를 좋아함

- 혼자서 화장실보기를 하지만, 목욕이나 양치질을 할 때는 관찰이 필요함

♦ 감각 통합성
- 검사결과 촉각 구별, 운동감각(kinesthesia), 그리고 입체인지(stereognosis)의 문제가 있음

♦ 환기와 호흡/가스 교환: 정상

♦ 일, 지역사회 그리고 여가 통합 또는 재통합
- 비디오 게임을 좋아함
- 신체적 활동과 그룹 스포츠를 피함
- 아이의 부모는 Raymond가 지역사회 자원(수영, 가라데, T-ball, 축구 등)에 참여하기를 원함

평가 EVALUATION

Raymond는 DCD와 ADHD로 진단받은 5세 된 아이이다. 검사결과, Raymond는 신체전반에 걸쳐 근육약화를 보였다. 특히, 어깨와 체중지지 자세에서 약한 안정성은 엉덩이에서 현저했다. 네 발 자세로 있을 때 팔을 펴 팔꿈치를 잠그려한다. 독립적인 보행이 가능하다. 달리기도 가능하지만, 부족한 협응동작 패턴을 보인다. 연필이나 식기를 사용할 때, 손으로 조작하는 것에 어려움을 보인다. ADL(옷 입기, 식사 때 식기 사용, 개인위생 등)에 지속적인 도움이 필요하다.

진단 DIAGNOSIS

Raymond는 DCD와 ADHD로 진단받았다. 각성, 집중, 그리고 인식; 보행, 이동 그리고 균형; 관절의 통합성과 운동성; 운동 기능; 근 수행력; 신경운동발달과 감각통합성; 자세; 반사의 통합성에서 손상을 갖고 있다. 자가치료와 가정 관리, 그리고 놀이, 지역사회, 그리고 여가 행동, 과제, 그리고 행위에서 기능적으로 제한이 있다. 이 같은 증상으로 Raymond는 신경운동발달과 감각 통합성에 손상이 있다고 진단하였다. 이 결과는 패턴 B:운동신경발달 손상과 일치하고 있다. 손상과 기능적 제한의 확인이 관리의 예후 및 계획을 판단하는 지표가 될 것이다.

예후와 치료계획 PROGNOSIS AND PLAN OF CARE

방문코스를 거듭함으로써, 다음과 같은 목표설정을 이룰 수 있다:

♦ 균형 반응과 자세조절이 증진됨
♦ 대운동 활동의 지구력이 증진됨
♦ 자가 선택 운동 활동의 횟수가 증가함
♦ 운동을 계획하는 기술이 증진됨
♦ 부모의 인식과 지역사회 자원 이용이 증가함
♦ Raymond의 상태에 영향을 주는 부모의 인식이 증가함
♦ 또래집단과 함께 연령에 맞는 대운동 활동에 참여
♦ 혼자서 자가 관리 활동을 완성함
♦ 말하기/소리 내기 기술이 증진됨
♦ 상 · 하지의 근력이 증진됨

이 목표를 성취하기 위해, Raymond에게 맞는 적절한 전략을 세워야 한다. 이것은 협응, 의사소통, 그리고 기록; 환자/고객 관련 교육; 치료적 중재; 자가치료와 가정 관리에서의 기능적 훈련; 일, 지역사회 그리고 여가 통합 또는 재통합에서 기능적 훈련 등을 포함하고 있다.

진단과 예후를 근거하여, 12개월에 걸쳐 24번의 물리치료를 통해 전반적인 관리가 될 것으로 기대한다. Raymond는 사설기관을 통해 작업치료와 언어치료(한 달에 각각 두 번씩)를 지속적으로 받을 것이다. Raymond가 학교에 입학할 때가 되면, 현재 기능의 수준이 어떠한지에 대한 판단과 평가가 필요할 것이다. 이것은 학교치료스텝이 포함되어 있는 교육팀에게 맡겨지는데, 재평가가 실시되면 평가결과에 따라 수준에 맞는 특수교육과 서비스를 제공받을 것이다. Raymond가 학교에 다니는 동안 치료적 중재와 기간이 필요할 것이다. Raymond가 학교에 입학하거나 목표를 성취했을 때, 물리치료서비스를 종료할 수 있다.

중재 INTERVENTIONS

중재 선택에 대한 근거
RATIONALE FOR SELECTED INTERVENTIONS

치료적 운동 (Therapeutic exercise)

Raymond의 물리치료 프로그램의 초점은 운동 계획기술

의 증진, 근력증진, 대운동 활동에 대한 지구력증진, 그리고 균형과 자세반응 증진에 맞추었다. 또한 여가활동도 다룰 것이다. 초기 전략의 방향성은 직접적인 서비스와 더불어 가정 프로그램 활동을 통하여 정해질 것이다. Raymond가 학교에 입학하면, 특수교육과 관련된 서비스를 이어나가야할지 판단하기 위한 재평가가 있을 것이고, 또한 정기적인 재검사와 연령대에 맞는 상담이 이뤄질 것이다.

운동 계획화 증진하기 (improving motor planning)

DCD아동에 대한 치료적 접근방식으로 "바툼업(bottom-up)"과 "탑다운(top-down)"이 있으며, 대체로 혼합하여 사용한다. 바툼업 접근방식은 다음을 포함한다:

- 감각 통합성
- 처리과정 통합 치료
- 인지적 운동훈련
- 위의 세 가지 접근법 조합[96]

감각 통합성 치료는 감각자극(촉각, 고유수용성, 그리고 전정)을 통해 운동발달과 운동학습능력을 증진시킨다.[97] Laszlo와 Bairstow[62]에 의하여 디자인된 처리과정통합 치료는 운동감각에 있어 중요한 구성요소이다. 인지적 운동훈련프로그램은 다양한 운동경험과 연습을 통해 필요한 기술 습득을 제공한다. 과거 15년에 걸친 연구에서, 감각 통합성, 인지적 운동훈련, 신체적 교육, 그리고 그 밖의 다른 요소를 포함한 가정교육을 실시한 경우, 운동기술이 증진되는 효과를 보였다.[98-103] 하지만 처리과정통합 접근법에 대하여, 어떤 연구에서는 감각통합성과 인지적 영향 훈련에는 효과가 있었다고 밝혔고, 또 다른 연구에서는 효과를 얻을 수 없다고 하여 결론에 이르지 못하였다.[104-106]

탑다운 접근법은 다음을 포함한다:

- 작업-특수성 전략
- 인지적 접근법

이 접근법들은 운동기술 습득을 위한 문제-해결 능력을 강조하였다.[96] 작업-특수성 전략은 특수한 작업을 익히는데 초점을 맞추었다. 하지만 Revie와 Larkin[107]의 연구에서, 특수한 운동 작업(공던지기, 배구공 튕기고 받기 위해 깡총뛰기, 목표물 맞추기 등등) 수행을 위한 기술습득에는 큰 효과가 있었지만, 습득한 기술이 다른 활동에 응용되는 모습은 볼 수 없었다고 밝혔다. 이에 따라 일상작업수행을 위한 인지적 통합성(CO-OP)이라는 두 가지 인지적 접근법이 제안되고 있다.[108-109] CO-OP는 물리치료사가 특수 작업수행력 향상을 위한 도우미 역할을 하여 아이가 행동에 대한 결정을 내리지 못할 때 조언을 해 줌으로써 이를 통해 습득한 기술을 일반화시켜 다른 활동에도 응용할 수 있게 한다.[110,111]

신체근력 증가하기 (increasing body strength)

신체근력은 DCD아이에게 있어서 일차적 손상이라고 생각되지는 않더라도, 이차적인 손상으로는 취급한다. Raynor[112]는 6~10세 사이 DCD아동의 무릎 굽힘과 폄 동작 시 최대 힘과 근력이 또래집단의 정상아동과 비교하여 낮은 수준이라고 밝혔고, 힘과 근력이 감소된 원인을 움직임의 경험 부족 및 운동계획과 관련된 협동활동 발달수준으로 추측하였다. 이는 DCD 아이의 몇몇 이차적 손상을 감소시키기 위해선 바툼업과 탑다운 접근법뿐만 아니라, 근력강화 프로그램을 적용해야 한다고 지적하는 것이다.

자가치료와 가정 관리에서의 기능적인 훈련 그리고 일, 지역사회, 그리고 여가 통합 또는 재통합에서의 기능적인 훈련 (Functional Training in Self-Care and Home Management and Functional Training in Work, Community, and Leisure Integration or Reintegration)

하나의 접근법이 또 다른 하나보다 낫다는 결정적 증거의 부족을 바탕으로, 대부분의 물리치료사는 아이에게 접근법을 조합하고 개별화된 치료를 이용한다. Revie와 Larkin[107]은 DCD아이에게 특정 기술을 가르치는데 있어 작업-특수 전략에 대한 사용을 조사하였다. 그 결과, 작업-특수성 전략을 받아 본적이 없음에도 불구하고, 다른 상황에서 보였던 기술을 응용하여 작업을 처리하는 아동을 발견하였다. Polatajko와 동료들이 처리과정 통합치료를 대상으로 한 연구에서도 같은 결과였다.[104] 이러한 이유로, Fisher[113]는 아이가 특정 활동을 습득하기 위해서는 연습이 필요하며, 운동학습의 최근 이론을 포함하여 모든 전략 프로그램에서 기능적 결과를 포함해야 된다고 제안하고 있다.

협응, 의사소통, 그리고 기록 COORDINATION, COMMUNICATION, AND DOCUMENTATION

협응은 여러 전문분야에 걸친 접근으로 DCD환자의 관

리에 있어서 중요하다. 연합협응과 의사소통은 사설 작업치료사, 말하기/언어 병리임상의, 그리고 유치원 스텝(교사, 학우)을 통해 이뤄질 것이다. Raymond는 발달시키는 재활프로그램(504 plan)하에 학교 내 지지 서비스를 받을 자격이 있다. 아이는 특수교육을 받을 자격이 없기 때문에, 미국장애인교육법[individuals with Disability Education Act(IDEA)]하의 치료서비스를 받을 자격도 없다. 모든 관리의 요소들은 미국물리치료사 협회(APTA)와 시설지침(facility guidelines)을 따라 기록될 것이다.

환자/고객 관련 교육
PATIENT/CLIENT RELATED INSTRUCTION

가족은 지도, 교육, 그리고 홈 프로그램에서의 훈련을 받게 될 것이다. 또한 부가적인 서비스를 구하기 위해 적절한 때 정보를 제공받을 것이다.

치료적 운동 THERAPEUTIC EXERCISE

- ♦ 유산소 능력/지구력 상태
  - 가정용 트레드밀에서 7분을 걷고 점차 시간을 늘림
  - 부모와 함께 가까운 곳 걷기와 점차 걷는 시간을 늘림
  - 지구력 향상을 위해 자전거(세발 자전거)를 타고, 점차 시간을 늘림
  - 지역 풀장에서 수영프로그램에 참여
- ♦ 균형, 협응성, 그리고 민첩성 훈련
  - 놀이터의 평균대 걷기; 앞으로 걷기, 옆으로 걷기; 4인치 넓이의 평균대에서 2인치 넓이로 진전
  - 집 앞, 보도블록을 한 발로 걷기
  - 반복적으로 짧은 걸음의 점프하기
  - 공(hippity-hop ball)에 앉아 방을 가로질러 움직이기; 지시에 멈추고 가기; 그리고 호각을 부를 때 방향 바꾸기
  - 부모와 동생과 함께 꼬리잡기 놀이하기
  - 물리치료사와 얘기하는 동안 다양한 크기와 무게의 물건 옮기기
  - 큰 블록 쌓기, 그리고 구조물 오르기와 밑으로 기기
- ♦ 신체 기전과 자세 안정화
  - 중심(core) 안정성을 증가하기 위해 걷기, 달리기, 그리고 점핑과 같은 대운동활동시 15~20분 동안 무거운 조끼 입기
  - 중심 안정성을 높이기 위하여 놀이터에서 대운동활동시 무게 있는 "허리춤에 차는 가방(fanny pack)"을 입기
  - 하루 중 일과 활동 중지하기
    - ■ 쉬는 시간동안, 자리에서 점핑하기, 작은 트램펄린(trampoline)에서 점핑하기, 스쿠터(scooter board)에 앉아 앞으로 가기와 같은 자세적 안정 활동에 참여하기
  - 앉아있는 동안 허리를 펼 수 있도록 등의 가장 높은 부위에 등받침 쿠션을 이용
  - 어깨 주위의 안정성을 증진시키기 위해 팔로 지지하고, 배를 깔고 엎드려 있는 동안 이야기책 보기
  - 몸통 자세 안정성 증진을 위해 작은 매트에 서서 상자 안에 공기(bean bag) 장난감 던지기
  - 씩씩하게 걷는 것과 같은 리드미컬하고 지속적인 움직임에 참여하기
- ♦ 보행과 이동 훈련
  - 다양한 지형(모래, 자갈, 잔디 등등)의 놀이터 걷기
- ♦ 신경운동 발달 훈련
  - 구강운동 기술 증진을 위한 활동
    - ■ 악기나 인형을 이용하여 부는 행위
    - ■ 심호흡을 하기 위해 앞가슴에 압력을 주는 것처럼 불기 전에 신호를 주기
    - ■ 빨대를 통해 거품을 분다든지, 입술을 더 오므리기 위해 탁구공을 테이블에서 불기
    - ■ 매 식사 때, 빨대로 물 마시기
    - ■ 연필 끝에 있는 고무관(rubber tubing)을 씹도록 함
  - 전정기관의 발달과 손발의 촉각입력을 증가시키기 위해 수영 이용
  - 욕조에서 공놀이를 하고, 손으로 숨겨진 물건 찾기
  - 면도거품이나 비누거품을 이용하여 큰 거울에 그림 그리기
  - 손과 상지에 촉각과 고유수용성자극을 주기 위해 서서 펀칭 백(punching bag) 이용
  - 감각 조직화를 위해 짧은 시간 동안 신축성(spandex) 있는 옷 입기
  - 놀이를 하기 전에 얼굴, 배, 그리고 발에 심부 마사지
  - 섬세한 운동 활동을 하기 전 Raymond 자신의 손으로

심부 마사지를 하는데 물이 필요 없는 비누를 이용

- 섬세한 운동 작업 시 손을 이용하기 전에 찰흙으로 공을 만들거나 만지작거리며 쥐기

♦ 근력, 힘 그리고 지구력 훈련

- 엎드리거나(손 이용하기) 앉은 자세(손 또는 발 이용하기)에서 자신을 움직이기 위해 스쿠터(scooter board) 이용
- 지구력을 증가하기 위해 탄력 봉과 작은 아령을 이용하여 "Raymond 스타만들기" 같은 특별한 운동 비디오 이용
- 태권도, 볼링, 축구, 또는 T-볼과 같은 레크레이션 활동에 참여하도록 부추기기
- 팔과 다리에 작은 무게를 이용하여 헬스클럽에서 아버지와 운동하기
- 팔과 다리, 그리고 몸 강화를 위해 책, 움직이는 의자, 그리고 놀이 장비와 같은 무거운 물건 밀고 끌기
- 펌핑(pumping)은 팔로, 밀기는 다리를 이용하여 놀이터에서 놀기
- 놀이터 미끄럼틀 꼭대기에 올라갈 때, 발목 주위에 2파운드 무게를 달고 계단 오르기
- 줄이나 탄력 봉을 이용하여 줄다리기와 같은 놀이 활동에 참여하기

자가치료와 가정 관리에서의 기능적인 훈련
FUNCTIONAL TRAINNING IN SELF-CARE AND HOME MANAGEMENT

♦ 자가치료

- 먹기 기술: 음식을 먹을 때 도구 사용
- 부모의 감독 하에 혼자서 양치
- 셔츠와 바지 단추 끼기를 포함한 옷 입기와 벗기 활동
- 지퍼가 있는 바지와 없는 바지를 입고 화장실 사용하기, 적절한 위생 이용

일, 지역사회 그리고 여가 통합 또는 재통합에서의 기능적인 훈련
FUNCTIONAL TRAINING IN WORK, COMMUNITY, AND LEISURE INTEGRATION OR REINTEGRATION

♦ 놀이

- T-볼, 축구, 태권도와 같은 놀이 활동으로 균형과 자세 교육을 수행

예상 목표와 기대 결과
ANTICIPATED GOALS AND EXPECTED OUTCOMES

♦ 손상에 미치는 영향

- Raymond의 사회성, 운동성 수행력 증진을 위해 동일한 손상의 아이들과 소규모 그룹 작업의 흥미를 이용함
- 균형 반응과 자세 조절이 증진됨
- 대운동활동의 지구력이 증진됨
- 자기 선택 운동활동의 연습 횟수가 증가함
- 운동 계획화 기술이 증진됨
- 말하기/소리 내기 기술이 증진됨
- 상 · 하지의 근력이 증진됨

♦ 기능적인 제한에 미치는 영향

- 양손을 이용하여 10인치 지름의 공을 주고받기 한다.
- 혼자서 셔츠의 큰 단추를 채우고 푸는 것을 한다.
- 혼자서 넘어지는 일 없이 고르고 울퉁불퉁한 지형에서 방향과 속도를 변화하여 걷는다.
- 지퍼 채우는 것을 도와 준 후 재킷의 지퍼를 혼자서 채우고 연다.
- 자가 관리는 혼자서 가능하다.
- 식사 중, 고기 음식(포크)과 버터 빵(나이프)을 먹을 때 도구를 사용한다.

♦ 장애에 미치는 영향

- 지역사회 활동에 참여한다.
- 가족 활동에 참여한다.
- 학교 활동에 참여한다.
- 놀이터에서 다른 아이들과 논다.

♦ 건강, 웰니스, 운동에 미치는 영향

- 부모는 Raymond가 지역의 수영 프로그램, 체조, 축구, 또는 가라데와 같은 레크레이션활동에 참여하도록 격려한다.
- 과도한 피로 없이 15~20분 동안 또래아이들과 놀이 활동에 참여한다.
- 또래아이들과 함께 연령에 맞는 대운동활동에 참여한다.
- 가족 자전거 여행중, 5마일 동안 자전거 타기를 한다.

♦ 사회적 자원에 대한 영향

- 허용자원을 최대한 이용한다.
- 기록은 환자관리와 서로간의 합의, 그리고 *APTA's Guidelines for Physical Therapy Documentation*[42]을 따라 전반적으로 이뤄진다.
- 부모는 전정과 고유수용성 활동이 포함될 Raymond의 가정 프로그램을 성취한다.

♦ 환자/고객 만족

- 돌봄은 가족과 그 밖의 돌보는 사람과 함께 공동으로 이뤄진다.
- 부모와 돌보는 사람은 아이의 진단에 관한 영향을 넓게 이해하게 될 것이다.
- Raymond의 부모는 지역 사회의 자원과 이용에 관해 이해하게 될 것이다.

재검사 REEXAMINATION

재검사는 관리(care)의 전반적인 사건들에 걸쳐 이루어진다. 이 같은 패턴에 놓인 환자는 일생에 걸쳐 다양한 사건들에서 관리를 기대하게 될 것이다. 정기적 재검사와 관리에서의 새로운 사건들의 초기에 환자의 기능적 제한 또는 장애의 변화를 겪게 될 것이다. 이 같은 검사는 환자 자신의 신체적 상태, 돌보는 사람, 환경, 또는 임무의 요구를 포함한 다양한 요소의 변화의 결과로서 효과적인 적응과 안정성을 환자가 지속할 수 있도록 할 것이다.

퇴원 DISCHARGE

Raymond는 12개월 동안 총 18번의 물리치료를 통해 목표를 달성했고, 따라서 물리치료적 관리에서 퇴원하게 되었다. 하지만 Raymond가 퇴원하여 차후 어떤 사건이 생길지 또 어떤 변화가 찾아올지 예측할 수는 없다. 따라서 가족은 물리치료사에게 정기적인 재검사를 받게 하고, 그에 따른 새로운 물리치료방법과 관리에 대해 교육을 받아야 한다.

심리적인 면 PSYCHOLOGICAL ASPECTS

수많은 연구결과, DCD아동은 정신과적 문제에 노출되어 있음을 알 수 있었다.[114-117] 여기서 주목할 점은 DCD아동 스스로가 또래아이들보다 운동능력, 학업능력, 신체적 외모, 그리고 사회적 수용(social acceptance) 측면에서 부족함을 인식한다는 것이다.[114-117] Skinner와 Piek[117]는 이러한 인식이 학교 또는 사회적 공동체에 참여하는 동기부여를 감소시킨다고 제언하였다. DCD아동과 청년기 DCD환자는 목표설정 단계 동안, 정신과적 문제가 있는지 확인해야 한다. 덧붙여, 아이의 자존감과 자기인식을 증진하고 보호하기 위해 물리치료 중재 동안, 노력을 기울여야 한다.

참고문헌 REFERENCES

1. Thompson PM, Hayashi KM, Sowell ER, et al. Mapping cortical change in Alzheimer's disease, brain development, and schizophrenia. *Neuroimage*. 2004;23(Suppl 1):S2-S18.
2. Memoli F, Sapiro G, Thompson P. Implicit brain imaging. *Neuroimage*. 2004;23(Suppl 1):S179-S188.
3. Ballmaier M, Kumar A, Thompson PM, et al. Localizing gray matter deficits in late-onset depression using computational cortical pattern matching methods. *Am J Psychiatry*. 2004; 161(11):2091-2099.
4. Pitiot A, Delingette H, Thompson PM, Ayache N. Expert knowledge-guided segmentation system for brain MRI. *Neuroimage*. 2004;23(Suppl 1):S85-S96.
5. Leow A, Yu CL, Lee SJ, et al. Brain structural mapping using a novel hybrid implicit/explicit framework based on the level-set method. *Neuroimage*. 2005;24(3):910-927.
6. Nolte J. *The Human Brain: An Introduction to Its Functional Anatomy*. 4th ed. St. Louis, MO: Mosby; 1999.
7. Leonard CT. *The Neuroscience of Human Movement*. St. Louis, MO: Mosby-Year Book Inc; 1998.
8. Crome L. Pathology of Down's syndrome. In: Hilliard LT, Kirman BH, eds. *Mental Deficiency*. Boston, MA: Little Brown; 1965.
9. Gath A. Cerebral degeneration in Down's syndrome. *Dev Med Child Neurol*. 1981;23:814-817.
10. Diamond LS. Orthopedic disorders in Down syndrome. In: Lott IT, McCoy EE, eds. *Down Syndrome: Advances in Medical Care*. New York, NY: Wiley Liss; 1992:111-126.
11. Cohen WI. Health care guidelines for individuals with Down syndrome. *Down Syndrome Quarterly*. 1996;1(2):1-10.
12. Pueschel SM, Siola PH, Perry CD, et al. Atlantoaxial instability in children with Down syndrome. *Pediatr Radiol*. 1981; 10:129-132.
13. American Psychiatric Association. Motor skills disorder 315.40.: developmental coordination disorder. In: *Diagnostic and Statistical Manual of Mental Disorders (DSM-IV)*. 4th ed. Washington, DC: American Psychiatric Association; 1994:53-55.
14. Miyahara M, Register C. Perceptions of three terms to describe physical awkwardness in children. *Res Dev Disabil*. 2000;21:367-376.

15. Missiuma C, Polatajko H. Developmental dyspraxia by any other name: are they all just clumsy children? *Am J Occup Ther.* 1995;49:619-627.
16. Hall DMB. The children with DCD. *BMJ.* 1988:296;375-376.
17. National Research Council and Institute of Medicine. From neurons to neighborhoods: the science of early childhood development. Committee on integrating the science of early childhood development. In: Shonkoff JP, Phillips DA, eds. *Board on Children, Youth, and Families, Commission on Behavioral and Social Sciences and Education.* Washington, DC. National Academy Press; 2000.
18. Carey J, ed. *Brain Facts: A Primer on the Brain and Nervous System.* Washington, DC: The Society for Neuroscience; 2002.
19. O'Hare ED, Kan E, Yoshii J, et al. Mapping cerebellar vermal morphology and cognitive correlates in prenatal alcohol exposure. *Neuroreport.* 2005;22;16(12):1285-1290.
20. Riley EP, Thomas JD, Goodlett CR, et al. Fetal alcohol effects: mechanisms and treatment. *Alcohol Clin Exp Res.* 2001;25(5 Suppl ISBRA):110S-116S.
21. Walsh D. *Why Do They Act That Way? A Survival Guide to the Adolescent Brain for You and Your Teen.* New York, NY: Free Press; 2004.
22. Gogtay N, Giedd JN, Lusk L, et al. Dynamic mapping of human cortical development during childhood through early adulthood. *Proc Natl Acad Sci U S A.* 2004;101(21):8174-8179.
23. Sowell ER, Thompson PM, Leonard CM, et al. Longitudinal mapping of cortical thickness and brain growth in normal children. *J Neurosci.* 2004;24(38):8223-8231.
24. Als H, Duffy FH, McAnulty GB, et al. Early experience alters brain function and structure. *Pediatrics.* 2004;113:846-857.
25. Elbert T, Rockstroh B. Reorganization of human cerebral cortex: the range of changes following use and injury. *Neuroscientist.* 2004;10(2):129-141.
26. Dong WK, Greenough WT. Plasticity of nonneuronal brain tissue: roles in developmental disorders. *Ment Retard Dev Disabil Res Rev.* 2004;10(2):85-90.
27. Candia V, Wienbruch C, Elbert T, Rockstroh B, Ray W. Effective behavioral treatment of focal hand dystonia in musicians alters somatosensory cortical organization. *Proc Natl Acad Sci U S A.* 2003;100(13):7942-7946.
28. Kramer AF, Bherer L, Colcombe SJ, Dong W, Greennough WT. Environmental influences on cognitive and brain plasticity during aging. *J Gerontol A Biol Sci Med Sci.* 2004;59(9): M940-M957.
29. Carper J. *Your Miracle Brain.* New York, NY: HarperCollins; 2000.
30. Eriksson PS, Perfilieva E, Bjork-Eriksson T, et al. Neurogenesis in the adult human hippocampus. *Nat Med.* 1998;4(11):1313-1317.
31. Eriksson PS. Neurogenesis and its implications for regeneration in the adult brain. *J Rehabil Med.* 2003;(Suppl 41):17-19.
32. Gage FH. Neurogenesis in the adult brain. *J Neurosci.* 2002; 22(3):612-613.
33. Brown J, Cooper-Kuhm CM, Kempermann G, et al. Enriched environment and physical activity stimulate hippocampal but not olfactory bulb neurogenesis. *Eur J Neurosci.* 2003;17(10):2042-2046.
34. Leuner B, Mendolia-Loffredo S, Kozorovitshiy Y, et al. Learning enhances the survival of new neurons beyond the time when the hippocampus is required for memory. *J Neurosci.* 2004;24(34);7477-7481.
35. Schaffer DV, Gage FH. Neurogenesis and neuroadaptation. *Neuromolecular Med.* 2004;5(1):1-9.
36. Lie DC, Song H, Colamarino SA, Ming GL, Gage FH. Neurogenesis in the adult brain: new strategies for central nervous system diseases. *Annu Rev Pharmacol Toxicol.* 2004; 44:399-421.
37. Schinder AF, Gage FH. A hypothesis about the role of adult neurogenesis in hippocampal function. *Physiology.* 2004; 19:253-261.
38. Nyberg J, Anderson MF, Meister B, et al. Glucose-dependent insulinotropic polypeptide is expressed in adult hippocampus and induces progenitor cell proliferation. *J Neurosci.* 2005; 25(17):1816-1825.
39. Miyahara N, Mobs I. Developmental dyspraxia and developmental coordination disorder. *Neuropsychol Rev.* 1995;5:245-268.
40. Chu S. Developmental dyspraxia 1: the diagnosis. *British Journal of Therapy and Rehabilitation.* 1998;5:131-138.
41. Hadders-Algra M. Early brain damage and the development of motor behavior in children: clues for therapeutic intervention? *Neural Plast.* 2001;8:31-49.
42. American Physical Therapy Association. Guide to physical therapist practice. 2nd ed. *Phys Ther.* 2001;81:9-744.
43. VanSant AF. Rising from a supine position to erect stance: description of adult movement and a developmental hypothesis. *Phys Ther.* 1988;68:1330-1338.
44. Hook EB, Lindsjo A. Down syndrome in live births by single year maternal age interval in a Swedish study: comparison with results from a New York State study. *Am J Hum Genet.* 1978; 30(1):19-27.
45. Novitski E. *Human Genetics.* New York, NY: MacMillian; 1977.
46. Benda CE. *Down Syndrome.* New York, NY: Grune and Stratton; 1969.
47. Wisniewski KE. Down syndrome children often have brain with maturational delay, retardation of growth and cortical dysgenesis. *Am J Med Genet Suppl.* 1990;7:274-281.
48. Raz N, Torres IJ, Briggs MS, et al. Selective neuroanatomic abnormalities in Down's syndrome and their cognitive correlates. Evidence from MRI morphometry. *Neurology.* 1995; 45:356-366.
49. Mann DMA. The pathological association between Down syndrome and Alzheimer disease. *Mech Ageing Dev.* 1988;31:99-136.
50. Wisniewski KE, Wisniewski HM, Wen GY. Occurrence of neuropathological changes and dementia of Alzheimer's disease in Down's syndrome. *Ann Neurol.* 1985;17:278-282.
51. Lai F, Williams RS. A prospective study of Alzheimer disease in Down syndrome. *Arch Neurol.* 1989;46:849-853.
52. Pueschel SM, Louis S, McKnight P. Seizure disorders in Down syndrome. *Arch Neurol.* 1991;48:318-320.
53. Fong C, Brodmer GM. Down's syndrome and leukemia. Epidemiology, genetics, cytogenetics and mechanism of leuke-

mogenesis. *Cancer Genet Cytogenet.* 1987;28:55-76.
54. Murphy M, Epstein LB. Down syndrome (trisomy 21) thymuses have a decreased proportion of cells expressing high level of TCRα, β and CD3: a possible mechanism for diminished T cell function in Down syndrome. *Clinical Immunology and Immunopathology.* 1990;55:453-467.
55. Cuadrado E, Barrena MJ. Immune dysfunction in Down's syndrome: primary immune deficiency or early senescence of the immune system? *Clinical Immunology and Immunopathology.* 1996;78:209-214.
56. Kennedy RL, Cuckle HS. Down's syndrome and the thyroid. *Clin Endocrinol.* 1992;37:471-476.
57. Ayres AJ. *Developmental Dyspraxia and Adult Onset Apraxia.* Torrance, CA: Sensory Integration International; 1985.
58. Hulme C, Smart A, Moran G. Visual perceptual deficits in clumsy children. *Neuropsychologia.* 1982;20:475-481.
59. Hulme C, Biggerstaff A, Moran G, et al. Visual, kinaesthetic and cross-modal judgments of length by normal and clumsy children. *Dev Med Child Neurol.* 1982;24:461-471.
60. Wilson PH, McKenzie BE. Information processing deficits associated with developmental coordination disorder: a meta-analysis of research findings. *J Child Psychol Psychiatry.* 1998; 39:829-840.
61. Laszlo JI, Bairstow PJ, Bartrip J, et al. Clumsinesss or perceptuo-motor dysfunction? In: Colley AM, Beech JR, eds. *Cognition and Action in Skilled Behaviour.* Amsterdam, The Netherlands: Elsevier; 1988:293-309.
62. Laszlo JI, Bairstow PJ. Kinaesthesis: its measurement training and relationship to motor control. *Q J Exp Psychol.* 1983;35:411-421.
63. Bairstow PJ, Laszlo JI. Kinaesthetic sensitivity to passive movements in children and adults, and its relationship to motor development and motor control. *Dev Med Child Neurol.* 1981; 23:606-616.
64. Smyth MM, Mason US. Direction of response in aiming to visual and proprioceptive targets in children with and without developmental coordination disorder. *Hum Mov Sci.* 1998;17:515-539.
65. Smyth TR, Glencross DJ. Information processing deficits in clumsy children. *Australia Journal of Psychology.* 1986;38:13-22.
66. Wann JP, Mon-Williams M, Rushton K. Postural control and coordination disorders: the swinging room revisited. *Hum Mov Sci.* 1998;17:491-513.
67. McNab JJ, Miller LT, Polatajko HJ. The search for subtypes of DCD: is cluster analysis the answer? *Hum Mov Sci.* 2001; 20:49-72.
68. Kaplan BJ, Wilson BN, Dewey DM et al. DCD may not be a discrete disorder. *Hum Mov Sci.* 1998;17:471-490.
69. Silver LB. *The Misunderstood Child.* Blue Ridge Summit, PA: Tab Books; 1992.
70. Connolly BH. Pediatric medications. Orthopaedic Physical Therapy, Home Study Course 98-2. Orthopaedic Section, American Physical Therapy Association, 1998.
71. Durstine JL, Moore GE, eds. *ACSM's Exercise Management for Persons with Chronic Diseases and Disabilities.* 2nd ed. Champaign, IL: Human Kinetics; 2003.
72. MTA Cooperative Group. A 14-month randomized clinical trial of treatment strategies for attention-deficit/hyperactivity disorder. *Arch Gen Psychiatry.* 1999;56:1073-1086.
73. Schweitzer JB, Cummins TK, Kant CA. Attention-deficit/hyperactivity disorder. *Med Clin North Am.* 2001;85(3):757-777.
74. American Academy of Child and Adolescent Psychiatry. Practice parameter for the use of stimulant medications in the treatment of children, adolescents, and adults. *J Am Acad Child Adolesc Psychiatry.* 2002;41(2, Suppl):26S-49S.
75. Elia J, Ambrosini PJ, Rapoport JL. Treatment of attention-deficit hyperactivity disorder. *N Engl J Med.* 1999;340(10):780-788.
76. Richards G. Growth charts for Down syndrome. Available at: http://www.growthcharts.com/charts/DS/charts.htm. Accessed June 14, 2005.
77. Bayley N. *Bayley Scales of Infant Development-II (BSID-II).* 2nd ed. San Antonio, TX: The Psychological Corp; 1993.
78. Piper MC, Darrah J. *Motor Assessment of the Developing Infant.* Philadelphia, PA: WB Saunders; 1994.
79. Folio MR, Fewell RR. *Peabody Developmental Motor Scales. Examiner's Manual.* 2nd ed. Austin, TX: Pro-ed; 2000.
80. DeGangie GA, Greenspan SI. *Test of Sensory Function in Infants (TSFI).* Los Angeles, CA: Western Psychological Services; 1989.
81. Melyn M, White D. Mental and developmental milestones of noninstitutionalized Down syndrome children. *Pediatrics.* 1973;52:542-545.
82. Connolly B, Russell FF. Interdisciplinary early intervention program. *Phys Ther.* 1978;56:155-158.
83. Connolly B, Morgan S, Russell FF, et al. Early intervention with Down syndrome children: follow-up report. *Phys Ther.* 1980;60:1405-1408.
84. Ulrich DA, Ulrich BD, Angulo-Kinzler RM, et al. Treadmill training of infants with Down syndrome: evidence-based developmental outcomes. *Pediatrics.* 2001;108:84-90.
85. Connolly CH, Morgan SC, Russell FF, Fulliton WL. A longitudinal study of children with Down syndrome who experienced early intervention programming. *Phys Ther.* 1993;73: 171-179.
86. Shea AM. Motor attainments in Down syndrome. In: Lister E, ed. *Proceedings of the II STEP Conference; Contemporary Management of Motor Control Problems.* Alexandria, VA: Foundation for Physical Therapy; 1991:225-236.
87. Shumway-Cook A, Woollacott MH. Dynamics of postural control in the child with Down syndrome. *Phys Ther.* 1985; 65:1315-1322.
88. Spano M, Meruri E. Rando T, et al. Motor and perceptual-motor competence in children with Down syndrome: variation in performance with age. *Eur J Paediatr Neurol.* 1999;3:7-13.
89. Dichter CG, Darbee JC, Effgen SK, Palisano RJ. Assessment of pulmonary function and physical fitness in children with Down syndrome. *Pediatric Physical Therapy.* 1993;5:3-8.
90. Wisniewski K, Howe J, Williams DF, Wisniewski HM. Precocious aging and dementia in patients with Down's syndrome. *Biological Psychiatry.* 1978;13:619-627.
91. Dalton AJ, Crapper DR. Down's syndrome and aging of the brain. In: Mittler P, ed. *Research to Practice in Mental Retardation. Biomedical Aspects.* Vol III. Baltimore, MD: University Park Press; 1977.

92. Fenner ME, Hewitt KE, Torpy DM. Down's syndrome: intellectual and behavioral functioning during adulthood. *Journal of Mental Deficiency Research*. 1987;31:241-249.
93. Burt DB, Loveland KA, Chen YW, et al. Aging in adults with Down syndrome. Report from a longitudinal study. *American Journal of Mental Retardation*. 1995;3:262-270.
94. Erson T. *Courageous Pacers*. Corpus Christi, TX. Pro-Activ Publications; 1993.
95. Dunn W. *Sensory Profile*. San Antonio, TX: The Psychological Corp; 1999.
96. Gentile AM. The nature of skill acquisition: therapeutic implications for children with movement disorders. *Medicine and Sport Science*. 1992;36:31-40.
97. Reeves GD, Cermak SA. Disorders of practice. In: Bundy AC, Lane SJ, Murray EA, eds. *Sensory Integration: Theory and Practice*. 2nd ed. Philadelphia, PA: FA Davis; 2002:71-100.
98. Densem JF, Nuthall A, Bushnell J, et al. Effectiveness of a sensory integrative program for children with perceptual-motor deficits. *J Learn Disabil.* 1989;22(4):221-229.
99. Polatajko HJ, Law M, Miller J, et al. The effect of sensory integration program on academic achievement, motor performance, and self-esteem in children identified as learning disabled: results of a clinical trial. *Occupational Therapy Journal of Research*. 1991;11:155-176.
100. Humphries TW, Wright M, Snider I, et al. A comparison of the effectiveness of sensory integration therapy and perceptual motor training in treating children with learning disabilities. *J Dev Behav Pediatr*. 1992;13:31-40.
101. Wilson BN, Kaplan BJ, Fellowes S, et al. The efficacy of sensory integration treatment compared to tutoring. *Physical and Occupational Therapy in Pediatrics*. 1992;12(1):1-35.
102. Stonefelt LL, Stein F. Sensory integrative techniques applied to children with learning disabilities: an outcome study. *Occup Ther Int*. 1998;5(4):252-272.
103. Vargas S, Camilli F. A meta-analysis of research on sensory integration treatment. *Am J Occup Ther*. 1999;53(2):189-198.
104. Polatajko HJ, McNab JJ, Anstett B, et al. A clinical trial of the process-oriented treatment approach for children with developmental coordination disorder. *Dev Med Child Neurol.* 1995;37:310-319.
105. Sims K, Henderson SE, Hulme C, et al. The remediation of clumsiness: an evaluation of Laszlo's kinaesthetic approach (part 1). *Dev Med Child Neurol.* 1996;38(11):976-987.
106. Sims K, Henderson E, Morton J, et al. The remediation of clumsiness: is kinaesthesis the answer? (part two). *Dev Med Child Neurol.* 1996;38(11):988-997.
107. Revie G, Larkin D. Task-specific intervention with children reduces movement problems. *Adapted Physical Activity Quarterly.* 1993; 10:29-41.
108. Bouffard M, Wall AE. A problem solving approach to movement skill acquisition: implications for special populations. In: Reid F, ed. *Problems in Movement Control.* Amsterdam, The Netherlands: Elsevier Science; 1990.
109. Polatajko HJ, Mandich AD, Miller LJ, et al. Cognitive orientation to daily occupational performance (CO-OP): part II–the evidence. *Physical and Occupational Therapy in Pediatrics.* 2001;20(2/3):83-106.
110. Miller LT, Polatajko HJ, Missiuna C, et al. A pilot trial of a cognitive treatment for children with developmental coordination disorder. *Hum Mov Sci.* 2001;20(1-2):183-210.
111. Martini R, Polatajko HJ. Verbal self-guidance as a treatment approach for children with developmental coordination disorder: a systematic replication study. *Occupational Therapy Journal of Research.* 1998;8:157-181.
112. Raynor AJ. Strength, power, and coactivation in children with developmental coordination disorder. *Dev Med Child Neurol.* 2001;43:676-684.
113. Fisher AG. Utilizing practiced and theory: an occupational therapy framework. *Am J Occup Ther.* 1998;52:509-521.
114. Losse A, Henderson SE, Elliman D, et al. Clumsiness in children–do they grow out of it? A 10-year follow-up study. *Dev Med Child Neurol.* 1991;33:55-68.
115. Piek JP, Dworcan M, Barrett N, et al. Determinants of self-worth in children with the without developmental coordination disorder. *International Journal of Disability, Development and Education.* 2000;47:259-271.
116. Rose B, Larkin D, Berger BG. Coordination and gender influences on the perceived competence of children. *Adapted Physical Activity Quarterly.* 1997;12:210-221.
117. Skinner RA, Piek J. Psychosocial implications of poor motor coordination in children and adolescents. *Hum Mov Sci.* 2001;20:73-94.

제 3 장 유아 또는 소아에서 선천성 또는 후천성 중추신경계의 비진행성 질환과 관련된 운동기능과 감각통합의 손상 (패턴 C)

Impaired Motor Function and Sensory Integrity Associated With Nonprogressive Disorders of the Central Nervous System — Congenital Origin or Acquired in Infancy or Childhood (Pattern C)

해부학 ANATOMY

중추신경계의 해부학과 생리학은 패턴 B: 운동신경발달 손상, 패턴 D: 중추신경계의 비진행성 손상을 동반한 운동기능과 감각통합의 손상 — 후천적으로 청소년 또는 성인에서, 그리고 패턴 H: 척수의 비진행성 장애와 관련된 운동기능, 말초신경 통합성, 그리고 감각 통합성 손상에서 더 자세하게 설명하였다. 말초신경계의 해부학과 생리학은 패턴 F: 말초신경 손상에 의한 말초신경 통합과 근수행력의 결함에서 자세하게 설명하였다.

중추신경계는 감각지각, 인지와 움직임과 같은 기능을 조절하고, 그 밖의 구조(예, 감각수용기, 근골격계)에 관여하는 신경원과 사이신경원의 다양한 상호작용 고리로 구성된다.

중추신경계는 뇌와 척수로 이뤄지며, 뇌는 대뇌(cerebrum), 소뇌(cerebellum), 그리고 뇌줄기(brainstem)로 구성된다. 대뇌는 뇌들보(corpus callosum)로 연결되는 두 개의 대뇌반구와 사이뇌(diencephalon)를 포함한다. 소뇌는 소뇌벌레(vermis)로 연결되는 두 개의 반구를 가지고 있다. 뇌줄기는 중간뇌(midbrain), 다리뇌(pons), 숨뇌(medulla oblongata)를 포함한다.[1,2]

대뇌겉질(cerebral cortex)은 뇌의 가장 외측의 구조이며, 뇌줄기와 소뇌의 위에 위치하고 대뇌겉질의 중심에 있는 사이뇌 그리고 뇌들보의 심부 구조를 둘러싸고 있다. 뇌줄기는 소뇌의 앞쪽에 있고 척수에 연결된다. 뇌는 머리뼈(skull)에 의해 감싸여 있으며, 영양을 공급하고 보호를 하는 조직층(수막, meninges)으로 둘러싸여 있다. 척수는 척주에 감싸여 있고 뇌와 동일한 조직층으로 둘러싸여진 폐쇄성체계(enclosed system)의 연속성 형태를 이루고 있다. 뇌의 내부는 뇌실(ventricles)이라고 하는 열린 공간이 있으며, 이 영역은 뇌와 머리뼈 사이에 열려져 있는 공간(거미막밑공간, subarachnoid space)으로 뇌와 척수를 순환하는 뇌척수액(cerebrospinal fluid; CSF)을 담고 있다.

대뇌 CEREBRUM

대뇌는 두 개의 반구와 사이뇌로 형성되었다. 뇌의 주름이 발달하는 동안, 능선(회, gyrus), 고랑(구, sulci), 그리고 대뇌겉질을 더 세분화하기 위한 심부 고랑(틈새, fissure)이 형성된다. 이러한 세분화로 인하여 각 대뇌반구에는 다섯 개의 엽 — 이마엽(전두엽, frontal lobe), 마루엽(두정엽, parietal lobe), 뒤통수엽(후두엽, occipital lobe), 관자엽(측두엽, temporal lobe)과 둘레엽(limbic lobe) — 을 형성하게 된다.[2,3] 대뇌반구는 내측, 하부 공간을 지나는 뇌들보로 연결되어 있다.

이마엽은 가장 앞쪽에 있는 엽이고 중심구(central sulcus)와 가쪽구(lateral sulcus)가 경계선이다. 이마엽의 뒷면은 중심구에서 시작되어 뒤통수엽까지 부분인 마루엽이다. 가쪽구와 관자엽은 마루엽의 아래 부분에서 형성된다. 마루엽과 뒤통수엽 또는 마루엽과 관자엽의 윤곽을 나타내는 특정한 구는 없다. 관자엽은 가장 외측에 있는 엽이고, 이마엽과 마루엽 아래에 있고 뒷부분의 뒤통수엽까지의 부분이다. 뒤통수엽은 가장 뒷부분에 있는 엽이고, 마루엽과 관자엽의 후면에 위치하고 있다. 둘레엽은 이마엽, 마루엽, 그리고 뒤통수엽 밑인 뇌의 하방에 위치하며 뇌들보의 위에 있다.

사이뇌는 시상(thalamus), 시상하부(hypothalamus), 시상상부(epithalamus) 그리고 시상저부(subthalamus)로 구성되어 있다. 이것은 뇌들보의 아래인 대뇌의 중심에 그리고 뇌줄기의 위에 위치하고 있다. 후각을 제외한 모든 감각정보는 시상을 통과하여 대뇌겉질로 이동한다. 운동과 변연(limbic) 정보도 시상을 통과하게 된다.

뇌줄기 BRAINSTEM

뇌줄기는 중간뇌, 다리뇌, 그리고 숨뇌로 형성되어 있다. 중간뇌는 사이뇌의 아래에 위치하며 뇌줄기의 세 구조에서 첫 번째이다. 다리뇌는 고유다리뇌와 뇌교피개(pontine tegmentum)로 구성되며 중간뇌의 아래에 위치하며, 소뇌와 인접하고 있으며 제4뇌실의 바닥을 형성한다. 숨뇌는 개방과 폐쇄부분으로 구성된다. 폐쇄부분은 가장 아래 부분이며 척수와 연결된다. Ⅰ번(후각신경)과 Ⅱ번(시각신경)을 제외한 모든 뇌신경은 뇌줄기에 부착되어 있다.

바닥핵 BASAL GANGLIA

바닥핵은 대뇌와 뇌줄기 내의 심부에 위치하고 있으며 양측으로 구성되어 있다. 바닥핵의 중요한 핵은 조가비핵(putamen), 꼬리핵(caudate nuclei) 그리고 창백핵(globus pallidus)이며 흑색질(substantia nigra)과 시상밑핵(subthalamic nucleus)과 관련된 핵이다.[4] 꼬리핵은 C 모양의 구조이며 가쪽뇌실의 가쪽벽을 따라 위치하고 있고, 앞에는 마루엽을 따라 뇌포의 내측에서 관자엽의 편도체까지 이어진다. 조가비핵은 꼬리핵의 머리의 끝의 앞부분과 연결된다. 창백핵은 조가비핵의 내측에 위치하며 가쪽에 내포가 있다. 흑색질은 뇌줄기의 중간뇌에 위치하고 있다. 시상밑핵은 시상의 하부와 가쪽에 위치하며 내측에 내포가 있다.

바닥핵의 핵은 다음과 같이 꼬리핵과 조가비핵으로 구성된 줄무늬체(striatum) 또는 새줄무늬체(neostriatum), 창백핵으로 구성된 창백 또는 옛줄무늬체(paleostriatum), 그리고 조가비핵과 창백핵으로 구성된 렌즈핵(lentiform nucleus)으로 그룹화하여 이름 붙여져 있다.[2-4] 바닥핵은 일차운동, 전운동, 대뇌겉질과 시상의 관련부위가 포함된 운동회로의 한부분이다. 각각의 대뇌반구의 바닥핵은 동측으로 기능한다.

소뇌 CEREBELLUM

소뇌는 뒤통수엽 아래에 있고 뇌줄기의 뒤에 위치하며, 세 쌍의 소뇌다리(cerebellar peduncles)로 뇌줄기와 연결된다. 대뇌가로틈새(transverse fissure) 또는 세로틈새(longitudinal fissure)로 나누어진다. 가로는 전엽, 후엽과 타래결절엽(flocculonodular lobe)으로 나누어지고, 세로는 중심 소뇌벌레와 두 개의 반구로 나누어지며 중간반구를 더 나누게 되면 소뇌벌레와 외측 반구이다.[2,3]

소뇌는 대뇌보다 더 많은 신경이 있는 복합적인 구조이다. 각 반구는 신체의 동측을 조절한다.

척수 SPINAL CORD

척수의 해부학은 패턴 H: 척수의 비진행성 장애와 관련된 운동기능, 말초신경 통합성, 그리고 감각 통합성 손상에서 자세하게 설명하였다.

머리뼈 SKULL

머리뼈는 뇌의 외측을 감싸고 있다. 두 개의 중요한 구조인 뇌머리뼈(neurocranium)와 얼굴뼈대(facial skeleton)로 형성되어 있다. 뇌머리뼈는 뇌를 포함하고 보호하는 구조이다. 성인에서, 뇌머리뼈는 8개, 얼굴뼈대는 14개의 뼈로 이루어져 있다. 뇌머리뼈는 둥근 꼭대기에 머리뼈관(skullcap) 또는 머리덮개뼈(calvaria), 그리고 아래에는 머리뼈바닥(cranial base)으로 되어 있다. 출생 시 머리덮개뼈는 부드럽고 8개의 숫구멍(fontanelle)으로 나누어져 있으며, 이는 뇌가 성장함에 따라 빠르게 확장을 허용하는 것이다.[1] 머리뼈의 외부는 머리피부로 덮여져 있고 내부는 경질막으로 감싸여져 있다.

뇌(척수)막 MENINGES

뇌막 (Cranial meninges)

뇌막은 뇌를 보호하고 지지하는 세층의 조직으로 구성된다. 외층은 경질막, 다음은 거미막(arachnoid)이고 마지막은 연질막(pia mater)이다. 경질막은 세층 중 가장 두껍고 머리뼈의 아랫면에 부착되어 있고, 거미막은 연질막에 부착되어 있다. 연질막은 뇌에 부착된 혈관조직이다. 거미막과 연질막 사이의 공간은 거미막밑공간(subarachnoid space)이라 하며 뇌척수액을 담고 있다.[2]

척수막 (Spinal meninges)

척수막은 뇌에 부착되어 있는 경질막을 제외한 다른 뇌막과 연결되어 있다. 뇌에 연질막의 부착은 머리뼈의 큰구멍(foramen magnum)에서 끝나고 경질막주머니(dural sac)로 형성되어 척추관(vertebral canal) 아래로 이어지며, 아래의 꼬리뼈(coccyx)에 부착된다. 거미막밑공간은 거미막과 연질막 사이이며 척추관으로 이어진다.

뇌실계 VENTRICULAR SYSTEM

뇌실계는 4개의 뇌실, 뇌를 감싸고 있는 거미막밑공간, 척수, 그리고 뇌와 척수의 담고 있는 뇌척수액으로 구성된다.

첫 번째와 두 번째 뇌실은 각각의 대뇌반구에 포함된 한 쌍의 가쪽뇌실이다. 가쪽뇌실은 뒤쪽이 돌출된 "C" 모양이며 각 대뇌반구의 모든 엽에 걸쳐져 있고, 뇌실사이구멍(interventricular foramen)을 통하여 제3뇌실과 연결되어 있다. 제3뇌실은 사이뇌의 사이에 있으며 중뇌의 수도관을 통해 제4뇌실과 연결된다. 제4뇌실은 뇌교의 뒤쪽에 그리고 소뇌의 앞쪽에 위치하고 있다. 이러한 4개의 구멍(aperture) 중 하나는 제3뇌실과 연결되어 있고 3개는 중심관과 척주를 포함한 거미막밑공간과 연결되어 있다.[1,2]

거미막밑공간은 거미막과 연질막사이의 공간이다. 거미막밑수조(subarachnoid cistern)는 거미막과 연질막사이의 커다란 공간이며 뇌의 여러 부분에 형성되어 있고 뇌척수액, 뇌신경, 정맥과 동맥의 기원이 된다.[1]

뇌척수액은 가쪽뇌실의 아래와 제3뇌실과 제4뇌실의 위부분인 맥락얼기(choroid plexus)에서 생성된다. 중추신경계에서 뇌척수액의 총량은 약 130 mL이며, 25 mL는 가쪽뇌실의 대부분과 뇌실에서 포함하고 있다.[2] 뇌척수액은 뇌실계와 뇌와 척수 주위를 통하여 뇌실을 순환하면서 생산된다. 이러한 체액은 뇌의 표면 위와 심장으로 다시 체액을 운반하는 큰 정맥으로 재흡수된다.

혈관공급 VASCULAR SUPPLY

뇌의 순환계 해부학은 패턴 D: 중추신경계의 비진행성 손상을 동반한 운동기능과 감각통합의 손상 — 후천적으로 청소년 또는 성인에서에서 자세하게 설명하였다. 척수의 순환계 해부학은 패턴 H: 척수의 비진행성 장애와 관련된 운동기능, 말초신경 통합성, 그리고 감각 통합성 손상에서 설명하였다.

생리학 PHYSIOLOGY

뇌기능은 개인적인 프로그램 또는 활동 선택에 따라 매우 특별하게 되어 있다. 뇌 기능은 신체의 또 다른 시스템 및 환경과 서로 연결되어 있고 서로 독립적이다. 신경계가 수행하는 방법의 작용 또는 발전, 그리고 매일같이 발전하고 발견되는 새로운 정보에 대한 신경계는 많은 부분 알려져 있지 않다. 신경운동 발달과 뇌기능의 모델은 뇌기능을 분석하고 학습하기 위한 새로운 기술에 따라 변한다.[5-9] 뇌와 신경계의 기능과 발달에 대한 유용한 정보는 문헌이나 웹사이트 그리고 책 등에서 자세히 볼 수 있다. 이 장은 특별한 뇌기능을 제공하는 것이 아닌 개괄적인 내용이다. 독자들은 더 자세한 정보를 위하여 그 밖의 자료들을 찾아보길 바란다.

대뇌겉질 CEREBRAL CORTEX

피라밋 신경세포 (Pyramidal neurons)

피라밋 신경세포는 대뇌겉질에서 대부분의 신경으로 형성된다. 추체신경은 둥근 모양이고, 세포체에서 가지돌기(dendrite)가 가로와 수직으로 뻗어 있다. 크기는 작은 것에서부터 큰 것으로 되어 있고, 대부분 섬유는 축삭이 길고 축삭은 흥분성 연접효과로 인하여 다른 겉질 또는 겉질밑 부분으로 뻗어 있다.[2,3]

비피라밋 신경세포 (Nonpyramidal neurons)

대뇌겉질의 다른 모든 신경세포는 비피라밋 신경세포로 간주한다. 비피라밋 신경세포는 구조가 다양하며 크기는 대부분 작고, 다극 별세포(stellate cell) 또는 과립세포(granule cell)이고, 축삭이 짧고 억제 연접효과로 인하여 대부분 겉질에 존재한다.[2,3]

겉질 신경세포의 구성 (Organization of neurons of the cortex)

겉질은 층에서는 가로 그리고 기둥에서는 수직으로 구성되어 있다. 새겉질의 90%는 6개 가로층(동형 부분)으로 정렬되어 있다. 층(layer) 내에 포함된 세포의 유형은 층과는 차이가 있다. 층은 새겉질의 가쪽면에서 시작하여 안쪽면으로 번호를 정한다. 층과 세포의 유형은 다음과 같다.[2,3]

Ⅰ. 분자세포층(Molecular layer): 주로 다른 층 세포의 축삭과 가지돌기
Ⅱ. 가쪽 과립세포층(External granular layer): 작은 과립세포와 주로 다른 겉질부분 또는 판(laminae, 사이신경)으로 방사되는 피라밋 신경세포
Ⅲ. 가쪽 피라밋세포층(External pyramidal layer): 중간 그리고 큰 피라밋세포
Ⅳ. 내측 과립세포층(Internal granular layer): 밀집된 과립세포
Ⅴ. 내측 피라밋세포층(Internal pyramidal layer): 큰 피라밋세포
Ⅵ. 뭇모양(방추)세포층(Multiform〔fusiform〕 layer): 상부의 층으로 가지돌기가 방사되고 하부의 백색질로 축삭이 방사되는 작은 비피라밋세포

겉피질의 이소성 부분(Heterotopic area)은 6개 층으로 되어있지 않지만, 유형과 층이 다양하다. 이러한 부위는 일차운동겉질과 일차감각부분이다.

게다가 가로층에서, 겉질은 수직 기둥으로 구성되어 있다. 이러한 기둥은 같은 신체부위에 접근하며 자극의 같은 유형에 반응한다.[10] 이러한 겉질의 특정부위에 나타나는 기능을 설명하기 위한 것이고, 정확한 과제의 수행은 다양한 부위의 통합을 필요로 하는 과제처럼 하나보다 더 많은 부분을 필요로 한다. 겉질의 지도는 기능의 부분을 설명하는 것이다. 특별한 지도는 기술이 증진되면서 서서히 발전되며 다시 확인되었다.[5-9] 뇌의 전반적인 용어는 운동, 감각, 연합 그리고 가장자리계통 기능부분으로 구성된다. 이마엽은 일차운동겉질과 전운동겉질을 포함한다. 체성감각겉질은 마루엽에 포함된다. 중추신경계 기능의 전반적인 부위는 표 3-1에 설명하였다.

같은 대뇌반구에서 시작하여 끝나는 들신경섬유(afferent fiber)를 연합섬유(association fiber)라고 한다. 반대의 대뇌반구에서 시작하는 들신경섬유는 맞교차섬유(commissural fiber)이다. 연합섬유는 대뇌반구로 이동하고, 대뇌반구 내 연결부분의 큰 다발(bundle)로 형성된다. 맞교차섬유는 뇌들보 또는 앞맞교차(anterior commissure)를 통하여 다른 반구로 이동한다. 시상은 겉질밑 들신경섬유의 중요한 근원이다.

뇌의 기둥과 층의 기관은 많은 이유로 중요하다. 뇌의 한 부분 손상은 이 부분과 관련된 기술과 활동에 영향을 주지 않지만, 이러한 모든 기능은 이 부위와 관련이 있다. 반면, 층과 수직 구성으로 인하여 손상된 부분과 인접한 신경세포는 손상된 부분의 활동을 수행할 수 있다.

가소성 PLASTICITY

신경가소성은 전 생애를 통하여 학습하고 적응하는 뇌의 능력이라 일컫는다. 이것은 연접생성(synaptogenesis), 가지돌기 발아(dendrite sprouting), 유공 연접(perforated synapse) 그리고 다양한 연접 단추(multiple synaptic boutons)로 인하여 동적이며 진행되는 과정이다.[2-4,11]

가소성에는 경험-독립적, 경험-기대적(expectant), 그리고 경험-의존적의 세 유형이 있다.[12] 경험-독립적(experience-independent) 가소성은 뇌에서 자발적으로 일어나고 외부 입력에 의해서 의존적이지는 않다. 경험-기대적(experience-expectant) 가소성은 발달을 위해 입력을 필요로 하거나 "기대"한다. 외부 입력이 제공되지 않는다면, 뇌의 부분은 발달하지 않는다. 이러한 예가 시각의 발달이다.[13,14] 경험-의존적(experience-dependent) 가소성은 특정 부위의 더 많은 발달 또는 재확인을 위해 사용된다.[14,15] 이것은 사람에서 사람으로 뇌 지도에 광범위한 변화를 위한 학습 및 계정(account)을 하는데 사용하는 과정이다. 이것은 운동기술 획득과 발작 후 회복을 위하여 사용된다.[16-18] 이것은

표 3-1 중추신경계 주요 구조의 전반적인 기능에 대한 개요

구조	기능
대뇌(cerebrum)	
좌측반구(left hemisphere)	신체의 오른쪽 조절; 말하기, 쓰기, 언어, 계산
우측반구(right hemisphere)	신체의 왼쪽 조절; 공간능력, 시각에서 얼굴 재인식, 음악 지각과 생성
이마엽(전두엽, frontal lobe)	움직임의 시작; 쓰기와 언어, 말하기의 생성, 성격, 통찰, 예견, 기능관리, 고위 지적 기능; 감정 조절
마루엽(두정엽, parietal lobe)	몸 감각 정보의 전달 시작; 언어의 이해, 공간적 지남력과 지각, 집중력
관자엽(측두엽, temporal lobe)	청각; 언어의 이해, 시각 지각, 언어, 말, 기억, 감정
뒤통수엽(후두엽, occipital lobe)	시각
둘레엽(변연엽, limbic lobe)	감정; 기억, 내적 조정, 생체 리듬
뇌들보(corpus callosum)	좌측과 우측 반구 연결; 대뇌 반구 사이에 연결 도움
사이뇌(diencephalon)	
시상(thalamus)	모든 감각 정보 받음
시상하부(hypothalamus)	자율신경계; 뇌하수체 기능 조절, 수면과 식욕 조절, 둘레 계통과 협력
뇌줄기(brainstem)	대뇌에서 척수/말초신경계, 척수/말초신경계에서 대뇌로 정보 수송, 호흡과 심박동 조절, 반사
중간뇌(midbrain)	호흡, HR, 통증 지각 그리고 움직임 조절
다리뇌(pons)	호흡, HR, 앞뇌에서 척수/말초계, 척수/말초계에서 앞뇌로 정보 수송 조절
숨뇌(medulla oblongata)	혈관 운동, 심장, 호흡 조절, 기침, 구역질 삼키기와 구역질의 중추
그물계(망상계, reticular system)	각성; 감각 입력 수정, 운동조절의 감정 겹침, 민첩의 정도
바닥핵(기저핵, basal ganglia)	운동과정과 운동 학습; 연속적인 운동 실행과 끝마침, 움직임의 시작과 조절 그리고 움직임 계획, 움직임의 크기 조정(속도, 크기, 방향), 자세 반응 예상과 보상, 보호 반응
꼬리핵(미상핵, caudate)	운동 목적과 전반적인 운동계획 확립, GABA 분비로 억제
조가비핵(피각, putamen)	운동 명령 시작, 눈-손 협응, 균형, GABA 분비로 억제
창백핵(담창구, globus pallidus)	운동 명령의 크기 조절
흑색질(substantia nigra)	바닥핵의 다른 부위와 활동; 움직임 시작에서 신호 제공, 도파민 분비로 흥분
시상밑핵(subthalamus)	정확한 명령으로 운동 계획 비교
소뇌(cerebellum)	수의적 움직임의 계획에 참여; 피드포워드와 피드백, 운동학습과 운동 계획, 평형, 균형, 팔다리 움직임의 협응, 근육긴장도, 움직임의 수행, 근강도 조절, 아떠한 목적으로 유발되는지 움직임의 기능 비교; 근수축의 순서
벌레(충부, vermis)	자세 조절; 안구운동
가측반구(lateral hemispheres)	운동계획; 움직임의 속도, 시간과 정확성, 특히 더 빠르고 정밀하게 되는 숙련된 기술의 습득, 신체 동측에 영향
중간구역(intermediate zone)	팔다리 움직임 조절
타래결절엽(편엽, flocculus)	평형; 느리고 협응된 안구 움직임

(계속)

표 3-1 중추신경계 주요 구조의 전반적인 기능에 대한 개요 *(계속)*

구조	기능
척수(spinal cord)	신경적 메세지(감각과 운동)을 조절; 근육의 힘과 길이를 조정하는 반사 행동; 척수 패턴은 리듬감 있는 발걸음을 발생시키며 GABA 분비로 억제
머리뼈(skull)	뇌보호
수막(meninges)	뇌 보호와 지지; 혈관계 지지; CNS 둘러싸고 CSF 유지
심실계(ventricular system)	뇌와 척수를 목욕시키는 CSF를 생산하고 유지
혈관공급(vascular supply)	CNS에 혈액공급과 영양과 산소 공급

뇌는 경험에 따라 변하고 유전에 의해 조절되지 않는다는 생각이고, 경험은 뇌 구조와 기능을 변화시키며, 뇌구조와 기능은 더 많은 경험에 영향을 받는다는 순환과정이라는 것이다.[13] 이것은 뇌 지도의 구성과 재구성의 결과인 정신 생물학적 과정이다.

가소성은 긍정적 또는 부정적일 수 있다. 긍정적 가소성은 관련된 기술을 학습할 때 유발되며, 신경 연결은 확장되고 정제된다. 부정적 가소성은 신경로를 사용하지 않으면서 일어나고 신경연결은 퇴화되거나 줄어든다. Merzenich와 동료들은 지각적, 인지적 그리고 운동기술 학습에서 뇌 가소성이 유발되고 뇌의 변화조절과 기능 유지를 위하여 활력적이라고 보고하였다.[19-23] 신경가소성에 압박에는 자동적 요인, 시간 압박, 미성숙 또는 기능장애적 수면유형, 말이집형성(myelinization), 연접 경쟁, 그리고 손상과 중재의 시기가 포함된다.[11,24]

가소성은 바로 유발되지 않으며, 집중과 실습을 필요로 한다. 이것은 개인이 수행하는 기술적 활동이어야 하며, 너무 어렵지 않아야 하고, 개인의 희망과 목표가 포함되어 있어야 하며, 흥미가 있고 기술을 충실하게 배우고자 하여야 한다. 기술은 실습하여야 하지만, 과제를 수행할 때 주의 또는 동기가 없는 실습은 신경변화를 유발시키지 않는다.[11,19-23,25-28] 비기술적인 활동은 혈관형성을 증가시키지만 신경학적 구조는 증가시키지 않는다.[27,28] 기술을 학습하면 뇌가 자동적으로 수행되기 때문에 수행을 위한 집중은 필요하지 않는다. 기술을 사용하지 않는다면(부정적 가소성), 운동 지도는 퇴화되거나 상실되게 되는 위험이 있을 수 있다.[27,28] 불규칙적인 움직임을 연습한 후 뇌가 학습을 하기 때문에 동적인 운동 패턴과 실습에 의한 변화를 기억하는 것은 중요하다.[11,19-23,25-28]

운동조절, 학습 그리고 발달
MOTOR CONTROL, LEARNING, AND DEVELOPMENT

움직임은 동적인 과정에서 여러 신체체계의 통합을 필요로 하는 복합적인 활동이다. 신경계는 운동기능의 조절, 학습과 발달을 통하여 움직임을 형성한다. VanSant[29]는 다양한 분야의 전문가로부터 이러한 부분의 정의를 제공하였다. 신경생리학자인 Brooks는 운동조절을 "중추 명령과 척수 반사에 의하여 조절되는 자세와 움직임의 학습, 그리고 자세와 움직임을 조절하는 정신과 신체의 기능에 적용되는 이름"이라고 정의하였다.[30] 심리학자 및 운동학자인 Schmidt와 Lee는 운동학습을 숙련된 활동을 유발하기 위한 능력에서 상대적으로 영구적인 변화를 유발시키는 연습 또는 경험과 관련된 과정이라고 정의하였다.[31] 체육교사인 Roberton은 운동발달을 일생동안 변화되는 운동행위의 학습이라고 정의하였다.[32] 이러한 부분의 차별화된 정의는 이들의 실체가 차별화된 것은 아니고 상호작용하며 주제, 효과, 그리고 구조는 분리되어져 있다. VanSant[29]는 이 부분을 학습할 때 질문하기 위하여 다른 질문을 명확히 제시하는 것이다. 운동조절에 대한 질문은 "운동행위 구성의 조절은 어떻게 하는가?" 운동학습은 "연습과 반복을 통하여 습득되는 운동행위는 어떠한가?", 그리고 운동발달은 "나이에 따라 변화되는 운동행위는 어떠한가?" 이다. 이러한 세 부분

사이에 또 다른 점은 1/1000초 내에 유발되는 운동조절, 몇 시간, 며칠 또는 몇 주 동안의 운동학습, 그리고 몇 달 그리고 몇 년 이후에 일어나는 운동발달처럼 이들이 유발되는 시간 척도이다. 표 3-2는 운동조절, 운동학습과 운동발달을 비교하여 설명한 것이다.

Newton[4]은 신경계를 감각체계, 척수기전, 바닥핵, 소뇌 그리고 대뇌겉질처럼 운동조절을 하는 기초라고 설명하였다. 운동행위는 뇌의 특정한 부위에서 유발되지만, 광범위한 상호연결과 되먹임 회로와 함께 고위 상호작용 체계로 인하여 나타나는 특성이 있다. 이러한 운동조절의 모델은 시스템 모델(system model)이라고 생각한다.

시스템 모델에서, 움직임은 환경과 특정한 과제와 함께 개인의 상호작용에 의해 결정된다는 것이다. 모든 유형의 감각입력은 움직임의 선택과 학습에 중요한 요인이다. 개인의 이전 경험과 필요의 이해 그리고 정확한 환경의 변화로 과제를 수행하여야 한다. 물리적 환경과 과제는 개인의 근골격계가 수행하는 운동행위를 촉진하거나 억제하는 작용을 할 수 있다. 시스템 모델은 개인이 움직임을 조절하고, 학습하고 발전시키는 것처럼 개인이 필요하면 움직임을 유발한다. 시스템 모델은 발달 순서를 필요로 하는 것처럼 중추신경계의 계층모델(hierarchical model)로 대체될 수 있다. 이에 대한 물리치료사와 관련된 것은 환자를 평가하는 것이 아니고 움직임을 유발하는 환경과 배경을 알아야 한다.

병태생리학 PATHOPHYSIOLOGY

뇌성마비 CEREBRAL PALSY

뇌성마비(cerebral palsy: CP)는 출생 전, 출생 후 또는 신생아 시기에서 유발되는 비진행성 결함 또는 단일내지는 여러 부위 병변과 관련된 미성숙된 중추신경계의 신경발달적 병변이다. 이것은 중추신경계의 다양한 부분에서 신경세포와 사이신경세포의 기능과 관련이 있다. CP는 일정하지 않은 원인[33] 그리고 일정하지 않은 뇌 손상의 유형34으로 인하여 유발되는 복합적인 증상이다. 많은 연구에서 CP 아동의 뇌 손상부위를 기록하였다.[34-36] 경직성 양측마비(spastic diplegia) 아동에서, 뇌실주위 백색질(periventricular whiter matter)이 주로 손상되었다. 뇌실주위 백색질연화증(periventricular leukomalacia: PVL)은 출생 전 신생아에서 대표적으로 유발되며 대뇌백색질의 여러 부위, 가끔 대칭적으로 가쪽뇌실 주위에 괴사가 유발되는 것이 특징이다.[37] 한 연구에서는 PVL이 있는 아동은 운동장애와 관련된 피라밋로 섬유를 포함한다하여 손상된다는 가정을 확인하였다.[35] 경직성 사지마비(spastic quadriplegia)는 겉질-겉질밑 병변과 뇌들보의 형성저하가 있을 수 있다. 한쪽의 뇌병변은 편바미 아이에서 대표적으로 유발되며, 백색질손상, 겉질-겉질밑 병변 그리고 선천성 뇌기형이 있는 아이에서도 유발될 수 있다. CP아동에서 운동이상증(dyskinesia)은 바닥핵과 시상의 변화가 특징이다. 운동실조가 있는 아이들은 신경학적 징후와 뇌 영상의 비정상적 관련성은 명확하지 않다.[36,38] 그러나 소뇌가 비정상적인 아이들에서 임상 증상에는 대개 운동실조와 전반적인 비협응력이 포함된다. CP의 고위험 요인은 조산과 저체중이다.[39] 217명의 CP의 병인 연구에서, Shevell과 동료들[33]은 상위 5가지 병인을 PVL, 분만 시 질식(intrapartum asphyxia), 뇌 발생장애(cerebral dysgenesis), 머릿속출혈(intracranial hemorrhage), 그리고 혈관의 문제라 하였다. CP아동은 운동문제(예, 움직임이 조절되지 않고, 근긴장도 장애), 지적손상(예, 정신 지연 또는 학습장애), 언어장애, 그리고 감각문제

표 3-2 운동조절, 학습 그리고 발달: 비교

운동조절	운동발달 하에서 과정의 조절과 수립	1/1000초
운동학습	연습과 경험을 통하여 기술 획득	시간, 날짜, 주
운동발달	운동행동에서 연령과 관련된 변화의 과정	달, 년, 세기

출처: Vansant A. Motor Control, Motor learning, and motor development. In: Montgomery PC, Connolly BH, eds. *Motor Control and Physical Therapy*. 2nd ed. Thorofare, NJ; SLACK Incorporated; 2001.

(예, 시각, 청각, 체성감각, 안뜰감각)와 같은 증상이 혼합되어 나타난다고 하였다.

척추갈림증 SPINA BIFIDA

척수형성이상증(myelodysplasia)은 척수의 어떤 부분에 발달 결손과 관련이 있다.[40] 척수막탈출증(myelomeningocele)은 뇌와 뇌교의 기능과 관련된 척수, 척수신경 그리고 이들의 감각과 운동기능과 관련이 있다. 척추갈림증은 신경관 결손(nerual tube defects: NTDs)으로 인한 다양한 척수형성이상증의 유형을 설명하는데 사용하는 일반적인 용어이다. 척추갈림증의 특정 원인은 알려져 있지 않지만, 환경요인처럼 유전적인 요소로 나타날 수 있다. 척추갈림증의 위험 요인들은 이전 NTD-손상의 임신, 인슐린의존당뇨병, 항발작 약물〔발프로닉엑시드(valproic acid)와 카르마인(carbamazapine)〕, 의학적으로 진단된 비만, 임신 초기에 고온〔핫튜브(hot tube), 고열〕, 인종(유병률은 흑인보다 백인에서, 비히스파닉계보다 히스파닉계에서 더 높음), 그리고 낮은 사회경제적 상태이다. 여성에서 엽산 결핍도 위험요인으로 정의하고 있다. 미국 공공보건청(US public health service: USPHS)은 가임기 모든 여성의 일일 엽산의 섭취량을 0.4 mg(400마이크로그램)으로 정하였다. 임신의 첫 달에서 NTDs가 유발되기 때문에, USPHS은 임신하기 전 최소 3개월 동안에는 엽산을 섭취하도록 권유하고 있다. 질병 조절 및 예방센터(The center of disease control and prevention: CDC)는 권유되는 엽산의 섭취를 통하여 NTDs가 적어도 50%정도는 감소된다고 하였다.[41]

척추갈림증은 임신의 첫 달에 척수 폐쇄의 결함으로 유발되는 NTD이다. 척추갈림증의 위험한 유형인 잠재성 척추갈림증(spina bifida occulta)은 하나 또는 그 이상의 척추가 형성되지 않을 때 유발되지만, 피부층으로 덮여져 있다. 수막탈출증(meningocele)은 척수의 발달은 정상이지만, 척추가 개방된 부분으로 수막이 돌출되는 것이다. 척수막탈출증(myelomeningocele)은 NTD이며, 일반적으로 후방으로 돌출된다. 돌출된 낭은 뇌척수액, 혈관, 신경, 척수, 그리고 수막을 포함하고 있으며, 피부에 의해 전체적으로 덮여져 있지 않고 대표적으로 척수신경의 마비와 관련된다. NTD를 폐쇄하기 위한 수술은 대개 감염의 위험을 최소화하고 척수의 기능을 보존하기 위하여 생후 24시간 내에 수행한다. 척수막탈출증은 배아발생 초기에서 신경관 폐쇄(신경관 형성)의 결함으로 유발된다. 척수막탈출증은 척수형성이상증(myelodysplasia)의 일반적인 유형이다.[40] 이것은 척수의 척수관 또는 거미막밑공간으로부터 분리되거나 분리시키는 낭종이다. 이것은 대개 허리뼈 아래와 엉치뼈 부위에서 유발되고 신경손상이 유발될 수도 그렇지 않을 수도 있다.

비정상적인 신경관 형성과 관련된 부가적인 신경학적 문제들은 Arnold-Chiari 유형Ⅱ, 정신지연, 뇌신경마비, 그리고 뇌수종이 있다. 뇌수종은, 뇌에 체액이 증가하는 것이며 손상과 사망을 피하기 위하여 치료되어야만 한다. 뇌실에서 다른 부위로 체액을 이동시키기 위하여 뇌 통로에 위치한 지름길(shunt)을 복강〔뇌실복강, ventriculo-peritoneal(VP)〕으로 우회시키고 이곳에서 체액은 흡수된다. 지름길 문제(예, 감염, 차단)는 구역질, 홍분, 발달 지표(developmental milestone)의 지연 또는 상실, 성장장애이다. Arnold-Chiari 유형Ⅱ는 뇌줄기, 소뇌와 상부 척수의 기형이며 뇌척수액의 흐름이 붕괴되고, 머리속압력이 증가함으로 인하여 이러한 구조에 압박이 유발될 수 있다. Arnold-Chiari 유형Ⅱ 문제의 증상은 지름길 기능장애와 뇌줄기 기능장애(호흡 어려움, 빨기 반응 약화, 음식섭취 어려움, 삼키기 장애, 그리고 팔에 무감각과 약화)이다. 중재에는 지름길 교정술 그리고/또는 압박제거 수술이 포함된다. 정형적인 문제는 발목의 안쪽말발〔equinovarus, (곤봉발 clubfoot)〕, 구축(엉덩관절, 무릎, 발목), 그리고 척추 변형이다.

척추갈림증의 임상 검사는 다음을 포함한다.

- 임신한 여성에서 NTDs가 있는 태아는 알파-태아단백(alpha-fetoprotein: AFP)의 수치가 높기 때문에 AFP에 대한 혈액검사를 수행한다.
- 초음파영상은 척수막탈출증과 관련된 뇌 기형을 확인하여 위하여 태아에 사용할 수 있다.
- 양수천자(amniocentesis)로 양수(aminotic fluid)를 분석하는 것은 NTDs를 포함한 선천성 결손증을 발견하기 위하여 사용할 수 있다.

영상 IMAGING

뇌구조, 생화학 그리고 기능을 평가하기 위한 방법을 제공하기 위한 신경 영상이 발전되었다.[42,43] 뇌신경 초음파 영상과 핵자기공영방법(예, MRI와 확산강조영상)은 현재 사용되고 있는 두 가지 방법이다. 컴퓨터단층촬영(CT) 스캔[36]과 뇌전도(EEGs)도 간질 활동을 발견하고 뇌의 비정상 또는 병변을 진단하는데 유용할 수 있다.

- ♦ 컴퓨터 축단층촬영(CAT, CT)
  - 저강도
  - 뇌손상의 정확한 분석에 사용
- ♦ MRI
  - 자기장 사용(방사선 없음)
  - 뇌의 섬세한 사진 제공

약리학 PHARMACOLOGY

뇌성마비 CEREBRAL PALSY

약물 중재는 대개 뇌성마비 특히, 경직형 뇌성마비의 증상을 관리하는데 사용한다. 페놀 차단 또는 보튤리눔 A 독성[45] 주사는 특정 근육군에서 경직을 감소시키는데 사용할 수 있다. Baclofen도 경직을 감소시킨다.[46]

게다가, 약물치료는 발작 병변이 있는 뇌성마비 아이들에게 적용하였다. 의사는 적절한 양을 결정하기 위하여 혈류에서 항발작 약물의 정도를 관찰한다.

- ♦ 항발작제
  - 예: Carbamazepine(Tegretol), clonazepam(Klonopin), ethosuximide(Zarontin), phenobarbital, phenytoin(Dilantin), primidone(Mysoline), valproic acid(Depakene)[47]
    - ■ 의사는 적절한 용량을 결정하기 위해서 혈류에서 약물의 정도를 관찰
  - 작용: 발작 활동의 확장을 억제하고, 곡선의 급격한 상승과 파 형성을 억제하고, 발작에서 강도, 횟수, 기간, 그리고 방전의 확산을 감소시킴
  - 부작용: 두통과 현기증, 운동실조, 피부 병변(피부염 또는 홍조), 고용량은 무기력 또는 졸음 유발, 필요한 활동에서 참여하는 능력 방해
- ♦ 신경근 차단제
  - 보튤리눔 독소A 유형
    - ■ 예: Botox, Dysport, Myobloc(보튤리눔 독소 A 유형)
    - ■ 작용: 특정 근육군에서 경직을 감소시키기 위하여 신경근 연접부에 아세틸콜린 차단 화학신경 제거제[45]
    - ■ 관리: 선택 근육에 주사
    - ■ 효과기간: 상지 4~6개월, 하지 6~8개월
    - ■ 부작용: 주사로 인한 통증, 혈종, 일시적 피로 또는 구역질[48]
  - 페놀 차단제
    - ■ 예: Phenol
    - ■ 작용: 경직을 감소시키기 위하여 단백질을 파괴하는 신경근 차단제 또는 화학신경 제거제
    - ■ 관리
      - ▶ 선택 근육의 운동점 또는 신경줄기(nerve trunk)에 주입
      - ▶ 관리를 위한 기술적 어려움; 입원하는 동안 국소마취 필요
    - ■ 효과 기간: 4~12개월
      - ▶ 가중효과 유발
    - ■ 부작용
      - ▶ 일시적 감각이상(15%)과 무감각
      - ▶ 혈종 가능성
      - ▶ 큰 혈관내 주사, 시스템 효과는 근육 진전 및 발작, 심장 활동, 혈압, 그리고 호흡 감소
  - 경막내 백클로펜(baclofen)
    - ■ 예: Lioresal 경질막내
    - ■ 작용
      - ▶ 경직을 감소시키기 위하여 감마아미노부틸산(GABA)을 감소시켜 척수 레벨에서 단일연접과 다연접 억제
      - ▶ 혼합된 결과[49]: 몇몇 아이는 호전을 보이는 반면, 그밖의 아이들은 식욕, 자가식이와 타액조절 감소
    - ■ 관리
      - ▶ 경직을 감소시키기 위하여 척주 내에 튜브를 삽입하여 복부에 지속주입펌프 삽입
      - ▶ 재투입을 위하여, 펌프 내에 피부를 통하여 약물

주입

- 부작용
  - 경질막내 baclofen으로 유발되는 가장 일반적인 두 가지 부작용은 근육긴장저하와 졸음[50]
  - 현기증, 피로, 약화, 졸음, 방향감각장애, 발작
  - 몇몇 아이들에게서 방광 움직임 감소
  - 펌프와 관련된 합병증은 카테터 차단 또는 꼬임, 감염, 펌프의 기능장애는 baclofen의 과다용량 또는 과소용량으로 유발
  - 과도한 용량은 혼란, 진정, 근육긴장 저하, 약화, 호흡저하 및 혼수
  - 투여중지 증상은 환각, 경직, 빈맥, 과체온, 초조

척추갈림증 SPINA BIFIDA

약물은 신경증 방광과 관련(변 연화, Senokot 또는 좌약)되어 필요할 수 있다. 항발작 약물은 몇몇 아이들을 위해 적용할 수 있다. 일반적이지 않을지라도, 척수막탈출증 환자는 경직이 증진될 수 있다. 증상을 호전시키는데 척수와 뒤우묵(posterior fossa)의 감압을 푸는 수술적 노력이 실패한다면, 수술로 펌프를 삽입하여 관리하는 경질막내 baclofen을 선택할 수 있다.[51]

> **사례 연구 #1:**
> **뇌성마비, 경직양측마비**
> Cerebral palsy, Spastic diplegia
>
> Miguel은 29주 태령으로 태어나 현재 경직형 양측마비의 의학적 진단을 받은 24개월 된 남자아이이다.

물리치료사 검진 PHYSICAL THERAPIST EXAMINATION

병력 HISTORY

- 일반적인 인구학: Miguel은 24개월 된 히스파닉계 남자아이이다. 집에서는 주로 스페인어를 사용하고, 형은 영어와 스페인어에 유창하며, Miguel은 영어와 스페인어를 혼합하여 사용한다.
- 사회적 병력: Miguel은 어머니, 아버지, 외할머니와 두 명의 형(4세와 8세)과 함께 살고 있다.
- 고용/일: Miguel은 또래에 맞는 놀이 활동을 즐긴다.
- 성장과 발달: 생활 연령 6개월에, Miguel의 하지에 경직이 나타났다. 10개월에(정확하게 7개월), 앉은 자세를 유지할 수 없었고, 그 때까지 구르기를 못하였다. 18개월에 독립적으로 앉고 배로 기는 것을 할 수 있었으며, 손과 무릎을 움직일 수 있었다.
- 생활 환경: 아파트의 3층에 살고 있다. 엘리베이터와 난간이 있는 계단이 있고, 아파트에는 작은 운동장과 수영장도 있다.
- 일반적인 건강 상태
  - 일반적인 건강 인식: NICU에서 퇴원한 후에 심각한 호흡기 감염이 있었다.
  - 신체적 기능: 밤에 잠을 못자고 피로를 빨리 느끼며, 네발로 움직이고 독립적으로 앉고 서기 위하여 끌어당긴다.
  - 심리적 기능: 호흡기 감염이 없을 때에는 행복하고 건강한 아이이다.
  - 역할 기능: 아들, 형제, 손자, 유아
  - 사회적 기능: 형들과 또래에 맞는 놀이를 즐기며 대화를 한다. 또래 친구들과 상호활동을 할 기회는 제한되어 있다.
- 사회/건강 습관: 어머니는 하루에 약 반 갑의 담배를 피우지만, 임신기간에는 담배를 피우지 않았다고 하였다. 그녀는 Miguel의 호흡감염때문에 집에서는 담배를 피우지 않았다. 아버지는 비흡연자이다.
- 가족력: 없음
- 의학/외과적 병력: Miguel은 29주 태령에 조산으로 태어났다. PVL을 MRI로 확인하였다. 생후 1개월간 기계환기장치를 사용하였고, 3개월 후 NICU에서 퇴원하였다.
- 현재 상태/주호소: 부모는 주변 환경 속에서 Miguel이 움직임의 어려움에 대해 걱정하고 있다. 걷기에 힘들 수 있다는 걱정이다. NICU에서 퇴원한 후, Miguel은 지방교육구(local school district)에 서둘러 중재를 의뢰하였다. 매주 개인 가족서비스계획 목적을 위한 상담과 학교 직업, 신체와 언어치료 중재를 위하여 선생님이 방문하

였다. 움직임 지연에 대해 특별한 개인시설에서 일주일에 한 번 물리치료를 받았다.

- 기능적인 상태와 활동 수준: Miguel은 구르고 배로 기는 것(주로 상지를 사용하여)을 할 수 있다. "토끼 뛰기"(예, 대칭 패턴)에 의해 네발움직임을 할 수 있다. 상호 패턴을 이용하기 시작하였지만, 이것이 더욱 피로하게 만들었다. 앉기와 독립적으로 손과 무릎을 이동시킬 수 있다. 놀이를 위하여 손을 자유롭게 하는 "W-앉기"를 수행하며, 매우 독립적이다. 도움을 받아 서기 위하여 끌어 당길 수 있고, 가구를 따라 두 세 "걸음" 떼기를 시도한다.
- 약물: 없음
- 다른 임상적 검사
  - 베일리영유아발달검사(BSID-Ⅱ)[52]는 인지와 동작척도이며 높은 측정자간 신뢰도의 표준검사(인지 r=0.96; 동작r=0.75)이다. BSID-Ⅱ는 연령 기대 내에서 인지능력을 알 수 있다.
  - 대운동기능평가(the gross motor function measure: GMFM)[53]는 대운동기능의 변화를 측정하기 위하여 선택하며, CP아동에서의 유용한 변화치를 보여주는 것이다. GMFM은 기기와 무릎 꿇기 및 서기(수준 C)에서 중요한 결함, 그리고 걷기, 뛰기와 점프(수준 E) 중 어떤 항목에서 장애가 있는지 확인하는 것이다.
  - BSID-Ⅱ와 GMFM은 3살(적합한 연령)이 될 때까지, NICU에서 퇴원한 아이들을 위한 프로토콜로 NICU직원이 선택한 것이다.
  - 피어바디운동발달지수(PDMS)[54]는 물리치료와 작업치료, 그리고 특수교육을 필요로 하는지 결정하기 위한 부가적인 정보를 제공하기 위하여 학교 직원이 관리하는 것이다. PDMS는 태어나면서부터 6개월까지 대운동과 섬세한 운동기술을 측정하기 위한 것이고, 신뢰도가 높은 표준검사(r=0.96-0.99)이며, 아동의 연령에 따라 45~60분 동안 수행할 수 있다. 전체 동작지수의 평균이 학교기준 점수가 >2.0로 표준편차보다 낮으면, Miguel은 특수교육을 받아야하고 물리치료와 작업치료 서비스가 필요하다는 것을 보여주는 것이다.
- 소아장애평가도구(the pediatric evaluation of disability inventory: PEDI)[55]는 제3자로써 대운동, 자가치료와 이동능력의 명확한 지연 등을 사설기관의 물리치료사가 관리한다. PEDI는 기능기술, 아동이 필요로 하는 보호자 도움의 정도, 그리고 기능적 과제를 수행할 수 있도록 필요한 수정에 대한 정보를 제공하기 때문에 선택한다. Miguel은 PEDI의 자기관리 영역에서 19점, 이동성 영역에서 9점, 사회영역에서 31점의 낮은 점수를 받았다. 기본 점수는 자가치료와 이동성에서 또래에 맞는 점수의 평균 이하 >2.0 표준편차에 위치하고 있다. 사회 영역에서의 기본 점수는 정상범주 내(-1.0 표준편차)이다.

시스템 재검토 SYSTEMS REVIEW

- 심혈관/폐
  - 혈압(BP): 85/55 mmHg
  - 부종: 없음
  - 심박수(HR): 120 bpm
  - 호흡수(RR): 24 bpm
- 외피계
  - 반흔형성 상태: 없음
  - 피부색: 좋음
  - 피부 상태: 좋음
- 근골격계
  - 전체적인 관절가동범위
    - 상지 정상범주 내
    - 하지 엉덩관절, 무릎, 그리고 발목의 끝 범위에서 긴장
  - 전체적인 근력
    - 기는 동안 팔로 체중을 지지하며, 서기 위해서 팔을 사용하여 당길 수 있고, 놀이를 하는 동안 또래에 적합한 장난감을 들어 올림
    - 다리 전체에 걸쳐 움직임에서 중증의 경직이 관찰되지만, 움직임을 막을 정도는 아님
  - 전체적인 대칭: 위치 및 자세 대칭
  - 키: 34"(0.864 cm)
  - 몸무게: 28 lbs(12.7 kg)
- 신경근계
  - 전체 협응 움직임
    - 상지 움직임 협응력 좋음

- ■ 하지 움직임 문제(경직, 독립적인 움직임보다 대칭적 움직임, 부족한 수의적 조절)

♦ 의사소통, 감정, 인지, 언어, 학습 유형
- 스페인어와 영어를 혼합하여 사용
- 부모는 집에서 주로 스페인어를 사용하지만 영어도 사용
- 형들은 유창하게 영어를 하고 치료기간 동안 할머니(영어 사용하지 못함)에게 필요한 통역을 함
- 형들과 어울려 활동하는 것을 즐김
- 부모는 아이들 모두가 참여할 수 있는 활동과 가정 프로그램 제안을 선호함

검사와 측정 TESTS AND MEASURES

♦ 유산소 능력/지구력
- 쉽게 피로하며 격렬한 신체활동을 하는 동안 호흡곤란 보임

♦ 인체측정학적 특징
- 상지는 매우 양호하나, 하지는 또래보다 약함
- 신장과 체중이 또래와 비교하여 10% 낮음

♦ 각성, 집중, 그리고 인식
- BSID-Ⅱ검사(NICU에서 사후 임상 직원에 의해 관리)로 인지가 85로 측정되어, 평균 범위(85-115) 내에 속함
- 산만하지만, 또래에 나타날 수 있을 정도
- PEDI 결과, 사회적 기능영역 및 의사표현의 어려움을 보임

♦ 보조 및 적용 장치
- 집에 스트롤러(stroller)와 재활치료용보호대(supine stander)가 있음
- 전방과 역방향 유형의 워커는 서기 균형에 도움을 줌

♦ 뇌신경과 말초신경 통합성: 시각과 청각 정상

♦ 환경, 집, 그리고 작업 장벽
- 아파트에는 없음: 엘리베이터와 손잡이가 있는 계단
- 아파트 운동장은 오르막 판이며, 기구 바닥은 우드 칩(wood chips)이다. 운동장 접근과 우드 칩이 움직여 기구에 접근하는데 어려움
- 이동시 스트롤러(stroller) 필요
- 독립적으로 걷지 못하므로 부모가 이동시키거나 스트롤러 이용

♦ 보행, 이동 그리고 균형
- PEDI 결과, 모든 이동(예, 가구에 오르고 내리기, 욕실로 들어가고 나오기)과 실내외 이동, 그리고 계단 오르고 내리기가 어려움

♦ 외피계의 통합성: 정상

♦ 운동 기능
- 초기 움직임은 가능하지만, 서기 위해 당기거나 회전의자나 의자 끝에 앉는 자세 유지와 앉거나 일어나는 움직임에서는 협응력 부족
- 모든 자세와 활동에서 하지 경직

♦ 근 수행력
- 기본적인 근육검사에서 단독적인 움직임으로 기능장애를 유발하지는 않을지라도, 하지 전체의 근육 약화
- 상지 근력은 기능적 과제를 수행하는데 있어 양호
- 바로 누운 상태에서 앉기 위해 당기는 것에 약간의 보조가 필요할 정도의 복부 약화
- 기침이 약하고 호흡기 감염이 있었을 때 효과적인 폐 청결이 어려울 정도로 호흡근육의 약화

♦ 신경운동발달과 감각통합성
- 임상 검사에서 대운동기술은 평균이 모든 기준 점수 >2.0 표준편차 이하로 12개월에 못 미침

♦ 교정, 보호, 그리고 지지 장비
- 하지 보장구 고려

♦ 통증: 보고 없음

♦ 자세
- 엎드리고 바로 누운 자세에서
  - ■ 양측 하지가 펴진 상태로 유지하는 경향
- 선 자세에서
  - ■ 무릎과 엉덩관절을 굽혀 쭈그리고 발목에는 경미한 발바닥쪽굽힘이 보임
  - ■ 엉덩관절이 안쪽돌림(internal rotation)된 상태에서 모음(adduction)

♦ 관절가동범위
- 상지의 수동운동 시 정상범주 내
- 엉덩이, 무릎 및 발목관절의 끝 범위 제한
- 근육 길이
  - ■ 엉덩 굽힘근: 오른쪽=-10°, 왼쪽=-15°

- ■ 뒤넙다리근〔hamstring; 오금각도(popliteal angle)〕: 오른쪽=40°, 왼쪽=35°
- ■ 장딴지근〔gastrocnemius; 무릎 편 상태에서 발목 굽힘〕: 오른쪽=5°, 왼쪽=0°

♦ 반사 통합성
- 항진성 신장반사는 발목(발바닥쪽굽힘)과 무릎〔넙다리네갈래근(quadriceps)〕의 건에서 나타남
- 상지에서는 정상 신장반사가 나타남

♦ 자가 치료와 가정 관리
- PEDI결과, 옷 입기와 화장실가기 어려움
- 옷 입기에 도움을 받지만 화장실가기 훈련에는 흥미를 가지지 않음

♦ 감각 통합성
- 촉각과 압박 입력에 적절한 감각을 인식
- 청각과 시각 정상

♦ 환기와 호흡/가스 교환
- 호흡이 짧고 움직일 때 얕은 호흡을 보임
- 노래할 때 호흡음이 나타나고 빨대와 피리를 불 때 일정하게 불기 어려움
- 분비물을 제거하기 위해 효과적인 기침을 유도하기 어려움
- 부가적 환기와 호흡 및 가스교환 검사는 병원에서 다음 사후 방문 시 완전하게 계획됨

♦ 일, 지역사회 그리고 여가 통합 또는 재통합
- 또래에 맞는 놀이 활동을 즐기고 형들이 있을 때에는 전형적으로 24개월 된 아이의 행동이 나타남
- 부모는 아파트의 운동장과 또 다른 곳으로의 이동이 어렵다고 함

평가 EVALUATION

Miguel은 뇌성마비, 경직양측마비로 진단받은 24개월 된 아이이다. 물리치료 검사로 하지 약화와 주변 환경에서 움직이기 힘들다는 것을 확인하였다. 하지의 관절 끝 범위에서 경직과 뻣뻣함이 있다. 격렬한 신체활동에서 전반적으로 지구력에 제한이 있다. 대운동, 기능적 가동성, 그리고 자가치료 관리 기술은 늦다. 초기 움직임은 가능하지만, 자세 유지 및 움직임에 어려움이 있다. 인지는 평균 범위 내에 있지만, 표현적 의사소통에는 어려움이 있다.

진단 DIAGNOSIS

경직양측마비의 뇌성마비로 진단받았다. 유산소 능력과 지구력; 보행, 이동 그리고 균형; 운동 기능; 근 수행력; 신경운동발달과 감각통합성; 자세; 관절가동범위; 그리고 반사 통합성이 손상되었다. 기능은 제한적이며, 자가치료와 가정관리; 일, 지역사회와 여가 행동, 과제, 그리고 활동에서 제한되는 장애가 있다. Miguel은 교정, 보호, 그리고 지지 장비가 필요하다. 이러한 결과는 패턴 C: 유아 또는 소아에서 선천성 또는 후천성 중추신경계의 비진행성 질환과 관련된 운동기능과 감각통합의 손상에 포함되어 있다. 손상과 기능적 제한의 확인이 관리의 예후와 계획을 판단하는 지표가 될 것이다.

예후와 치료계획 PROGNOSIS AND PLAN OF CARE

방문코스를 거듭함으로써, 다음과 같은 목표설정을 이룰 수 있다:

♦ 균형 증진
♦ 운동 활동을 위한 지구력 증가
♦ 이동성과 일상 관리를 위한 장비 제거
♦ 옷을 입고 벗는 것에 도움을 받음
♦ 놀이 활동을 위해 다양하게 앉은 자세 유지
♦ 이동 기술 증진
♦ 근육길이 증가
♦ 다리의 근 수행력 증가
♦ 부모는 Miguel이 뇌성마비로 인해 영향을 받는 것이 어느 정도인지 인지
♦ 공립학교 서비스의 정보를 제공 받음
♦ 지역사회 자원의 정보를 제공 받음
♦ 호흡 상태와 지구력 증진
♦ ROM은 유지되거나 증가
♦ 이동 자세의 증진

이 목표를 성취하기 위해, Miguel에게 맞는 적절한 전략을 세워야 한다. 이것은 협응, 의사소통, 그리고 기록; 환자/고객 관련 교육; 치료적 운동; 자가치료와 가정 관리에서

의 기능적인 훈련; 일, 지역사회에서 기능 훈련; 여가통합 또는 재통합, 그리고 보조기구와 장비의 적절한 처방, 적용 그리고 제작을 포함하여야 한다.

Miguel과 같은 기능제한이 있는 뇌성마비 아동은 대운동 기능 분류체계(gross motor function classification system: GMFCS)의 레벨 Ⅱ에 속한다.[56-58] 이 수준의 아동은 초기에 보행을 위해 보조기가 필요하지만, 일반적으로 4~6세 사이에 독립 보행으로 진전을 보인다. 뇌성마비 아동에 대한 장기간의 연구에 따르면, Miguel은 양손으로 놀이를 할 수 있도록 독립적으로 앉을 수 있으며, 2세에 네발로 움직일 수 있을 수 있고, 보조기를 사용하거나 사용하지 않고 독립보행을 할 수 있게 예후가 좋을 것으로 제안하였다.[59-61]

반복 훈련은 매일 일상적인 가정/학교/지역사회 프로그램에 적합한 활동들과 자세에서 중요한 새로운 과제[11,62]를 학습하기 위해 필수적이며 이상적인 결과를 낳을 수 있다. 뇌성마비 아동의 중재 횟수는 다양한 요인들에 의해 결정될 수 있으나,[63] 과도한 물리치료의 횟수가 운동기술을 성취하거나 증진을 증가시키는 것에 필수적인 것이 아니라는 증거도 있다.[64] 치료에서 "중단" 후 몇 주 중재를 받은 아동에서 관리의 에피소드는 진행된 중재와 같은 효과를 유발할 수 있다.[65] 뇌성마비 아동의 치료적 효과를 뒷받침하도록 디자인 된 연구가 거의 없기 때문에,[66] 개인별 기능적 목적 성취는 상대적 측정이 될 것이다.[67]

12개월 동안 총 20회의 방문 과정을 걸쳐 기대할 수 있는 진단과 예후를 바탕으로, Miguel은 손상정도, 기능제한, 그리고 장애의 범위 내에서 가정과 이동에서의 최적의 운동기능과 감각통합 그리고 기능수준을 보이게 될 것이다. 3개월 동안 일주일에 한번 개인 물리치료와 가정 프로그램을 위한 가족 교육을 함께 받을 것이다. 물리치료서비스의 지속적인 필요로 인하여 유치원 프로그램에 참여할 3세 때 개인물리치료 서비스는 중단할 것이다. 가족은 프로그램과 서비스에 동의하였다.

중재 INTERVENTIONS

선택된 중재에 대한 근거 RATIONAL FOR SELECTED INTERVENTIONS

Miguel의 물리치료 프로그램에서 강조하는 것은 하지의 근력강화, 유연성, 근육 신장 유지, 보행(보행훈련) 촉진, 독립적인 이동대안을 찾고 기능적 활동을 수행하는 것이다. 또한 근력강화 활동, 보행훈련, 그리고 기능적 활동은 호흡 상태와 지구력을 다룰 것이다. 중재의 일차적인 방법은 일상생활을 부모와 형제의 도움으로 통합된 활동과 자세의 가정프로그램을 거치는 것이다.[68]

치료적 운동 (Therapeutic exercise)

유연성 운동 (flexibility exercise)

뇌성마비 아동에서 신경근 손상이 일차적으로 보일지라도, 근골격계 이상(일차 또는 이차로)이 우선되어야 한다.[69] Rose와 동료들[70]은 경직양측마비 아동 10명의 근육 조직과 형태 연구를 수행하였다. 정상 대조군 대상자와 비교하였을 때, 뇌성마비아동은 근섬유의 크기에서 비정상적인 변이와 섬유 유형의 변화된 분포를 보였다. 섬유부분에서 변화의 평가로, 걷는 동안 근전도(EMG) 활동의 연장선과 에너지 소비량 지표 사이의 상관관계를 기록하였다. Tardieu와 동료들[71]은 뇌성마비 아동의 보행에서 추진(push off)하는 동안 발바닥쪽굽힘(plantar flexion) 근육의 능동적 관여와 발바닥쪽굽힘 구축의 수동적 관여를 검사하였다. 그들은 발가락 보행의 두 가지 분리된 기전을 확인하였는데, 하나는 종아리세갈래근(triceps surae)의 과도한 활동이고, 또 다른 하나는 동일 근육군의 과도한 수동적 단축이었다. 중재전략의 차이는 이처럼 서로 다른 두 가지 기전임을 확인할 필요가 있다. 근골격계를 통해 표현해 나타낼 수 있는 아이의 운동패턴을 허용하는 것이 수동관절가동범위 유지에서 중요하다.

보행과 이동훈련 (gait and locomotion training)

동물 모델에 관한 연구에서 협조된 보행 움직임을 유발하는 척수에 위치한 중추성 패턴발생기(central pattern generators: CPGs)의 개념을 지지한다. 신생아에서 존재하는 보행을 위한 CPGs의 강력한 증거는 무뇌로 태어난 아이에게서 보행 움직임을 관찰하는 것이다.[72] 초기 발달에서 정상적인 세포 사망의 과정이 유발되기 때문에, "이것을 사용하거나 또는 잃어버린" 이론이 보행을 지지하는데 척수에서 신경적 회로망을 유지하는 것이 중요할 수 있다. 많은 저자들은 인간의 신생아/아동에서 보행과 관련된 초기 보행을 논의하였다.[73-77] 보행의 초기 실행을 증진시키기 위하여 트레드밀의 사용은 소아에게 연구의 한 부분이다.[78-81] 대표적인 육아활동의 "걷기"에서 부모가 서있게 하고 아이를 도와 도움을 줄 수 있다. 소아 보행기의 사용도 많은 변수(예, 안전성 문제, 아이의 운동 능력, 서있는 것과 걷는 것의 기회)에 따라서 개별적으로 고려되어야 한다.[61,82] 전후방 보행기는 뇌성마비 아동이 사용하도록 고안된 것이다.[83] 아이를 위하여 가장 효과적인 보행기를 결정할 때 고려되어야 할 많은 변수(예, 상지 조절, 균형능력, 자세)가 있다.[84]

Bleck[85]는 47개월 된 경직형 양측마비 아이들에서 보행을 위한 평균 연령(지면에서 15 m 걷기, 목발 사용)을 확인하였다. Badell-Ribera[59]는 경직형 양측마비 아이 50명을 종적 전향적 연구를 수행하였다. 보행의 4가지 레벨은 운동보행, 집안보행 — 낮은 지구력, 집안보행 — 높은 지구력, 그리고 실외보행으로 설명하였다. 50명 중 45명은 약간의 보행 레벨을 성취하였다. 목발 없이 독립적으로 보행을 성취한 그룹은 $3^1/_2$과 6세 사이였다. 기능적 보행 기술이 지연될 수 있기 때문에, 다양한 환경(예, 가정, 학교, 지역사회)에 접근할 수 있게 Miguel을 위한 독립적 이동을 위한 또 다른 방법(예, 세발자전거, 전동 승용완구, 보행기, 휠체어)을 찾는 것이 중요하다.[86,87]

근력, 힘 그리고 지구력 훈련 (strength, power, and endurance training)

Fowler와 동료들[88]은 경직형 뇌성마비 아이들의 근력강화운동의 효과를 평가하였다. 폄근 근력강화 운동의 한 세션 전과 후에 무릎 폄근(extensor muscle)의 경직을 측정하였다. 진자검사로 측정된 경직에는 변화가 없었다. Damiano와 동료들[89]은 경직형 뇌성마비 아이들에서 하지 근력강화에 저항운동프로그램을 사용하였다. 근력은 경직의 상승 없이 증가되었다. 그 후 Damiano와 동료들[90,91]의 연구에서는 근력강화 프로그램 후 기능이 증진된 것을 확인하였다. 선택적 후방 척추신경근절제술을 수행하거나 수행하지 않은 아동에서 물리치료로 운동기능의 변화를 비교한 연구로 뇌성마비 아동을 위한 근력강화 프로그램의 중요성이 지지되었다.[92]

가슴과 복부의 근력강화는 Miguel의 프로그램에 추가하였다. 호흡기능을 증가시키기 위하여 빨대로 거품을 불고 피리 장난감 그리고 종이 바람개비처럼 장시간 소리를 내고 보다 변화된 소리를 유발할 수 있는 노래와 소리 놀이 활동을 사용할 수 있다.[93]

자가치료와 가정 관리에서의 기능적인 훈련 그리고 일, 지역사회, 그리고 여가 통합 또는 재통합에서의 기능적인 훈련(Functional training in self-care and home management and functional training in work, community, and leisure integration or reintegration)

정상 환경에서 기능적 과제의 중점은 운동학습 문헌이 이동기술을 지지하지 않기 때문에 중요하다.[62] 하나의 기술에서 다른 기술로 이동하는 것(예, 세발자전거 타는 것에서 걷기) 또는 하나의 환경 내에서 다른 환경으로 이동하는 것(예, 치료실에서 걷는 것에서 학교 복도에서 걷는 것)은 과제와 환경이 매우 유사하다면 유발될 수 있다. Ketelaar과 동료들[94]은 두 그룹으로 뇌성마비 아이들을 나누기 위한 무작위 차단 디자인을 사용하였다. 한 그룹은 "기능적" 물리치료를 받았고 두 번째 그룹은 "정상 또는 움직임의 질"에 근거한 치료를 받았다. 검사 전과 후 GMFM과 PEDI의 자가치료와 이동 영역을 측정하였다. 두 그룹 모두에서 GMFM과 PEDI 점수가 증가되었다. 증가된 GMFM은 두 그룹 사이에 차이는 없었다. 그러나 일상 상황에서의 기능적 기술의 증진은 "기능적" 물리치료 그룹의 아동이 다른 그룹 아동에 비해 보다 더 증진되었다. Pellegrino[95]는 운동을 성취하는 것에 중점을 두는 것 보다 광범위하고 다양한 사회적 기능에 뇌성마비 아동의 참여를 증진시키는 것에 중점을 두는 것이 중요하다고 하였다.

보조기구와 장비의 적절한 처방, 적용 그리고 제작 (Prescription, application, and, as appropriate, fabrication of devices and equipment)

보조기, 특히 발목-발 보조기(ankle-foot orthoses: AFOs)는 서기와 걷는 동안 적절한 생체역학적 정렬을 유지하는데 도움을 줄 수 있다. Burton과 동료들[97]은 4명의 경직형 양측마비 아동 그리고 4명의 연령을 짝지은 대조군에게 AFOs 없이, 딱딱한 AFOs, 그리고 동적 AFO로 불안정하게 서있는 동안 근수행을 비교하였다. AFOs의 디자인 또는 사용에도 불구하고 뇌성마비 아동이 사용하는 근육 동원 패턴이 유사하다고 하더라도, 골격 비정렬에 올바른 동적 AFOs의 사용이 좋다는 결과를 얻었다. Knott와 Held[98]는 28명의 뇌성마비 아동(5~19세)에서 다양한 기능검사로 보조기의 효과를 평가하였다. 보조기를 착용하지 않고 착용한 상태의 기능검사 수행에서 유의하게 다른 점은 발견되지 않았지만, 아동의 48%에서는 보조기를 착용하였을 때 안전함과 안정성의 느낌이 더 좋다고 보고하였다.

협응, 의사소통, 그리고 기록 COORDINATION, COMMUNICATION, AND DOCUMENTATION

협응과 대화는 학교 직원, 의사와 가족에서 기인될 것이다. 환자 관리의 모든 요소들은 기록되어야 하며, 적절한 자료도 얻게 될 것이다.

환자/고객 관련 교육 PATIENT/CLIENT-RELATED INSTRUCTION

Miguel과 가족은 홈프로그램과 최신 정보에 대한 교육을 받게 될 것이다. 강조할 것은 운동기술을 증진시키기 위한 자세와 활동이 될 것이다. 가족은 지역학교를 통하여 Miguel의 취학 전 프로그램을 등록하는 방법에 대한 정보를 받게 될 것이다. 또한 보조기, 보행기와 목욕의자와 같은 적합한 장비에 관한 정보도 얻게 될 것이다.

홈프로그램과 함께 가족도움은 Miguel의 예후를 위해 필수적이다. 환자의 목표는 치료적 목적과 활동에 중점을 두어야 한다. 가족의 일상 관리에 참여할 수 있는 활동들은 대부분 일치된 것으로 수행한다. Miguel이 형제들과 함께 노는 것을 좋아하고 의욕적이기 때문에, 이들이 참여하는 것이 효과적일 수 있다.

치료적 운동 THERAPEUTIC EXERCISE

- ♦ 유산소 능력/지구력 상태
  - 손잡이를 잡고 서있는 동안 잡기, 풍선배구, 그리고 농구와 같이 팔을 지속적으로 사용하는 것이 요구되는 활동 수행
  - 지속적인 활동 시간 증가
  - 노래와 소리놀이 활동, 빨대로 거품 불기, 피리와 종이 바람개비와 같은 다양한 불기, 장난감을 통한 불기 수행
  - 수영장에서, 지속적인 활동의 시간을 점진적으로 증가시키는 차기, 점프, 물 튀기기와 던지기를 포함한 놀이게임
  - 물속에 있는 동안, 물 튜브 그리고 빨대로 거품이 일게 하는 것과 같은 불기 활동 수행
- ♦ 균형, 협응성, 그리고 민첩성 훈련
  - 하지 운동조절을 증가시키는 활동
    - ▪ 운동과제(시도와 잘못된 학습 지적)를 훈련하는 동안 문제 해결 유도
    - ▪ 많은 반복 제공
    - ▪ 움직임을 부추기기 위한 환경 마련
    - ▪ 운동장에서, 나무 조각 위에서 움직이는 연습, 스프링 장난감, 한쪽 다리 들어 올려 앉기, 미끄럼판 사다리 등과 같이 하지를 독립적으로 이용할 수 있는 장비 선택
  - 앉아 있는 동안 물통에 있는 장난감 잡기, 공 잡기 또는 공으로 할 수 있는 또 다른 게임, 움직이면서 노래하기와 같은 체간을 중심으로 움직이고 팔을 사용하는데 필요한 활동들을 바닥에서 연습
  - 지지 없이 움직이게 하기 위해 가구와 가구 사이의 거리를 넓히고, 이동하는 동안 카우치(couch)에서 의자로 이어지는 환경 조성
  - 카우치에 기대어 서있는 동안, 중심에서 멀리 체간을 이동시켜 장난감을 잡거나 이동을 부추기기 위한 활동 설정
  - 카우치 옆에 서서 중심을 이동시켜 가족이나 장난감에 뻗어 닿게 하고, 단지 한손으로 유지할 수 있도록 함
  - 서 있는 동안 머리 위와 바깥 쪽을 닿게 하기 위해 필요한 활동 수행
- ♦ 유연성 운동
  - 어린 아이를 위한 신장운동은 활동을 통하여 근육을 따뜻하게 또는 목욕을 한 후 수행하며 느리고 견딜 수 있을 정도로 30~60초 정도 유지하여 신장
  - 연장된 신장은 장비(stander) 또는 기구(보조기 또는 부목)를 사용하여 이룰 수 있음
  - 하지, 특히 엉덩관절 굽힘근 또는 모음근, 오금근(hamstring), 그리고 뒤꿈치 선 신장
  - 팔꿈치로 엎드리기, 카우치에 등을 기대고 길게 앉기에서 신장을 위한 자세 취하기

- ♦ 보행과 이동 훈련
  - 이동기술 증진을 촉진하기 위하여, 수행하기를 원하는 활동 및 과제(예, 네발로 기기, 워커로 걷기) 연습에 집중
  - 발달의 연속성은 정해진 것이 아니며, 움직임의 전환점을 얻는 대신 다양한 움직임과 움직이기 위한 방법 학습에 중점
  - 자발적으로 또 다른 움직임의 패턴을 시도하고 노출될 수 있도록 환경 조성
  - 어렸을 때 세발자전거, 훈련용 자전거, 손잡이가 있는 스쿠터와 같은 나이에 적합한 활동 제공
- ♦ 근력, 힘 그리고 지구력 훈련
  - 어린 아이는 흔히 운동하는 것을 싫어하기 때문에, 하지 근육의 지구력과 근력을 증가시키고, 근력강화를 위한 움직임을 반복적으로 연습할 수 있도록 고안된 활동 또는 게임 활용
  - Miguel이 쪼그리고 앉아 물통에서 물건을 집어 올려 바닥에 작은 물건을 놓아두는 게임 고안
  - 동물 걸음으로 자극(예, 가재 걸음, 곰 걸음)
  - 대운동 활동들을 위해 발목에 작은 무게 사용
  - 근강도, 근력과 지구력을 증가시키기 위해 계단을 오르고 내려가는 것을 이용
  - 운동장 시설 이용
  - 모래, 거품 쿠션, 매트와 같은 부드러운 표면에서 걷기
  - Miguel이 등 또는 배로 벽을 밀 수 있게 스쿠터 보드 활동을 사용

자가치료와 가정 관리에서의 기능적인 훈련
FUNCTIONAL TRAINING IN SELF-CARE AND HOME MANAGEMENT

- ♦ 자가치료
  - 옷입기와 옷벗기 기술
    - ▪ 옷을 입기 위해 집어 올림
    - ▪ 침대에 등을 기대고 바닥에 앉아서 양말 또는 셔츠를 벗는 연습 수행
    - ▪ 티셔츠, 스웨터와 스웨터셔츠의 소매에 팔을 넣고 머리 위로 넣는 연습 수행
  - 이동 기술
    - ▪ 기고 한 다리를 높이 올리기 위해, 바닥에 하나의 쿠션을 놓고 소파에서 일어나는 연습
    - ▪ 목욕탕에서 서기 위해 바닥에 목욕용 쿠션을 놓고 무릎을 꿇고 굽은 상태에서 서도록 쿠션을 설정
    - ▪ 바닥에 베개를 놓음
- ♦ 보조기와 장비의 사용과 훈련
  - 보장구, 누운 자세에서 손잡이, 목욕의자, 그리고 워커
    - ▪ 보장구의 적용, 착용 계획, 그리고 적절하게 착용을 유지하고 피부 통합성을 유지하기 위하여 무엇을 관찰해야 하는지 환자에게 교육
    - ▪ 누운 자세에서 손잡이의 사용과 서있는 동안 할 수 있는 활동(예, 공을 던지고 잡기, 풍선 차기)을 위한 생각을 하게 하는 것을 보호자에게 교육
    - ▪ 목욕의자와 욕조에서 이동하기 위한 신체역학을 보호자에게 교육
    - ▪ 워커의 사용과 이동을 위해 접혀진 워커의 사용 방법을 보호자에게 교육

일, 지역사회 그리고 여가 통합 또는 재통합에서의 기능적인 훈련
FUNCTIONAL TRAINING IN WORK, COMMUNITY, AND LEISURE INTEGRATION OR REINTEGRATION

- ♦ 놀이
  - 놀이 활동과 관련된 자세와 균형전략 교육
    - ▪ 소파에서 자연 장애물 위 또는 주위로 움직이는 방법을 부모가 보여주기
    - ▪ 무릎을 꿇고 또는 서서 쿠션을 제거하고 소파에서 놀이 활동을 하기 위한 배치
    - ▪ 소파의 끝으로 걸어가 다른 장난감을 가져오거나 장난감을 들게 하고, 바구니에 집어넣고 게임을 하기 위한 배치
    - ▪ 아파트 운동장에서 놀이 활동, 운동 계획과 움직이는 동안 하지의 독립성을 키우는 장비 선택

예상 목표와 기대 결과
ANTICIPATED GOALS AND EXPECTED OUTCOMES

- ♦ 손상에 미치는 영향
  - 이동 움직임이 더 쉽고 독립적으로 서 있을 수 있는

균형이 증진될 것이다.

- 피로 없이 형들과 함께 장시간 동안 놀이를 할 수 있도록 운동 활동들을 위한 지구력이 증가될 것이다.
- 장거리를 워커로 걷고 가구를 따라 돌아다닐 수 있게 하지의 근력이 증가될 것이다.
- 감기에 걸렸을 때 더 효과적으로 기침을 할 수 있고 분비물 청결을 할 수 있게 호흡기능이 증진될 것이다.
- 서있는 상태에서 완전 하지 펴기가 될 수 있고 안전하게 앉아있을 수 있게 ROM이 유지되거나 증가될 것이다.

♦ 기능적인 제한에 미치는 영향
- 도움으로 옷을 입고 벗는 것을 수행할 수 있다.
- 놀이 활동을 위해 앉은 자세를 유지할 수 있다.
- 이동기술은 증진된다.
- 이동자세가 증진된다.

♦ 장애에 미치는 영향
- 가정활동에 참여할 수 있다.
- 학교활동에 참여할 수 있다.
- 운동장에서 다른 아이들과 놀이를 할 수 있다.

♦ 위험 감소/예방
- 가족들은 손상을 예방하기 위해 도움을 줄 때 적절한 신체역학의 사용을 자각한다.
- 부모는 Miguel의 상태와 신체장애가 어떠한 영향을 미칠 수 있는지 자각한다.
- 2차 손상의 위험을 감소시킨다.

♦ 건강, 웰니스, 운동에 미치는 영향
- 일상생활 내에서 신체활동을 통합시킨다.
- Miguel의 어머니는 Miguel의 호흡기능과 자신의 전반적인 건강에 흡연의 영향을 이해한다.

♦ 사회적 자원에 대한 영향
- 의사 결정은 환자, 가족과 간병인의 건강관리 자원의 사용과 환자의 건강에 따라 증진된다.
- 기록은 전체적인 환자관리를 통해 유발되고 APTA의 물리치료 기록을 대한 지침에 따른다.
- 학교와 개인 물리치료사는 최적의 서비스를 위해 관리를 협조한다.
- 물리치료서비스의 이용은 건강관리 비용에서 효과적으로 사용되어야 한다.

♦ 환자/고객 만족
- 접근, 이용과 서비스 제공은 가족이 만족한다.
- 지역사회 자원의 자각이 증진된다.
- 관리는 학교 교육 팀과 협력하여야 한다.
- 부모는 목표와 기대를 이해하는 것이 증진되고 독립적으로 홈프로그램을 설명할 수 있다.

재검사 REEXAMINATION

재검사는 전체 관리를 통하여 수행된다. 이러한 유형에 있는 환자가 기대하는 것은 전 생애를 걸쳐 다양한 관리를 필요로 한다는 것이다. 주기적인 재검사와 새로운 관리의 시작은 환자의 기능제한 또는 장애 변화가 있을 때 수행한다. 이것은 환자의 신체 상태, 간병인, 환경 또는 과제요구를 포함한 다양한 요인들의 변화로 인하여 안전하고 효과적으로 적응시키기 위하여 지속적으로 환자에게 수행할 수 있다.

퇴원 DISCHARGE

Miguel은 10개월 동안 총 16번의 물리치료를 받은 후 그의 목표와 결과를 성취한 후 퇴원하였다. 이러한 기간은 전체 관리가 포함된 것이다. Miguel은 전 생애에 걸쳐 다양한 관리를 필요로 하는 상태이기 때문에, 부모는 재검사와 새로운 물리 치료관리를 위하여 물리치료사의 도움을 요청할 요인들에 대하여 교육을 받아야 한다.

사례 연구 #2:

척수막탈출증

Myelomeningocele

Jennifer는 회복된 L3 척수막탈출증과 뇌실-복막 우회(ventricular-peritoneal shunt)의 의학적 진단을 받은 12개월 된 여아다.

물리치료사 검진 PHYSICAL THERAPIST EXAMINATION

병력 HISTORY

♦ 일반적인 인구학: Jennifer는 12개월 된 백인 여아이다.

♦ 사회적 병력: Jennifer는 10대인 엄마와 외할머니, 외할아버지와 함께 살고 있다. 아빠는 그녀를 돌보지 않는다.

♦ 고용/일: Jennifer는 사회적 상호작용에 반응을 보이며 주변 환경에서 물체와 사람에 대해 주의를 기울인다.

♦ 성장과 발달: 만삭으로 태아고통과 볼기태위(breech presentation)로 인하여 제왕절개(cesarean section)로 태어났다. 엄마는 임신동안 척수막탈출증을 확인하는 초음파검사를 받지 않았다. 출생하여 커다란 척수막탈출증을 확인하였을 때, 봉합수술을 하였고 뇌실-복막 우회로를 삽입하였다. 무호흡의 발작이 있었고 2주 동안 호흡기를 착용하였다. 대운동 발달은 정형외과적 합병증(엉덩관절 굽힘 구축과 발목 안쪽말발-곤봉발)과 척수막탈출증과 관련된 감각과 운동 결함으로 인하여 지연되었다.

♦ 생활 환경: 가족은 1층으로 산책할 수 있는 집에서 살고 있다.

♦ 일반적인 건강 상태

- 일반적인 건강 인식: Jennifer는 병원에서 퇴원 후 외부 뇌실 배액과 재흡수를 필요로 하는 VP우회로의 문제로 두 번 병원에 입원한 것을 제외한다면 건강한 편이다.
- 신체적 기능: 가정환경 내에서 민첩하고 적합하게 상호작용을 한다.
- 심리적 기능: Jennifer는 전반적으로 행복하고 어른에게 순응한다.
- 역할 기능: 딸, 손녀, 아이.
- 사회적 기능: Jennifer는 가족과 잘 지내며, 그 밖의 아이 또는 어른과의 접촉기회가 제한되어 있다.

♦ 사회/건강 습관: 엄마는 16세이고 지방 고등학교에 다닌다. 그녀는 태아기 관리를 제한받았고 이른 임신으로 영양이 좋지 못하였다. NTD와 관련 있는 엽산(수용성 비타민 B)의 부족이 있었다. 약물, 알코올 또는 흡연의 이력은 없다. Jennifer의 조부모들은 보조적인 환경을 제공하였고 엄마가 학교를 가는 동안 하루 종일 돌보고 있다.

♦ 가족력: 외할아버지 쪽에 Jennifer 엄마의 사촌도 척수막탈출증으로 태어났고 지금 8세이다.

♦ 의학/외과적 병력: 출생 시, Jennifer는 척수막탈출증 봉합 수술을 받았다. 1개월 후 탈출증이 회복되었다. 생의 첫 1개월에, Jennifer는 후방와의 수술적 이완으로 치료되는 Arnold-Chiari 기형이 예상되었다. 아이는 안쪽말목(eqinovarus) 변형이 있고 1개월째 보조기를 착용하기 시작하였다. 3개월째 병원에서 퇴원하였다. 외부 뇌실배액과 우회로의 재흡수를 필요로 하는 우회(shunt) 문제(차단과 감염)로 인하여 병원에 2번 입원하였다.

♦ 현재 상태/주호소: Jennifer의 엄마와 조부모는 "보육"에 대한 걱정이 끝이 없다. 다칠 것을 두려워하며, "정규과정" 학교에 입학하고 걷는 것에 관하여 궁금증을 가지고 있다. 병원에서 퇴원하였을 때, Jennifer는 지역 학교를 통하여 조기 중재 서비스를 의뢰하였다. 선생님은 일주일에 한번 집을 방문하고, IFSP에 목표와 관련된 보존적 서비스인 물리치료와 작업치료를 수행한다. 학교 물리치료사는 가정프로그램의 증진을 위해 집에서 한 달에 두 번 방문하고 있다.

♦ 기능적인 상태와 활동 수준: Jennifer는 엎드려 누운 상태에서 팔을 펴고 팔굽혀펴기를 한다. 엎드린 상태에서 등으로 그리고 등에서 옆으로 누운 자세로 구를 수 있지만, 바로누운자세에서 엎드린 자세로 구르는 것은 약간의 도움이 필요하다. 지지하여 앉은 자세에서 머리와 상부 체간 조절은 양호하다.

♦ 약물: Senokot(부드러운 형태의 변을 만들기 위해)

♦ 다른 임상적 검사

- BSID-Ⅱ[52]는 병원의 사후관리로 직원에 의해 6개월째 검사하고 있다. BSID-Ⅱ는 정신과 운동 상태를 기록하기 위하여 사용되는 표준-참고 검사이다. BSID-Ⅱ에 따른 표준점수(정신 척도=-1.5 SD; 운동 척도=-3.0 SD)와 의학적 진단은 학교서비스 질에 사용되는 것이다.
- 기능 근육검사는 학교 물리치료사에 의해서 관리되었고, 하지에 감각 자각의 정도를 기록하기 위하여 시도하였다. 엉덩관절 ROM의 측각기 측정을 수행하였다.
- 학교물리치료사는 Jennifer가 18개월 때 자가치료와 이동 부분에서 기능적 기술의 기준선을 포함하기 위하여 PEDI[55]에 따른 관리를 계획하였다.

시스템 재검토 SYSTEMS REVIEW

- 심혈관/폐
  - 혈압(BP): 90/42 mmHg
  - 부종: 없음
  - 심박수(HR): 100 bpm
  - 호흡수(RR):30 bpm
- 외피계
  - 반흔형성 상태
    - 척수막탈출증이 폐쇄된 등 부위 위에 피부가 두꺼워지는 것 없이 잘 치유된 반흔
    - 특별한 gibbon변형 없음
  - 피부색: 좋음
  - 피부 상태: 좋음, 머리뼈와 목의 오른쪽 측면을 따라 우회로 촉진
- 근골격계
  - 전체적인 관절가동범위
    - 오른쪽 엉덩관절 약 40° 구축
    - 양측 발과 발목에 구축
  - 전체적인 근력
    - 엎드려 누운 상태에서 팔을 편 상태에서 팔굽혀펴기를 할 수 있고, 바로 누운 상태에서 머리 위로 장난감을 들어 올릴 수 있을 만큼 상지근력이 좋음
    - 하지에서 약화와 마비 기록
  - 전체적인 대칭: 오른쪽 엉덩관절 굽힘 구축으로 인하여 엎드린 상태에서 비대칭
  - 키: 30"(0.762 m), 동일 연령의 90%[100]
  - 몸무게: 24 lbs(10.89 kg), 동일 연령의 90%[100]
- 신경근계
  - 전체 협응 움직임
    - 상지 움직임 협응 좋음
    - 하지 운동기능의 결핍과 마비
- 의사소통, 감정, 인지, 언어, 학습 유형
  - 명확하지 않은 소리와 몇 개의 단어(예, "엄마," "안녕") 사용
  - 장난감 놀이와 만화 비디오를 시청, 사람들과 어울리는 것을 즐김
  - 부모/조부모는 홈 프로그램을 선호함

검사와 측정 TESTS AND MEASURES

- 인체측정학적 특성
  - 또래보다 큼
  - 머리는 뇌수두증으로 인하여 신체에 비율보다 큼
- 각성, 집중, 그리고 인식
  - BISD-Ⅱ 검사는 9개월 된 아이들이 대표적으로 수행하는 것으로 가벼운 인지지연 확인
- 보조 및 적용 장치
  - 스트롤러(stroller)와 차 시트
  - 고려사항은 캐스터 카트(castor cart)와 수동 휠체어 제공
- 뇌신경과 말초신경의 통합성
  - L3이하 병변으로 하지 감각소실
  - 청각과 시각 정상
- 환경, 집과 작업의 장벽
  - 집에서나 이동에 있어 문제 없음
  - 스트롤러 또는 차 시트에서 이동할 수 있거나 움직일 수 있음
- 보행, 이동 그리고 균형
  - 지면 이동이 제한되어 있고 서있는 상태에서 체중이동을 할 수 없음
  - 자세변화에 어려움
  - 가구를 잡고 이동하기 어려움
  - 움직임의 시작에서 제한되어 있으며 보고 움직이는 경향이 있음
- 외피계의 통합성: 피부상태는 척수막탈출증 봉합과 탈출 회복을 위한 수술 부위에 치유가 잘된 반흔이 보이며 상태는 양호
- 관절 통합성과 운동성
  - 오른쪽 엉덩관절 굽힘 구축
  - 발과 발목 복합에서 양측에 긴장
- 운동 기능
  - 팔을 펴고 팔굽혀펴기를 할 수 있고 엎드린 상태에서 회전가능
  - 가동성은 하지의 마비로 인하여 기는 것이 가능하나 구르는 것은 제한됨
  - 무릎을 굽힐 수 있고 지면에서 지지하면서 무릎을 꿇

을 수 있음
- 지지하여 앉은 상태에서 머리와 상부 체간 조절 좋음

♦ 근 수행력
- L3 병변 수준에서 기능적 근력을 가지고 있지만 또래 집단보다는 약함
- L3에 포함된 근육은 엉덩 굽힘근, 엉덩 모음근, 부분적 무릎 폄근이며, 엉덩 돌림근은 약함
- L3 이하에서 근육기능 없음

♦ 신경운동발달과 감각통합성
- 전체 운동기술은 약 6개월 정도 수준
- 하지에서 감각과 운동결함

♦ 교정, 보호, 그리고 지지 장비
- 서기 장치(standing frame)는 Jennifer를 위해 고려되어야 함

♦ 통증
- 기록된 것은 없지만, L3 이하 감각 기능 결함

♦ 자세
- 앉은 상태에서, 현저한 허리앞굽음증(척추전만증, lumbar lordosis)으로 지지가 필요
- 엎드린 상태에서, 오른쪽 엉덩 굽힘 구축으로 인하여 약간의 비대칭

♦ 관절가동범위
- 오른쪽에 엉덩 폄이 제한되고 40°의 엉덩 굽힘 구축
- 발은 체중을 지지할 수 없을 정도로 구축(고정에도 불구하고)

♦ 반사 통합성
- 양측 무릎과 발목에 심부건반사 없음
- 상지에 신장 반사 정상

♦ 자가치료와 가정 관리
- 식사시간에 손가락으로 약간의 음식을 먹을 수 있고 양손잡이 컵을 양손으로 잡는데 도움
- 양말을 벗기고, 소매에 팔을 넣어 옷을 입는데 도움
- 방광 움직임과 요실금으로 인하여 기저귀를 착용하고 도뇨관 착용

♦ 감각 통합성
- 무릎 관절 주위에 표면 진동기(facial vibrator)를 적용하면 반응하지만, 발목은 반응하지 않음
- 병변 부위 위의 감각통합은 적절함

♦ 환기와 호흡/가스 교환
- 문제 없음

♦ 일, 지역사회 그리고 여가 통합 또는 재통합
- 또래에 맞는 놀이 활동을 즐기지만, 가족은 다치는 것을 두려워하여 대운동 놀이를 꺼려함
- 뮤지컬과 전기 장난감으로 놀이하는 것을 즐김
- 어른과 함께 사회적 상호작용에 반응함

평가 EVALUATION

Jennifer는 VP 우회로가 있는 L3 척수막탈출증의 의학적 진단을 받았다. 병변레벨 아래 운동과 감각은 소실되었다. 하지 특히, 엉덩 굽힘과 발에 구축이 있고, 서있는 상태에서 체중부하를 할 수 없다. 자세를 바꾸는 것이 어려우며, 자발적으로 환경에 노출되는 것이 없다. 대운동, 기능적 이동, 그리고 자기-도움 기술은 지연되고 경미한 인지와 대화의 장애가 있다. 놀이를 즐겨하고 어른들과 사회적 상호작용에 반응한다. 가족은 "보육"과 아이의 미래에 대해 걱정하고 있다. 스트롤러와 차 시트가 있고 부가적인 보조도구가 필요하다. 아이는 지역 학교에서 조기 중재 프로그램에 참여하고 있다.

진단 DIAGNOSIS

Jennifer는 출생시 L3 척수막탈출증으로 진단받았고 회복되었으며 출생 후에 VP우회로를 삽입하였다. 각성, 집중, 그리고 인식; 뇌신경과 말초신경의 통합성; 보행, 이동 그리고 균형; 운동 기능; 근 수행력; 신경운동발달과 감각통합성; 자세; 관절가동범위; 반사 통합성; 그리고 감각 통합성이 손상되었다. 놀이, 지역사회와 여가활동, 과제와 활동에서 자가치료와 가정 관리에 기능적인 제한이 있다. 아이는 교정, 보호, 그리고 지지 장비가 필요하다. 이러한 결과는 패턴 C: 유아 또는 소아에서 선천성 또는 후천성 중추신경계의 비진행성 질환과 관련된 운동기능과 감각통합의 손상에서 밝혀진 내용과 흡사하다. 확인된 손상과 기능제한은 진행 결정과 관리계획에서 설명할 것이다.

예후와 치료계획 PROGNOSIS AND PLAN OF CARE

방문 후, 다음과 같이 확립된 결과를 결정하였다.

- ♦ 조사된 환경과 움직임의 시작 능력이 증진
- ♦ 자세 바꾸기 움직임 능력이 증진
- ♦ 이동을 위한 장비 포함(서기 장치, 캐스트 카트, 휠체어)
- ♦ 가족은 척수막탈출증이 아이의 나이에 미치는 영향을 자각
- ♦ 가족은 척수막탈출증과 관련된 잠재적인 합병증을 자각하고 중재가 필요한 징후 인식
- ♦ 가족은 아이를 자신감 있게 보육
- ♦ 가족은 아이의 일상생활에서 장비 사용
- ♦ 보조도구를 사용하거나 사용하지 않고 바닥 이동에서 독립성 성취
- ♦ 근육길이 증가
- ♦ 팔과 체간에서 근력 증진
- ♦ 하지 ROM 증가
- ♦ 음식 섭취와 간단한 옷 입기 과제를 위한 자가치료 증진
- ♦ 앉기 균형 증진

이러한 결과를 성취하기 위하여, 적절한 중재를 결정한다. 이것은 협응, 대화, 그리고 기록; 환자/고객 관련 교육; 치료적 운동; 자가치료와 홈 매니지먼트에서 기능훈련; 직장, 지역사회와 여가 통합 또는 재통합에서 기능 훈련; 그리고 도구와 장비의 처방, 적용, 그리고 적절한 제작을 포함한다.

12~18개월 사이에 독립적인 바닥 이동성을 위한 Jennifer의 예후는 좋다. 현재 6개월 동안 관리하고 있고, 총 12회 방문(한 달에 2회) 하는 지역 학교를 통한 물리치료를 받을 것이다. 아직 발목에 변형이 있기 때문에, 발이 체중지지를 위한 발바닥을 땅에 붙이고 걷는 자세가 될 수 있게 몇 달 내에 수술 교정을 생각하여야 한다. 신장과 자세가 엉덩관절 굽힘 구축을 감소시키는 것이 비효과적이라면, 수술 신장을 수행할 수도 있다. 관리과정 중 수술적 교정이 이뤄진다면, Jennifer는 재검사를 받고 치료를 위한 진단을 받아 훈련 유형을 변화시킬 수 있다. 상호보행 보장구와 워커로 보행 훈련을 시작할 때, 서비스는 앞으로의 관리에서 효과적인 횟수를 증가시킨다.

중재 INTERVENTIONS

선택된 중재에 대한 근거 RATIONALE FOR SELECTED INTERVENTIONS

치료적 운동 (Therapeutic exercise)

Jennifer가 12개월 되었을 때, 환경에 노출되는 기회는 인지와 사회적 발달을 위해 중요성이 증가되고 있다. 생활에서 이동의 제한은 발달의 또 다른 측면에서 부정적인 효과가 있을 수 있고,[101,102] 그러므로 독립적인 이동 발달이 프로그램에서 강조되어야 한다. 구르기와 기기 그리고 앉은 자세에서 또 다른 자세로 움직임의 변화를 통한 독립적인 이동을 강조하여야 한다. 게다가, 자세 변화는 환경으로부터 획득한 감각/지각 정보를 위해 중요하다.[103] 앉은 자세에서 휠체어 또는 선 상태에서 서기 장치처럼 자세의 변화는 아이의 환경에서 또 다른 것을 예상할 수 있다. 휠체어와 캐스터 카트는 움직임을 시작하는 것을 허용할 수 있고, 상지 근력을 증가시키고 독립적으로 수행할 수 있게 한다.

L3 근육기능이 있는 아동은 엉덩 굽힘과 모음은 있지만, 엉덩돌림근이 약하다.[40] 넙다리네갈래근(대퇴사두근, quadriceps femoris)은 L2-L4 신경근이 지배하기 때문에, 아동은 대개 항중력적 무릎이 편 상태이다. 어린 아이는 상호보행보장구와 워커로 보행훈련을 시작할 수 있다. 보행은 최소한 제안 보조기로 무릎 발목 발 보장구(knee-ankle-foot orthosis: KAFO)와 아래팔크러치(forearm crutch)가 필요하다. 휠체어는 장거리에 사용된다.

Williams와 동료들[104]은 허리부 중간 레벨(L3)에 병변이 있는 15명의 아동을 연구하였다. 9명의 아동은 평균 5세에 걸었다(보조기와 보조도구로). 이 9명 아동 중, 3명은 평균 7세에 걷는 것을 중단하였다. 그러므로 아동의 50% 이하가 7세 후에 보행 기술이 유지되었다. Hunt와 Poulton[105]은 청소년에서 성인까지 척추갈림증(spina bifida)이 있는 사람들을 연구하였다. 61명의 표본(평균 25세)에서, 걷기 능력과 감각 수준 사이에 관련이 있었다. L3이상 감각이 있는 26명 모두는 휠체어를 사용하였다. L4 이하 감각이 있는 17명 모두는 지역사회 보행기를 사용하였다. 3명의 대상자는 비대칭적인 감각 손실이 나타나지 않았다. L3 또는 L4의 감각 손실이 있는 나머지 15명 중 12명은 워커를 사용하지 않고 나머지 3명은 지역사회 보행기를 사용하였다. 이것은

15명 중 12명이 지역사회 보행기를 사용했을 때 평균 나이는 18세였다. 저자들은 L3와 L4의 감각이 있는 사람에서, 기본적인 신경학보다 또 다른 요인들이 성인에서 보행능력을 결정할 수 있다고 생각하였다. Bartonek와 Saraste[106]는 균형장애, 엉덩관절과 무릎 움직임에서 경직 유발, 그리고 병변의 레벨에 근거한 손상이 예상되는 보행 능력에서 우회로 역류를 기록하였다.

척추갈림증 아동을 위한 물리치료중재는 30년 동안 변화되지 않았다. 1976년에, Jewson[107]은 "척추갈림증 아동을 위한 물리치료는 예방적 그리고 보행을 위한 치료적 '신장' 훈련, 캘리퍼스(보장구)의 지도, 그리고 환자의 교육을 포함한 기본적 기술을 사용하였다. 생활의 모든 측면에서 독립성이 가능하도록 아동을 도울 수 있게 부모를 격려하고 교육시키기 위한 물리치료사의 능력에 치료의 성공과 실패가 상당부분 결정된다."[(p117)] 유사하게, Hunt와 Poulton[105]는 의료적 중재가 NTDs에서 사망률을 크게 감소시킨다고 할지라도, 장애의 수준은 신경 결함에 의한 것이라고 하였다.

환자/고객 관련 교육 (Patient/client-related instruction)

물리치료사는 척수 결박의 위험한 징후에 대해서 아이와 그들의 가족에게 교육을 하여야 한다. 결박은 신경조직의 이상 때문에 척수의 병리학적 고정으로 인하여 유발되는 합병증이다.[108] 허혈과 진행성 신경학적 악화는 수술중재로 감소될 수 있다. Bowman과 동료들[109]은 71명의 척수막탈출증이 있는 사람의 사후연구에서, 23명에서 척수 결박은 수술적 이완이 필요하였고, 증상이 나타났을 때 평균나이가 10.9세였다. 척수결박증(tethered spinal cord)의 증상은 척주옆굽음증(척주측만증, scoliosis)이 증가되고, 보행이 변하고, 하지에서 경직이 증가하고, 등과 다리에 통증이 있고, 근력 감소와 하지 구축이 있고, 방광과 하지의 운동 또는 감각 수준이 변하는 것이다.[108-111]

또한 라텍스(latex, 고무) 알러지 가능성에 대해 교육해야 한다.[109] 증상으로는 유루(watery eyes), 쌕쌕거림(wheezing), 발진 또는 두드러기, 부기(swelling), 그리고 심한 경우 아나필락시스(anaphylaxis)가 있다. Bowman과 동료들[109]의 연구에 따르면, 아이의 32%에서 라텍스 알러지가 발생하였다. 심한 경우, 라텍스 알러지는 아나필락시스성 반응으로 목숨을 위협한다.

직장, 지역사회, 그리고 여가 통합 또는 재통합 (Work, community, and leisure integration or reintegration)

척수막탈출증과 뇌수종이 있는 아동은 중추신경계의 기형으로 인하여 학습장애 위험이 있다.[112,113] 25년 사후관리 연구에서, Bowman과 동료들[109]은 아동의 85%가 고등학교 또는 대학에 입학하였다고 보고하였다. 63%는 일반 학급에 입학하였으며, 14%는 부가적인 도움이 필요하였고 23%는 특수교육을 받았다. 71명 중, 77%는 부모와 함께 집에서 살고 있으며 4%는 주택에서 거주하고 있었고 15%는 지역사회에서 독립적으로 살고 있다. 두 명의 젊은 성인은 결혼하였고 배우자와 함께 살고 있다. 유사하게, 성인 61명의 사후관리 연구에서, Hunt와 Poukton[85]는 단지 14명(22%)만이 지역사회에서 독립적으로 살고 있다고 보고하였다.

협응, 의사소통 그리고 기록 COORDINATION, COMMUNICATION, AND DOCUMENTATION

협조와 커뮤니케이션은 정형외과 의사, 영구적 의료장비 공급자, 학교 중재 팀의 또 다른 멤버, 그리고 적합한 장비와 물리치료를 평가하는 가족들과 함께 수행될 수 있다. 검사, 평가, 진단, 예후와 중재를 포함한 환자관리의 모든 요소들은 기록되어야 한다.

환자/고객 관련 교육 PATIENT/CLIENT-RELATED INSTRUCTION

Jennifer와 가족은 주기적인 업데이트로 홈 프로그램에서 교육과 지도를 받을 것이다. Jennifer의 독립적인 이동을 증진시키고 이차적 손상(예, 구축, 피부손상) 예방을 위한 활동이 중요하다. 서있는 장치, 캐스터 카트와 휠체어에 대한 정보를 받을 것이다. 스트레스가 될 척수막탈출증과 관련된 합병증에 관한 가족교육이 중요하다. 가족교육은 피부 관리와 압박부위의 예방, 특히 발에 대한 정보도 포함되어야 한다.

엄마와 조부모의 목표는 홈 프로그램에 참여하게 하는

것이다. 이동과 놀이에서 Jennifer의 독립성을 증가시키는 것이 중요하다. Jennifer의 의학적 진단, 기능 제한과 장애에서 가족이 편안할 수 있도록 가족교육을 하여야 하며, 전형적인 환경에 참여할 수 있게 하는 것이 필수적이다.

치료적 운동 THERAPEUTIC EXERCISE

- ♦ 균형, 협응, 그리고 민첩성 훈련
  - 허리에서 골반을 지지해주는 좌식 보조기의 사용 시작
  - 체간을 지지하거나 보조해 주기 위해 손을 사용하도록 하고 Jeniffer가 책을 읽는 동안 앉는 연습
    - 닿기 활동 추가
    - 아이의 앞에서 직접 시작
    - 다음 어깨 높이에서 장난감 또는 물건을 옆으로 움직이기
    - 다음 머리 위로 올리기
    - 반대편 측면에서 물건 잡고, 또 다른 측면에서 바구니에 떨어뜨리기
  - 놀이 잡기
    - 공을 밀치고 뒤쪽으로 굴리기 시작
    - 공을 던지고, 팔을 머리 위와 뒤로 가져가는 동안 체중이동하고 균형 유지
  - 작은 흔들의자에 앉기, 위에 있는 물건 잡기 활동 연습
  - 큰 베개에 앉기, 위에 있는 물건 잡기 활동 연습
- ♦ 유연성 운동
  - ROM을 수행하기 위하여 기저귀를 교환하는 것과 같은 자연스런 활동을 사용하는 PROM을 가족에게 교육
  - 다리 정렬에서 수건을 둥굴게 사용하여 모서리에 배를 대는 자세
  - 30~60초 동안 신장을 유지하여 가동범위 끝에서 유지하는 동작을 느리고 부드럽게 사용
  - 적절한 자세와 연장된 신장을 유지하는 것을 보조하기 위하여 부목 또는 보장구를 포함한 장비 사용
- ♦ 보행과 이동훈련
  - 환경에 노출되도록 동요 설정
  - Jennifer가 장난감을 손으로 잡기 위한 움직임을 시작하였기 때문에 장난감 또는 물건을 잡을 수 있는 환경 마련
  - 구르는 것을 촉진시키기 위하여, 모서리를 사용하고 바닥에 있는 장난감을 위에 올려 놓을 수 있게 하고, 번갈아 아래로 굴러서 옆에 놓게 하고, 오른쪽 엉덩관절에 굽힘 구축으로 인하여 엉덩관절에 물리적인 자극 필요
  - 처음에는 아이가 더 쉽게 기어갈 수 있게 비닐 표면과 같이 부드러운 표면에서 기도록 함
  - 다리와 발로 바닥을 길 때 아이를 보호하여야 한다는 것을 가족들에게 상기시킴
  - 유모차 또는 휠체어에 아이가 탈 수 있게 하기 위하여 가족이 시각적 지각 발달을 촉진시키고 움직이는 방법(빠르게, 느리게 움직이고, 방향을 빠르게 변화시키고, 뒤로 움직이기)에 변화를 줌
- ♦ 근력, 힘 그리고 지구력 훈련
  - 바닥에서 이동과 움직임을 위하여 하지와 체간의 근력을 증가시키기 위한 일반적인 근력강화 활동으로 작업
    - 공간에서 장난감을 잡고, 흔들고, 의자/낮은 테이블에서 집어올리고 내려놓기
    - 풍선치기
    - 카우치에 있는 쿠션을 바닥에 놓고, 쿠션에 장난감을 올려놓고, 쿠션을 아이가 당기도록 독려
  - 이동 활동을 이용한 상지 근력강화
    - 캐스터 카트에서 자세
      - ▸ 아이가 원형기구에 올라타고 있는 자세를 유지하고 시간과 미는 거리 증가
      - ▸ 처음에는 비닐 또는 타일과 같은 부드러운 바닥에서 캐스트 카트를 몰게 하고, 이어 카페트 또는 잔디에서 밀게 하면서, 점진적으로 빈 네바퀴 수레 또는 카트를 밀게 하고 부하를 늘림
    - 아이가 밀고 당기게 하는 줄다리기를 하게 하고 또 다른 게임을 하게 함

자가치료와 가정 관리에서의 기능적인 훈련 FUNCTIONAL TRAINING IN SELF-CARE AND HOME MANAGEMENT

- ♦ 자가치료
  - 아이가 손가락으로 음식을 먹게 하여 자가 식이를 하게 함

- 또래에 맞는 가정용품을 사용하는 것을 시작하게 함
- 옷 입기
  - 옷 입는 기술을 연습하기 위하여 안정된 자세에서 아이가 위치를 정함
  - 두 개의 옷 중에서 아이가 선택
  - 스타킹과 셔츠 벗는 것을 연습

♦ 보조기와 장비의 사용과 훈련

- 캐스터 카트와 휠체어를 독립적으로 사용할 수 있기 위한 활동
  - 캐스터 카트에서 아이가 자세를 잡을 수 있게 함
  - 카트를 밀기 위한 방법을 아이에게 보여줌
  - 원하는 장난감을 가지거나 잡을 수 있는 활동을 하기 위한 환경을 마련하고 점진적으로 거리를 늘림
  - 아이가 밀 수 있게 작은 휠체어로 시작
    - 위에서처럼 시작
    - 아이가 강해졌다면, 휠체어에서 이동하는 방법을 보여줌
- 보조기의 적용, 착용계획 그리고 적합한 고정과 피부 통합성을 유지하기 위하여 관찰하는 방법을 환자에게 교육

일, 지역사회 그리고 여가 통합 또는 재통합에서의 기능적인 훈련
FUNCTIONAL TRAINING IN WORK, COMMUNITY, AND LEISURE INTEGRATION OR REINTEGRATION

♦ 놀이

- 놀이 활동과 관련된 자세와 균형 전략을 교육
- 전반적인 보육과 놀이 활동을 위한 방법을 가족에게 교육
- 아이가 움직임을 시작할 수 있고 방안에서 그리고 방에서 방으로 독립적으로 더 움직일 수 있게 하는 환경을 마련하는 방법을 가족에게 교육

보조기구와 장비의 적절한 처방, 적용 그리고 제작
PRESCRIPTION, APPLICATION, AND, AS APPROPRIATE, FABRICATION OF DEVICES AND EQUIPMENT

♦ 캐스터 카트를 사용할 수 있도록 가족이 도움

♦ 아이와 가족을 위한 가장 적합한 휠체어 결정

♦ 캐스터 카트와 휠체어의 사용을 가족에게 교육

예상 목표와 기대 결과
ANTICIPATED GOALS AND EXPECTED OUTCOMES

♦ 손상에 미치는 영향

- 놀이에서 자유롭게 손을 사용할 수 있게 독립적으로 앉기와 균형이 증진
- 놀이를 하기 위한 활동과 지구력 증진
- 근육길이는 증가되고, 아이가 보조기를 착용할 수 있음
- 근 수행력은 증진되고, 아이는 가정환경에서 기어 다닐 수 있음
- 자세는 증진되고, 앉은 상태에서 앞굽음증이 나타나지 않음
- 놀이에 적절한 자세를 취하기 위하여 오른쪽 엉덩관절의 ROM은 유지되거나 증진

♦ 기능적인 제한에 미치는 영향

- 손가락으로 음식을 먹을 수 있는 능력 성취
- 구르거나 배로 기어서 독립적으로 가정환경을 움직일 수 있는 능력 성취
- 바닥 이동 기술(예, 구르기, 기기) 증진
- 독립적 이동은 캐스터 카트와 휠체어 수행
- 바닥에서 자세변화 증진

♦ 장애에 미치는 영향

- 아이는 안전하고 적절하게 보육되며, 가족구성원의 역할을 할 수 있음

♦ 위험 감소/예방

- 이차 손상의 위험 감소
- 엄마와 조부모는 아이의 상태와 또래에 맞는 신체활동에 영향을 줄 수 있는 방법자각

♦ 건강, 웰니스, 운동에 미치는 영향

- 엄마는 아이에게 필요하고 지지하기 위한 지역사회의 재원 자각
- 신체 기능 증진

♦ 사회적 자원에 대한 영향

- 의사결정은 환자, 가족과 간병인이 건강관리 자원의 사용과 환자건강에 따라 증진
- 기록은 환자관리를 통해서 수행되고 *APTA의 물리치료기록 지침*에 따라 수행

- 물리치료서비스의 이용은 건강관리 비용의 사용에 따라 결정
- ♦ 환자/고객 만족
  - 제공된 서비스 접근방법과 이용은 가족이 수용할 수 있어야 함
  - 지역사회 자원의 자각 증진
  - 관리는 학교 교육팀과 함께 협력
  - 가족은 계획된 수술절차와 예상된 결과를 이해하고 적합한 장비사용의 필요 이해
  - 엄마와 조부모는 목표와 결과의 이해가 높아지며, 홈 프로그램을 설명할 수 있음

재검사 REEXAMINATION

재검사는 전체 관리를 통하여 수행된다. 이러한 유형에 있는 환자에게 기대되는 것은 전 생애를 걸쳐 다양한 관리를 필요로 한다는 것이다. 주기적인 재검사와 새로운 관리의 시작은 환자의 기능제한 또는 장애 변화가 있을 때 수행한다. 이것은 아이의 신체 상태, 간병인, 환경 또는 과제요구를 포함한 다양한 요인들의 변화로 인하여 안전하고 효과적으로 적응시키기 위하여 지속적으로 환자에게 수행할 수 있다.

퇴원 DISCHARGE

Jennifer는 6개월 동안 총 12번의 물리치료를 받은 후 자신의 목표와 결과를 성취한 후 퇴원하였다. 아이는 전 생애를 통하여 다양한 관리를 필요로 하는 상태이기 때문에, 부모는 재검사와 새로운 물리치료관리를 위하여 아이의 물리치료사를 요청할 요인들에 대하여 교육을 받아야 한다.

참고문헌 REFERENCES

1. Moore KL, Dalley AF. *Clinically-Oriented Anatomy.* 4th ed. Philadelphia, PA: Lippincott Williams & Wilkins; 1999.
2. Nolte J. *The Human Brain: An Introduction to Its Functional Anatomy.* 4th ed. St. Louis, MO: Mosby; 1999.
3. Leonard CT. *The Neuroscience of Human Movement.* St. Louis, MO: Mosby-Year Book Inc; 1998.
4. Newton RA. Neural systems underlying motor control. In: Montgomery PC, Connolly BH, eds. *Motor Control and Physical Therapy.* 2nd ed. Thorofare, NJ: SLACK Incorporated; 2001:53-78.
5. Thompson PM, Hayashi KM, Sowell ER, et al. Mapping cortical change in Alzheimer's disease, brain development, and schizophrenia. *Neuroimage.* 2004;23(Suppl 1):S2-S18.
6. Memoli F, Sapiro G, Thompson P. Implicit brain imaging. *Neuroimage.* 2004;23(Suppl 1):S179-S188.
7. Ballmaier M, Kumar A, Thompson PM, et al. Localizing gray matter deficits in late-onset depression using computational cortical pattern matching methods. *Am J Psychiatry.* 2004; 161(11):2091-2099.
8. Pitiot A, Delingette H, Thompson PM, Ayache N. Expert knowledge-guided segmentation system for brain MRI. *Neuroimage.* 2004;23(Suppl 1):S85-S96.
9. Leow A, Yu CL, Lee SJ, et al. Brain structural mapping using a novel hybrid implicit/explicit framework based on the level-set method. *Neuroimage.* 2005;24(3):910-927.
10. Rijntjes M, Dettmers C, Buchel C, et al. Blueprint for movement: functional and anatomical representations in the human motor system. *J Neurosci.* 1999;19:8043-8048.
11. Byl N. Neuroplasticity: applications to motor control. In: Montgomery PC, Connolly BH, eds. *Motor Control and Physical Therapy.* 2nd ed. Thorofare, NJ: SLACK Incorporated; 2001:79-108.
12. National Research Council and Institute of Medicine. *From Neurons to Neighborhoods: The Science of Early Childhood Development.* Committee on Integrating the Science of Early Childhood Development. Shonkoff JP, Phillips DA, eds. Board on Children, Youth, and Families, Commission on Behavioral and Social Sciences and Education. Washington, DC: National Academy Press; 2000.
13. Als H, Duffy FH, McAnulty GB, et al. Early experience alters brain function and structure. *Pediatrics.* 2004;113:846-857.
14. Elbert T, Rockstroh B. Reorganization of human cerebral cortex: the range of changes following use and injury. *Neuroscientist.* 2004;10(2):129-141.
15. Dong WK, Greenough WT. Plasticity of nonneuronal brain tissue: roles in developmental disorders. *Ment Retard Dev Disabil Res Rev.* 2004;10(2):85-90.
16. Sadato N. How the blind "see" Braille: lessons from functional magnetic resonance imaging. *Neuroscientist.* 2005;11(6):577-582.
17. Hlustik P, Solodkin A, Noll DC, et al. Cortical plasticity during three-week motor skill learning. *J Clin Neurophysiol.* 2004; 21(3):180-191.
18. You SH, Jang SH, Ynn-Hee K, et al. Cortical reorganization induced by virtual reality therapy in a child with hemiparetic cerebral palsy. *Dev Med Child Neurol.* 2005;47:628-635.
19. Merzenich MM, Wright B, Jenkins WM, et al. Cortical plasticity underlying perceptual, motor and cognitive skill development: implications for neurorehabilitation. *Cold Springs Harbor Symposium in Quantitative Biology.* 1996;61:1-8.
20. Merzenich MM, Jenkins WM. Cortical plasticity, learning and learning dysfunction. In: Jules B, Kovacs I, eds. *Maturational Windows and Adult Cortical Plasticity.* New York, NY: Addison-Wesley; 1995:247-272.
21. Merzenich MM. Development and maintenance of cortical somatosensory representations: functional "maps" and neuroanatomic repertoires. In: Barnard KE, Brazelton TM,

eds. *Touch, The Foundation of Experience.* Madison, WI: International University Press; 1991:47-71.
22. Merzenich MM, Allard T, Jenkins WM. Neural ontogeny of higher brain function: implications of some recent neurophysiological findings. In: Franzen O, Westman P, eds. *Information Processing in the Somatosensory System.* London, England: McMillan Press; 1991:293-311.
23. Merzenich M. Neural plasticity: basic mechanisms. III STEP Conference, Salt Lake City, UT; July 2005.
24. Risedal A, Jeng J, Johannson BB. Early training may exacerbate brain damage after focal brain ischemia in the rat. *J Cereb Blood Flow Metab.* 1999;19:997-1003.
25. Kleim JA. Neural mechanisms of motor recovery after stroke: plasticity within residual cortical tissue. III STEP Conference, Salt Lake City, UT; July 2005.
26. Kleim JA, Jones TA, Schallert T. Motor enrichment and the induction of plasticity before or after brain injury. *Neurochem Res.* 2003;28(11):1757-1769.
27. Nudo RJ. Translating results between animal and human studies of brain plasticity after neuronal injury. III STEP Conference, Salt Lake City, UT; July 2005.
28. Nudo RJ, Plautz EJ, Frost SB. Role of adaptive plasticity in recovery of function after damage to motor cortex. *Muscle Nerve.* 2001;24:100-119.
29. VanSant A. Motor control, motor learning, and motor development. In: Montgomery PC, Connolly BH, eds. *Motor Control and Physical Therapy.* 2nd ed. Thorofare, NJ: SLACK Incorporated; 2001:25-52.
30. Brooks VB. *The Neural Basis of Motor Control.* New York, NY: Oxford University Press; 1986:5,129-150.
31. Schmidt RA, Lee TD. *Motor Control and Learning: A Behavioral Emphasis.* 3rd ed. Champaign, IL: Human Kinetics; 1999.
32. Roberton MA. Motor development: recognizing our roots, charting our future. *Quest.* 1989;41:213-223.
33. Shevell MI, Majnemer A, Morin I. Etiologic yield of cerebral palsy: a contemporary case series. *Pediatr Neurol.* 2003;28:352-359.
34. Pueyo-Benito R, Vendrell-Gomez P, Bargallo-Alabart N, et al. Neuroimaging and cerebral palsy. *Rev Neurol.* 2002;35:463-469.
35. Staudt M, Pavlova M, Bohm S, et al. Pyramidal tract damage correlates with motor dysfunction in bilateral periventricular leukomalacia (PVL). *Neuropediatrics.* 2003;34:182-188.
36. Gururaj A, Sztriha L, Dawodu A, et al. CT and MR patterns of hypoxic ischemic brain damage following perinatal asphyxia. *J Trop Pediatr.* 2002;48:5-9.
37. Rezaie P, Dean A. Periventricular leukomalacia, inflammation and white matter lesions within the developing nervous system. *Neuropathology.* 2002;22:106-132.
38. Montgomery PC. Achievement of gross motor skills in two children with hypoplasia: longitudinal case reports. *Pediatric Physical Therapy.* 2000;12:68-76.
39. Lawson RD, Badawi N. Etiology of cerebral palsy. *Hand Clin.* 2003;19:547-556.
40. Hinderer KA, Hinderer SR, Shurtleff DB. Myelodysplasia. In: Campbell SK, ed. *Physical Therapy for Children.* Philadelphia, PA: WB Saunders Co; 1994:571-619.
41. CDC. Recommendations for the use of folic acid to reduce the number of cases of spina bifida and other neural tube defects. *Morb Mortal Wkly Rep.* 1992;41(No. RR-14).
42. Hoon AH Jr, Belsito KM, Nagae-Poetscher LM. Neuroimaging in spasticity and movement disorders. *J Child Neurol.* 2003;12(Suppl 1):S25-S39.
43. Debillon T, N'Guyen S, Muet A, et al. Limitations of ultrasonography for diagnosing white matter damage in preterm infants. *Arch Dis Child Fetal Neonatal Ed.* 2003;88:275-279.
44. Okumura A, Hayakawa F, Kato T, et al. Abnormal sharp transients on electroencephalograms in preterm infants with periventricular leukomalacia. *J Pediatr.* 2003;143:26-30.
45. Corry IS, Cosgrove AP, Duffy CM. Botulinum toxin A compared with stretching casts in the treatment of spastic CP: a randomized prospective trial. *J Pediatr Orthop.* 1998;18:304-311.
46. Butler C, Campbell S. Evidence of the effects of intrathecal baclofen for spastic and dystonic cerebral palsy. *Dev Med Child Neurol.* 2000;42:634-645.
47. Connolly BH. Pediatric medications. *Orthopaedic Physical Therapy, Home Study Course* 98-2. Orthopaedic Section, American Physical Therapy Association, 1998.
48. Sisto SA. Evidence of chemodenervation treatment effectiveness for the neurological patient. *Journal of Neurologic Physical Therapy.* 2003; 27:149-159.
49. Bjornson KF, McLaughlin JF, Loeser JD, et al. Oral motor, communication, and nutritional status of children during intrathecal baclofen therapy: a descriptive pilot study. *Arch Phys Med Rehabil.* 2003;84:500-506.
50. Albright AL, Gilmartin R, Swift D, et al. Long-term intrathecal baclofen therapy for severe spasticity of cerebral origin. *J Neurosurg.* 2003;98:291-295.
51. Bergenheim AT, Wendelius M, Shahdidi S, et al. Spasticity in a child with myelomeningocele treated with continuous intrathecal baclofen. *Pediatr Neurosurg.* 2003;39:218-221.
52. Bayley N. *Bayley Scales of Infant Development-II (BSID-II).* 2nd ed. San Antonio, TX: The Psychological Corp; 1993.
53. Russell D, Rosenbaum P, Gowland C, et al. *Gross Motor Function Measure (GMFM).* Toronto, Canada: Gross Motor Measures Group; 1993.
54. Folio MR, Fewell RR. *Peabody Developmental Motor Scales. Examiner's Manual.* 2nd ed. Austin, TX: Pro-ed; 2000.
55. Haley SM, Costes WJ, Ludlow LH, et al. *Pediatric Evaluation of Disability Inventory (PEDI) PEDI Research Group.* Boston, MA: New England Medical Center Hospitals Inc; 1992.
56. Palisano R, Rosenbaum P, Walter S, et al. Development and reliability of a system to classify gross motor function in children with cerebral palsy. *Dev Med Child Neurol.* 1997;39:214-223.
57. Palisano RJ, Hanna SE, Rosenbaum PL, et al. Validation of a model of gross motor function for children with cerebral palsy. *Phys Ther.* 2000;80:974-985.
58. Rosenbaum PL, Walter SD, Hanna SE, et al. Prognosis for gross motor function in cerebral palsy: creation of motor development curves. *JAMA.* 2002;288:974-985.
59. Badell-Ribera A. Cerebral palsy: predictive value of selected clinical signs for early prognostication of motor function. *Arch Phys Med Rehabil.* 1976;57:153-158.
60. Campos da Paz A Jr, Burnett SM, Braga LW. Walking prognosis in cerebral palsy: a 22 year retrospective analysis. *Dev Med Child Neurol.* 1994;36:130-134.

61. Montgomery PC. Predicting potential for ambulation in children with cerebral palsy. *Pediatric Physical Therapy.* 1998;10:148-155.
62. Schmidt RA, Lee TD, eds. Retention and transfer. In: *Motor Control and Learning. A Behavioral Emphasis.* 3rd ed. Champaign, IL: Human Kinetics; 1999:386-408.
63. Montgomery PC. Frequency and duration of pediatric physical therapy. *Magazine of Physical Therapy.* 1994;March.
64. Bower E, Michell D, Burnett M, et al. Randomized controlled trial of physiotherapy in 56 children with cerebral palsy followed for 18 months. *Dev Med Child Neurol.* 2001;43:4-15.
65. Trahan J, Malouin F. Intermittent intensive physiotherapy in children with cerebral palsy: a pilot study. *Dev Med Child Neurol.* 2002;44:233-239.
66. Siebes R, Winrolls L, Vermeer A. Qualitative analysis of therapeutic motor intervention programmes for children with cerebral palsy: an update. *Dev Med Child Neurol.* 2002;44:593-603.
67. Montgomery PC. Establishing functional outcomes and organizing intervention. In: Connolly BH, Montgomery PC, eds. *Therapeutic Exercise in Developmental Disabilities.* 3rd ed. Thorofare, NJ: SLACK Incorporated; 2004.
68. Craft MJ, Laken JA, Opliger, RA, et al. Siblings as change agents for promoting the functional status of children with cerebral palsy. *Dev Med Child Neurol.* 1990;32:1049-1057.
69. Dietz V, Berger W. Normal and impaired regulation of muscle stiffness in gait: a new hypothesis about muscle hypertonia. *Exp Neurol.* 1983;79:680-687.
70. Rose J, Haskell WL, Gamble JG, et al. Muscle pathology and clinical measures of disability in children with cerebral palsy. *J Orthop Res.* 1994;12:758-768.
71. Tardieu C, Lespargot A, Tabary C, et al. Toe-walking in children with cerebral palsy: contributions of contracture and excessive contraction of triceps surae. *Phys Ther.* 1989;69:656-662.
72. Andres T, Autgaerden S. Locomotion from pre to post-natal life. In: *Clinics in Developmental Medicine.* No 24. London, England: Medical Books Ltd; 1996:1-88.
73. Forssberg H. Ontogeny of human locomotor control. I: infant stepping, supported locomotion, and transition to independent locomotion. *Exp Brain Res.* 1985;57:480-493.
74. Leonard CT, Hirschfeld H, Forssberg H. The development of independent walking in children with cerebral palsy. *Dev Med Child Neurol.* 1991;33:567-577.
75. Leonard CT. Motor behavior and neural changes following perinatal and adult onset brain damage: implications for therapeutic intervention. *Phys Ther.* 1994;8:753-767.
76. Thelen E, Cooke DW. Relationship between newborn stepping and later walking: a new interpretation. *Dev Med Child Neurol.* 1987;29:380-393.
77. Zelazao PR. The development of walking. *J Mot Behav.* 1983;15:99-137.
78. Schindl M, Forstner C, Kern H, et al. Treadmill training with partial body weight support in non-ambulatory patients with cerebral palsy. *Arch Phys Med Rehabil.* 2002;81:301-306.
79. Davis DW, Thelen E, Keck J. Treadmill stepping in infants born prematurely. *Early Hum Dev.* 1994;39:211-223.
80. Vereijken B, Thelen E. Training infant treadmill stepping: the role of individual pattern stability. *Dev Psychobiol.* 1997;30:89-102.
81. Richards CL, Malouin F, Dumas F, et al. Early and intensive treadmill locomotor training for young children with cerebral palsy: a feasibility study. *Pediatric Physical Therapy.* 1997;9:158-165.
82. Cintas HM. The accomplishment of walking: aspects of the ascent. *Pediatric Physical Therapy.* 1993;5:61-68.
83. Greiner BM, Czernichl JM, Deitz JC. Gait parameters of children with spastic diplegia: a comparison of effects of posterior and anterior walkers. *Arch Phys Med Rehabil.* 1993;74:381-385.
84. Bierman J. Developing ambulation skills. In: Connolly BH, Montgomery PC, eds. *Therapeutic Exercise in Developmental Disabilities.* 3rd ed. Thorofare, NJ: SLACK Incorporated; 2004.
85. Bleck EE. Locomotor prognosis in cerebral palsy. *Dev Med Child Neurol.* 1975;17:18-25.
86. Bottos M, Bolcati C, Sciuto L, et al. Powered wheelchairs and independence in young children with tetraplegia. *Dev Med Child Neurol.* 2001;43:769-777.
87. Butler C. Augmentative mobility. Why do it? *Phys Med Rehabil Clin N Am.* 1991;2:801-815.
88. Fowler EG, Ho TW, Nwigwe A, et al. The effect of quadriceps femoris muscle strengthening exercises on spasticity in children with cerebral palsy. *Phys Ther.* 2001;81:1215-1223.
89. Damiano DL, Vaughan C, Abel MF. Muscle response to heavy resistance exercise in children with spastic cerebral palsy. *Dev Med Child Neurol.* 1995;37:731-739.
90. Damiano DL, Martellotta TL, Sullivan DJ, et al. Muscle force production and functional performance in spastic cerebral palsy: relationship of co-contraction. *Arch Phys Med Rehabil.* 2000;81:895-900.
91. Damiano DL, Abel MF. Functional outcomes of strength training in spastic cerebral palsy. *Arch Phys Med Rehabil.* 1998;79:119-126.
92. McLaughlin JF, Bjornson KF, Astley SJ, et al. Selective dorsal rhizotomy: efficacy and safety in an investigator-masked randomized clinical trial. *Dev Med Child Neurol.* 1998;40:220-232.
93. Alexander R. Respiratory and oral-motor functioning. In: Connolly BH, Montgomery PC, eds. *Therapeutic Exercise in Developmental Disabilities.* 3rd ed. Thorofare NJ: SLACK Incorporated; 2004.
94. Ketelaar M, Vermeer A, Hart H, et al. Effects of a functional therapy program on motor abilities of children with cerebral palsy. *Phys Ther.* 2001;81:1534-1545.
95. Pellegrino L. Cerebral palsy: a paradigm for developmental disabilities. *Dev Med Child Neurol.* 1995;37:834-839.
96. Morris C. A review of the efficacy of lower-limb orthoses used for cerebral palsy. *Dev Med Child Neurol.* 2002;44:205-211.
97. Burton PA, Woolacott MH, Qualls C. Stance balance control with orthoses in a group of children with spastic cerebral palsy. *Dev Med Child Neurol.* 1999;41:748-757.
98. Knott KM, Held SL. Effects of orthoses on upright functional skills of children and adolescents with cerebral palsy. *Pediatric Physical Therapy.* 2002;14:199-297.
99. American Physical Therapy Association. Guide to physical therapist practice. 2nd ed. *Phys Ther.* 2001;81:9-744.
100. CDC. 2000 Growth Charts for the US. Vital and Health

Statistics, Series 11, no. 246, 2000.
101. Butler C, Okamoto GA, McKay TM. Motorized wheelchair driving by disabled children. *Arch Phys Med Rehabil.* 1984;65:95-97.
102. Butler C. Effects of powered mobility on self-initiated behaviors of very young children with locomotor disability. *Developmental Medicine and Child Neurology.* 1986;28:325-332.
103. Gibson JJ. *The Ecological Approach to Visual Perception.* Boston, MA: Houghton Mifflin Co; 1979.
104. Williams EN, Broughton NS, Menelaus MB. Age-related walking in children with spinal bifida. *Dev Med Child Neurol.* 1999;41:446-449.
105. Hunt GM, Poulton A. Open spina bifida: a complete cohort reviewed 25 years after closure. *Dev Med Child Neurol.* 1995; 37:19-29.
106. Bartonek A, Saraste H. Factors influencing ambulation in myelomeningocele: a cross-sectional study. *Dev Med Child Neurol.* 2001;43:253-260.
107. Hewson JE. Basic physiotherapy of spinal bifida. *Dev Med Child Neurol Suppl.* 1976;27:117-118.
108. Stiefee D, Stribata T, Meuli M, et al. Tethering of the spinal cord in mouse fetuses and neonates with spina bifida. *J Neurosurg.* 2003;99:206-213.
109. Bowman EM, McLone DG, Grant T, et al. Spina bifida outcome: a 25 year perspective. *Pediatric Neurosurg.* 2001; 34:114-120.
110. Sharif S, Allcutt D, Marks C, et al. "Tethered cord syndrome"—recent clinical experience. *Br J Neurosurg.* 1997;11:49-51.
111. Sarwark JF, Weer DT, Gariei AP, et al. Tethered cord syndrome in low motor level children with myelomeningocele. *Pediatr Neurosurg.* 1996;25:295-301.
112. Yeates KO, Enrile BG, Loss N, et al. Verbal learning and memory in children with myelomeningocele. *J Pediatr Psychol.* 1995;20:801-815.
113. Dennis M, Barnes M. Math and numeracy in young adults with spina bifida and hydrocephalus. *Dev Neuropsychol.* 2002;21:141-155.

제 4 장 중추신경계의 비진행성 손상을 동반한 운동기능과 감각통합의 손상—후천적으로 청소년 또는 성인에서 (패턴 D)

Impaired Motor Functional and Sensory Intergrity Associated with Nonprogressive Disorders of the Central Nervous System—Aquired in Adolescence or Adulthood (Pattern D)

해부학 ANATOMY

중추신경계의 해부학은 패턴 B: 운동신경발달 손상; 패턴 C: 유아 또는 소아에서 선천성 또는 후천성 중추신경계의 비진행성 질환과 관련된 운동기능과 감각통합의 손상에서; 그리고 패턴 H: 척수의 비진행성 장애와 관련된 운동기능, 말초신경 통합성, 그리고 감각 통합성 손상에서 좀 더 자세히 설명하였다. 말초신경계의 해부학은 패턴 F: 말초신경 손상에 의한 말초신경 통합과 근수행력의 결함에 좀 더 자세히 설명하였다.

중추신경계는 두 주요한 요소를 갖고 있다: 척수와 뇌. 뇌는 대뇌, 소뇌. 뇌줄기로 구성되어 있다. 대뇌는 피질로 싸여 있는 두 개의 반구로 나누어져 있고, 안쪽 구조는 바닥핵(basial ganglia), 해마(hippocampus), 그리고 편도핵(amygdaloid nuclei); 겉질(cortex)로부터 백질의 전달로가 상행하고 하행한다; 그리고 액체가 차있는 뇌실이 있다. 겉질은 이마(frontal), 마루(parietal), 관자(temporal), 뒤통수엽(occipital lobe)으로 구성된다. 뇌줄기에서 뇌는 척수와 연결되어 중뇌, 교, 그리고 숨뇌(medulla)를 만든다. 소뇌는 뇌줄기 뒤에 위치한다.[1]

중추신경계는 다양한 구조로 둘러싸여 있어 손상으로부터 보호된다. 대뇌, 소뇌, 그리고 뇌줄기는 뼈에 의해 둘러싸여, 뇌두개(neurocranium)를 형성한다. 이러한 뼈에는 이마, 마루, 관자, 나비(sphenoid), 그리고 벌집(ethmoid) 뼈를 포함한다.[1] 어린아이일 경우 이러한 뼈들은 아직 합쳐지지 않아 뇌의 크기 또는 CSF의 부피를 수용할 수 있도록 천천히 성장한다. 성인에서 봉합이 완성되면, 뇌내 압력(ICP)에서 증가되는 것이 없이 확장을 위한 약간의 여유가 남는다.[1] 뇌신경 그리고 척수신경이 들고나는 머리뼈를 통과하는 다양한 구멍이 있다. 또한 뇌는 뇌막이라고 불리는 막에 의해 둘러싸여 있다. 이러한 막은 머리뼈의 안쪽에 존재한다. 가장바깥쪽 막인 경질막(dura mater)은 강한 섬유성막으로 머리뼈와 붙어있다. 이것은 척수를 포함한 중추신경계 전체를 싸고 있으며 두 개의 반구로 나눠져 있고, 소뇌(소뇌천막)에서 대뇌를 나눈다. 경질막내에 있는 내피세포 공간(endothelial cell-lined spaces)은 대뇌정맥혈액을 위한 집합굴(collection sinuses)의 역할을 하여 결과적으로 정맥혈액은 속목정맥(internal jugular vein)으로 빠져나간다.[1]

경질막 아래에는 두 개의 더 두꺼운 막이 있는데 이것을 거미막(arachnoid mater) 그리고 연질막(pia mater)라고 한다. 거미막은 경질막 바로 아래에 있으나 경질막에 붙어 있는 것은 아니다. 연질막은 뇌의 표면에 직접적으로 붙어있는 얇은 막이다. 거미막과 연질막 사이를 거미막 아래 공간이라고 하며 CSF, 대뇌 동맥 그리고 대뇌 정맥이 포함되어 있다.[1]

CSF는 뇌실에 들어있으며 거미막 아래 공간에 있는 뇌를 둘러싸고 있다. 뇌척수액(CSF)은 맥락얼기(choroid plexus)에서 생산되며 뇌실에 있는 구멍을 통해 CSF가 흐르며 결과적으로 뇌와 척수를 둘러싸게 된다. 이것은 거미막 융모(arachnoid villi)를 통해 재흡수되고, 정맥혈액으로 돌아와서 경질막 굴(dura sinuses)로 들어간다. 뇌척수액은 머리뼈의 충격으로부터 뇌를 보호하는 역학적 쿠션 역할과 신경세포와 아교세포(glia)가 적절한 기능을 할 수 있는 외적인 환경을 만들어 주는 역할을 제공한다.[2]

혈액은 바깥목 동맥(external carotid arteries)과 척추 동맥(vertebral arteries)을 통해 뇌로 들어간다.[1] 대뇌반구는 주요하게 속목동맥으로부터 혈액을 받는다. 뇌에서, 속목동맥은 중간 그리고 앞쪽 대뇌 동맥으로 나눠진다. 중간 대뇌 동맥은 이마, 마루, 두정, 그리고 관자엽을 포함하여 대뇌반구의 바깥쪽 면에 혈액을 공급한다. 이것은 하지보다 상지의 조절에 영향을 주는 일차 체성감각 겉질(primary somatosensory cortex) 그리고 일차 운동 겉질(primary motor cortex)을 포함한다. 이것은 또한 겉질아래(subcortical) 구조[속낭(internal capsule)그리고 바닥핵]에 혈액공급하는 가지가 있다. 앞쪽 대뇌 동맥은 이마, 마루, 두정, 그리고 관자엽을 포함하여 대뇌반구의 가운데 면(medial surface)를 순환한다. 이러한 부분은 하지를 조절한다. 뇌줄기와 소뇌는 척추동맥와 뇌바닥 동맥(basilar artery)에서 혈액공급을 받는다. 또한 뇌바닥 동맥에서 나오는 1) 뒤쪽 대뇌 동맥은 시각의 과정에 중요한 시상 그리고 뒤통수 겉질에 혈액공급을 하고; 그리고 2) 위쪽과 아래쪽 소뇌 동맥은 소뇌에 혈액공급을 한다. 뇌의 모든 부분에 혈액공급하는 것은 신경원의 생존을 위해 중요한 부분이다. 대뇌에 있는 측부동맥(collateral arteries)의 광대한 연결은 혈관의 폐쇄의 경우, 순환의 다른 길을 제공한다. 뇌의 바닥에 있는 윌리스 고리(Willis circle)는 교통동맥을 갖고 있다. 뒤쪽 교통동맥은 뒤쪽과 중간 대뇌 동맥을 연결하고, 앞쪽 교통 동맥은 양쪽 앞쪽 대뇌 동맥을 연결한다. 혈관 폐쇄로 인해 필요하게 되면, 1차 혈액공급(척추 동맥 또는 속목동맥)에서 다른 부분까지 효과적으로, 혈액은 뇌의 측면 사이에서 닫힐 수 있다.[3]

생리학 PHYSIOLOGY

중추신경계의 생리학은 패턴 B: 신경운동발달의 손상; 패턴 C: 중추신경계의 비진행성 손상 — 유아 또는 어린아이에서 선천성, 그리고 후전성 운동손상 그리고 감각통합의 손상 그리고 패턴 H: 척수의 비진행성 손상을 동반한 운동기능, 말초신경 통합, 그리고 감각통합의 손상에서 좀 더 자세히 설명하였다. 말초신경계의 생리학은 패턴 F: 말초신경손상을 동반한 말초신경 통합 그리고 근육의 수행력의 손상에 좀 더 자세히 설명하였다.

척수는 감각자극에 대해 자동적 또는 일시적으로 발생하는 운동반응을 위해 중요한 부분이다. 뇌의 아래쪽 부분(숨뇌, 교, 중뇌, 시상하부, 시상, 소뇌, 그리고 바닥핵)은 숨쉬기, 혈압, 평형(equilibrium), 그리고 자세반사(postural reflex)와 같은 무의식적(subconscious) 신체기능을 조절한다. 좀더 상위 대뇌 또는 겉질 수준은 방대한 정보를 저장하는 부위이다. 이러한 부위는 과거의 경험 그리고 운동반응의 패턴(pattern)을 저장한다. 이러한 정보는 신체의 의지적 운동기능을 조절하는데 사용되다.

신경원은 산소와 영양공급을 지속적으로 필요로 하는데 이러한 것은 순환시스템(circulatory system)에 의해 공급된다. 뇌는 대사적으로 매우 활동적이지만, 그러나 산소 또는 글루코스(glucose)를 저장하는데는 효과적이지 않다. 그러므로 안정적인 혈액공급이 필요한 뇌는 체중의 2%의 무게를 갖고 있으며, 정상 심장 박출(normal cardiac output)의 약 15% 그리고 산소소모량의 거의 25%를 사용한다.[4] 특정부위에서 순환이 완전히 막히면 수 분안에 신경활성(neuronal activity)이 완전히 정지된다.[5] 무산소성 대사는 뇌의 필요를 맞추는데는 비효율적이다.[3]

정상적으로, 뇌혈관은 자동조절(autoregulation)에 의해 지속적으로 순환하도록 유지되고 있다. 혈액순환에서 이산화탄소 그리고 산소와 같은 대사의 수준은 활성조직에서 대사적으로 적절한 수준으로 유지되어 흐른다. 뇌혈관은 뇌에서 오는 자동섬유(autonomic fibers)와 신경섬유(nerve fibers)에 의해 신경지배되어 있으나, 이러한 섬유들이 혈액순환을 조절하는데 있어 모든 역할을 하지는 않는다.[4]

혈액순환의 감소는 신경세포에 비가역적인 손상을 준다. 순환시스템은 측부순환을 갖고 있어 혈관이 좁아지거나 막혀서 발생하는 신경손상을 예방하는데 도움을 준다. 이러한 것의 예가 윌리스 고리이다. 평소에는 윌리스 고리에 혈액의 흐름이 거의 없다. 주요한 혈관이 막히게 되면, 교통

동맥에 혈액의 흐름이 증가하여 손상을 예방하는데 도움을 준다. 측부순환의 다른 길은 뇌 동맥 가지의 마지막 세동맥(arteriolar) 그리고 모세혈관 수준 사이에 있다. 이러한 곳은 혈액의 흐름이 충분하기도하고 그렇지 않기도 하다.

병태생리학 PATHOPHYSIOLOGY

신경가소성 NEUROPLASTICITY

경험에 의한 신경계의 변화 능력은 신경가소성으로 설명된다. 신경계의 신경가소성에 대한 예를 들면, 급성 대뇌 손상으로 발생하는 신경활성(neural activity)에 대한 광범위한 변화이다. 이러한 변화는 손상과 가까운 부위의 변화를 기대할 수 있고, 또한 반대편 대뇌반구와 같은 손상부위와 먼쪽도 활성과 기능에서 주요한 변화를 볼 수 있다고 보고하고 있다(이러한 부분에 대한 Stein과 Hoffman[6]의 문헌고찰 참고). 경계부위(penumbra)에서 손상된 신경원의 회복은 신경계 손상후의 기능 개선으로 설명될 수 있지만, 신경계의 손상되지 않은 부분의 기능손실을 광범위하게 볼 수 있고, 행동(behavior)에서 관찰 가능한 변화를 볼 수 있다.

뇌졸중(stroke)의 경우, 경색주위(peri-infarct)의 신경탈분극(neuronal depolarization)이 손상되지 않은 반구에서 축삭발아(axonal sprouting)를 위한 신호로 나타난다.[7] 축삭발아에 의해 새로 나타나는 시냅스는 같은쪽 겉질의 손상부위와 반대편 반구에 의해 대뇌의 부위를 재지배하고 뇌줄기는 경색으로 탈신경지배가 된다.[7] 그래서 뇌의 연결을 변형하여 뇌손상부위의 재구조화를 진행한다. 부가적으로, 시냅스가 존재한다는 것은 다양한 경로의 강화 또는 약화의 활성으로 뇌의 활동 수준을 변경할 수 있다는 것이다. 1차 운동 겉질(primary motor cortex)에서 손상자체는 운동지도(motor map)를 변경할 수 있지만, Nudo와 동료들[8,9]는 구체적인 운동(specific training)은 기능의 회복과 겉질의 재구조화를 유도한다고 보고 하였다. 그래서, 손상 이후에 신경계는 지속적인 변화를 보이는 시기에 신경가소성은 회복을 위한 중요한 요소가 된다. 그러므로, 물리치료사와 다른 재활 전문가들은 뇌의 자연적인 신경가소성 능력을 이용하여 회복을 촉진시켜야 한다.

의학적 중재 (Medical interventions)

급성 뇌졸중 환자의 의학적 치료는 출혈이 있는 동안의 적절한 혈액 순환을 포함한다. CVA의 특징을 확인하는 것이 좋은 치료를 위해 중요한 부분이 된다. 허혈성 뇌졸중은 항응고제 그리고 혈전용해 치료(thrombolytic therapy)[10]를 이용하거나, 장비를 이용하여[11] 혈관내 혈괴를 제거하여 BP와 산소화 상태(oxygenation status)를 유지하는 치료를 시행한다. 이러한 치료는 뇌졸중이 발생한 초기에 시행하는 것이 안전하고, 그리고 뇌졸중에 대한 건강교육이 꼭 필요한 요소이다. 최근에는 치료 기간이 한정되어 있고, 이러한 치료의 금기에 해당하는 환자가 많기 때문에[10] 환자의 5%만이 조직 플라스미노젠 활성체〔tissue plasminogen activator (tPA)〕를 시행한다.

이러한 경우와는 다르게 출혈성 뇌졸중은 혈괴의 감소를 위한 약물치료는 위험하다. 동맥류의 회복을 위해 혈괴가 표면에 있거나 빼내기 위해 수술을 하게 된다. 출혈로 인해 신경계를 자극하거나 부종이 발생하기 때문에 약물로 뇌부종을 줄이게 된다. 뇌수술에 있어 고 위험환자 또는 수술하기가 어려운 환자, 색전이 있는 환자는 응고제(clotting agent)를 사용한다. 이러한 방법은 동맥류(aneurysms)와 동정맥기형(arteriovenous malformation)에 또한 사용된다.[12]

뇌졸중 STROKE

미국에서 뇌졸중은 사망률이 세 번째이고 생존자들은 오래동안 장애를 갖게된다.[13] 뇌졸중은 뇌혈관 질환(CVA)라고 불리기도 하고, 뇌의 혈액순환에 문제가 발생하여 조직의 영구적인 손상을 일으켜 뇌기능이 비정상인 상태를 말한다.[3] 일시적 허혈성 침범(TIAs)은 뇌졸중과 비슷하지만 이러한 경우에는 영구적인 손상이 없고 빠르고 완전하게 회복된다.[14] 뇌졸중에는 허혈성 그리고 출혈성으로 주요하게 나눌 수 있다. 허혈에 의해 조직이 손상받게 되는 것이 사례의 80% 이상이다. 나머지 12%는 뇌출혈의 결과이고, 8%는 거미막하공간으로 출혈이 있다.[15]

허혈성 경색은 뇌조직에 혈액공급을 제한한다. 이것은 심장으로부터 혈관의 색전 또는 혈전을 일으킨다. 뇌에 혈액공급하는 동맥의 경화는 혈관의 폐쇄를 유발하는 주요한 원인이다. 이러한 퇴행적인 과정은 혈전 또는 혈괴가 형성

될 때까지 계속된다. 이것은 혈관이 나눠지거나 진행경로가 바뀌는 곳에서 자주 발생한다. 혈괴의 성장은 혈관이 막힌 곳(대뇌 혈전), 또는 뇌졸중의 약 35%에서 발생하고, 혈괴가 흩어져서 이것이 더이상 통과하지 못할 때까지(대뇌 색전) 뇌혈관으로 흘러 들어간다.[16]

출혈성 혈관질환은 혈관이 손상되면 발생한다. "젊은 개인의 경우는 일반적으로 동맥류와 같은 대뇌 동맥의 해부학적 비정상의 결과로 출혈이 발생한다."[16] 노인의 경우 대뇌 동맥의 파열(대뇌 출혈)은 고혈압, 동맥경화인 경우 더 많이 발생하고, 퇴행성 혈관변화는 혈전과 색전 형성의 소인을 만들게 된다. 거미막하 출혈은 뇌의 표면에 있는 혈관이 찢어지거나, 뇌와 머리뼈 사이의 공간이 가득 차 있으면 발생한다. 일부의 출혈은 머리 외상(trrauma)의 결과이다.

모든 뇌졸중은 뇌세포의 혈액순환을 제한하는 결과를 가져온다. 뇌의 복잡성과 혈액순환 시스템에는 다양한 수준의 조직이 관여한다. 유산증(lactic acidosis)과 부산물을 제거하는 혈관계의 무능력 때문에 무산소 대사가 발생하여 신경원이 손상된다. 적절한 혈액순환이 이루어지지 않은 부분은 경색이 발생한다. 이것은 조직이 죽은 것으로 재생되지 않는다. 초기에는 가장자리의 조직이 측부순환과 조기 중재를 통해 정상 기능으로 돌아가기도 한다. 뇌손상에 포함된 뇌 조직의 양과 위치는 증상, 징후, 그리고 장애를 결정한다. 표 4-1은 일반적으로 폐색이 발새하는 위치와 관련된 증상과 징후를 자세히 설명한 것이다. 신경학적 손실의 정도는 그것을 일으킨 경색의 크기와 필수적으로 관련되는 것은 아니다. "뇌줄기 또는 내낭(internal capsule)의 작은 손상은 소뇌 또는 대뇌반구의 큰 부위 손상에 비해 더 크게 혈액순환이 되지않아 발생되는 문제를 보인다."[4]

뇌졸중은 일반적으로 한쪽 대뇌에 많이 발생한다.[16] 대뇌가 손상되면 다음과 같은 마비가 발생한다; 시각, 촉각, 또는 다른 감각의 손상; 의사소통의 문제; 그리고 정상적인 지적활동의 변화. 뇌졸중으로 소뇌가 손상되면, 자세조절, 눈 움직임의 협조에 변화가 오고 세밀한 협조성(fine coordination)에 영향을 준다. 뇌의 심부에 발생한 뇌졸중은 심장과 폐의 조절에 영향을 준다. 뇌세포가 재생이되지 않기 때문에, 손상되지 않은 쪽의 세포의 훈련과 뇌의 신경가소성을 통해 뇌졸중후 기능을 회복 할 수 있도록 노력해야 한다.

외상성 뇌손상 TRAUMATIC BRAIN INJURY

CNS의 손상은 다양한 형태의 외상으로 발생한다. 자동차 사고, 물체의 관통(총상), 또는 전체적인 산소결핍은 겉질, 겉질하부 구조, 뇌줄기, 그리고 소뇌의 모든 부분을 포함하여 다양한 뇌구조의 손상을 일으킨다. TBIs에서 손상은 국소적, 산발적으로 발생한다. 국소적 손상은 초기 외상의 위치에서 발생하는데 자동차 사고의 충격과 같은 외력이 머리뼈에 가해지면 뇌 조직이 손상된다. 자동차 사고에서와 같이 반충 손상(coup-contrecoup injury)이 발생하는데 이러한 현상은 뇌의 한쪽이 머리뼈에 부딪히고(이마엽), 그런 다음 충격이 머리뼈의 반대편(뒤통수엽)으로 가해진 이후에 뇌의 뒤쪽으로 이동하여 반대편의 뇌가 손상된다. 총상에 의한 손상은 머리뼈의 골절을 일으키고, 또한 외상 부위의 국소적 손상을 유발한다. 표 3-1은 CNS의 구조에 대한 각각의 기능에 대해 설명하였다. 미세한 혈관손상은 해당 부위의 충격에 의해 발생되어 그 부위의 신경 조직내부의 출혈성 경색을 유도한다.

산발성 축삭손상(diffuse axonal injury)은 TBI에서 종종 발생한다. 특정상황에서 전단손상(shear injury)이 축삭에 특히 백질경로(white matter tract)에 발생한다. 이러한 축삭은 전단 손상에서 발생하는 상당한 장력(tensile force)을 견딜 준비가 되어있지 않아 축삭이 신장되어 축삭파열과 축삭의 미세한 세포구조의 비정상이 발생된다. 특히, 축삭의 신장은 나트륨 채널(soduim channel)의 역학적 손상을 유도한다. 많은 양의 나트륨의 유입은 축삭성 부종(axonal swelling)과 부가적인 칼슘의 유입을 유도한다.세포내의 칼슘의 증가는 단백질 가수분해(proteolysis)을 유도하고 축삭 내부의 축삭성 이동 단백질의 축적이 증가하고, 이러한 축삭성 이동은 축삭의 기능적 비활성이 사라지는 기능을 멈추게 된다. 이러한 미세한 손상은 손상후 진행되고, 특히 심부와 겉질아래의 백질 경로(subcortical white matter tracts)에 영향을 미친다. 산발성 손상(diffuse injury)은 종종 산개(mutifocal) 되어 뇌들보(corpus callosum)과 뇌줄기 경로(tracts)에 충격을 준다.[17]

산발성 손상은 또한 전단손상의 부재에서 저산소 허혈 손상(hypoxic-ischemic injury)과 ICP의 증가를 통해 발생한다. 저혈압과 저산소증은 초기 손상에 대한 모든 CNS 구

표 4-1 일반적으로 폐색되는 부위와 관련된 증상과 징후

동맥	해부학적으로 공급하는 부위	증상과 징후
앞쪽 대뇌	이마엽–가운데	
	1차운동겉질 – 주로 하지	반대편 반구 – 주로 하지
	마루엽-가운데	
	1차체성감각겉질 – 주로 하지	반대편 반감각 소실– 주로 하지
	뇌들보	양손작업 손상
	띠이랑	감정조절 손상
중간 대뇌	이마엽–바깥쪽	반대편 반구 소실–상지>하지
	1차운동겉질 – 주로 상지	운동 언어 손상
	왼쪽 브로카 영역	실행증
	전운동겉질	동향주시(conjugate gaze)의 소실
	이마안구영역	
	마루엽–바깥쪽	
	1차체성감각겉질-바깥쪽	반대편 반구 소실 – 상지>하지
	시방사	동측성맹 – 아래쪽 1/4
	관자엽	
	청각겉질	감각신경성 청각 소실
	왼쪽 웨르니케 영역	수용언어 손상
	내낭	운동조절과 체성감각의 축삭성 연결 소실
	시방사	동측성맹 – 위쪽 1/4
	바닥핵	운동조절 손상
뒤쪽 대뇌	뒤통수겉질	반대편 동측성 반맹
	관자겉질	기억 손상
	시상	감각이상, 시상통증 증후
	시상하부핵	진전과 불수의적 운동을 동반한 운동손상
위쪽 소뇌	소뇌다리; 위쪽과 가운데	소뇌실조
	위쪽 소뇌	소뇌실조, 안뜰 기능장애
아래쪽 소뇌	뇌신경	얼굴 감각 소실, 연하곤란
	소뇌다리, 아래쪽	소뇌실조
	아래쪽 소뇌	소뇌실조
바닥	교	사지마비(겉질척수로), 뇌신경기능이상(IV-VIII), 혼수(그물체)
척추	숨뇌	반마비(반대편), 뇌신경 기능이상(IX-XII)

조의 산소 공급이 부족하여 발생한다. CNS의 대사적 활성 부위는 각각 다르게 충격을 받는다. 뇌부종 또는 CSF의 순환 경로의 폐쇄는 ICP를 증가시킨다. 성인에서 뇌는 머리뼈에 의해 갇혀있기 때문에 액체가 축적되면, CNS 조직에 대한 압박력이 증가한다. ICP의 상당한 증가는 뇌 조직이 천막(tentorium)을 가로지르거나, 큰 구멍(foramen magnum)으로 탈출한다.이러한 합병증은 그물체(reticular formation)을 포함하는 중뇌 구조에 대한 국소적인 압박의 결과로 혼수(coma)를 유도한다.[18] 이러한 합병증을 보이는 환자는 패턴 I: 혼수, 혼수에 가까운 상태, 또는 식물인간과 관련된 각성, 관절가동범위, 그리고 운동조절의 손상에 분류하였다.

TBIs에서 뇌 조직 바깥의 출혈은 CNS에 상당한 충격을 준다. 경질막 아래 혈종(subdural hematoma)는 뇌다리 정맥(cerebral bridging vein)의 파열에서 발생한다. 거미막과 경질막 사이에 있는 이러한 정맥의 출혈은 정맥계의 낮은 압력 때문에 종종 서서히 나타난다. 이것이 축적되면 혈괴가 되고 압력이 천천히 증가하고 대뇌를 아래로 누른다.[19]

경길막 아래 출혈의 증상과 징후는 서서히 나타난다. 거미막 아래 출혈은 거미막 아래 공간의 대뇌동맥의 출혈, 또는 종종 동맥류의 파열로 발생한다. 증상의 시작은 동맥계의 높은 압력으로 빠르게 나타난다. 경질막 바깥의 출혈은 특히, 관자뼈에 대한 머리 외상 이후에 둥간 뇌막 동맥(middle meningeal artery)이 파열되어 또한 발생한다.[20] 이것은 또한 신경두개 공간(neurocrnial space)으로 동맥이 출혈되어 환자는 빠르게 악화되고 수술적 중재가 종종 필요하게 된다.[19] 출혈에 의해 이러한 공간에 혈액이 축적되면, 공간점유 손상이 발생하여 뇌와 뇌줄기 조직에 압박을 가하게 되고 뇌의 탈출(herniation)을 유도한다.

중추성 안뜰장애
CENTRAL VESTIBULAR DYSFUNCTION

중추성 기능장애를 포함하는 안뜰장애의 병리생리학은 패턴 F에서 자세히 설명하였다: 말초신경손상과 관련된 말초신경 통합과 근 수행력의 손상

영상 IMAGING

CNS 또는 뇌 순환에 대한 허혈성 또는 출혈성 손상을 확인하기 위해 다음의 하나이상의 방사선 검사가 사용된다.

- ♦ CAT, CT
  - CVA로 인한 출혈과 경색을 포함하는 뇌 손상을 정확하게 분석하기 위해 저용량 x-ray와 컴퓨터를 사용한다.
  - 출혈성뇌졸중의 혈전용해 치료 목적으로부터 허혈을 감별하기 위해 보조적으로 사용
- ♦ CT 혈관조영술
  - 혈관 손상을 확인하기 위해 조영제 주사가 필요
- ♦ 초음파심장조영술
  - 심장기능평가
  - 뇌졸중의 심장색전에 관련된 자료 사용
- ♦ MRA
  - 협착 또는 동맥류가 있는 뇌 혈관의 이미지 사용
- ♦ MRI
  - 자장을 이용하여 얻은 뇌의 구체적인 사진 이용
  - tPA 사용을 위한 출혈성 뇌졸중을 배제하기 위한 평가에서 초기에 사용
- ♦ 양전자 방사 단층 촬영에 의한 화상(PET scan)
  - 뇌(대사)의 산소, 포도당 그리고 다른 영양분의 이용을 확인하는데 사용
  - 뇌졸중에 의해 약화되거나 손상된 부위를 구별하기 위해 사용
- ♦ 단일광자전산화단층촬영(SPECT)
  - 동위원소를 이용한 뇌의 단층영상 사용
  - 뇌의 관류(perfusion)를 보여줌
- ♦ 경식도심장초음파(transesophageal echocardiography, TEE)
  - 경색의 심장색전원인을 확인하기위해 사용
  - 왼쪽 심방의 혈전을 구별하는데 높은 정확도를 제공

다른 임상적 검사 OTHER CLINIC TESTS

CNS 또는 뇌 순환에 대한 허혈성 또는 출혈성 손상을 확인하기 위해 다음의 하나이상의 임상적 검사가 사용된다.

- ♦ Carotid duplex와 transcranial Doppler ultrasound
  - 뇌 동맥 흐름 평가
- ♦ ECG
  - 색전 탐지

- 심장기능 평가와 심장 부정맥 확인

♦ 뇌파 전위 기록술(뇌전도: electroencephalography)
- 뇌의 전기적 활성 평가
- 간질활동 확인
- 반응이 없는 환자의 무의식 수준 확인

약리학[21-23] PHARMACOLOGY

허혈성 또는 출혈성 뇌졸중 환자를 위해 다음과 같은 약물이 사용된다.

♦ 항응고제
- 예: 헤파린, 와파린(Coumadin), 에녹사피린(Lovenox)
- 작용: 응고형성 시간을 연장하고 응고인자를 이용한 중재를 통해 항트롬빈 Ⅲ 증가와 응고억제
- 부작용: 출혈 위험 증가

♦ 항경련제
- 예: Carbamazepine(Tegretol), clonazepam(Klonopin), ethosuximide(Zarontin), phenobarbital, phenytoin(Dilantin), primidome(Mysoline), valproic acid (Denpakene)
- 역할: 간질 활동억제; 극파형성 억제; 빈도 감소. 진폭, 빈도, 기간, 그리고 간질 발작의 감소
- 부작용: 두통 그리고 어지럼증; 실조; 피부상태(피부염 또는 뾰루지); 고용량으로 인한 기면 또는 졸음, 요구된 활동에 참여하는 능력의 방해

♦ 항진균제
- 예: Mycostatin, Mycostatin pastilles, Nystatin ointment
- 역할: 진균감염 감소
- 부작용: 가려움, 과민, 타는 듯한 느낌

♦ 항히스타민제
- 예: Diphenhydramine(Benadryl, Percogesic, Sudafed, Tylenol)
- 역할: 마스터 셀에서 분비되는 히스타민의 약리학적 효과를 선택적으로 중화하여 히스타민-유인반응을 예방한다.
- 부작용: 구강건조, 복통, 졸음, 가슴울혈(chest congestion), 두통

♦ 항고혈압성 약물
- 안지오텐신 전환효소 억제제(Angiotensin-converting-enzyme inhibitors)
  - 예: Lisinopril(Prinivil)
  - 작용: 동맥수축의 감소로 인해 BP를 낮춤
  - 부작용: 기침, 현기증, 피로, 설사, 콧물
- 베타-아드레날 차단제(β-adrenergic blockers)
  - 심장선택적
    - 예: Atenolo(Tenormin), metoprolol(Lopressor, Toprol XL)
    - 작용: HR과 BP가 낮아짐
    - 부작용: 현기증, 졸음, 피로, 저혈압, 불면증, 그리고 실신과 저혈당증
  - 비선택적
    - 예: Propranolol(Inderal, InnoPran XL)
    - 작용: HR과 BP 낮춤
    - 부작용: 피로, 현기증, 그리고 실신
- 칼슘 채널 차단제(Calcium channel blockers)
  - 예: Amlodipine(Norvasc), diltiazem(Cardizem, Dilacor), nifedipine(Adalat, Procardia), Verapamil (Calan, Verelan)
  - 작용
    - 혈관확장과 혈관저항을 감소시키기 위해 혈관 평활근 세포 증식 억제
    - 세포와 혈관 수준에서 칼슘 유입을 막아서 BP를 낮춤
  - 부작용: 두통, OH, 오심, 발목 부종, 현기증, 졸음, 얼굴홍조

♦ 코티코스테로이드
- 예: Dexamethasone
- 역할: 심한 뇌부종 감소
- 부작용: 복통, 구토, 두통, 쉽게 멍듦, 현기증, 불면증, 우울, 불안, 여드름, 머리카락 성장의 증가

♦ 이뇨제
- 고리(loop)
  - 예: Furosemide(Lasix)
  - 역할: 신장에서 상행 헬린 고리(Henle's loop)에 작용하여 유체 부피를 낮춘다.

- 부작용: 부정맥, 탈수, 전해질 불균형, 혈당 조절 손상
- 칼륨보존(potassium-sparing)
  - 예: Amiloride(Midamor), spironolactone(Aldactone)
  - 역할: 유체 부피 감소, 칼슘 보존, 그리고 부정맥의 위험 감소
  - 부작용: 탈수와 혈당조절 손상
- 고혈압 환자용 이뇨제(Thiazides)
  - 예: Chlorthalidone(Clorpres, Tenoretic, Thalitone), hydrochlorothiazide(Aldactazide, Capozide, Dyazide, HydroDIURIL, Lopressor HCT, Maxizide, Vaseretic)
  - 역할: 신장의 말초관에서 나트륨의 재흡수하여 혈관계의 유체 부피를 감소하여 BP를 낮춘다.
  - 부작용: 탈수, 전해질 불균형, 포도당 내성, 그리고 중성지방과 콜레스테롤 수치가 증가한다.

♦ Hypercholesteremic drugs
- 예: Simvastatin(Zocor), atorvastatin calcium(Lipitor)
- 역할: 콜레스테롤 생산 억제
- 부작용: 간 손상과 가로무늬근 융해를 일으킴

♦ NSAIDs
- 예: Ilbuprofen(Advil, Motrin)
- 역할: 통증, 압통, 부종의 감소
- 부작용: 현기증, 변비, 설사, 이명

♦ 혈소판 억제제(platelet-inhibiting drugs)
- 예: 아스피린 그리고 ticlopidine, clopidogrel, dipyridamole와 같은 다른 혈소판응집억제제
- 역할: 혈소판의 감소로 혈액응고 방지
- 부작용: 오심, 구토, 복통, 가슴앓이, 설사, 두통

♦ 점액대변제(stool softeners)
- 예: Colace, Doxinate, Senokot
- 역할: 변을 무르게 함
- 부작용: 위 또는 장의 꼬임, 복통

♦ 혈전용해제
- 예: Streptokinase(Abbokinase, Activase, Retavas, Streptase)
  - 작용
    - ▸ 혈관조영술을 실시하는 동안 폐쇄 되거나 좁아진 뇌동맥에 직접 주사한다.
    - ▸ 일반적으로 허혈성 뇌졸중이 발생한 후 6시간 이내에 수행한다.
  - 부작용: 출혈의 위험 증가
- 예: tPA
  - 작용
    - ▸ 정맥의 혈전용해 치료는 혈괴를 용해하기 위해 급성 허혈성 뇌졸중을 위해 사용
    - ▸ 신경학적 결손을 회복하고 결과를 개선하기 위해 일반적으로 뇌졸중의 3시간 이내에 사용
  - 부작용: 출혈의 위험 증가

♦ Zolpidem
- 예: Ambien
- 역할: 진정수면제(sedative-hypnotic drug)은 뇌의 활동을 느리게 하여 잠을 유도해서 불면증의 치료를 위해 사용한다.
- 부작용: 현기증, 졸음, 두통, 균형장해, 변비, 설사, 가슴앓이, 복통, 학질(shaking), 따끔거림(tingling), 근육통, 관절통

사례 연구 #1:

뇌졸중

Stroke

Mr. Dale Schreiner은 60세 남성이고 3년 전에 갑작스러운 현기증과 왼쪽 반마비 그리고 이차적으로 중간 대뇌 동맥을 관통하는 가지의 급성 출혈성 경색을 경험하였고, 현재는 의학적으로 안정상태로 급성기 치료 병원에 입원해 있다.

물리치료사 검진 PHYSICAL THERAPIST EXAMINATION

병력 HISTORY

♦ 일반적인 인구학: Mr. Schreiner는 60세 남성으로 영어를 사용한다. 오른손잡이이며 대학졸업의 학력을 갖고

있다.

- 사회적 병력: Mr. Schreiner는 결혼을 하였으며 4명의 자녀가 있으며 모두 가까운 곳에 살고 있다. 그는 5명의 손자 · 손녀가 있으며 그의 아내는 시간제로 일을 하고 있고 근무시간은 유연하다. 그녀는 건강하고 그녀의 남편이 집으로 돌아오는데 필요한 일을 할 의지가 있다.
- 고용/일: 그는 지역에 있는 전자회사의 과장이다.
- 생활 환경: 그는 현관에 5개의 계단이 있고 후문에는 2개의 계단이 있는 큰 집에 살고 있으며, 현관과 후문 모두 양쪽 손잡이가 있다. 지하로 가는 계단에는 오른손으로 잡는 손잡이가 있고, 거실, 세탁실, 욕조가 없는 욕실이 있다. 주요한 시설로는 주방, 거실, 식당, 화장실 2개(하나는 욕조와 샤워시설이 있고 다른 하나는 샤워시설만 있다), 그리고 침실 3개가 있다.
- 일반적인 건강 상태
  - 일반적인 건강 인식: 이러한 상태 이전에 그의 건강은 일반적으로 좋았다.
  - 신체적 기능: 이러한 상태 이전에 그의 기능은 나이에 대해 정상이였다.
  - 심리적 기능: 현재는 다소 우울증을 보이고 있다.
  - 역할 기능: 아들, 남편, 아버지, 할아버지, 과장, 지역사회 인사
  - 사회적 기능: Mr. Schreiner는 다양한 전문 조직에 속해 있고 교회와 지역사회에서 활동적이다. 그는 독서, 음악감상 그리고 낚시를 좋아한다.
- 사회/건강 습관: 그는 30년동안 흡연을 했고, 하루에 1-2갑을 피웠으나 10년 전에 금연하였다. 그는 사회생활을 위해서만 술을 마신다.
- 가족력: 그의 어머니는 심장병력을 갖고 있었으며 72세에 돌아가셨다. 그의 아버지는 88세로 건강하다.
- 의학/외과적 병력: 그는 고혈압과 고지혈증을 갖고 있으며, 25년 전부터 L5 디스크 탈출을 갖고 있다.
- 현재 상태/주호소: 3년전, Mr. Schreiner는 갑작스러운 현기증과 왼쪽 반마비 그리고 이차적으로 오른쪽 바닥핵과 내낭으로 들어가는 중간 대뇌 동맥을 관통하는 가지의 급성 출혈성 경색을 경험하였다. 그는 뇌졸중 재활로 특화된 병원에 입원하여 CT와 MRI를 시행하였다. 그는 현재 왼쪽 팔과 다리의 무감각과 약화, 조음장애를 호소하고 있으며, 기억력 감소, 마비 그리고 균형저하를 나타내고 있다. 그는 걷기, 일상생활, 직업수행을 할 수 없다. 그는 집과 직장으로 돌아가고 싶어한다. 그는 현재 의학적으로 안정상태이고 재활을 시작하였다.
- 기능적인 상태와 활동 수준: 그는 급성 뇌졸중으로 이동(ambulation)을 할 수 없고, 모든 움직임(mobility)에 도움이 필요하다.
- 약물(입원전): Zocor, Prinivil, Norvasc, Colace, Senokot, atenolol, Tylenol.
- 다른 임상적 검사: CT와 MRI는 오른쪽 바닥핵에 2.5 cm의 혈종이 뇌실쪽으로 다소 확장되어 있다.

시스템 재검토 SYSTEMS REVIEW

- 심혈관/폐
  - 혈압(BP): 약 복용시 132/72 mmHg
  - 부종: 없음
  - 심박수(HR): 74 bpm
  - 호흡수(RR): 18 bpm
- 외피계
  - 반흔형성 상태: 없음
  - 피부색: 정상
  - 피부 상태: 정상
- 근골격계
  - 전체적인 관절가동범위: 정상범위
  - 전체적인 근력: 오른쪽 상지와 하지는 정상, 왼쪽 상지와 하지는 손상됨
  - 전체적인 대칭성: 왼쪽 반마비와 안면마비
  - 키: 5' 10" (1.77 m)
  - 몸무게: 205 lbp(92.9 kg)
- 신경근계
  - 균형: 앉기와 서기 균형 손상
  - 보행, 이동 그리고 변화: 모든 변에 보조가 필요하고 걸을 수 없다.
- 의사소통, 감정, 인지, 언어, 학습 유형
  - 의사소통, 감정, 그리고 인지
    - 약간의 조음장애
    - 왼쪽 무시
    - 실어증은 없다.

- 학습 유형
  - 기억력은 정상이나 새로운 것을 학습하는 것은 다소 손상되어 있다(언어병리평가)
  - 두 단계 명령을 따라 할 수 있다.

검사와 측정 TESTS AND MEASURES

♦ 유산소 능력/지구력
- Mr. Schreiner는 2년 동안 침상상태이다.
- 디컨디셔닝 때문에 유산소 능력과 지구력의 손실
- 이동과 움직임 후 HR과 RR의 상승
- 뇌졸중이 발생하기 이전에, 그는 짧은 호흡 또는 신체 활동을 수행하는데 어려움이 없다고 보고하였다.

♦ 각성, 집중, 그리고 인식
- 지남력(oriented)×3 그러나 졸림
- 구두명령 이해
- 의사소통
  - 구두명령을 이해하지만, 반응이 늦다.
  - 반응을 위한 시간을 주는 것이 필요하다.
- 협조적이고 의욕이 있다.

♦ 보조 및 적용 장치:
- 현재는 없다.
- 보행을 위한 보조도구가 필요하고 약화된 왼쪽 하지가 체중부하를 하는 동안 보조기의 착용은 무릎과 발목에 안정성을 제공한다.
- 초기에는 이동을 위해 수동 의자차가 필요하다.
- 욕실, 욕조 또는 샤워 의자의 손잡이와 욕실과 부엌의 자기관리를 위한 늑목(stool)의 평가가 필요하다.

♦ 뇌신경과 말초신경의 통합성
- 오른쪽 주시 선호
- 구두 신호와 느린 속도로 중심선에서 약 30°로 왼쪽으로 목표물을 추적할 수 있다.

♦ 환경, 집과 작업의 장벽
- 현관에는 5개의 계단과 후문에는 2개의 계단, 그리고 지하로 내려가는 1개의 계단이 있다.
- 1층에 살고 있다
- 세탁실을 지하에 있다
- 바닥에는 카페트가 깔려있다.
- Mr. Schreiner는 집안에서 의자차를 사용할 수 있다고 생각하고 있으나, 욕실로 들어가는 것이 어려운 상태이다.
- 직업
  - 두 블럭 거리에 직장이 있으며 직장동료가 운전을 하여 이동할 수 있다.
  - 직장에서 키보드, 전화를 사용하여 고객과 의사소통 한다.
  - 건물로 들어가는데 1개의 계단이 있고 모든 것은 1층에 있으며 타일이 깔려 있고, 장애우를 위한 장치가 없는 표준문, 장애우를 위한 표준화된 장치(손잡이, 움직이는 변기)가 있는 욕실이 있다.

♦ 보행, 이동 그리고 균형
- 앉은 자세 균형
  - 왼쪽으로 기울어지는 것 때문에 침상가장자리에서 체간을 세워 앉기 위해 다소 보조가 필요하다.
  - 스스로 왼쪽 팔을 지속적으로 지지할 수 없기 때문에 물리치료사에 의해 부분적으로 지지되어야 한다.
- 서기 균형
  - 왼쪽으로 기울어지는 것 때문에 정적 균형을 유지하기 위해 완전한 보조가 필요하며, 왼쪽 다리가 굽혀지지 않도록 지지해야 한다.
  - 균형전략을 사용할 수 없다(발목, 엉덩관절, 발걸음)
  - 선자세에서 왼쪽으로 기울어지는 것 때문에 한발을 들어올릴 수 없다.
  - 균형이 좋지않아 체중이동, 왼쪽 다리 앞으로 내밀기를 할 수 없어 보행이 불가능하다.
  - 두 명의 도움으로 앉은 상태에서 일어서기

♦ 외피계의 통합성
- 외피계의 통합성은 정상

♦ 운동 기능
- 왼쪽편의 인식이 감소됨
- 잡기가 약해서 왼손의 집기를 할 수 없다.
- 왼쪽상지의 세밀한 운동기술은 상당히 제한되고, 양손을 사용하는 과제는 어렵다.
- 왼쪽하지의 협조성은 반마비 때문에 제한된다.
- 왼쪽사지의 근 장력은 먼쪽으로 감소되었고, 왼쪽 뒤넙다리근은 경직(stiffness)이 있다.
- 왼쪽 팔과 다리의 시작움직임이 어렵다.

- 하지의 움직임에서 다양한 속도, 시작, 마침, 또는 운동 방향의 변경이 어렵고, 움직임의 마지막 부분이 넘어간다.
- 선자세에서 다리 그리고 앉거나 선자세에서 팔의 지속적인 지지를 위한 근육의 동원이 어렵다.
- 운동 요구를 이해하지만 운동프로그램을 접근하는 것이 어렵다.

♦ 근 수행력
- 근력검사(MMT)는 다음과 같다:
  - 왼쪽 상지: 어깨2/5, 팔꿈치 3-/5, 아래팔 2/5, 손목 3-/5, 손가락 1/5
  - 왼쪽 하지: 엉덩관절 굽힘 3-/5; 무릎 굽힘과 폄 3+/5; 발목 발등굽힘과 발바닥굽힘 1/5; 안쪽번짐과 가쪽번짐 0/5
- 지구력: 지지되지 않은 앉은 자세에서 5분 이상 지속되면 왼쪽 기울어짐이 증가하여 피로를 느낀다.

♦ 교정, 보호, 그리고 지지 장비
- 체중부하는 동안 발목의 안정성과 무릎 조절을 증진시키기 위해 초기 보행하는 동안 보조도구가 필요하다.
- 지역사회/가정에서 이동을 위해 의자차가 필요하다.
- ADL을 보조하기 위해 욕실장치와 적절한 도구가 필요하다(작업치료와 협조하여).

♦ 통증
- 통증은 없다.

♦ 자세
- 앉은 자세와 선 자세에서 왼쪽 기울어짐
- 시각적 단서를 이용하여 교정을 할 수 없다.

♦ 관절가동범위
- PROM: 전체 정상가동범위
- AROM: 오른쪽 정상가동범위
- AROM
  - 왼쪽 하지: 엉덩관절과 무릎관절의 가동범위는 약 85%, 발목은 약 <50%로 제한되어 있다.
  - 왼쪽 상지: 어깨에서 약 30%, 팔꿈치에서 약 50%, 그리고 손목과 손에서 약 10%의 제한이 있다.
- 양쪽 뒤넙다리근에 약간의 단단함(tightness)이 있다.

♦ 반사 통합성
- 심부건반사
  - 3+ 왼쪽 무릎뼈와 아킬레스건
  - 2+오른쪽
- 바빈스키 양성으로 왼쪽의 비정상적인 반응
- 왼쪽의 호프만 징후 양성

♦ 자가치료와 가정 관리
- 이동/변이
  - 앉기로/부터 눕기는 몸통과 왼쪽하지의 중간정도 도움이 필요하고, 왼쪽상지에는 최대한의 도움이 필요하다.
  - 침대로/부터 의자차는 중간 정도의 도움이 필요하다.
- 칫솔질과 머리빗기는 오른손으로 가능하다.
  - 이러한 과제를 수행할 때 왼쪽 무시를 보인다.
  - 앉아서 이러한 과제를 수행하는 것이 필요하다.
- 모든 다른 자기 관리는 독립적이다.

♦ 감각 통합성
- 왼쪽 사지의 촉감과 체성감각이 좋지않다.
  - 왼쪽의 가벼운 촉감과 바늘로 찌르는(pinprick) 감각이 감소
  - 왼쪽의 이중자극 감각 구별
  - 왼쪽 발과 발목에서 고유수용성감각의 약간의 손상
- 왼쪽 아래팔과 아래다리의 무감각

♦ 일, 지역사회 그리고 여가 통합 또는 재통합
- 일을 못함
- Mr. Schreiner가 사무실에 나와서 컴퓨터와 전화를 사용하여 고객, 사원과 접촉하고, 회의를 주관하고, 사원을 지도하고 회사의 전반적인 관리를 바라고 있다.
- 지역사회 활동에 참여하지 못함
- 시각문제로 읽지 못함

평가 EVALUATION

Mr. Schreiner의 병력은 활동적였고, 오른손잡이의 남성으로 지역의 전자회사의 과장이였다. 그의 뇌졸중에 대한 위험요소는 고혈압과 흡연이였다. 그는 오른쪽 바닥핵과 내낭의 손상을 포함하여 오른쪽 중뇌동맥 경색이 발생하여 3일 후에 외쪽 반마비를 보였고 현재는 의학적으로 안정상

태이며 급성기관리시설에 입원중이다. 그는 근력, 균형, 감각, 고유수용성감각, 그리고 인지의 주요한 손상을 보이고 있다. 이러한 것은 보조없이 앉고 서는 것을 할 수 없는 기능적 제한을 보이고 있으며, 보행(ambulation)을 할 수 없고, 모든 침상활동, 이동(transfers) 그리고 자가 치료에 보조가 필요하다. Mr. Schreiner는 또한 왼쪽을 인식하는 것이 감소되어 있다. 그는 넘어지는 것에 많은 위험을 갖고 있고, 조기 움직임을 하지 않으면, 피부의 손상을 유발할 수 있다. 그는 독립적으로 생활할 수 없고, 지역사회와 교회에서 이전의 역할을 위해서는 가족의 도움이 필요하다.

진단 DIAGNOSIS

Mr. Schreiner는 오른쪽 출혈성 뇌졸중으로 왼쪽 반마비 상태이다. 그는 각성, 주의력 그리고 인지, 뇌신경과 말초신경의 통합, 보행, 이동, 그리고 균형, 운동 기능, 근 수행력, 자세, 관절가동범위, 반사 통합성, 그리고 감각 통합성에 손상을 갖고 있다. 그는 기능적으로 자가치료와 가정 관리 그리고 직장, 지역사회, 그리고 여가활동, 업무와 활동에 제한을 갖고 있다. 그는 환경, 직장, 그리고 지역사회 제한을 갖고 있어 적응이 필요하다. 그는 또한 장비와 장치가 필요하다. 이러한 결과는 패턴 D와 일치한다:

중추신경계의 비진행성 손상(nonprogressive disorders)을 동반한 운동 기능(motor function)과 감각 통합성(sensory intergrity)의 손상 — 청소년(adolescence) 또는 성인(adulthood)에서 후천적으로. 손상의 확인, 기능적 제한, 적응의 한계.

예후와 치료계획 PROGNOSIS AND PLAN OF CARE

내원 시의 계획은 다음과 같다:

- 침상움직임 개선
- 독립적인 침상움직임
- 보행, 이동(locomotion), 그리고 균형 개선
- 운동 기능 개선
- 근 수행력 개선
- 받아들인 정보를 기능으로 통합
- 다양한 장소에서 넘어지는 계획을 포함하는 관리와 변이의 계획
- 자세 개선
- 퇴원 후 필요한 것과 관련된 지역사회 자원 확인
- 넘어짐과 관련된 위험요소 감소
- 단일 상지 지지를 통한 서기 획득
- 왼쪽의 인지 저하는 기능을 방해할 정도로 제한된다.
- 감독자의 관리하에 자동차, 의자, 화장실, 침대, 의자차에서의 이동
- 균형의 손실없이 지지하지 않고 앉기
- 왼쪽에 대한 시각의 참여개선
- 집안에서 독립적인 의자차 움직임

이러한 결과를 얻기 위해, 적절한 중재가 결정되었다. 이것은 다음을 포함한다: 협응, 의사소통 그리고 기록; 환자/고객 관련 교육; 치료적 운동; 자기관리와 가정관리에서의 기능적 운동; 직업, 지역사회에서 기능적 운동, 그리고 여가활동의 통합과 재통합; 도수치료 기술; 그리고 처방, 적용, 그리고, 적절한 장비와 장치 구성.

Mr. Schreiner는 급성기 치료에서부터 가정에서 물리치료를 받게되고, 퇴원 후 강도 높은 재활을 위한 외래 물리치료를 받게된다. 12일 동안의 입원기간에 18회에서 20회의 물리치료를 시행하고, 퇴원후 3~4주 동안 6-9회의 물리치료를 시행하는 것이 필요하다. 강도 높은 외래 프로그램은 초기에는 높은 수준의 보행(ambulation) 과 독립적인 자기관리 그리고 직장으로 복귀하는 것을 시작한다. 이것을 위해 그는 4~6주 동안 20~30회의 참여가 필요할 것이다. 또한 건측억제유도운동(constraint-induced movement therapy)에 참여하여 그의 왼쪽 손목과 손기능을 개선하는데 14일 동안 10회의 치료를 받을 것이다.

Mr. Schreiner의 예후는 좋을 것으로 예상되고, 가정에서 가족의 강한 지원을 받고 있다.

중재 INTERVENTIONS

선택된 중재에 대한 근거
RATIONAL FOR SELECTED INTERVENTION

성인 뇌졸중 재활의 관리에 대한 임상적 실습 지침

(CPGs; clinical practice guidelines)은 미국재향군인회/국방부에서 발전되어 왔으며 미국심장협회와 미국뇌졸중협회에서 추천되었다.[24] CPGs는 뇌졸중 후 가능하면 빨리 치료를 시작하는 것을 권고하고 있으며 시작이 빠를수록 기능적 능력이 더 많이 좋아진다고 보고하고 있다. 환자, 치료의 적절성과 준비가 다르기 때문에 치료강도에 대한 구체적인 지침은 없다. 임상가들에게는 전체적인 지침에 대한 것보다 자세한 접근을 권고한다.

협응, 의사소통 그리고 기록 (Coordination, Communicattion, and documantation)

CPGs는 여러전문분야에 걸친 팀이 협동하여 관리하는 재활시설에서의 치료를 권고한다, 여러 전문분야에 걸친 팀의 급성과 아급성 뇌졸중을 관리한 경험이 포함된 재활 프로그램의 참여는 더 좋은 결과를 보여왔다.[25] 팀의 구성원은 물리치료사, 작업치료사, 운동분석가, 언어병리사, 의사, 간호사, 심리학자, 여가관리사, 환자, 그리고 보호자를 포함한다. 보호자는 의사결정과 치료계획에 참여하는 것을 가능한 빨리 시작해야 한다.[24] 또한 현재의 치료프로그램, 보호자에게 필요한 정보, 지역사회 자원에 대해 의견을 나누고 퇴원을 위한 계획을 세워야 한다.[24]

계획에는 뇌졸중 생존자에게 어려운 분야로 보고된 집으로 이동, 직장 복귀, 운전하기, 그리고 사회적 활동을 포함하는 것이 필요하다.[26] 사회적 서비스와 직업적 상담은 적절한 계획을 도와주기 위해 그리고 지역사회 생활과 직업으로 돌아가기 위한 지원을 위해 의뢰되어야 한다. 보호자를 위한 지원시스템은 또한 제공되어야 한다.[24,26]

환자/고객 관련 교육 (Patient/client-related instruction)

보호자의 지식은 능동적인 교육적 전략을 통해 개선될 수 있다고 연구되고 있다.[24] 단순히 자료만 제공해서는 지식이 증가하지 않는다. 구체적인 교육은 환자와 보호자의 지식을 증가시키는 동안 건강과 행복이 개선되는 것과 같이 장기간의 결과가 더 좋아지지는 않는다.[24] Jett와 동료들[27]은 환자 교육이 물리치료사에 의해 중재되는 시간의 84%가 포함되어 있다는 것을 발견하였다. 이동활동(transfer activities), 진보된 걷기 활동, 그리고 지역사회 이동 활동은 교육에서 가장 일반적인 부분이다. Maeshima와 동료들[28]은 가족들의 교육은 환자에게 진행되는 가정프로그램에서 교육될 수 있으며 입원환자 재활프로그램에서 환자의 만족도가 더 높다는 것을 확인하였다. 주어진 환자, 보호자의 감정상태, 발생가능한 일과 관련된 정보처리 능력, 그리고 정보를 받아들이는 방법을 고려하는 것이 필요하다.

치료적 운동 (Therapeutic exercise)

미국심장협회는 뇌졸중 생존자들에게 신체적 활동과 운동을 권고하고 있다.[29] 이러한 권고는 활동의 중요성, 기능에 대한 개선의 이해를 강조하고 있으며, 그리고 뇌졸중후 2차적인 합병증을 예방하는 것을 강조한다. 뇌졸중 후 일반적으로 발생하는 비활동에 대한 합병증의 예방, 이차적인 뇌졸중 위험요소 감소, 그리고 유산소 능력증가를 위해 신체적활동과 구조화된 운동을 권고하고 있다.[29] 만성 뇌졸중 환자의 병원, 지역사회, 또는 가정에서의 운동[30-34]에 대한 유익한 효과도 연구되었다.

유산소 능력/지구력 상태 (aerobic capacity/endurance conditioning)

뇌졸중 후 에너지 소비는 디컨디셔닝, 경직(spasticity), 약화, 좋지 않은 운동프로그래밍, 감소된 역학적 효율, 그리고 고정으로 인해 증가한다.[29] 보행(ambulation)하는 동안의 비용은 장애가 없는 사람보다 2배 이상 높다고 보고되었다.[35] 유산소 운동은 유산소 능력, 최대하 운동의 수축기 혈압 반응,[36]을 개선하고, 효과적인 에너지 소비 그리고 심혈관 기능[37]에 효과가 있다고 하였다. 걷기가 개선되는 동안 체중지지와는 상관없는 트레드밀 운동[38-40]은 심혈관계 부하능력에 효과가 있다. HR은 걷는 동안 관찰되어야 하고 또한 Hesse와 동료들[41]은 에너지소비는 낮은 속도의 보행에서 더 높다고 하였다.

미국심장협회는 운동프로그램을 시작하기전에 점진적인 운동검사를 추천하고 있다.[29] 운동평가전에 운동에 대한 신체의 준비를 결정하고 뇌졸중과 심장질환을 함께 갖고 있는 환자에게는 운동에 대한 약물의 효과가 중요하다. 미국심장협회에서는 다음과 같이 권고하고 있다:[29]

- 목표심박수(THR): 200 bpm - 나이 = 최대심박수(MHR)

- 점증부하 운동검사(GXT, graded exercise test)을 수행하는 경우: 최대심박수의 50~80%
- 점증부하 운동검사를 수행하지 않는 경우: 최대심박수의 40~70%
- 이러한 방법은 휴식과 일 할때의 HR을 낮추는 베타 차단제 또는 칼슘채널 차단제를 복용하지 않는 경우에 사용한다.

♦ 운동 자각(perceived exertion)
- 베타차단제 또는 칼슘 채널 차단제에 대한 개별적인 운동자각도(perceived exertion scales)를 사용하는 것이 더 믿을 만하다.
- Brog 운동자각도 척도인 CR10[42]의 목표 범위는 0에서 10 척도의 3-4, 6에서 20척도의 10-11을 사용한다.

♦ 유산소
- 대근육활동
- 최대산소흡입(peak oxygen uptake)의 40-50%
- 심박예비량(HR reserve)의 40-70%
- Brog 운동자각도(6-20척도)의 11에서 14
- 1주에 3~7일
- 세션당 20~60분 또는 하루당 다양한 10분 세션

♦ 근력
- 순환운동, 중량부하장비, 자유 무게, 등척성 운동
- 10-15회 반복으로 1-3 세트
- 주요한 근육근을 8-10회 운동
- 1주에 2에서 3회

♦ 유연성(flexibility)
- 신장
- 유산소와 근력운동 전후
- 1주에 2-3회
- 각 신장에서 10~30초 유지

♦ 신경근
- 협조성 그리고 균형 활동
- 1주에 2-3일

균형, 협조성, 그리고 민첩성 훈련 (balance, coordination, and agility training)

반마비를 동반한 뇌졸중이후로 환자는 앉은 자세, 선자세에서 체중부하시에 지속적인 비대칭을 보인다. 이것은 한쪽의 약화와 손상된 사지의 자세조절에 문제가 발생하기 때문이다.[43] 선자세와 체중부하에서 비대칭이 발생할 때 환자는 정상적인 교대보행(reciprocal ambulation) 또는 다른 동적 균형이 필요한 과제를 수행할 수 없다. 그러므로, 체중부하에서 대칭성을 개선하도록 환자를 교육하면 균형과 보행에서 질, 효율성, 그리고 안전에 대한 개선을 볼 수 있다. 이러한 목표를 달성하기 위해 바이오피드백 힘판(force plate platforms)을 포함한 다양한 방법이 사용되어 왔다. 물리치료에서 이러한 방법들을 비교해 보면 고도의 기술(high tech) 방법은 구체적인 기술 운동에서 효과를 보였지만,[43-47] 기능적 상황에서 초기 보행과 균형의 시작은 기능적인, 구체적인 보행훈련의 기능적 결과에서 부가적인 장점이 보이지 않았다. 또한 균형 재교육에서 시각 박탈(눈감기)은 그렇지 않은 상태보다 동적 균형을 얻는 데 더 좋은 결과를 보였다.[45] Bonan과 협력자[45]들은 시각에 의존하기보다 시각을 제한하고 체성감각과 전정기관 정보를 더 많이 사용하게 했다.

오른쪽 반마비 뇌졸중 환자는 일반적으로 편측무시(visual neglect), 재활을 위한 부가적인 노력이 나타난다. 무시가 있는 환자는 운동결손만 있는 환자보다 기능적 장애가 더 많고 회복기간이 더 길다[48] 자료에 의하면, 편측 무시에 대한 치료적 중재의 효과에 대한 연구를 보면 개선의 기간이 짧고 구체적인 운동이 전체적인 기능에서 개선에 대한 전이가 적다고 하였다.[48,49] 그렇지만, 왼쪽의 인지를 개선하기 위한 구체적인 과제 운동은 가족 구성원이 지속적으로 강화를 하면 다소 효과가 있다.

운동기능과 조절 (motor function and control)

기능적 결과를 개선하기 위해 보바스/NDT 방법, PNF 방법, 브런스트럼 그리고 바이오 피드백을 포함하여 다양한 치료방법이 뇌졸중의 재활에 사용된다. 이러한 방법들 간의 기능적 결화에서는 차이가 없다고 보고하고 있다.[44-47,50-53] 그러나, 특정과제에 맞춰진 치료는 다른 과제에 대한 기능적 전이가 없이 학습된 과제에 대한 결과만 나타내는[54] 반면에 원하는 특정결과에 대한 운동의 참여를 통한 특정과제에 대한 운동학습은 기능이 개선된다고 반복적으로 문헌에 나타난다.[43,46,47,51,55-59] 그래서, 기능적으로 원하는 치료과제가 계획되면 원하는 기능적 결과를 얻을 수 있다.

운동학습의 다른 원리는 지속적인 뇌졸중 환자에 대해

연구되어 왔다. Hanlon[60]은 다른 비관련 과제와 함께 목표 과제가 산재한 곳에서, 블록화된 연습의 형태에서 가르친 과제의 보유와 무작위 연습에서 가르친 것을 비교했다. 그는 초기 기술보유율이 무작위 방법에서 더 느려졌고, 이러한 기술은 더 좋은 보유와 진정한 기술에 대한 학습이라고 보고하였다. 이러한 결과는 물리치료사가 각 치료단계의 조직에 참여해야 한다는 것을 말한다.

이러한 환자를 위해, 구체적인 과제 훈련의 운동기능과 조절의 원리는 적절한 치료와 협력해야 한다.

신경운동 발달 훈련 (neuromotor development training)

뇌졸중을 동반한 환자를 위한 신경운동발달 운동의 목적은 회복이나 보상을 통해 운동기술을 재획득하는 것이다. 손상된 사지를 이요한 구체적인 과제 활동의 집중적인 훈련은 개선된 상지의 사용이 더 효과적이며,[61] 하지의 사용은 연구가 진행되어야 한다.[62,63]

억제유도 운동치료 (constraint-induced movement therapy)

CIMT는 운동기술을 개선하기 위해 손상된 상지를 사용하는 것에 초점이 맞춰진 중재이다. 아러한 과제에 초점이 맞춰진 치료는 만성 뇌졸중 환자의 운동기능을 개선하는 것으로 보고되고 있고, 그리고 뇌졸중 CPG의 중재에 추천된다.[24] 운동기능에 대해 개선이 되는 이유에는 여러 가지 가설들이 있다. 이러한 가설은 학습된 비상용(learned nonuse),[64] 보상적 학습,[65] 그리고 구조적 그리고 정신적 요소를 포함한다.[66] 겉질 재구조화에 대한 실제적인 기전에 대한 개선은 알려져 있지는 않지만, 경두개자기 자극(transcranial magnetic stimulation)[67-70]을 이용하여 연구하고, 기능적 MRI는 신경활성화에 대한 변화를 나타낸다.[38,71-74] 이러한 CIMT는 강도, 위치, 그리고 운동방법에 대한 다양한 변수가 있다. 중재로 비손상 사지를 슬링이나 긴 장갑(mitten)에 놓고 가정에서 손상된 사지를 이용하여 기능적 과제 연습을 강제적으로 사용한다. 병원에서 CIMT는 다양한 강도의 매일 6시간의 스케쥴과 반복적이고 적절한 연습을 통한 다양한 과제 운동을 포함한다.[65,77] 수정된 CIMT는 분산학습(distributed practice)을 통해 가정과 병원에서 실시한다.[78-80] 구체적인 양과 운동프로그램은 지속적으로 연구되고 있다.[81] 환자의 동기, 과제에 대한 의욕과 능력, 그리고 강도 높은 운동에 대한 순응은 CIMT를 중재로 사용하기 위해 고려해야 하는 요소이다.[82] Fritz와 동료들은[81] CIMT의 개선을 예측하는 가장 의미있는 방법은 스스로 시작하는 손가락 펴기이다 라고 하였다. Richards와 동료들은 손목 10° 펴기와 손가락과 엄지 손가락 10° 펴기를 사용하였다.[80] 상지 근육의 약화와 잡기(grip)근력의 감소는 예측자(predictors)로 사용된다. Underwood와 동료들[82]은 운동의 강도는 통증과 피로를 증가시키지 않는다고 하였다.

Taub와 동료들은 CIMT를 위해 3가지 요소를 정의하였다: 1) 10일 또는 15일 동안 하루에 수 시간씩 반복, 과제 과련 운동 또는 기능, 2) 걷는 동안 손상된 사지 또는 기능의 사용 그리고 손상되지 않은 사지 억제, 그리고 3) 행동 방법(behavioral methods)을 사용하여 병원에서 실생활로 이동하는 기술을 돕는다.[77] 또 다른 연구에서 Fritz와 동료들[61]은 구체적인 환자의 특징이 CIMT를 통한 이득을 예상할 수 있는지를 확인하기 위해 연구를 하였다. 이 연구를 통해 그들은 CIMT 6개월 후 기능적 능력의 개선에 영향을 주는 것은 오직 나이라고 하였다. 이것은 젊은 환자에 대해서는 역상관관계에 있고 결과가 더 좋다. 그들은 또한 뇌졸중의 위치, 만성도, 우세손, 성별, 그리고 보행상태(ambulation status)는 예후를 예상하지 않는다는 것을 확인하였다. CIMT는 환자가 치료에 완전하게 의뢰되는 것과 가정에서의 지속적인 연습이 필요한 강력한 중재 프로그램이다. 로봇(Robotic) 보조 장치는 계속 연구가 되고 있다.[85]

급성 뇌졸중과 항중력에 대한 손목 움직임의 제한 그리고 손상된 손의 손가락 펴기가 최소한에서 없는 환자는 지속적인 회복과 치료의 결과의 일부분으로 근력증강과 자발적인 움직임의 개선 때문에 CIMT의 대상자가 된다. Mr. Schreiner는 치료의 일부분으로 CIMT의 포함 가능성을 재검사해야 한다.

보행과 이동 훈련 (gait and locomotion training)

손상된 걷기는 뇌졸중으로 인한 일반적인 기능 제한이다. 이것은 지역사회와 직장환경의 참여에 문제를 발생하여 장애를 유발한다. 약화, 디컨디셔닝, 경직(spasticity), 그리고 움직임의 비협조성은 걷는 속도를 감소시킨다. 보행속도는 뇌졸중 후, 더 높은 기능과 더 좋은 예후와 상관성을 보인다.[86,87] 걷기 속도를 결정하는 데 효과적인 검사들이 있다.[88] 그러나, 이러한 검사들은 진정한 걷기능력을 과대평가하는 경향이 있고, 지역사회의 보행에서 참여한 환자의 정확한 수준을 반영하지 않는다. 또한 이동을 결정하기 위한 분류는 환자와 기능적으로 관련이 있다. Perry와 동료들[87]은 뇌졸중 후 이동에 대해 6개의 분야로 나누었다. 표 4-2는 각 단계에서 요구되는 과제와 걷기 속도에 대한 전반적인 설명에 대한 분류를 보여주고 있다. Perry와 동료들[87]은 독립적인 지역사회 이동에 필요한 4가지 변수를 정의하였다: 1) 지면의 변화, 2) 장애물 피하기, 3) 거리 증가, 그리고 4) 부하의 수기적 처리(manual handing). 분류에 따르면, 장애가 없는 정상성인에서는 1.33 m/s인 것을 인식해야 하고, 지역사회에서 완전한 걷기는 0.8 m/s의 속도에서 걷기가 필요하다.[99] Schmid와 동료들[86]은 보행속도에 기초한 Perry의 분류와 관련하여 보행속도의 임상적 유용성을 연구하였다. 그들은 속도에 기초한 분류는 이동의 수준에서 변화를 측정하는 데 의미가 있다고 하였다.

체중부하를 지지상태에서 트레드밀 운동 (body weight supported treadmill training)

체중부하를 지지한 상태에서 트레드밀 운동(BWSTT)는 구체적인 과제 이동훈련 프로그램으로 급성, 아급성, 만성 뇌졸중에서 걷기를 개선하는데 효과가 있다고 보고되고 있다. 지지를 하지 않은 상태의 트레드밀 운동은 표준화된 재활에서 보행을 개선하는데 효과적이고,[50,52,92] BWSTT는 지지가 없는 상태에서의 트레드밀 운동보다 더 효과적이다 라고 보고되고 있다.[93] BWSTT는 하지의 운동학, 자세조절 능력,[94] 손상된 하지의 체중부하, 대칭적 보행 패턴, 하지의 근력,[54] 그리고 걷는 속도[38,54,95]에 효과적이라고 보고되고 있다. 이것은 또한 걷는 동안 경직(spasticity)[95]과 산소소모[40,41]를 감소시키는 것으로 보고되고 있다.

BWSTT는 지지하네스 시스템, 트레드밀, 그리고 환자의 걷는 동안 적절한 정렬과 하지의 운동학을 보조하기 위해 최소한 두 명의 치료사가 필요하다. 하네스 시스템을 이용하여 체중지지를 하는 것은 하지의 약화 또는 결손 때문에 필요하고 환자의 발걸음(steps)은 트레드밀에서 오는 최대한의 감각정보를 이용하여 수동적으로 촉진된다. BWSTT의 구성요소는 몸통세우기(upright trunk alignment) 정렬, 체중이동, 하지를 통한 체중부하, 서기와 걷기를 위한 적절한 하지의 운동학, 하지에서 협조된 걸음(stride), 그리고 교대적인 팔 흔들기를 포함한다.[38] 상지의 지지는 초기에 균형을 위해 사용하고, 환자는 손을 이용하여 잡지 못 하도록 하여 상지를 통한부하가 아닌 하지를 통해 부하를 할 수 있도록 한다. 보조기는 운동하는 동안 사용하지 않도록 하여 최대한의 감각입력, 부하, 그리고 발의 발등쪽 굽힘이 되도록 한다. 초기의 체중부하 양은 다양하나 30-40%는 넘지 않아야 하고,[95] 적절한 하지 운동학을 수행하는 동안 지지되는 양에 의해 결정된다. 초기의 속도는 또한 다양한데 선행연구에 따르면 아주 낮은 속도(0.16에서 0.5 mph)[96]에서 시작하고 그리고 최근의 연구에 따르면 0.5 mph 또는 이상에서 시작한다고 제안하고 있다.[38,54] 환자가 개선이 되면 체중지지는 감소하고 속도는 증가시킨다. Sullivan 과 동료들[38]은 정상 걷기 속도(2.0 mph)에 가까운 속도에서의 BWSTT는 체계적인 걷기를 위한 자기 선택 걷기 속도(self-selected walking velocity)를 증가시키는데 더 효과적이다. 또 다른 연구에서 Sullivan과 동료들[54]은 고강도 이동 프로그램(high-intense locomotor program)을 사용하였는데 참여한 사람들은 체중을 지지한 상태에서 1.5에서 2.5 m/s의 속도로 트레드밀에서 운동을 실시하였다. 이 프로그램은 걷기 속도, 거리, 그리고 하지 근력을 증진시켰다. 이러한 연구들은 만성 뇌졸중 환자들은 더 빠른 속도로 걷는 것이 BWSTT를 이용할 때 기능적 지역사회 보행을 위한 전형적인 속도의 이동을 위한 걷기의 결과를 개선하는데 더 효과적이다라고 제안하고 있다.[38,54] Lamontagne 와 Fung[39]는 지지한 상태에서 빠른 걷기와 체계적인 빠른 걷기는 뇌졸중 환자의 저-그리고 고-기능에 효과적임을 확인하였다. 그러나, 저-기능환자는 체계적인 걷기 보다 트레드밀 BWS걷기에서 더욱 효과적이다. Perry와 동료들[87]은 지역사회 보행속도를 0.58 m/s, 그리고 비제한적 지역사회 걷기를 0.8 m/s(표 4-2 참고), 장애가 없는 성인의 걷는 속도는 1.2 m/s(2.7mph)로 분류하였다. 이러한 시점에서 BWSTT를 사용하는 환자의 진행을 위한 표준화된 방법은 없다. Chen과 Patten[97]은 문헌에 나타나는 매개변수를 체계적으로 제시하였고, Sullivan과 동료들[54]은 STEPS 무작위 임상연구에서 사용된 매개변수를 제시하였다. 로봇 보행 보조

표 4-2 뇌졸중 생존자에서 기능적 이동에 대한 분류[87]

분야	특징	속도(meters/second)
생리학적 보행자	운동만을 위한 걷기 욕실과 침실 움직임을 위한 의자차 사용	0.1 m/s
제한적 가정 보행자	집안 활동만을 위한 걷기 걷기 위해 보조 필요 욕실과 침실 움직임을 위한 의자차 사용	0.23 m/s
비제한적 가정 보행자	모든 가정 활동을 위한 걷기 욕식과 침실 움직임을 위한 걷기 의자차 없이 집 출입하기 그러나 감독이 필요함 계단과 평지가 아닌 곳에서의 어려움 곡선에는 감독이 필요함	0.27 m/s
대부분 제한된 지역사회 보행자	독립적인 집들고/나기, 곡선 가계와 쇼핑센타에서 보조가 필요하고 의자차 사용	0.4 m/s
최소한 제한된 지역사회 보행자	의자차 없이 중간 정도 지역사회 활동 복잡한 쇼핑센타에서 도움이 필요함 작은 가계와 복잡하지 않은 쇼핑센타에서는 보조 필요없음	0.58 m/s
지역사회 보행자	독립적인 집안 활동과 중간 정도의 지역사회 활동 편평하지 않은 지면 이용 복잡한 쇼핑센타 이용	>0.8 m/s

기는 또한 BWSTT의 다른 방법이고, 아주 심하게 손상된 환자에게 사용되는 방법이다.[98-100]

급성 뇌졸중 환자는 트레드밀 BWS 보행이 자세조절과 하지 근력 그리고 협조성 개선에 효과가 있으며 걷기 패턴을 회복하는데 도움이 된다. 근력과 균형을 개선됨에 따라 BWS의 양은 감소되고 트레드밀의 속도는 증가 시킨다.

근력, 힘, 그리고 지구력 훈련 (strength, power, and endurance training)

일반적으로 뇌졸중후 근육 약화[29,101] 그리고 심혈관계 지구력[29,102,103] 감소가 나타난다. 하지 근력은 퇴원에 대한 기능을 보여주는 지표이고,[28,104] 보행속도와 상관성이 있고,[105] 낙상의 위험요소와 역상관관계이다. 선행연구에 따르면 근력은 운동으로 증가된다.[33,36,37,103,106] 손상을 개선하고 기능적 제한과 장애를 감소시키 위한 중재에 중요한 근력증강과 지구력 운동 프로그램은 뇌졸중후 치료 계획에 포함되어야 한다.[24,29,107,108]

근력증강 프로그램은 운동방법, 근육군의 근력증강, 빈도, 기간이 다양하다.[32,101,109] Morris와 동료들[32]의 1998년에서 2002년까지 뇌졸중 후 점증적 저항운동에 대한 문헌고찰에서 다음과 같은 사실을 확인하였다: 상지와 하지의 근력은 운동에 의해 의미있게 개선되고; 경직, 유연성, 또는 우울증은 유의한 변화가 없으며; 걷기능력은 개선되고; 속도와 대칭적인 앉고-서기 그리고 계단오르기 속도의 개선; 그리고 상지 활동의 개선. Sullivan 과 동료들[54]은 하지 근력강화 프로그램을 BWSTT와 결합하여 뇌졸중후 성인에 적용하여 얻어진 근력증가는 걷는 능력의 개선에 도움이 되지 않는다고 보고하였다. 이러한 과도한 운동의 효과는 뇌졸중 후 대상자가 근력운동을 수행하지 않았기 때문이지만, BWSTT를 수행한 환자는 걷기능력이 개선되었다. 물리치료사는 운동프로그램을 진행할 때 운동의 누적효과에 대한 고려를 해야 한다.

뇌졸중 생존자들을 위한 근력증강 프로그램은 점증적 저항운도,[32,110,111] 고강도 저항운동,[107] 순환운동,[109] 저항자전거,[34] BWSTT를 이용한 고강도 보행 프로그램,[30,33,103] 그리고 요가[31]를 포함한다. AHA에서 근력증강 프로그램에 대한 지침을 제시하였다. 또한 ACSM과 AHA는 노인에 대한 신체활동과 공중보건에 대한 권고는 부가적인 정보를 제공하고 임상가들에게도 도움이 된다.[112] 독자들은 패턴 A: 제1차 예방/균형소실과 낙상에 대한 위험성 줄이기를 참고하기 바란다. 또한 근력증강을 위해서는 근골격계 패턴 C: 유아 또는 소아에서 선천성 또는 후천성 중추신경계의 비진행성 질환과 관련된 운동기능과 감각통합의 손상: 선호되는 물리치료사의 실행 패턴SM.[113]

보조기구와 장비의 적절한 처방, 적용 그리고 제작 (Prescription, application, and, as appropriate, fabrication of devices and equipment)

뇌졸중 환자의 초기에 일반적으로 적절한 장치와 장비가 보조적으로 사용된다.[24] 이러한 장비는 안전을 위해 사용되며 환자가 과제를 수행하는데 있어 더 독립적으로 과제를 수행할 수 있도록 한다. CPGs는 장비와 장치가 과제를 완전히 대신하는 것이 아니라, 보조적으로 사용되도록 강조한다.[24] Laufter[114]는 지팡이를 이용하여 체충을 이동할 때 네발지팡이(quad cane)은 자세 흔들림을 감소시키고, 자세 안정성을 개선한다고 보고하였다. 장비의 사용은 다른 운동 프로그램을 제공하여 환자가 손상된 다리에 체중이동하는데 장비없이 걷거나 서기를 하지 못하게 한다. 하지 보조기는 관절의 가동범위, 균형전략, 그리고 감각투입을 중계하기 때문에 일할 때 균형과 보행에 대해 고려되어야 하고 이러한 것들은 근육을 제한할 수 있다. BWSTT 방법[38,41,54,98]과 구체적인 과제 운동 프로그램[54,62,109]은 운동하는 동안 보조기의 사용을 하지 않도록 권고하고 있다.

균형, 움직임, ADL 기술에서 제한이 있는 환자는 움직임과 독립적인 ADL 그리고 더 나아가 IADL을 위해 보조적인 장비의 사용이 필요하다. 보조와 보조기는 운동성과 안정성을 증가시키고, 낙상의 위험을 감소시킨다. 장비와 장치의 사용은 과제의 목적에 기초한다.

협응, 의사소통 그리고 기록 COORDINATION, COMMUNICATION, AND DOCUMENTATION

Mr. Schreiner, 가족 구성원, 그리고 모든 재활 전문가 팀에서 의사소통이 이루어진다. 환자 관리의 모든 구성요소는 기록될 것이다. 전문가 내의 팀워크는 환자-가족 회의와 환자치료과정에서 이루어진다. 퇴원이 결정되면 모든 위험 요소에 대한 퇴원 계획이 수립된다.

환자/고객 관련 교육 PATIENT/CLIENT-RELATED INSTRUCTION

환자와 가족들은 현재의 상태와 환자의 손상과 기능제한의 이유에 대해 교육될 것이다. 회복과 부가적인 지원에 대한 지역사회 자원에 대한 정보가 제공될 것이다. Mr. Schreiner와 그의 가족들은 치료계획의 진행에 또한 포함된다. 그들은 환자의 의욕을 고취하기 위한 기술 그리고 왼쪽에 대한 인식 그리고, 안전, 운동성을 보조하기 위한 기술들이 교육될 것이다. 그들은 또한 가정에서 ADL, IADL, 그리고 운동프로그램을 하는 동안 Mr. Schreiner와 어떻게 활동할 것인지 교육될 것이다.

치료적 운동 (Therapeutic exercise)

- ♦ 유산소 능력/지구력 상태
  - 활동을 위해 환자는 의학적으로 안전한 상태가 필요
  - 활동하는 동안 HR과 자각도를 관찰
  - 방법
    - 상지와 하지 근육을 이용한 유산소 운동
    - 대근육 활동
    - 지속 또는 장기간
  - 예
    - ADL, 기본적인 운동, 이동(transfer), 반복적인 활동(예, 구르기, 눕기에서 앉기, 앉기에서 서기)을 초기에 수행
    - 상지운동, 머리 위로 팔 움직이기, 바깥으로 나오기, 회전하기
    - 상지 자전거에 앉아서 왼손을 스트랩을 이용하여 페달에 고정하여 유산소 운동을 실시한다.
    - 보조장치, BWS 트레드밀, 고정 자전거에 발 클립

(clip) 또는 발 스트렙(strap)으로 다리 장치를 이용하여 운동을 실시한다.

- 기간
  - 2분 동안 연속적인 활동으로 시작하고 2분 동안 휴식, 2분동안 활동, 5분에서 10분의 연속적인 활동으로 발전
  - 목표는 하루에 20에서 60분 운동하거나 하루에 복잡한 10분 세션
  - 기간을 점진적으로 증가시키고, 활동의 강도와 저항을 증가시킨다.
- 강도
  - 최대산소흡인의 40%에서 50%
  - 예비심박수(HR reserve)의 40%에서 70%
  - Borg RPE(6-20척도)의 11에서 14
- 빈도
  - 낮은 강도의 활동과 운동을 매일 시작
  - 점차적으로 구체적인 유산소활동을 3-7회/주

♦ 균형, 협조성, 그리고 민첩성 훈련

- 시각주사(visual scanning), 몸의 왼쪽으로 정중선을 넘어 뻗기와 같이 왼쪽의 인식을 증진시키는 활동
  - 방안에 구체적인 물건이나 사람을 찾는 연습, 환자의 왼쪽에서 선택한다.
  - 물건을 집기 위해 몸을 횡단하여 잡을 수 있도록 환경을 만든다(예, 자세 비대칭).
  - 양손을 사용하는 과제를 선택한다.
  - 손을 이용하여 한쪽을 지지하여 앉은 상태에서 체중이동을 연습한다.
  - 거울 앞에서 움직임을 연습하면서 보여지는 모습을 말하기(예, 자세의 비대칭)
  - 치료사는 환자의 왼쪽에서 접근하고 가능하면 눈을 맞춘다.
- 균형 변화
  - 신체적 또는 구두 단서없이 오직 관찰을 통해 기능적 과제를 수행하는 것이 목표이다.
  - 환자가 할 수 있는 과제를 시작한다(예, 침대 가장자리 앉기)
  - 몸통을 앞으로 뒤로 옆으로 흔들기를 연습한다.
  - 과제의 난이도를 증가시킨다(예, 흔들리는거리 증가, 바르게/느리게 하기, 멈춤, 방향변경)
  - 손지지(hand support)를 이용하여 실시한 다음 손지지 없이 실시한다.
  - 다양한 속도와 방향으로 뻗기를 발전시킨다(옆으로, 앞으로, 머리 위로).
  - 뻗어서 물건 집기, 몸을 횡단하여 움직이기, 그리고 내리기(set down)
  - 앉은자세 그리고 선자세에서 잡기(난이도 증가, 옆으로, 머리 위로, 다리를 이용하여 받기, 빠르게/느리게 던지기, 다양한 도구의 사용)
  - 앉은자세 그리고 선자세에서 치기(난이도 증가, 옆으로, 머리 위로, 다리를 이용하여 치기, 빠르게/느리게 던지기, 다양한 도구의 사용)
  - 앉기와 서기 연습, 서기 시작 전에 정상 앉기를 획득하기 위해 기다리지 말아야 한다.
  - 발걸음(stepping) 연습(지지하여 시작, 앞으로, 뒤로, 옆으로) 그리고 과제의 난이도를 증가시킨다(발걸음 거리, 속도, 멈춤 증가, 방향 변화)
  - 앉고 서기 연습(난이도 증가, 빠르게/느리게 실시, 다양한 의자/지면, 손 지지 있고/없고)
  - 걷기에서 시작, 멈춤, 방향변화, 물건 잡기 연습, 걸을 때 주위환경을 보거나 타인과 대화하기 위해 머리를 돌리기
  - BWSTT는 30-40%의 체중 지지로 시작하고 지지를 감소시키고, 부하, 체중이동 연습

♦ 유연성 운동

- 엉덩관절, 무릎관절, 발목관절, 발관절을 보호하여 경사침대에서 부분적인 체중지지 그리고 하지의 지속적인 신장(점차적으로 20~30분 동안 서기, 완전한 직립자세에서)
- 오른쪽으로 왼쪽을 보조하여 능동 보조 관절가동범위 운동(AAROM)을 가르친다.
- 다리를 펴고 앉기(long sitting), 의자에 앉기, 다리를 앞 의자에 올리기, 무릎을 펴고 1분 동안 앉아 있다가 무릎을 편 상태에서 천천히 앞으로 기울이기; 1~2분 유지

♦ 보행과 이동 훈련

- 보행운동은 서기 균형 과제, 옆으로 그리고 앞으로 체

중이동과 함께 시작한다.

- 안전한 서기와 앉기를 위해 앞으로 뒤로 걷기를 가르친다.
- BWSTT는 조기에 시작하고 다음과 같은 요소를 포함한다.
  - ■ 현수된 하네스로 체중의 30~40%를 지지
  - ■ 물리치료사는 환자 뒤에서 몸통 정렬과 체중이동을 관찰하고 보조한다.
  - ■ 로봇 보행 보조기가 없으면 물리치료사는 손상된 다리의 운동역학을 보조한다.
  - ■ 트레드밀을 이용할 때 보조기를 착용하지 않으면 적절한 운동역학과 감각유입이 된다.
  - ■ 초기 속도는 0.5 mph이고 환자의 의욕을 증가시킨다.
  - ■ 2분 동안 걷고 휴식한다; 총 4회 걷기(운동사이에 휴식) 그리고 걷는 시간과 휴식시간을 증가시킨다.
- 보행을 위한 보조기의 사용과 중단의 교육은 환자가 평행봉에서 발전하여 밖으로 나올 준비가 되었을 때 실시해야 한다.
- 의자차 추진은 왼쪽이 충분히 강해질 때 까지 오른쪽 상지와 하지를 이용하고 왼쪽을 잘 살펴 장애물을 피할 수 있도록 해야 한다.

♦ 신경운동 발달 훈련

- 활동은 시각주사(visual scanning)와 관찰면의 통합을 요구한다〔예, 세탁바구니 옮기기, 테니스 라켓으로 공치기〔치료사에 의한 잡기 보조〕, 한손으로 파우더 뿌리기, 다른 손으로(초기에는 보조를 받아) 몸을 쓰다듬기〕
- 일상생활에 필요한 구체적인 과제 연습
  - ■ 과제에 대한 왼손사용의 촉진을 시작하고, 왼쪽의 연습을 위해 오른쪽은 긴 장갑(mitt)을 사용하는 것이 필요하다.
  - ■ 보행기 잡기, 칫솔, 머리 빗 잡기, 양말 잡아 당기기, 책집기, 읽기 위해 책들기, 가벼운 무게 잡기
  - ■ 기능적 운동성 연습(예, 침대 밖으로, 서기, 욕실로 걷기)
  - ■ 환자에게 의미있고 목적있는 과제를 만들어 환자가 좋아하는 과제 두 개 선택한다.

♦ 이완

- 지적 심상(mental imagery)
  - ■ 치료 세션 사이에 한시간에 2회씩 구체적인 과제에 대한 구상화(visualization) 연습(예, 양치질, 머리 빗기, 책잡기, 또는 CNS 손상전의 걷기와 같은 운동성 기술 구상화와 같은 과제를 위한 왼손을 이용한 구상화)[115]

♦ 근력, 힘 그리고 지구력 훈련

- 초기의 근력 증강은 물리치료와 기능적 활동을 통해 발생한다.
  - ■ 선 자세에서의 활동은 정중선 인식이 개선되고 왼쪽을 통한 체중지지를 증가시킨다.
  - ■ 압박을 통한 상지 체중부하와 적절하게 정렬된 관절과 사지에 강한 고유수용성 감각의 유입
  - ■ 점차적으로 기능적과제를 수행하는 동안 가벼운 부하를 왼쪽 발목에 적용하고, 고유수용성 감각의 유입에 변화를 주기 위해 부하를 주기적으로 제거한다.
- PRE는 오른쪽과 코어 강화(core strengthening)에 초점을 맞춘다.
  - ■ 교각자세 그리고 반복적인 앉기와 서기와 같은 기능적과제와 닫힌사슬은 체중부하를 증가시키기 위해 보조를 동반하여 초기에 수행되고, 운동기능을 증가시키기 위해 상지의 기능적 사용; 보조의 점진적 감소 그리고 점진적으로 저항을 가한다.
  - ■ 보조와 도수저항의 조합을 사용하여 상지의 운동에 사용하고〔어깨 으쓱하기(shoulder shrug), 노젓기(rows), 어깨 압박(shoulder press), 팔꿈치 굽히기/펴기, 손목 굽히기/펴기〕 점진적으로 기능적 움직임을 통해 저항에 대항하여 사지를 움직인다〔예, 앞으로, 머리위로, 몸을 횡단하여 뻗기, 밀어내리기(push down), 밀어올리기(push up)〕
  - ■ 부하를 사용하거나 기능적 물건을 사용한다.
    - ▶ 집어올리기와 내리기 연습(다양한 높이, 부하, 모양)
    - ▶ 물건을 몸 가까이에서 잡기, 초기에는 양손을 사용하는 것이 필요하다(세탁바구니)
    - ▶ 점진적으로 한 손으로 물건을 다룬다.

- 다양한 저항 장비
  - ▶ 벨크로 스트랩이 있는 긴 장갑(mitt)을 이용하여 왼손의 잡기(grasp)를 보조
  - ▶ 대근육을 이용하여 시작한다(예, 엉덩관절 굽힘근, 무릎관절 폄근, 발목 발등쪽 굽힘근/발바닥쪽 굽힘근, 어깨 굽힘근/폄근, 어깨 올림근, 등 폄근)
  - ▶ 운동 프로그램을 학습하기 위해 가벼운 무게로 시작하고 부하, 반복을 증가시킨다(10~15회 반복 1~3 세트)

- 코어 강화 (core strengthening)
  - 누운자세가 보조를 제공하는 동안 필요에 따라 등 뒤에 쐐기를 놓고, 복부의 근력강화를 시작하고 점진적으로 바닥 또는 공의 동적인 상태에서 윗몸을 일으킨다.
  - 팔꿈치를 지지하여 엎드려 누워 왼쪽 어깨를 보조한 상태에서 펴기 운동
- 의자차 추진
  - 왼쪽 사지만 사용
  - 뒤넙다리근(슬괵근, hamstring)과 장딴지근(비복근, gastrocnemius)의 근력증강을 위해(AFO없이) 다리만 사용, 발뒤꿈치로 당기기, 먼저 양쪽같이 그런 다음 교대로
  - 지구력과 근력을 개선하기 위해 변화를 증가시킨다(기울기, 카페트, 실외와 바닥).
- 근육의 지구력 운동은 치료하는 동안 휴식시간을 감소, 반복 증가, 세트의 증가로 획득한다.

자가치료와 가정 관리에서의 기능적인 훈련
FUNCTIONAL TRAINING IN SELF-CARE AND HOME MANAGEMENT

♦ 자가치료와 가정 관리
- ADL운동, ADL하는 동안 보조 그리고 적절한 장비 그리고 장치의 사용을 포함하여 자가치료와 가정 관리 동작, 과제 그리고 활동을 강화한다.
- 이전의 장에서 설명된 다양한 치료적 운동은 ADL운동(예, 낮은 지면에서 앉고 서기는 화장실이동 기술에 도움이 되고, 교각자세는 침상움직임에 도움이 되고, 앉은자세 그리고 선자세에서 뻗기 운동은 몸단장과 위생활동에 도움이 된다)을 하는데 도움이 된다.
- ADL을 연습하기 위해 편안한 시간에 병원에서 실시하고 물리치료사는 환자의 방에서 이러한 활동을 촉진할 수 있는 중재를 제공한다.
- 집의 평가는 구체적인 과제 평가를 실시하여 환자와 가족에게 집에서의 관리에 대한 준비를 하게 한다.

♦ 손상 예방 또는 감소
- 손상 예방에 대한 Mr Schreiner와 가족 교육
  - 가족들에게 안전하게 보행과 계단 오르기를 보조하는 방법을 제공한다.
- 구체적인 과제 환경의 창조
  - 보행은 딱딱한 바닥 그리고 카페트 바닥에서 실시한다.
  - 계단 그리고 손잡이, 거울을 가능하면 가까운 곳에 설치한다.
- 낙상은 예상할 수 없거나 예기치 않은 상황에서 발생하기 때문에 환경 또는 과제의 변화가 항상 같지 않는 중재를 실시하는지 확인하는 것이 중요하다.
- 낙상을 예방하기 위해, 패턴 A를 참고한다: 주요한 예방/균형 소실과 낙상에 대한 위험요소 감소

일, 지역사회 그리고 여가 통합 또는 재통합에서의 기능적인 훈련
FUNCTIONAL TRAINING IN WORK, COMMUNITY, AND LEISURE INTEGRATION OR REINTEGRATION

♦ 기능적 운동 프로그램
- Mr Schreiner는 지역사회에서 안전하고 효과적으로 이동하는 방법 그리고 직장에서 적절한 보조 장비를 사용하는 것을 교육받는다.
- Mr Schreiner는 퇴원을 위해 차에서 타고 내리기에 대한 이동 훈련을 준비한다.
- 직장활동에 대한 구체적인 과제 연습을 시작하고, 직업에서 필요한 활동을 2가지 선택하여 과제 중심으로 연습한다.

도수치료기술 MANUAL THERAPY TECHNIQUES

♦ PROM

- 왼쪽 사지에 대한 조기의 가동술은 관절가동범위를 증진시키고 관절의 구축을 예방한다.[116]

보조기구와 장비의 적절한 처방, 적용 그리고 제작
PRESCRIPTION, APPLICATION, AND AS APPROPRIATE, FABRICATION OF DEVICES AND EQUIPMENT

물리치료사는 Mr Schreiner의 손상에 기초하여 치료의 계획에 따라 가장 적절한 보조 장비를 선택한다. 그는 각각의 형태에 따른 증상을 포함한 장비의 관리와 사용에 대해 교육받는다. 가정에서 보조장비와 의자차를 관리하거나 사용하기 위한 교육이 환자와 가족에게 제공된다.

또한, 물리치료사는 선자세 활동을 위한 발목과 무릎의 안정성을 제공하기 위한 AFO의 필요에 대한 평가를 실시한다. 치료사는 물리치료사의 의뢰에 기초한 AFO 제작에 보조기 전문가와 협력한다. AFO가 필요하면, Mr Schreiner와 가족은 보조기의 착탈과 피부상태 관찰에 대해 교육을 받게 된다. 부가적으로, AFO에 맞는 신발에 대해서도 제안을 제공한다.

- ♦ AFO는 안전 또는 관절의 보호를 위해 필요하다면, 초기에 사용된다.
- ♦ 관절이 있는 AFO는 균형전략과 더 적절한 보행 패턴을 위해 발목의 움직임을 허용한다.
- ♦ AFO는 근력운동, BWS 트레드밀 또는 지상운동, 또는 서기 균형 활동하는 동안에는 착용하지 않는다.
- ♦ ADL은 장비를 이용하거나 이용하지 않은 상태에서 연습한다.
- ♦ 목표는 보조기가 필요없는 것이다.

예상 목표와 기대 결과
ANTICIPATED GOALS AND EXPECTED OUTCOMES

- ♦ 손상에 미치는 영향
  - 적절한 보조 장비를 이용하여 딱딱한 바닥 그리고 카페트 바닥에서 보조자의 접촉보조를 통해 50 feet 보행을 획득한다.
  - 손상된 사지의 양손활동의 지속적인 사용으로 왼쪽의 인식이 개선된다.
  - 딱딱한 바닥 그리고 카페트 바닥에서 보행하는 동안 왼쪽하지의 입각기에서 무릎 조절과 유각기에서 발의 장애물 제거를 획득한다.
  - 왼쪽하지의 근력은 엉덩관절 굽힘에서 4-/5, 무릎관절 굽힘과 펴기에서 4/5, 그리고 발목 발등굽힘과 발바닥 굽힘에서 2/5로 개선된다.
  - 자세 흔들림이 조절되고, 비지지 서기에서 균형전략의 사용
  - 단일 상지 지지를 하여 5분 동안 서기를 획득한다.
  - 감독자가 있는 상태에서 침대에서 의자로 이동 획득
  - 상지의 근력은 손목 펴기에서 3+, 손가락과 엄지 펴기에서 2로 개선된다.
  - 앉기와 서기에서 옆으로 기울일 때 자신의 왼쪽 팔을 이용하여 부하를 지탱한다.
- ♦ 기능적인 제한에 미치는 영향
  - 난간을 사용한 계단 오르고 내리기와 가족 구성원의 접촉보조가 획득된다.
  - 독립적인 침상 움직임이 획득된다.
  - 단일 상지 지지로 5분 동안 일상적인 몸단장 과제 수행하는 동안 독립적인 서기(예, 전기 면도기, 칫솔, 머리 빗기) 획득
  - 기능적과제를 위해 비손상 손에 긴 장갑을 착용하고 손상된 상지를 이용한다.
  - 이동을 위한 보조를 준비한 상태에서 화장실 사용하기
  - 간단한 위생과 ADL 과제(예, 소켓을 착용하기 위해 양쪽으로 뻗기와 체중 이동 또는 셔츠 앞쪽 단추를 채우기 위한 이동)를 독립적으로 수행하기 위해 균형의 손실없이 30분 동안 지지하지 않고 앉기를 획득한다.
- ♦ 장애에 미치는 영향
  - 지역사회환경(community setting)과 활동의 접근은 중간 정도의 보조를 이용하여 자동차를 타고 내리는 능력을 통해 획득된다.
  - 예배를 위한 교회 참석이 획득된다.
  - 가정에서 감독자가 없는 상태에서 안전한 움직임을 확보하여 독립적인 의자차 움직임을 획득한다.
  - 손자녀와 함께 사회적 활동에 참여하는 것을 획득한다.
  - 재활서비스, 고용주, 그리고 환자는 직장 복귀의 가능성, 직업요구를 수정하기 위한 능력, 그리고 적응을 위해 필요한 요소를 결정한다.
- ♦ 위험 감소/예방

- 환자와 가족들은 환자의 왼쪽 인지를 증가시키기 위한 적절한 기술을 시연할 수 있다.
- 환자와 가족들은 안전을 제공하기 위한 장비와 장치의 필요를 인식하고 기능의 독립성을 개선한다.
- 환자와 가족들은 뇌졸중 재발에 대한 위험요소를 인식하고, 그들에게 제시하기 위해 계획을 발전시킨다.
- 환자와 가족들은 의학적으로 확인된 일어서기 위한 전략을 포함하여 낙상을 다루는 계획을 갖고 있다.
- 환자와 가족들은 안전한 상태에서 장비와 장치의 사용없이 활동을 연습하는 방법을 이해한다.
- 환자와 가족들의 안전은 보행과 계단 오르기의 보조를 통한 환자와 가족들 안전기술의 시연에 의해 개선된다.

♦ 건강, 웰니스, 운동에 미치는 영향

- 환자는 근력, 지구력, 그리고 민첩성을 개선하기 위해 가정운동프로그램에 참여한다.
- 환자는 앉은 상태에서 체력 프로그램을 위한 상업적으로 이용가능한 프로그램의 DVD를 사용하여 심혈관 활동을 수행한다.

♦ 사회 자원에 대한 영향

- 이용가능한 자원을 최대한 활용한다.
- 환자, 가족, 그리고 다른 전문가들의 협력을 통해 치료한다.
- APTA의 Guidelines for Physical Therapy Document[117]와 모든 환경에서의 환자관리를 통해 자료를 기록한다.
- 환자치료와 환자가족의 만남 동안에 전문가들의 협력이 존재한다.
- 환자는 퇴원에 필요한 지역사회 자원을 구별할 수 있다.
- 필요하거나 적절하면 다른 전문가나 자원에 의뢰한다.

♦ 환자/고객 만족

- 입원자료와 퇴원 계획이 완성되었다.
- 치료는 환자, 가족, 그리고 다른 전문가의 협조에 의해 시행된다.
- 퇴원의 요구가 결정된다.
- 예상 목표와 기대 결과에 대한 환자와 가족들의 이해를 증가시킨다.
- 환자와 가족들은 진단, 예후, 중재, 그리고 예상 목표/기대 결과의 자각을 언어화 한다.

재검사 REEXAMINATION

재검사는 치료계획의 수정이 필요하면 치료의 전과정에서 수행된다.

퇴원 DISCHARGE

Mr Schreiner는 목표와 기대의 달성과 총 9일 동안 18회의 물리치료 후에 병원에서 퇴원한다. 이러한 세션은 그의 입원 서비스에 포함된다. Mr Schreiner의 퇴원 계획은 일상생활의 개요, 요구, 가족들이 어떻게 도와줄 것인가에 대해 물리치료사에 의해 개발된 가정 프로그램을 포함한다. 그는 낙상의 예방과 만약 넘어지면 어떻게 일어나는가에 대한 계획을 갖고 있다. Mr Schreiner는 가정관리 물리치료사의 첫 번째 방문과 재검사할 때까지 선택된 5가지 활동과 5가지 운동을 수행한다. Mr Schreiner는 집으로 돌아가기 위해 강력한 가족의 지원을 받고 있고, 가정과 직장으로 복귀하기 위해 동기가 부여된다. 그의 가정관리 초점은 자기관리와 운동성 기술에서 최소한의 보조로 기능적이 되는 것이다. Mr Schreiner는 지역사회에서 최소한의 보조로 이동할 수 있다. 그는 강력한 외래환자 재활 프로그램을 시작하려고 한다. BWSTT의 사용은 그에게 유익한 효과를 주며 그는 고 강도 프로그램을 제공하는 병원에서 프로그램의 지속을 원하고 있다. 그의 우선순위는 자기관리와 가정활동에서 독립성을 증가시키고, 걷기와 움직임 기술을 개선하고, 그리고 직장복귀와 지역사회 접근의 궁극적인 목적을 가지고 근력과 지구력을 증가시키는 것이다.

사례 연구 #2:
외상성 뇌 손상
Traumatic brain injury

Mr. Ben Foster는 23세의 남성으로 7주 전 자동차사고로 인해 외상성 뇌손상이 발생하여 사지마비상태이다.

물리치료사 검진 PHYSICAL THERAPIST EXAMINATION

병력 HISTORY

- 일반적인 인구학: Ben은 23세 백인 남성으로 영어를 사용한다. 왼손손잡이이다.
- 사회적 병력: Ben은 미혼이다. 그의 부모님은 가까운 곳에 살고 있다. 그들은 Ben의 신체적 정서적 건강과 미래에 대해 걱정을 많이 하고 있다. 그는 형사행정학(criminal justice)에 대한 대학교육을 받았다.
- 고용/일: Ben은 경찰이고 1년의 경력을 갖고 있다.
- 생활 환경: 그는 현관에는 2개의 계단과 손잡이난간이 오른쪽에 있는 두세대용 2층짜리 집을 빌려 살고 있다. 2층으로 올라가는 계단에는 왼쪽에 손잡이 난간이 있다. 1층에서 지하로 내려가는 계단에는 단일 오른쪽 난간이 있다. 그의 집은 주방, 거실이 1층에 있다. 2층에는 두 개의 침실과 한 개의 욕실이 있다. 나이든 남편과 부인이 듀플렉스의 다른 쪽에 살고 있다.
- 일반적인 건강 상태
  - 일반적인 건강 인식: 이러한 상태 이전에 그의 건강은 매우 좋았다.
  - 신체적 기능: 이러한 상태 이전에 그의 신체적 기능은 그의 평균나이보다 더 좋았다.
  - 심리적 기능: 가족에 따르면 외상 전에는 문제가 없었다.
  - 역할 기능: 아들, 형제, 손자, 친구, 경찰, 지역사회 인사
  - 사회적 기능: Ben의 주요한 사회적 활동은 친구와 함께 하는 것이었다. 그는 직업과 관련된 다양한 모금과 교육 프로그램에 참여하고 있다. 그는 책읽기, 음악감상, 농구, 스키, 골프를 좋아한다. 그는 친구와 야외활동 하는 것을 좋아하고, 볼룸댄스와 라인댄스 수업에 참여한다. 그는 매달 북클럽의 만남을 갖고 있다. 일부 직업적 동료들과 친구들은 그를 매우 좋아하고 규칙적으로 찾아온다.
- 사회/건강 습관: 그는 흡연을 해 본 적이 없고, 사회생활을 위해서만 술을 마신다.
- 가족력: 그의 어머니는 54이고 아버지는 57세이다. 두 분다 모두 건강하시고 근처에 살고 있다. 할머니가 두 분 계시고, 모두 70대 후반이며, 전반적으로 건강하다. 그의 어머니의 할머니는 심근경색의 양성이고 그의 아버지의 할아버지는 만성 폐쇄성 폐질환을 갖고 있다.
- 의학/외과적 병력: Ben의 과거 병력은 가족에 따르면, 비특이적이다. 그는 여드름 때문에 사고나기 45일 전부터 Accutane를 사용하고 있다. 알러지는 없다.
- 현재 상태/주호소: Ben은 7주 전의 교통사고로 TBI로 사지마비상태이다. 그는 Glasgow Coma Scale 3(verabl 1, eye opening 1, motor 1)[118,119]의 비반응상태이고, 급성기 병원으로 공수되기 전 상황에서 기관내 삽관이 필요했다. 급성기 치료시기 동안에 기관지 절개술을 시행하였고 현재는 막혀있다. 그는 적절한 장소에 오른쪽 VP shunt를 시행하였다. 말초적으로 삽입된 중심 카테터(PICC) 선은 그의 오른쪽 상지에 삽입되었고 아직 존재한다. 경피 내시경하 위루술(percutaneous endoscopic gastrostomy) 관은 왼쪽 복부에 삽입하였고 아직 존재한다. 심부 정맥 혈전정맥염예방(Thrombophlebitis prophylaxis)을 위해 압박의복(compression garment)을 제공하고 mutipodus boots가 주어진다. 불안과 흥분의 출현되었고 인지 손상이 약 3주 동안 지속된 의식수준의 변화와 Glasgow Coma Scale 9(verabl 3, eye opening 2, motor 4)[118,119]로 상승되었다. 7주 후 그는 재활시설로 보내졌고, 그의 모든 운동성과 ADLL 기술은 비독립적이였다. 가족들은 매우 협조적이였고 그들의 목표는 적절한 시기에 집으로 돌아오는 것이였다.
- 기능적인 상태와 활동 수준: 그는 뇌손상으로 인해 모든 움직임에서 보조를 필요로 한다.
- 약물(재활시설 입원전): Lovenox, valproic acid elixir, ferrous sulfate, Zantac, Afrin, Nystatin, swish, nasal saline, Ambien, Tylenol, Motrin elixir, Nystatin powder, Benadryl.
- 다른 임상적 검사
  - 영상학 검사에서 뇌수종과 관련된 이마/바닥핵의 큰 출혈과 바깥뇌실의 중앙선 이동을 동반한 소실을 보였다.
  - 온도: 직장에서 100.4°F
  - 인지의 신경정신학적 평가
    - 가족들의 설명에 의하면 병전 심리측정학 지능(psychometric intellect)은 평균 이상이다.

- Wechsler Abbreviated Scale of Intelligence(WASI)의 비언어적 분야에서 현재의 기능은 전반적인 적응 능력의 평균이 동작성 지능(performance IQ) 89로 낮은 것으로 나타났다.
- 작업기억(working memory)은 약간 손상되었다.
- 인지기억(recognition memory)은 확실하게 손상되었다.
- 과제 수행, 정신적 유연성(mental flexibility), 그리고 정신운동 속도(psychomotor speed)에 있어 약간에서 중간 정도의 정신지연(mental slowing)이 있다.
- 보속증(perseveration), 충동성(impulsivity), 혼란(confusion)은 확실하게 나타나지 않는다.

- 언어 병리 평가
  - 읽기 또는 기능적 대화가 불가능하다.
  - 간단한 명령을 이해하지만 일관성이 없다.
  - 오른쪽 시야 결손과 무시
  - 구강 또는 언어 실행증
  - 언어적 표현의 심각한 결손
  - 듣기 이해력의 최소한의 결손

시스템 재검토 SYSTEMS REVIEW

♦ 심혈관/폐
- 혈압(BP): 125/80 mmHg
- 부종: 없음
- 심박수(HR): 80 bpm
- 호흡수(RR): 34 bpm

♦ 외피계
- 반흔형성 상태
  - 두피의 반흔은 치유됨
  - 기관지절개술은 막혀짐
  - 오른쪽 가슴 관 반흔
  - 경피 내시경하 위루술(percutaneous endoscopic gastrostomy) 관이 왼쪽 복부에 존재.
  - PICC선이 오른쪽 상지 몸쪽 팔꿈치 앞쪽 가운데에 있음.
- 피부색: 정상
- 피부 상태: 여드름의 병력 이외는 정상, 따뜻하고 건조함.

♦ 근골격계
- 전체적인 관절가동범위: 양쪽 손목 펴기와 발목 발등굽힘을 제외하고, PROM은 정상범위
- 전체적인 근력: 사지마비이고 오른쪽이 왼쪽보다 심함
- 전체적인 대칭: 자세 정렬에서 일부의 비대칭과 이차적인 운동조절의 불균형
- 키: 5' 10" (1.77 m)
- 몸무게
  - 사고전 205 lbp(92.9 kg)
  - 현재는 약 180 lbp(82 kg)

♦ 신경근계
- 오른쪽 손과 상지의 기능적 움직임은 없다.
- 왼쪽 사지에서 먼쪽 보다 몸쪽에서 전체적으로 약간 더 움직인다.
- 양쪽 족하수
- 보행, 이동 그리고 변화: 모든 변이에서 보조가 필요하고, 몇몇 자세에서 보조 없이 직립자세(upright) 유지가 어렵고, 보행(ambulation)이 불가능하다.

♦ 의사소통, 감정, 인지, 언어, 학습 유형
- 의사소통, 감정, 그리고 인지는 손상됨
- Ben의 표현언어 기술은 언어 이해보다 더 손상됨
- 그는 밝고 협조적임
- 그는 매우 의욕이 강하지만 장애를 받아들임
- 학습양식: 현재는 알 수 없음.

검사와 측정 TESTS AND MEASURES

♦ 유산소 능력/지구력
- 보조없이 앉을 수 없고, 약 8분간의 보조를 동반한 앉기 균형 활동 후 피로 때문에 휴식이 필요하고, 호흡곤란은 없다.
- Borg RPE: 6-20 척도의 17을 보임[42]

♦ 인체측정학적 특성
- BMI = 705 × (체중 키^2[inches])[120]
- Ben의 BMI = 25.89
- 25에서 29.9의 BMI 값은 과체중이다.[121]

♦ 각성, 집중, 그리고 인식
- 각성, 주의력, 그리고 기억

- ■ 정상이나, 말하기와 언어 문제는 정확하게 접근하는 것을 어렵게 한다.
- ■ Glasgow Coma Scale은 14(verbal 4, eye opening 4, motor 6)로 상승됨[118,119]
- ■ 주어진 시각 자료를 이용하여 비언어적 의사소통을 100% 정확하게 한다.
- ■ 과제에 집중할 수 있고, 기본적인 주의력은 평균보다 낮다.
- ■ 혼란 없이 간단한 지시에 따를 수 있다.
- ● 인지: 다른 임상적 검사 참고
- ● 의사소통
  - ■ 확실한 부전실어(dysphasia)
  - ■ 구두 실행, 감소된 구두 시작과 조음.
  - ■ 일관성없는 간단한 구두 명령 이해, 명의실어증(dysnomia), 그리고 유창성곤란(poor fluency)
  - ■ 협조적이고 의욕이 있다.

♦ 보조 및 적용 장치:
- ● 보행을 위해 보조도구가 필요하다.
- ● 양쪽 하지의 약화와 족하수에 체중부하 활동을 하는 동안 발목 안정성과 무릎 조절 개선에 양쪽 보조기가 도움이 된다.
- ● 이동을 위해 의자차가 필요하고 지역사회 또는 가정에서 사용한다.
- ● 자기관리, 먹기, 그리고 가정관리(homemaking) 기술을 보조하기 위해 욕실장치와 적절한 장비가 필요하다.

♦ 순환
- ● 둘레 측정과 촉진으로 양쪽하지의 부종이 나타나지 않았다.

♦ 뇌신경과 말초신경의 통합성
- ● 왼쪽 주시 선호
- ● 중심선의 오른쪽으로 눈을 전환하는 것이 어렵다.
- ● 낮은 속도와 구두 정보를 이용하여 중심선의 왼쪽 약 30°로 시각적 목표물 추적이 가능하다.

♦ 환경, 집과 작업의 장벽
- ● 한계가능성은 집을 개조하기 위한 능력이 없고 이차적으로 빌린 집이다.
- ● 집의 수정이 필요하다.
- ● 집으로 퇴원하는 것에 대한 문제점
  - ■ 현관의 계단
  - ■ 2층의 침실과 욕실로 가는 계단
  - ■ 카페트
  - ■ 직장복귀에 대한 한계가능성은 운전, 그리고 일, 의사소통, 세밀한 운동기술, 손의 감각, 그리고 신체 내성을 포함한다.

♦ 인체 공학과 신체 기전
- ● 몸통을 세우고 앉기자세를 유지하기 위해 보조가 필요함.
- ● 자기관리 활동과 앉아서 뻗기를 시도하는 동안 비대칭적 몸통 사용과 이차적인 근육 불균형.
- ● 오른쪽으로 기울이기와 단서를 통한 자기교정.

♦ 보행, 이동 그리고 균형
- ● 앉은자세 균형
  - ■ 바로누운자세에서 앉기할 때 중간 정도의 보조
  - ■ 침대 가장자리에 몸을 바로 세워 앉을 때 중간 정도의 보조
- ● 서기 균형
  - ■ 앉기에서 서기할 때 두 사람의 중간정도 보조
  - ■ 몸통조절곤란과 오른쪽 사지를 통한 능동적 체중부하의 무능력 때문에 정적 서기 균형을 위해 두사람의 중간 정도 보조
- ● 평행봉 안에서 두 걸음을 위해 최대 보조와 함께 보행
- ● 왼쪽 하지의 전진을 위해 최대한의 보조, 오른쪽 하지의 전진에 보조하지 않는다.
- ● 의자차 움직임은 곡선이 없는 실내에서 20 feet를 나아가는데 보조와 중간 정도의 정보가 필요하다.

♦ 외피계의 통합성
- ● 전체적인 피부통합은 정상
  - ■ 여드름의 병력
  - ■ 두피의 반흔은 치료되었고, 오른쪽 가슴관과 기관지 절개술에 대한 앞쪽 기관지는 막혀짐
- ● 경피 내시경하 위루술(percutaneous endoscopic gastrostomy) 관이 외쪽 복부에 존재
- ● PICC 선이 오른쪽 상지 몸쪽 팔꿈치 앞쪽과 안쪽에 존재
- ● 피부색: 정상

♦ 운동 기능

- 오른쪽 상지의 운동능력은 없다.
- 왼쪽 상지의 세밀한 운동기능은 매우 제한적이다.
- 반복적 활동은 약간 느려져 있고 민감도(dexterity)는 왼손에서 우세하다.
- 왼쪽 하지의 자연스러운 협조운동이 손상되었고, 이차적으로 약화되었다.
- 근육 장력(muscle tone)
  - 오른쪽 상지에서 최근의 굽힘근 장력과 오른쪽 하지 전체에 먼쪽으로 최근에 펴기근 장력 함께 전체적으로 이완(flaccid).
  - 왼쪽사지에서 장력의 증가는 없다.
  - Modified Ashworth Scale: 오른쪽 사지[119,122,123]

♦ 근 수행력
- 근력검사(MMT)와 관찰은 정상과 비교하여 다음과 같은 변화를 보였다.
  - 오른쪽 상지와 오른쪽 하지
    - 오른쪽 손과 상지의 기능적 움직임은 없고, 근육 활동은 오른쪽 하지의 펴기근 그리고 오른쪽 상지의 팔꿈치와 손목 굽힘근에서 일관성없이 관찰된다.
    - 오른쪽 족하수
  - 왼쪽 상지
    - 전체적으로 2+/5에서 3/5, 세밀한 운동(find motor)보다 전체적인 운동(gross motor) 움직임이 더 좋다.
    - 왼손이 우세하고 반복적인 동작이 약간 느림.
    - 손재주가 느려짐.
  - 왼쪽 하지
    - 전체적으로 왼쪽하지에서 몸쪽으로 2+/5에서 3/5, 그리고 먼쪽으로 2-/5 움직임
    - 노력하면 침대에서 발을 움직일 수 있다.
    - 왼쪽 족하수
- 지구력
  - 환자는 침대가장자리에서 보조와 함께 2분 이상 앉아 있으면, 몸통 조절/균형의 손실이 증가하여 피로를 느낀다.

♦ 신경운동발달과 감각통합성
- 보조없이 기능적 자세를 유지할 수 없다.

♦ 교정, 보호, 그리고 지지 장비
- 관절의 움직임과 운동 기능 평가는 운동 증가/유지를 위한 보조기 장비와 장치의 필요를 제안하고 안정성을 제공한다(예, multipodus boots, LE AFOs, hand sprint).

♦ 통증
- 숫자화 된 통증 척도(NPS)18(0=통증없음 그리고 10=아주 심한 통증)을 사용하여 오른쪽 어깨의 PROM 마지막 범위 근처에서 2/10

♦ 자세
- 체중부하시 비대칭; 왼쪽>오른쪽 체중부하 유지

♦ 관절가동범위
- PROM은 다음을 제외하고 정상범위
  - 오른쪽 어깨: 바깥쪽 돌림 0-10° 그리고 벌림 0-50°
  - 손목 펴기: 오른쪽 0-10°, 왼쪽 0-35°
  - 발목 발등굽힘: 오른쪽 0°, 왼쪽 0-5°
  - 양쪽 뒤넙다리근의 단단함(tightness)

♦ 반사 통합성
- 심부건반사
  - 왼쪽하지는 정상
  - 오른쪽 무릎힘줄집과 아킬레스힘줄집 3+로 증가됨
- 양쪽 바빈스키 양성
- 왼쪽의 호프만 징후 양성

♦ 자가치료와 가정 관리
- Barthel Index를 이용한 전반적인 기능상태: 0은 먹기, 자기관리, 그리고 움직임 기술에서 완전히 의존적인 것을 나타낸다.[116,119,124]
- 침상 움직임/이동/변이
  - 시작에서 왼쪽 다리를 이용하고 왼팔으로 침대 난간을 최소한 이용하여 오른쪽으로 구르기.
  - 왼쪽으로 구를 때 오른쪽 팔을 보조로 사용할 수 없기 때문에 중간 정도의 정보와 중간 정도의 보조가 필요하다.
  - 몸통과 양쪽 하지를 위한 중간 정도의 보조를 동반한 앉기에서/부터 눕기, 왼쪽 상지의 도움이 가능하다.
  - 최대한의 보조와 중간 정도의 정보를 이용한 침대에서/부터 의자차

- 감각 통합성
  - 정확한 검사를 할 수 없고 이차적으로 의사소통 능력이 부족하다.
  - 모든 사지는 불쾌한 자극에 반응한다.
  - 오른쪽 상지와 오른쪽 하지에 가벼운 촉각의 감소를 보인다.
  - 왼쪽의 감각은 정상이다.
- 일, 지역사회 그리고 여가 통합 또는 재통합
  - 퇴원 후 독립적으로 살 수 없다.
  - 독립적으로 지역사회 활동에 접근할 수 없다.

평가 EVALUATION

Ben은 활동적이며, 23세 왼손잡이 남성으로 경찰이였다. 그는 7년 전 교통사고로 TBI가 되었다. 그는 Glaagow Coma Scale 4로 약 1개월 동안 의식불명(coma) 상태였다. 그는 사고 전에는 평균 이상의 지능과 함께 건강하였다. 그는 최근에 재활시설로 옮겨졌으며 그곳에서 작업치료, 언어치료, 그리고 여가치료와 함께 1일 2회의 물리치료를 받고 있다. 퇴원은 7주 후에 집으로 할 예정이다.

Ben은 몸통과 운동조절, 근력, 균형, 그리고 인지의 손상을 보이고 있다. 이러한 것 때문에 보조없이 앉기 또는 서기의 무능력, 보행의 무능력을 포함하여 기능적 제한을 갖고 있고, 모든 침상 움직임, 이동, 그리고 자기관리에서 보조가 필요하다. Ben은 독립적인 조절이 되지 않고 가족의 보조가 필요하다. 그는 지속적인 서비스, 장치 그리고 퇴원에 대한 집의 수정이 필요할 것이다. 그는 퇴원시점에서 사회적 또는 직업적 역할을 수행할 수 없을 것이다. 의욕적이고 협조적인 그는 좋은 보험을 갖고 있고, 가족의 지원이 매우 좋다.[125,126] Ben은 사고 이후에 좋은 발전을 보이고 있다. 이러한 요소는 치료에 대한 결과를 최대화하는 긍정적인 예후라고 생각된다.

진단 DIAGNOSIS

Ben은 TBI로 사지마비이다. 그는 다음과 같은 손상을 갖고 있다: 각성, 주의력, 그리고 인지; 인체측정학적 특성; 뇌신경과 말초신경 통합; 보행, 이동, 그리고 균형; 운동기능; 근 수행력; 신경운동 발달 그리고 감각 통합; 자세; 관절가동범위; 반사 통합; 그리고 감각 통합. 그는 자가치료와 가정 관리 그리고 직장, 지역사회, 그리고 여가활동, 업무, 그리고 활동에서 기능적 제한을 갖고 있다. 그는 환경, 직장, 그리고 지역사회 제한을 갖고 있어 만족할 만한 수준을 획득하기 위해서는 적응이 필요하다.[129] 그는 또한 장비와 장치가 필요하다. 이러한 결과는 패턴 D와 일치한다:

중추신경계의 비진행성 손상(nonprogressive disorders)을 동반한 운동기능(motor function)과 감각통합(sensory intergrity)의 손상 — 후천적으로 청소년(adolescence) 또는 성인(adulthood)에서 이러한 손상, 기능적 제한, 한계, 그리고 장비와 장치는 치료계획과 예후를 결정하는데 필요할 것이다.

예후와 치료계획 PROGNOSIS AND PLAN OF CARE

재활시설에서 상주할 때 협의된 결과를 다음과 같이 결정하였다.

- 침상움직임 개선
- 지구력 개선
- 보행, 이동(locomotion) 그리고 균형 개선
- 가정에서 의자차 이동의 독립성 획득
- 침상 움직임의 독립성 획득
- 운동 기능 개선
- 근 수행력 개선
- 자세 조절 개선
- 퇴원 후 필요한 것과 관련된 지역사회 자원 확인
- 균형의 손실 없이 비보조 상태에서 앉기 획득
- 단일 상지 지지를 통한 서기 획득
- 침대로/부터 의자의 이동이 독립적으로 수행

이러한 결과를 획득하기 위해, 적절한 중재가 결정된다. 이러한 것들은 다음을 포함한다: 협응, 의사소통 그리고 기록; 환자/고객 관련 교육; 치료적 운동; 자가치료와 가정관리에서의 기능적 훈련; 일, 지역사회, 그리고 여가 통합 또는 재통합; 도수치료 기술; 그리고 보조기구와 장비의 적절한 처방, 적용 그리고 제작의 구성.

Ben은 재활시설에서 7주 동안 105회의 물리치료와 퇴원

후 주 5회의 가정 물리치료서비스를 지속한다.[130] Ben은 집으로 돌아와서 초기에 치료서비스, 가정건강도움, 그리고 가족의 24시간 보조를 받을 것이다. 그의 가정물리치료는 좋은 결과로 나타날 것이다. Ben은 매우 의욕적이고 가족의 전폭적인 지원은 그의 재활 프로그램을 촉진한다.

중재 INTERVENTIONS

선택된 중재에 대한 근거 RATIONAL FOR SELECTED INTERVENTION

치료적 운동 (Therapeutic exercise)

가벼운 손상의 TBI라도 삶에 장기간 결손을 유발하여 ADL수행을 위한 개인적인 능력과 집, 학교, 직장의 복귀에 영향과 제한을 미친다.[131-133] 카테타 또는 음식물 섭취관의 감염, 압박궤양, 구축, 호흡기 합병증, 그리고 이소성 골화증(heterotopic ossification)을 포함하는 이차적 합병증은 주요한 손상의 결과는 아니지만 발생가능하고, 치료의 결과는 침상안정, 그리고 대체 움직임이다.[115] TBI와 관련된 문제는 복잡하기 때문에 물리치료사는 기능적 능력만을 개선하는 역할을 하는 것이 아니라, 신체, 감각, 시각-공간, 인지, 감정, 그리고 행동 제약, 그리고 이차적 합병증에 대한 기능적 손실을 개선하는 역할을 해야 한다.[115,137,138]

Ben의 치료 계획은 TBI와 관련된 손상을 목표로 하고 물리치료사의 검사에 의해 확인된다. 치료의 효율과 효과는 동시 작업(mutitasking)에 의해 개선될 수 있고, 다른 중재와의 조합에서 구체적인 과제를 실행하기 위해 생체역학과 운동구성 그리고 기술에 대한 기능이 요구된다.[139-141] 예를 들어, 환자의 발뒤꿈치힘줄집(heel cord)이 침대에서 물리치료사에 의해 신장되는 것이 이러한 모든 것을 달성하는 것이다. 그러나 발뒤꿈치힘줄집이 체중부하 활동으로 신장되면, 손상뿐만 아니라 기능과 전이과제(carryover tasks)에도 변화를 가져온다.[115,142,143] 또 다른 예로, 기능적 움직임 상황에서 적절한 조절과 정보를 통한 앉기에서 서기 연습은 엉덩관절 그리고 발목관절 가동범위, 하지근력, 그리고 자세조절을 개선하는데 사용될 수 있다.[140,144] Ben의 치료적 활동을 위한 항목들이 선정되고 분류되는 동안, 운동에서 복잡한 문제를 동반한 환자치료에 대한 기술은 비선형적 프로그램에서 손상과 기능적 손실의 치료를 동시에 조합하기 위한 능력이다. 대부분의 기능적 치료 활동은 아주 낮은 수준에서 시작하고 발전되어 운동, 균형, 그리고 조절에서 요구되는 수준으로 진행한다. 구르기, 기능적 재훈련은 침대에서 난간을 이용하여 머리를 약간 올린 상태에서 시행하고, 상체와 하체를 저항으로 사용하여 진행하고, 그런 다음 침대 중간을 잡고 비지지쪽으로 구르고, 그런 다음 작게 앞으로 뒤로 반복하여 구른다. 변이는 선형적이지 않다; 그러한 환경에서 환자의 능동적 참여에 따라 다양하게 나타난다.[145]

치료중재의 선택에서 중요한 것은 양, 형태, 그리고 주어지는 바이오 피드백의 방법은 똑같이 중요하다. 적절한 바이오 피드백은 연습계획 그리고 관련된 피드백 빈도를 포함하며, 행동변화를 촉진하여 치료실 외부로 영구적으로 전이된다.[115,146] 학습은 장기 보유를 증진하기 위해 능동적으로 수행된다. 학습은 과제지향적(task-oriented) 전략이 운동행동(motor behavior)을 체계화하는데 사용될 때 가장 좋다.[143,147] 학습을 증진시키는 전략은 모든 치료 중재에서 통합되어야 하고 다음과 같은 사항이 지켜져야 한다:

- 능동적 참여
- 목표지향적 활동
- 반복과 문제해결을 포함하는 세션
- 의미있는 내용의 연습
- 적절한 준비에 의해 강화된 수행력[148]

TBI환자들은 장애가 없는 사람들에 비해 확실히 더 디컨디셔닝 상태를 보이고 있다.[149] 유산소 운동은 지구력을 증가시키는 것으로 보고되어 왔다.[150] 유산소 운동과 신경근운동의 조합은 움직임(locomotion)과 지구력을 증가시킨다.[151] 퇴원 후 재활에서 심혈관/폐 유산소 상태 프로그램의 참여는 이차적인 장애를 예방하기 위한 물리치료 프로그램의 일부분이다.[149] 형식, 강도, 그리고 유산소 운동기간은 환자의 능력, 내성, 그리고 심장의 상태를 기초로 한다. Ben의 기능적 수준이 낮기 때문에 초기에는 저강도 활동이 사용된다.[152] 그의 유산소 운동은 누워타는 자전거 사용을 포함하는데 이것은 집에서 사용할 수 있기 때문이다.

근력의 손상은 많은 의미를 담고 있으며, 신경학적 손상은 기능 특히, 보행에 영향을 준다는 것이 가장 크다.[122,139,147] 더 강해지기 위해 근력은 점진적으로 부하를 가해 장력을 발달시킨다.[139] 도수저항과 기계적 저항을 치료적 근력운동에 사용한다. 이러한 방법은 장점과 단점이 있다. 물리치료사에 의한 도수저항은 기능적 패턴에서 운동하는 동안 유용하지만, 저항의 양의 정도는 확인할 수 없다. 기계적 저항의 정도는 확인할 수 있지만 비기능적이다.[139] Ben의 치료계획에 두가지 형태 모두를 사용할 것이고 이것은 프로그램의 진행과 구체적인 활동에 따라 달라질 것이다.

공간에서 신체의 자세를 조절하는 능력인 자세 조절은 운동, 기능 그리고 자기관리 기술, 직장, 지역사회, 그리고 여가활동과 같은 일상생활에 대한 모든 활동의 기초가 된다. 자세 조절은 복합적이고 다양한 환경에서 과제를 수행하기 위해 다양한 시스템의 상호작용이 포함된다. 자세 또는 움직임을 유지하기 위해 필요한 만큼 자세조절, 또는 균형, 감각정보 통합을 유지하고, 예상하고, 반응한다.[143,147,153] 복합적인 신체 시스템에 협조성 조절운동이 원인이 되어 변화가 발생하면, 균형이 기능적으로 손상되며, 그런 다음 유의한 변화가 걷기와 균형에 발생된다.[154]

TBI 이후에 보행과 균형에 대한 지속적이 평가는 변화를 확인하기 위해 필요하다.[154] 강력한 구체적 과제 운동이 재활의 중요한 요소이다.[152] 수행력의 개선을 위해 손상된 보행의 재운동만의 효과는 이동 기술(ambulation skill)의 회복하는데 충분하지 않다. 치료 중재는 보행전략과 기능적 수행력을 개선하는 것이 목표이다.[147] 보행을 개선하기위한 기술은 구체적인 과제 지향적인 목표이어야 한다.[141] 대부분의 문헌은 트레드밀운동이 제한 또는 걷기 능력에 효과가 있다고 하지만,[155] 일부의 연구에서는 전통적인 지면 운동이 BWSTT보다 보행의 대칭성을 개선하는데 더 효과가 있다고 보고하였다.[156,157] 이러한 두 가지 방법은 장기간의 재활에서 다른 단계에서 적절하게 사용된다. TBI의 재활 프로그램은 자연스러운 상태와 복합적인 환경에서 보행전략의 연습이 포함되어야 한다.[158] 항상 같지 않은 환경 변화와 활동은 기능적 독립성과 낙상 예방에 적절한 전략을 교육하는 것은 중요한 문제이다.[147]

협응, 의사소통 그리고 기록
COORDINATION, COMMUNICATION, AND DOCUMENTATION

의사소통은 환자와 가족들 사이에서 구두와 문서형태로 이루어 질 것이다. 의사소통은 다른 건강관리 팀과 다른 재활 전문가팀(의료관리자, 작업치료사, 그리고 언어 치료사) 사이에서 또한 이루어질 것이다.[159,160] 모든 환자와 관련된 요소는 기록될 것이다. 퇴원의 요구는 결정되고 퇴원계획은 모든 요소를 고려할 것이다.

환자/고객 관련 교육
PATIENT/CLIENT-RELATED INSTRUCTION

장애가 있는 환자와 함께 할 때는 중재의 주요한 요소는 지속적인 교육과 퇴원을 위한 준비교육이다.[161] 환자와 가족은 뇌손상과 관련된 교육이 진행될 것이고 환자의 현재 손상과 기능적 제한의 이유에 대해 교육될 것이다. 그들은 치료계획의 진행에 참여할 것이다. 가조과 간호사들은 움직임 기술(mobility skill)과 Ben의 수행력을 강화하는 방법에 대해 교육될 것이다. 적절한 때, Ben은 독립적으로 수행할 수 있는 운동을 교육받을 것이다.

퇴원준비를 위해 또한 부가적인 보조를 위한 지역사회 자원에 관해 그들에게 정보를 제공할 것이다. 그들에게 시작 단계에서 Ben을 잡고 움직이는 방법과 의자에서 일어나는 활동에 대해 교육할 것이다. Ben이 발전하면서, 그들은 안전한 신체 역학을 이용하여 움직이는 기술과 함께 Ben을 보조하는 방법과 보행에서 보조하는 방법에 대해 교육받을 것이다. 퇴원하기 전에, 그들은 안전하게 이동하는 방법과 집에 들어가고 나오는 방법에 대해 교육받을 것이다. 환자와 가족들은 가정 운동 프로그램의 중요성을 이해할 것이다. 글과 그림으로 만들어진 운동 프로그램의 사용은 인지의 문제 때문에 발생한는 한계에 대한 도움과 유연성(compliance)을 최대화 하기 위해 사용될 것이다. Ben의 가족들은 다음을 이해한다:

- Ben과 효과적으로 의사소통하는 방법
- 각성을 증가시키기 위한 감각자극의 기술
- 재활 프로그램에서 Ben을 격려하는 방법
- Ben의 운동프로그램과 걷기 프로그램에 능동적으로 참여하는 방법

치료적 운동 THERAPEUTIC EXERCISE

- 유산소능력/ 지구력 상태

- 부가적으로 유산소 능력 중재를 계획하는데 있어 운동의 방법, 빈도, 강도, 그리고 기간, 피로, 장력증가, 감각변화, 그리고 균형 분배의 고려가 필요하다.
- 운동에 대한 활력징후와 증상은 운동중 그리고 운동 후에 주기적으로 관찰하는 것이 필요하다.[18,150,162,163]
- 방법
  - 초기에는 반복적인 활동(구르기, 눕기에서 앉기, 앉기에서 서기)은 유산소 능력을 강화하기 위해 사용한다.
  - BWSTT
  - 누워서 타는 자전거
- 강도
  - 최대: 최대 MHR 60-75%
  - RPE를 관찰하면서 지속적인 활동
  - 가벼운 상태(Borg scale 11)에서 시작하고 강도를 증가(Borg scale 13)시킨다.[42]
- 기간
  - 자전거 1-2분
  - 운동을 보조하여 시작하고, 점진적으로 기간을 증가시킨다.
  - 장기적인 목표는 20분
- 빈도
  - 매일
  - 순환 운동

♦ 균형, 협조성 그리고 민첩성 훈련

- 앉기 균형을 유지한 상태에서 상지 뻗기와 발전하여 체중이동을 포함한 뻗기
- 선자세에서 뻗기
- 정적 균형과 순간적인 뻗기 그리고 체중이동을 포함하여, 무릎자세에서 높은 무릎자세 활동까지 진행
- 바퀴의자에 앉아서 발을 이용하여 다양한 방향으로 움직이기.
- 왼쪽 사지를 움직일 때 몸통 안정성이 필요한 과제를 통해 서기 균형 개선[164]
  - 침대가장자리 또는 매트에 앉기
  - 앉기와 서기자세에서 낮은 의자에 발을 교대로 올리기[152]
  - 한 다리로 서기와 한 다리로 낮은 의자에 뻗기
  - 서기자세에서 체중 이동, 옆으로 걷기. 교차해서 걷기, 그리고 꼬기(braiding)
- 균형과 협조를 위해 BAPS(biomechanical ankle platform system)의 사용과 균형판의 사용, 앉은 자세에서 시작하여 상지를 지지하여 선자세로 진행한다.[139]
- 사지를 움직이는 동안 치료사가 주는 저항에 대해 몸통 안정성을 유지한다.
- 균형을 위한 운동 공을 이용한 활동
  - 치료사가 공을 움직이는 동안 공위에 앉아서 균형을 유지한다.
  - 공에 앉아서 균형을 유지하여 가볍게 상 · 하로 움직인다(bouncing).
  - 상지와 손 활동을 포함한다(예, 손뼉치기, 공잡기, 여러 방향으로 팔 움직이기, 제자리에 서서 발벌려 뛰기(jumping jack)에서 한 팔로 시작하고 진행하면 양쪽을 사용한다.

♦ 신체 기전과 자세 안정화

- 자세 조절 활동[136,143]
  - 거울을 통한 시각적 피드백 또는 구두 피드백을 이용하여 침대의 가장자리에 앉기, 상체와 하체를 이용하여 체중이동 연습.
  - 내성과 시간을 증가시키기 위해 등받이 없이 침대 가장자리 앉기
  - 침대의 구성요소, 시트, 베개를 이용하기 위해 ADL 활동과 뻗기를 조합한다.
  - 앉기에서 서기와 같은 기본적인 활동과 함께 자세 조절을 조합한다.
  - 몸통조절, 균형, 그리고 근력을 증가시키기 위해 난이도를 조절한다(예, 이동을 위한 자세 조절).[154]
  - 단계의 발전과 지지면 변화 활동을 통한 몸통 조절의 변화
    - ▸ 지지면의 변화(예, 단단한 지면에 앉기, 질퍽한 지면에 앉기, 지면에 서기, 매트에 서기)
    - ▸ 자세를 이용한 체중심의 높이 변화(예, 침대 높이를 올리거나 낮추기, 옆으로 눕기, 무릎자세, 서기)
  - 신체 앞에서, 머리위에서, 옆으로 물건을 잡거나, 운반하거나, 이동하는 동안 자세 조절

- ■ 운동 공에서의 자세조절
  - ▶ 공 위에 앉아서 초기에는 아래 몸통을 이용하여 모든 방향으로 움직인다.
  - ▶ 치료사가 공을 움직이는 동안 공 위에서 앉으며 안정성 유지
  - ▶ 초기에 앉아서 미는 동안(예, 썰매, 쇼핑 카트, 무거운 의자차, 초음파 장비) 자세조절 그리고 발전하여 선자세에서 자세조절[136]

♦ 유연성 운동

- 신장운동하기 전에 따뜻하게 하여 깊은 호흡과 함께 천천히 점진적으로 신장하고 30～60초 유지한다.
- 침상, 경사 침대, 선자세에서 도수적 신장으로 관절 가동범위의 개선과 구축을 예방한다.
- 가족에게 적절한 신장 방법 교육
- 손목을 통한 체중부하(눕기에서 앉기)
- 앉기에서 서기(다양한 발 위치)
  - ■ 팔걸이나 탁자에 팔을 지지하여 앉기에서 서기로 움직임
  - ■ 바닥에 발을 붙여 발과 발목의 발등 굽힘을 증가시킨 상태를 물리치료사가 보조한다.[165]

♦ 보행과 이동 훈련

- 경사침대 또는 서기 장비는 엉덩관절, 무릎관절, 발목과 발관절의 관절 통합성을 보호한 상태에서 점진적인 체중부하를 위해 재활 초기에 사용한다.
- 부분적인 체중부하는 자세, 균형, 운동, 그리고 체중부하 구성요소가 동시에 나타나는 것을 가능하게 한다.[114]
- 이동 운동은 목표를 향한 구체적인 과제여야 한다.
- 보행활동 전에 평행봉에서 보행의 모든 구성요소를 연습한다.
  - ■ 선자세에서 모든 방향으로 체중이동
  - ■ 앞으로, 옆으로, 그리고 뒤로 걷기
- 보행을 위한 보조 장비의 사용에 대한 교육은 환자가 평행봉에서 나올 준비가 되면 시작한다(네발 지팡이, 직선 지팡이, 보조장비 없이)
- 서서 제자리 걷기, 발 위치 변경, 그리고 지면 변경
- BWSTT
- 발 걸음(step stance)
  - ■ 한 발이 유각기에 있으면 다른 한 발은 입각기에 둔다.
  - ■ 오른쪽 하지에 앞으로 체중을 지지한 다음, 왼쪽 하지를 앞으로 전진한다.
  - ■ 오른쪽 다리를 지지한 상태에서 체중을 왼쪽다리에 이동한다.
  - ■ 그런 다음 역방향으로 진행한다: 오른쪽 하지에 체중을 이동하고, 왼쪽 하지를 이용하여 뒤로 걷고, 왼쪽하지에 체중을 이동한다(오른쪽 하지는 올리지 않은 상태)
  - ■ 체중이동, 발 위치, 그리고 엉덩관절과 무릎 정렬은 치료사에 의해 필요에 따라 보조/촉진된다.
- 낮은 계단을 오르거나 내리기, 앞으로, 뒤로, 옆으로
- 실외의 보행, 불규칙한 지면, 계단, 그리고 곡선을 포함하는 발전된 보행 운동
- 보행의 시간과 거리 변화
- 복도와 다른 환경적 제한 조작하기
- 걷는 동안 물건 옮기기
- 걷는 동안 무거운 물건 밀기(예, 의자차, 썰매, 바퀴 있는 장비)[136]
- 의자차 추진은 오른쪽이 보조하기에 충분히 강해질 때까지 왼쪽 상지와 왼쪽 하지를 이용하고, 왼쪽에 대한 시각적 감시를 통해 장애물을 피해야 한다.

♦ 신경운동 발달 훈련

- 중심선 인식(mid line awareness)을 개선하기 위해 촉각, 시각, 그리고 구두 정보와 체중이동.
- 머리를 돌리면서 공위에서 균형운동.

♦ 근력, 힘 그리고 지구력 훈련

- 왼쪽 상지와 하지의 근력증강을 위한 탄력밴드
  - ■ 상지: 한쪽 끝을 묶어 놓고 모든 범위에서 가능한 팔 움직임(예, 굽힘, 폄, 벌리기).
  - ■ 하지: 탄력밴드를 다리에 묶어 가능한 모든 범위에서 움직임.
  - ■ 초기에는 필요하면 보조.
- 초기에는 왼쪽하지의 엉덩허리근, 뒤넙다리근, 앞정강근, 내측 종아리근의 등속성 근력증강.
- 기능적 근력증강
  - ■ 교각자세/구르기

- 앉기에서 서기 그리고 서기에서 앉기 반복
- 행진하기와 발가락 그리고 뒤꿈치 걷기
- 의자차 전진에 대한 추진 변화

- 물리치료과정에서 휴식시간을 감소시켜 근 지구력 강조

자가치료와 가정 관리에서의 기능적 훈련
FUNCTIONAL TRAINING IN SELF-CARE AND HOME MANAGEMENT

- ♦ 기능적 움직임
  - 모든 활동은 과제가 요구하는 적절한 조절/단서/피드백, 수행력, 움직임의 질, 그리고 장기간 움직임 합병증 감소에 대한 안전을 이용하여 수행된다.[136,139]
    - 교각자세[116]
    - 침대에서 구르기
    - 눕기에서 앉기
    - 이동(침대, 의자, 화장실, 샤워, 식당의자, 자동차)
  - 양말과 신발을 신고 벗는 기능적 활동 연습[166]
- ♦ 자가치료와 가정 관리
  - 피부의 파괴를 막고 다른 손상을 막기 위한 적절한 침상 자세.
  - ADL 운동을 포함하여 자가치료와 가정 관리 활동, 과제, 움직임을 강화하고, ADL하는 동안 보조도구와 장비의 사용
  - ADL 운동에 대한 다양한 치료적 운동은 이전에 설명하였다(예, 낮은 지면으로부터 앉고 서기 그리고 서고 앉기는 화장실 이동을 도와주고, 교각자세는 침상움직임에 도움이 되고, 앉거나 서서 뻗기 운동은 몸단장과 위생에 도움이 된다)
  - 자가치료와 가정 관리 운동을 연습한다.
- ♦ 손상 예방 또는 감소
  - 집에서 환자와 가족들이 관리하기 위한 준비와 불편한 부분을 확인하기 위한 집의 평가[167]
  - 적절한 권고는 다음과 같다;
    - 깔개(rug) 제거
    - 앉아서 옷 갈아입기
    - 안전한 움직임을 위해 가구 재배치
    - 샤워 벤치 사용
    - 샤워, 목욕, 화장실 사용을 위한 손잡이
  - 보조와 함께 보행과 계단 오르기를 안전한 방법으로 교육하고, 시연하고 연습하기
  - 구체적인 과제 환경 만들기
    - 보행은 딱딱한 바닥 그리고 카페트 바닥에서 실시한다.
    - 계단 그리고 손잡이, 거울을 가능하면 가까운 곳에 설치한다.

일, 지역사회 그리고 여가 통합 또는 재통합에서의 기능적인 훈련
FUNCTIONAL TRAINING IN WORK, COMMUNITY, AND LEISURE INTEGRATION

- ♦ 기능적 운동 프로그램
  - 환자와 가족들은 지역사회에서 안전하고 효과적으로 이동하는 방법 그리고 직장에서 적절한 보조 장비를 사용하는 것을 교육받는다.
  - 차에서 타고 내리기에 대한 이동 훈련.
- ♦ 뇌손상 환자의 독립적인 생활, 가능한 직업으로의 복귀를 준비하기 위한 더 높은 수준의 운동, 사회적, 그리고 인지 기술의 발달에 대한 지역사회 재진입 프로그램에 초점을 맞춘다.
- ♦ 지역사회, 다른 사람과 상호작용, 시작 그리고 목표환경, 그리고 돈관리 기술에서 안전에 초점을 맞춘다.
- ♦ 직업 평가와 운동 또한 이러한 프로그램의 구성 요소이다.[168]
- ♦ 지원시스템에 대한 권고.
  - Brain Injury Association of America: 800-444-6443, www.biausa.org169
  - Brain Injury Source: www.biausa.org/Pages/source_abstracts.html
  - National Association of State Head Injury Administrators: 301-656-3500, www.naahia.org
  - National Brain Injury Research Treatment and Training Foundation: www.nbirtt.org
  - National Center for Medical Rehabilitation Research: 800-370-2943, www.nichd.nih.gov/about/ncmrr
  - National Institute of Neurological Disorders and Stroke: 800-352-9424, www.ninds.nih.govv

- Local chapters of the Brain Injury Association, Office of Rehabilitation Services/Vocational Rehabilitation

도수치료기술 MANUAL THERAPY TECHNIQUES

- ♦ 직접적인 도수치료는 근력증강과 관절가동범위 증강에 의해 신경근 불균형을 감소시키고, 운동조절을 증가시키기 위해 사용될 것이다.
- ♦ 간접적인 도수치료는 정적 그리고 동적 자세조절 중재 그리고 다양성, 반복성, 그리고 운동학습의 전이를 위한 운동패턴의 제공을 통해 기능적 기술을 증가시키기 위해 사용될 것이다.

보조기구와 장비의 적절한 처방, 적용 그리고 제작 PRESCRIPTION, APPLICATION, AND AS APPROPRIATE, FABRICATION OF DEVICES AND EQUIPMENT

- ♦ 적응 장비
  - 욕실의 적응 장비와 장치(예. 올려진 좌석, 욕조의자, 샤워 손잡이, 그리고 화장실의 손잡이)
  - 초기에는 왼쪽 상지를 주요 사용하기 때문에 부엌의 적응 장비와 장치(예. 빨래를 꺼낼 때 쓰는 장비, 미끄럼방지판, 병, 캔따개와 같은 한손으로 사용하는 장치, 도마, 기타).
- ♦ 보조 장비
  - 집의 평가가 완료되면 가격과 구매자료를 포함하여 권고된 장치를 만든다.
  - 움직임을 위한 보조 장치와 장비는 수행력 그리고 ADL, IADL에서 독립성을 강화한다(예. 의자차, 지팡이, AFO)
    - 의자차는 장거리 활동에 필요할 것이다.
    - 조화로운 의자차 평가, 기록, 착용, 그리고 적절한 판매자에게 의자 주문
    - 의자차의 기울이기는 재활의 초기단계에서 적절한 압박을 이완하기 위한 자세변화를 제공하기 위해 사용한다.
  - 안정성을 증가시키고 낙상의 위험을 감소시키는 보조 장치와 장비(예. 지팡이, 샤워 손잡이, 계단의 부가적인 난간, 야간등, 다른 제품과 구별된 계단)
- ♦ 보조기 장비
  - 보조기 장비와 장치는 안정성과 운동성을 증가시킨다.
    - Multipodus boots는 족하수와 피부 파괴를 막기 위해 발의 위치를 정한다.
    - 양쪽 AFO는 선자세 활동과 보행시에 발목과 무릎의 안정성을 제공한다.
      - ▶ AFO를 제작하기 위해 보조기 전문가와의 협조는 물리치료사의 권고에 기초한다.
      - ▶ 환자와 가족들에게 AFO의 탈착과 피부관찰 교육을 제공한다.
      - ▶ 환자와 가족들을 위한 착용 계획과 교육 확립
  - AFO에 맞는 적절한 신발
- ♦ 지지 장비
  - 성인 TBI의 관리에서 일반적으로 스프린트를 사용한다.
    - 기능적 기술에 영향을 주는 구축과 구조적 변형을 예방하는 것이 목표이나,[143,153] 이것의 사용으로 움직임이 제한되어 비사용으로 인한 근육의 단축, 경직(stiffness), 그리고 약화를 유발할 수 있다.
    - 작업치료사와 협조하여 스프린트 사용을 결정하고 만약 필요하다면, 사용 계획, 기간, 그리고 기능에 대한 영향을 관찰한다.

예상 목표와 기대 결과 ANTICIPATED GOALS AND EXPECTED OUTCOMES

만성 TBI의 특성과 개인적인 다양성은 장 · 단 기간의 예후를 결정하는데 어려움을 준다.[137,173] 다음과 같은 결과는 검사와 가족들의 정보에 기초하여 제시되었다. 목표와 결과는 Ben의 치료에 필요하다면 수정될 수 있다.

- ♦ 손상에 미치는 영향
  - 유산소 능력과 지구력이 증가되어 짧은 시간의 휴식과 함께 치료의 참여 그리고 가족활동, 자기관리와 ADL의 관리를 포함하여 하루 동안의 기능을 할 수 있다.
  - 손잡이 난간과 AFO를 이용하여 계단을 오르고, 내리는 것을 독립적으로 성취한다.
  - 균형과 자세조절이 개선되어 환자는 앉기, 기울이기, 그리고 넘어지지 않고 지지면 밖으로 뻗기를 할 수 있다; 그는 선자세에서 지팡이를 이용하여 부엌과 욕실에서 넘어지지 않고 닿기, 문열기, 그리고 작은 물건

옮기기

- 보조기 그리고 다른 사람의 보조를 동반한 보조 도구의 사용으로 균형이 증가하여 기능적인 거리를 보행할 수 있다(예, 차에, 치료에).
- 균형이 개선되어 동적 앉은자세 균형을 수행하여 옷입기와 목욕하기를 독립적으로 할 수 있다.
- 보행이 개선되어 실내에서 지팡이를 이용하여 보조없이 보행할 수 있고, 단일 상지 보조와 함께 5분 동안 서 있을 수 있다.
- 독립적인 침상 움직임이 획득되고, 침대에서 스스로 정렬할 수 있다.
- 근 수행력이 증가하여 단단한 지면 그리고 카페트 지면을 보행할 때, 입각기 동안 오른쪽 무릎에 대해 엉덩관절과 무릎관절 조절과 오른쪽 하지의 유각기 동안 발의 장애물 제거가 가능하다.
- 환자는 가정운동 프로그램에서 독립적이다.
- 보조 없이 침대에서/부터 의자로 이동의 획득.

♦ 기능적인 제한에 미치는 영향

- 침상움직임, 그리고 계단 오르기와 같은 움직임과 관련된 활동을 수행하는 능력의 개선.
- ADL 그리고 IADL을 수행하는 능력의 개선.
- 적절한 장비와 장치를 이용한 이러한 활동의 수행력은 개선된다.

♦ 장애에 미치는 영향

- 자가치료와 가정 관리 역할을 맡기 위한 능력은 개선되었다.
- 몰(mall) 또는 병원과 같은 걷기에는 장거리 의차차 움직임에서 독립적인 능력은 개선되었다.
- 지역사회 또는 여가활동에 대한 수행 수준이 개선되었다.

♦ 위험 감소/예방

- 과제를 수행하기 위한 감독의 수준은 감소되었다.
- 위험요소는 감소되었다.
- 이차적인 위험요소들은 감소되었고 자기관리 활동과 가정 운동프로그램을 수행하는 동안의 안전은 개선되었다.
- 환자와 가족들의 안전은 개선되었다.

♦ 건강, 웰니스, 운동에 미치는 영향

- 행동은 필요한 건강 습관, 건강관리, 그리고 예방을 촉진한다.
- 신체적 기능은 개선되었다.

♦ 사회 자원에 대한 영향

- 이용가능한 자원을 최대한 활용한다.
- 퇴원에 필요한 지역사회 자원을 구분한다.
- APTA의 Guidelines for Physical Therapy Document[117]와 모든 환경에서의 환자관리를 통해 자료를 기록한다.
- 필요하거나 적절하면 다른 전문가나 자원에 의뢰한다.

♦ 환자/고객 만족

- 입원자료와 퇴원 계획이 완성되었다.
- 사례는 전반적인 치료를 관리한다.
- 물리치료사의 임상적 숙련도와 기술은 환자/고객에게 받아들여질 수 있다.
- 의사소통과 전문가의 협력은 사례 회의, 환자 회진, 환자 가족과의 만남, 그리고 기록을 통해 발생한다.
- 가족 만족 척도는 TBI 생존자의 가족들의 만족도를 측정하기 위해 발전되었다.[174]
- 예상 목표와 기대 결과에 대한 환자와 가족들의 이해를 증가시킨다.

재검사 REEXAMINATION

재검사는 치료계획의 수정이 필요하면 치료의 전과정에서 수행된다.

퇴원 DISCHARGE

Ben은 7주간의 105회 물리치료 후에 목표를 달성하여 물리치료와 재활 시설에서 퇴원하였다.[128] 이러한 세션은 그의 입원 재활서비스에 포함된다. 그는 퇴원 후 12회의 가정방문 물리치료를 집에서 시행할 것이고, 20~30회의 외래 물리치료를 시행할 것이다.

사례 연구 #3:

뇌졸중 – 중추성 안뜰 기능부전

Stoke — Central Vestibular Dysfunction

Mr. Jeremy Smith는 67세 남성이고, 1주일 전에 뇌줄기 뇌졸중으로 심한 어지럼증과 균형의 문제로 재활 병동에 입원하였다.

물리치료사 검진 PHYSICAL THERAPIST EXAMINATION

병력 HISTORY

- 일반적인 인구학: Mr. Smith는 67세 남성으로 백인이고 영국에서 태어나 자랐으며, 영어를 사용하고 오른손잡이이다. 대학졸업의 학력을 갖고 있다.
- 사회적 병력: Mr. Smith는 결혼을 하였으며 35세의 딸이 있다.
- 고용/일: Mr. Smith는 지역 컨설턴트 회사의 전자공학 분야에서 최근에 퇴직하였다.
- 생활 환경: 그는 2층 집에서 아내와 살고 있다. 현관에 3개의 계단과 난간이 있다. 그의 침실은 2층이다. 2층으로 가는 계단에는 오른쪽에 난간이 있다. 그의 딸은 그의 집에서 20마일 이내에 있다.
- 일반적인 건강 상태
  - 일반적인 건강 인식: Mr. Smith는 병원에 오기 전까지 건강이 매우 좋았다.
  - 신체적 기능: 입원하기 전에 모든 ADL, IADL은 독립적이였다. 그는 주 3회 20분 동안 걷기를 하였고, 여름에 골프코스를 걸었다.
  - 심리적 기능: 정상이고 그는 최근의 사건을 긍정적이며 낙관적으로 생각한다.
  - 역할 기능: 아버지, 남편, 퇴직자, 자원봉사자, 골퍼
  - 사회적 기능: 입원하기 전에 그는 규칙적으로 교회를 다니고 있고, 자원봉사자로 지역사회에서 노인을 위한 음식배달을 하고 있었다. 여름에는 주 2-3회 골프리그를 하였다.
- 사회/건강 습관: 그는 비흡연자이고 사회적 생활을 위해 술을 마신다.
- 가족력: 해당사항 없음
- 의학/외과적 병력: Mr. Smith는 최근에 당뇨병, 고혈압, 그리고 지방수치의 상승으로 진단 받았다. 당뇨병을 제외한 모든 것은 약물로 조절되고 있으며, 당뇨를 위해 식이조절을 하고 있다.
- 현재 상태/주호소: 병원에 입원하기 전에 그가 일어날 때 피로와 균형장애의 증상이 있었다. 그의 아내는 그를 침대 밖으로 움직이려고 했으나 안전하게 움직일 수 없었다. 그의 아내는 911에 전화를 하였고, 구급차를 이용하여 병원에 왔다. 그는 뇌줄기의 수질 손상(medullary lesion)과 바깥쪽 뇌교(pontine)에 급성 경색으로 진단되었다(뇌줄기 또는 소뇌손상은 중추 안뜰 문제를 일으킨다). 초기에 그의 어지럼증은 매우 심해서 치료에 참여할 때 눈을 감았다. 뇌졸중 1주일 후에 그는 재활병동에 입원하였다. 그의 어지럼증은 다소 좋아졌고, 치료하는 동안 약 90%는 눈을 뜨고 있을 수 있었다. Mr. Smith의 주요한 장애는 어지럼증과 균형문제이다. 그는 머리를 돌릴 때 증상이 증가한다고 말한다.
- 기능적인 상태와 활동 수준: 그의 운동성은 모든 이동과 보행 시에 최소에서 중간 정도의 보조가 필요하다. 그는 바퀴 보행기(wheeled walker)를 이용하여 걷는다. 그는 앉거나 선자세에서 왼쪽으로 기울어진다. 지지면에서 체중이동이 밖으로 가면, 스스로 회복할 수 없다.
- 약물(입원 전): 입원하기 전, Mr. Smith는 고혈압과 고콜레스테롤 치료약물을 복용하였다. 뇌졸중과 입원한 후 그는 그의 모든 약물을 계속 사용하였다. 또한 혈액 희석제(blood thinner)와 수면제를 사용하고 있다. 그의 현재 약물은 Coumadin, lisinopril, 그리고 Lipitor를 포함한다.
- 다른 임상적 검사: MRI 검사에서 뇌줄기의 수질 손상(medullary lesion)과 바깥쪽 뇌교(pontine)에 급성 경색으로 나타났다. 이러한 부위의 손상은 크기에 따라 안뜰신경, 안뜰핵, 그리고 뇌로 전달하는 경로(tracts)을 포함하는 많은 구조에 영향을 줄 수 있다.

시스템 재검토 SYSTEMS REVIEW

- 심혈관/폐

- 혈압(BP): 132/54 mmHg
- 부종: 없음
- 심박수(HR): 휴식시 80 bpm
- 호흡수(RR): 18 bpm

♦ 외피계
- 반흔 형성 상태: 없음
- 피부색: 좋음
- 피부 상태: 정상

♦ 근골격계
- 전체적인 관절가동범위: 정상범위
- 전체적인 근력: 전체적으로 모든 사지와 몸통은 4/5와 5/5 사이
- 전체적인 대칭: 앉기와 선 자세에서 왼쪽으로 기울어짐.
- 키: 5' 11" (1.8 m)
- 몸무게: 190 lbp (86.18 kg)

♦ 신경근계
- 균형: 앉기와 서기 균형 손상
- 보행, 이동 그리고 변화
  - 바퀴보행기와 중간 정도 보조를 이용하여 40 feet 보행하는 동안 기저면이 넓어지고, 왼쪽으로 기울어진다.
  - 앉기, 서기, 눕기, 침대, 의자로 변환할 때 다양하고 강한 흔들림 그리고 균형의 손상으로 스스로 회복할 수 없다.

♦ 의사소통, 감정, 인지, 언어, 학습 유형
- Mr. Smith는 지남력 × 3
- 그의 언어는 정상이고 직원과 가족들과 적절한 의사소통이 가능하다.
- 그의 인지는 언어병리학자의 평가에 의하면 기초선에 있다고 나타났다.
- 그는 구두교육을 통해 쉽게 배운다.

검사와 측정 TESTS AND MEASURES

♦ 유산소 능력과 지구력
- 앉아서 휴식을 한 다음 지속적인 움직임을 2~3분 수행하는 것이 가능하다.
- 환자의 RPE는 13이다.

♦ 인체측정학적 특성
- BMI = 705 × (체중〔pound〕 ÷ 키〔inch〕)[120]
- Mr. Smith의 BMI = 28.8
- BMI 지수의 25-29.9는 과체중이다.[121]

♦ 보조 및 적용 장치:
- 두바퀴 보행기
- 난간이 있는 병원 침대
- 이동밸트

♦ 순환
- 기립성 BP: 누워서, 앉아서, 그리고 서서 BP를 검사하였고, 최소한의 변화를 보였다.

♦ 뇌신경과 말초신경의 통합성
- 눈 검사(패턴 E 참고: 말초신경손상, 다른 임상적 검사, 안뜰 기능장애를 동반한 손상된 말초신경의 통합과 근 수행력)
  - 안구진타증
    - ▸ 중추성 안구진탕증의 특징은 다음을 포함한다.[175-177]
      - ○ 안구진탕증은 한 방향으로 나타난다(예, 비틀림, 수평, 수직).
      - ○ 방향의 변화가 가능하다.
      - ○ 시각 고정(visual fixation)이 불가능하다.
    - ▸ 초기에 Mr. Smith는 자발적인 수직 안구진탕이 발생하였다.
    - ▸ 시각 고정은 안구진탕을 바꾸지 않는다.
  - 단속적 운동(saccade): 정상
  - 원활추종운동(smooth pursuit): 때때로 교정된 단속적 운동이 나타남.
  - 안뜰-안구반사(VOR: vestibular-ocular reflex): 반사의 감소.
  - VOR 지우기(cancellation): 정상
- 눈을 뜨고 머리를 돌릴 때 어지럼증의 증상이 증가한다.

♦ 보행, 이동 그리고 균형
- 두 바퀴 보행기와 왼쪽으로 기울어지고 어지럼증이 있어 물리치료사의 중간 정도의 신체적 보조를 통해 걷는다.
- 기저면을 넓히고 왼쪽으로 기울어져 걷는다.

- 움직일 때 왼쪽의 인지가 떨어진다.
- 물리치료사의 감독하에 정적으로 앉을 수 있으나. 피로하고 왼쪽으로 기울어진다.
- 당겨질 때 기울어진다.
- 눈을 감거나 뜬 상태에서 선 자세에서 Romberg 검사를 수행할 수 없다.
- Tinetti 균형, 보행 평가[178]
  - 앉기 균형, 일어나기, 일어나기 시도, 즉각적인 서기 균형, 살짝 밀기(being nudged), 눈감기, 360° 돌기, 앉기(sittnig down), 보행의 시작, 발걸음(step) 길이와 높이, 발걸음 대칭, 발걸음 지속(continuity), 경로, 몸통, 그리고 걷기(walking stance)의 평가를 포함한다.
  - 점수: 14/28의 점수는 넘어질 수 있는 위험요소가 높다는 것을 나타낸다.

♦ 운동 기능
- 협조성: 뒤꿈치를 정강이에 닿기 검사(heel to shin test)
  - 환자는 누워서 오른쪽 뒤꿈치를 왼쪽 정강이에 닿게 한 다음 위/아래로 움직인다.
  - 결과: 이차적인 고유수용성 감각이 좋지 않아 정상적인 속도에서 수행하지 못하고, 부정확한 위치 때문에 비정상이다.
- 정상 상지 움직임
- 보행, 이동 그리고 균형 참조

♦ 근 수행력
- 전체적으로 몸통과 사지는 4/5와 5/5 사이다.

♦ 자세
- 앉은자세
  - 둥근 어깨와 전방두부자세
  - 침대의 가장자리를 지지하여 기저면을 넓힌다.
  - 왼쪽으로 기울어짐
- 선자세
  - 기저면을 넓혀 서기
  - 왼쪽으로 기울어짐
  - 둥근 어깨

♦ 자가치료와 가정 관리
- 뇌졸중 전에는 ADL과 IADL이 모두 독립적이였다.
- ADL에서 현재의 어려움은 칫솔질, 면도하기, 접시닦기, 그리고 옷입기를 포함하여 선자세에서의 균형이 필요한 것이다.
- IADL: 쇼핑하기, 운전하기, 잔디깍기는 불가능하다.

♦ 감각 통합성
- 균형을 위한 감각유입의 중계가 어려움
- 신체를 재정렬하기 위해 공간에서 바이오피드백의 사용이 불가능하다.
- 왼쪽으로 기울어지는 것 때문에 시각의 참여와는 상관없이 앉기와 서기 균형이 좋지 않다.
- 다리의 고유수용성감각 손상

♦ 일, 지역사회 그리고 여가 통합 또는 재통합
- 현재는 재활 시설에 있어 Mr. Smith는 지역사회나 여가활동에 참여하거나 운전을 하지 못한다.
- 그는 안정적인 그리고 안정적이지 않은 환경에서 보행기를 사용하여 걷기 그리고 선자세에서 움직이는 것이 어렵다.

평가 EVALUATION

Mr. Smith의 뇌줄기의 수질 손상(medullary lesion)과 바깥쪽 뇌교(pontine)에 급성 경색은 균형과 관련된 뇌의 정보처리과정에 영향을 미친다. Mr. Smith는 어지럼증, 왼쪽 기울어짐, 연하곤란(dysphagia), 오심(nausea), 안구진탕증, 균형이상, 그리고 지각 또는 감각 변화를 보이고 있다. 머리의 회전에 영향을 받는 다양한 강도의 어지러움 때문에 기울어지고, 다양한 일상생활에서 비독립적이고 보행과 이동에서 기능적 손실을 보인다. 그는 다른 사람의 보조 없이는 보행을 할 수 없으며 지지와 균형을 위한 보행기를 사용하면 독립적이 된다. 그는 지역사회에서 보행과 운전을 할 수 없다. Mr. Smith는 넘어질 수 있는 위험 요소가 많다.

진단 DIAGNOSIS

Mr. Smith는 뇌줄기의 수질 손상(medullary lesion)과 바깥쪽 뇌교(pontine)에 급성 경색의 상태이다. 그는 손상되었다: 유산소 능력/지구력; 뇌신경과 말초신경의 통합성; 보행, 이동 그리고 균형; 운동 기능; 근 수행력; 자세; 그리고 감각 통합성. 그는 자가치료와 가정 관리에서의 기능적 훈련 그리고 일, 지역사회 그리고 여가, 과제, 그리고 활동에서 기능적 제한을 갖고 있다. 이러한 발견은 패턴 D의 위치와 일치한다: 중추신경계의 비진행성 손상을 동반한 운동기능과 감각통합의 손상 — 후천적으로 청소년 또는 성인에서. 손상, 기능적 제한, 그리고 장비와 장치의 필요를 확인하는 것은 예후와 치료계획을 결정하는 과정에서 상의된다.

예후와 치료계획 PROGNOSIS AND PLAN OF CARE

내원 시의 계획은 다음과 같다:

- 자가 치료 활동을 수행하기 위한 능력 개선
- 유산소 능력과 지구력 증가
- 선자세와 걷기에서 균형의 증가
- 체력개선
- ADL, IADL에서 기능적 독립성 증가
- 근 수행력 증가
- 신체적 능력의 개선
- 신체적 기능의 개선
- 자세의 개선
- 위험요소의 감소
- 증상의 자기관리 개선

이러한 결과를 얻기 위해, 적절한 중재가 결정되었다. 이것은 다음을 포함한다: 협응, 의사소통 그리고 기록; 환자/고객 관련 교육; 치료적 운동; 자가치료와 가정 관리에서의 기능적 훈련; 일, 지역사회 그리고 여가 통합 또는 재통합에서의 기능적인 훈련; 도수치료 기술; 그리고 보조기구와 장비의 적절한 처방, 적용 그리고 제작.

진단과 예후에 기초하여, Mr.Smith는 재활시설에서 3주 동안 36회의 치료가 필요하다. Mr.Smith는 좋은 사회적 지지, 의욕을 갖고 운동프로그램을 수행할 것이다. 비록 그는 신체적 손상을 갖고 있지만, 그는 전반적으로 건강하다.

중재 INTERVENTIONS

선택된 중재에 대한 근거 RATIONAL FOR SELECTED INTERVENTION

치료적 운동 (Therapeutic exercise)

뇌졸중 후 비활동 또는 침상안정으로 뇌졸중 발생 전과 비교하여 지구력의 감소가 나타날 것이다.[18] 조기의 중재는 비활동의 효과를 감소시킬 수 있다.[18] 이러한 환자는 재활병동에 입원한다. 초기의 기능적 움직임은 지구력과 심혈관계 수준을 높이기 위해 사용된다. 병원에서 또는 퇴원후에서 환자가 좋아지는 것은 지속적인 심혈관계 프로그램의 효과 때문이다. 뇌졸중 환자의 많은 수는 심장질환을 갖고 있기 때문에 심장검사를 해야 한다.[179]

뇌졸중 후에 일반적으로 발생하는 다른 요소는 감각 손상, 고유수용성감각 손상, 시각 손상, 비정상적인 장력(tone), 비정상적인 공동운동, 비정상적인 반사, 실행증, 자세조절, 균형, 인지 기능부전, 그리고 지각 기능장애(perceptual dysfunction)을 포함한다.[18] 이러한 모든 요소는 운동성에 손실을 준다. 정상운동패턴과 난이도 수준을 촉진하는 재활은 최대한의 독립성을 증진시키는데 도움을 준다.

중추성 안뜰 시스템의 손상은 또한 뇌졸중 환자에게 발생한다. 중추성 안뜰 시스템의 손상은 균형, 주시 안정(gaze stabilization)에 손상을 일으키고, 그리고 오심 또는 어지럼증을 일으킨다. 중추성 안뜰 시스템은 안뜰핵, 안뜰-안구 전달로, 안뜰척수 전달로, 안뜰경 전달로(vestibulo-colic pathways), 안뜰-자동 전달로(vestibulo-autonomic pathway), 안뜰대뇌 전달로, 안뜰소뇌 그리고 혀밑주위핵(perihypoglossal nuclei)을 포함한다고[180] Furman과 Whitney에 의해 정의되었다. 안뜰 시스템의 중심부위가 손상된 환자는 안뜰 재활(vestibular rehabilitation)을 통해 효과를 볼 수 있다.[181,182] 환자는 기능개선을 볼 수 있지만 완전하게 회복되는 것은 아니고, 말초 안뜰 문제에 대한 안뜰 재활 환자와 비교하면 진행이 더 느리다.[181]

협응, 의사소통 그리고 기록 COORDINATION, COMMUNICATION, AND DOCUMENTATION

의사소통은 환자와 그의 아내 사이에서 구두와 문자형태

로 이루어진다. 의사소통은 다른 건강 전문가 팀과도 이루어진다. 고객관리의 모든 요소는 기록될 것이다.

환자/고객 관련 교육
PATIENT/CLIENT-RELATED INSTRUCTION

Mr. Smith와 그의 아내는 뇌손상에 대한 몸의 효과에 대해 교육될 것이다. 그들은 치료 계획의 발전에 참여할 것이다. Mr. Smith는 치료하는 동안 움직임 기술에 대해 교육받을 것이고 그의 수행력을 강화할 수 있는 방법에 대해 교육받을 것이다. 적절한 때에, 그는 또한 균형운동에 대해 교육받을 것이고, 그는 독립적으로 수행할 수 있다. 그의 아내는 Mr. Smith를 보조하는 방법과 ADL을 수행하는 동안 그에게 적절한 단서를 제공하는 방법에 대해 교육받을 것이다.

치료적 운동 THERAPEUTIC EXERCISE

- ♦ 유산소능력/ 지구력 상태
  - 확인: 유산소 운동을 시행하기 전에 심장의 상태를 먼저 점검하여 심장의 문제점을 확인한다.
  - 형태: 보행기를 이용한 초기의 걷기
  - 강도
    - 운동강도를 관찰하면서 지속적인 활동.
    - 아주 가벼운 운동강도(Borg scale 11)에서 수행하고 중간 정도(Borg scale 13)로 올린다.[42]
  - 기간
    - 현재 3분
    - 장기적인 목표는 20~30분
  - 빈도: 매일
- ♦ 균형, 협조성, 그리고 민첩성 훈련
  - 등지지를 하지 않은 상태에서 침대 가장자리에 일정 시간 만큼 앉아 있고, 가능하면 증가시킨다.
  - 앉기 균형을 유지한 상태에서 상지 뻗기 그리고 진행하여 체중이동과 함께 뻗기
  - 정적 유지에서 무릎 활동(kneeling activity)과 진행하여 뻗기와 체중이동하기
  - 보행기에 의한 상지 지지와 물리치료사에 의한 보조를 이용하여 정적인 서기
  - 선자세에서 뻗기와 체중이동
- ♦ 신체 기전과 자세 안정화
  - 거울을 통한 바이오피드백 또는 구두 피드백, 엉덩관절에 체중부하에 관한 질문 그리고 신체의 위치에 대한 느낌을 이용하여 침대 가장자리에 앉기.
  - 앉은 자세에서 둥근 어깨와 전방두부 자세를 감소시키기 위해 어깨뼈와 턱 밀어넣기 운동
  - 물리치료사의 도움 또는 단서를 이용하여 앉은 자세에서 기울어진 것 교정
- ♦ 보행과 이동 훈련
  - 앉기에서 서기를 시작하고 기술이 좋아지면 과제에 대한 기술을 증가시킨다(축 이동).
  - 보행을 시작할 때 평행봉에서 먼저 보행활동을 실시하여 체중이동, 교대 발걸음, 그리고 뒤꿈치 닿기를 강화한다.
  - 적절한 장비의 사용과 진행하여 보조를 줄인다(평행봉 → 보행기 → 네발 지팡이 → 단장 → 보조도구 없이)
  - 실외 걷기를 진행하고, 불규칙한 지면, 그리고 계단 오르기
  - 지역사회에서 네바퀴 보행기 사용
- ♦ 신경운동 발달 훈련
  - 안뜰 운동
    - 다양한 자세(눕기, 앉기, 서기), 다양한 환경에서 눈 뜨기
    - 최소한의 자극을 동반한 환경에서 시작하여 자극을 증가시킨다.
    - 적응을 위한 VOR 강화를 위한 운동
      - ▸ VOR 획득은 눈 속도/머리 속도가 같으면 즉, 1이면 정상으로 정의되고, 머리를 오른쪽으로 돌리면 눈은 같은 방향으로 움직이고 주시안정(gaze stability)을 왼쪽으로 유지한다.[176,183]
      - ▸ 주시 안정화 운동은 VOR 획득이 감소된 환자에게 사용된다.
      - ▸ 확인: 소뇌손상 환자는 강화된 VOR을 갖고 있고, 이 경우에는 이러한 운동이 적절하지 않다[182]
  - 안뜰 자극 운동[175,183]
    - 단순한 벽면을 보고 앉아서 완전하게 보이거나 읽을 수 있을 때까지 벽면의 목표를 본다.
    - 목표를 보는 동안 환자는 30초 동안 오른쪽과 왼쪽으로 머리를 돌리고, 점진적으로 머리 돌리는 것을

2분으로 발전한다.

- 환자가 발전되면서, 머리 돌리는 속도의 증가, 복잡한 공간에 목표를 놓기, 또는 머리를 돌리는 동안 걷거나 서기를 이용하여 운동의 난이도를 높인다.
- 운동은 또한 머리를 위아래로 움직이는 것과 함께 실시할 수 있다.

♦ 환자가 좋아지면(머리 돌리기, 움직이는 것 쳐다보기, 걷는 동안 주시) 다른 움직임을 통해 발전한다.

자가치료와 가정 관리에서의 기능적인 훈련 그리고 일, 지역사회, 그리고 여가 통합 또는 재통합에서의 기능적인 훈련
FUNCTIONAL TRAINING IN SELF-CARE AND HOME MANAGEMENT AND FUNCTIONAL TRAINING IN WORK, COMMUNITY, AND LEISURE INTEGRATION OR REINTEGRATION

♦ ADL 운동
- 침대, 욕실에서 들고 나기 이동 운동
- 기능적 과제의 반복 수행
- 손상 예방 또는 감소
  - 깔판(rug)의 제거
  - 앉아서 옷갈아 입기
  - 부엌, 욕실, 침실에서 몸통 위치에서 물건 사용하기
  - 샤워 벤치 사용
  - 샤워, 욕조, 그리고 화장실 손잡이 사용
- 움직임을 수행하기 위한 가정 평가

♦ 장비와 장치를 사용한 운동
- 일상적인 활동에서 보행기 사용방법 훈련

♦ IADL 운동
- 자동차에서 들고 나기 이동
- 외래환자이거나 기능적 수준이 더 높아지면 IADL 운동은 쉬다.

보조기구와 장비의 적절한 처방, 적용 그리고 제작
PRESCRIPTION, APPLICATION AND AS APPROPRIATE, FABRICATION OF DEVICES AND EQUIPMENT

♦ 보행을 돕기 위한 보행기
- Mr. Smith는 퇴원전에 네바퀴 보행기를 맞출 것이다.
- 그와 그의 아내는 적절한 보행기 높이에 대해 교육받을 것이다.
- 이동하기 쉬운 접는 보행기가 선택될 것이기 때문에 그와 그의 아내는 이것의 사용방법에 대해 교육받을 것이다.

예상 목표와 기대 결과
ANTICIPATED GOALS AND EXPECTED OUTCOMES

♦ 손상의 영향
- 자동차에서 집으로, 집안에서, 그리고 계단오르기 능력의 개선
- 유산소 능력과 지구력은 증가되어 피로 없이 10분의 활동이 가능하다.
- 균형이 개선되어 Mr. Smith는 옷을 입기 위한 정적 앉기 균형을 수행할 수 있다.
- 보행이 개선되어 Mr. Smith는 보행기와 아내의 도움으로 가정에서 보행할 수 있다.
- 자세 조절이 개선되어 Mr. Smith는 침대 가장자리에 독립적으로 앉을 수 있다.
- 어지러움이 감소되었다.

♦ 기능적인 제한의 영향
- ADL, IADL에서 수행능력과 기능적 독립성이 증가됨.
- 신체적 움직임, 과제, 그리고 활동을 수행하는 능력의 개선.
- ADL하는 동안 머리증상 없이 돌리기 능력의 획득.
- 과제 수행을 위한 감독의 수준은 감소됨.

♦ 장애의 영향
- 자가치료와 가정 관리 역할에 대한 능력의 개선.

♦ 위험 감소/예방
- 과제를 수행하기 위한 감독의 수준이 감소됨.
- 위험 요소의 감소.
- 환자와 가족의 안전이 개선됨.
- 자기관리(self-management)의 증상 개선됨.

♦ 건강, 웰니스, 운동의 영향
- 건강습관, 건강관리, 그리고 예방을 조성하는데 행동이 요구된다.
- 신체적 능력 개선
- 신체적 기능 개선

♦ 사회적 자원에 대한 효과

- 이용가능한 자원을 최대한 활용한다.
- 미국물리치료협회(APTA)의 물리치료기록지침(*Guidelines for Physical Therapy Document*)[117]과 모든 환경에서의 환자관리를 통해 자료를 기록한다.

◆ 환자/고객 만족

- 제공된 접근, 이용가능성, 그리고 서비스는 환자/고객에게 받아들여진다.
- 사례는 전반적인 치료를 관리한다.
- 임상적 숙련도와 물리치료사의 기술은 환자/고객에게 받아들여진다.
- 의사소통 그리고 전문가들의 협조는 사례회의, 환자회진, 환자/가족 만남, 그리고 기록을 통해 발생한다.
- 치료의 협조는 환자/고객에게 받아들여진다.
- 치료의 강도는 감소한다.
- 환자와 가족들은 결정된 목표와 결과에 대해 이해하고 참여한다.
- 환자와 아내의 지식 그리고 진단, 예후, 중재, 그리고 예상되는 목표와 결과에 대한 인식은 증가된다.
- 행복감(sense of well-being)이 개선된다.

재검사 REEXAMINATION

재검사는 치료계획의 수정이 필요하면 치료의 전과정에서 수행된다.

퇴원 DISCHARGE

Mr. Smith는 기대의 달성과 총 3주 동안 36회의 물리치료 후에 병원에서 퇴원하였다. Mr. Smith는 그의 삶에서 다양한 치료를 요구하는 상태이기 때문에 그는 재검사와 새로운 물리치료를 위해 물리치료사에게 알려야 할 요소에 대해 교육을 받았다. 이러한 요소의 일부는 어지럼증의 증가, 기울어짐의 증가 또는 기능적 움직임의 감소를 포함한다.

참고문헌 REFERENCES

1. Moore KL, Dalley AF. *Clinically Oriented Anatomy*. 5th ed. Philadelphia, PA: Lippincott Williams & Wilkins; 2006.
2. Kandel ER, Schwartz JH, Jessell TM. *Principles of Neural Science*. 4th ed. New York, NY: McGraw Hill; 2000.
3. Weinberger J. *Contemporary Diagnosis and Management of Stroke*. Newton, PA: Handbooks in Health Care Co; 1999.
4. Nolte J. *The Human Brain*. 4th ed. St. Louis, MO: Mosby; 1999.
5. Sharp FR, Swanson RA, Honkaniemi J, et al. Neurochemistry and molecular biology. In: Barnett HJM, Mohr JP, Stein BM, Yatsu FM, eds. *Stroke: Pathophysiology, Diagnosis, and Management*. 3rd ed. New York, NY: Churchill Livingstone; 1998.
6. Stein DG, Hoffman SW. Concepts of CNS plasticity in context of brain damage and repair. *J Head Trauma Rehabil*. 2003; 18:317-341.
7. Komitova M, Johansson BB, Eriksson PS. On neural plasticity, new neurons and the post-ischemic milieu: an integrated view on experimental neurorehabilitation. *Exp Neurol*. 2006; 199:42-55.
8. Nudo RJ, Milliken GW. Reorganization of movement representations in primary motor cortex following focal ischemic infarcts in adult squirrel monkeys. *J Neurophysiol*. 1996;75: 2144-2149.
9. Nudo RJ, Wise BM, SiFuentes F, Milliken GW. Neural substrates for the effects of rehabilitative training on motor recovery after ischemic infarct. *Science*. 1996;272:1791-1794.
10. Weinberger JM. Evolving therapeutic approaches to treating acute ischemic stroke. *J Neurol Sci*. 2006;249:101-109.
11. Xavier AR, Farkas J. Catheter-based recanalization techniques for acute ischemic stroke. *Neuroimaging Clin N Am*. 2005;15: 441-453.
12. US Multicenter, Randomized Controlled Study Comparing the Performance of Onyx (EVOH) and TRUFILL (n-BCA) in the Presurgical Embolization of Brain Arteriovenous Malformations (BAVMs). Washington DC: Georgetown University Hospital; 2003.
13. Kochanek KD, Smith BL. Deaths: preliminary data for 2002. *Natl Vital Stat Rep*. 2004;54:1-6.
14. Goodman CC, Boissonault WG, Fuller KS. *Pathology: Implications for the Physical Therapist*. New York, NY: WB Saunders; 2003.
15. Marsden CD, Fowler T. *Clinical Neurology*. 2nd ed. New York, NY: Oxford University Press; 1998.
16. Foley C, Pizer HF. *The Stroke Fact Book*. Golden Valley, MN: Courage Press; 1990.
17. Smith DH, Meaney DF, Shull WH. Neuroplasticity. *J Head Trauma Rehabil*. 2003;18(4):307-316.
18. O'Sullivan SB, Schmitz TJ. *Physical Rehabilitation: Assessment and Treatment*. 5th ed. Philadelphia, PA: FA Davis; 2007.
19. Kiernan JA. *Barr's The Human Nervous System: An Anatomical Viewpoint*. 8th ed. Philadelphia, PA: Lippincott Williams & Wilkins; 2005.
20. Purves D, Augustine GJ, Fitzpatrick D, et al. *Neuroscience*. 3rd ed. Sunderland, MA: Sinauer Associates; 2004.
21. Medline Plus Drug Information. Available at: http://www.nlm.nih.gov/medlineplus/druginfo/medmaster/a684001.html. Accessed September 28, 2007.
22. Centre for Neuro Skills (CNS), Pharmacology Guide. Available at: http://www.neuroskills.com. Accessed September 28, 2007.

23. RXList: The Internet Drug Index. Available at: http://www.rxlist.com/script/main/hp.asp. Accessed September 30, 2007.
24. Duncan PW, Zorowitz R, Bates B, et al. Management of adult stroke rehabilitation care: a clinical practice guideline. *Stroke.* 2005;36:e100-e143.
25. Organized inpatient (stroke unit) care for stroke. Stroke Unit Trialists' Collaboration. *Cochrane Database Syst Rev.* 2002;(2): CD000197. [Update in: *Cochrane Database Syst Rev.* 2002;(1): CD000197.]
26. Rittman M, Faircloth C, Boylstein C, et al. The experience of time in the transition from hospital to home following stroke. *J Rehabil Res Dev.* 2004;41:xi-xii.
27. Jette DU, Latham NK, Smout RJ, et al. Physical therapy interventions for patients with stroke in inpatient facilities. *Phys Ther.* 2005;85:238-248.
28. Maeshima S, Ueyoshi A, Osawa A, et al. Mobility and muscle strength contralateral to hemiplegia from stroke: benefit from self-training with family support. *Am J Phys Med Rehabil.* 2003;82:456-462.
29. Gordon NF, Gulanick M, Costa F, et al. Physical activity and exercise recommendations for stroke survivors: an American Heart Association scientific statement from the Council on Clinical Cardiology, Subcommittee on Exercise, Cardiac Rehabilitation, and Prevention; the Council on Cardiovascular Nursing; the Council on Nutrition, Physical Activity, and Metabolism; and the Stroke Council. *Stroke.* 2004;35:1230-1240.
30. Olney SJ, Nymark J, Brouwer B, et al. A randomized controlled trial of supervised versus unsupervised exercise programs for ambulatory stroke survivors. *Stroke.* 2006;37:476-481.
31. Bastille JV, Gill-Body KM. A yoga-based exercise program for people with chronic poststroke hemiparesis. *Phys Ther.* 2004; 84:33-48.
32. Morris SL, Dodds KJ, Morris ME. Outcomes of progressive resistance strength training following stroke: a systematic review. *Clin Rehabil.* 2004;18:27-39.
33. Teixeira-Salmela LF, Olney SJ, Nadeau S, Brouwer B. Muscle strengthening and physical conditioning to reduce impairment and disability in chronic stroke survivors. *Arch Phys Med Rehabil.* 1999;80:1211-1218.
34. Brown DA, Kautz SA. Increased workload enhances force output during pedaling exercise in persons with poststroke hemiplegia. *Stroke.* 1998;29:598-606.
35. Roth EJ, Harvey RL. Rehabilitation of stroke syndromes. In: Braddom RL, ed. *Physical Medicine and Rehabilitation.* 2nd ed. Philadelphia, PA: WB Saunders; 2000:1117-1163.
36. Potempa K, Braun LT, Tinknell T, Popovich J. Benefits of aerobic exercise after stroke. *Sports Med.* 1996;21:337-346. Review.
37. Macko RF, DeSouza CA, Tretter LD, et al. Treadmill aerobic exercise training reduces the energy expenditure and cardiovascular demands of hemiparetic gait in chronic stroke patients: a preliminary report. *Stroke.* 1997;28:326-330.
38. Sullivan KJ, Knowlton BJ, Dobkin BH. Step training with body weight support: effect of treadmill speed and practice paradigms on poststroke locomotor recovery. *Arch Phys Med Rehabil.* 2002;83:683-691.
39. Lamontagne A, Fung J. Faster is better: implications for speed-intensive gait training after stroke. *Stroke.* 2004;35:2543-2548.
40. Danielsson A, Sunnerhagen KS. Oxygen consumption during treadmill walking with and without body weight support in patients with hemiparesis after stroke and in healthy subjects. *Arch Phys Med Rehabil.* 2000;81:953-957.
41. Hesse S, Werner C, Paul T, et al. Influence of walking speed on lower limb muscle activity and energy consumption during treadmill walking of hemiparetic patients. *Arch Phys Med Rehabil.* 2001;82:1547-1550.
42. Borg G. *Borg's Perceived Exertion and Pain Scales.* Champaign, IL: Human Kinetics; 1998.
43. Aruin AS, Hanke T, Chaudhuri G, et al. Compelled weight bearing in persons with hemiparesis following stroke: the effect of a lift insert and goal-directed balance exercise. *J Rehabil Res Dev.* 2000;37:65-72.
44. Cheng PT, Wu SH, Liaw MY, et al. Symmetrical body-weight distribution training in stroke patients and its effect on fall prevention. *Arch Phys Med Rehabil.* 2001;82:1650-1654.
45. Bonan IV, Yelnik AP, Colle FM, et al. Reliance on visual information after stroke. Part II: effectiveness of a balance rehabilitation program with visual cue deprivation after stroke: a randomized controlled trial. *Arch Phys Med Rehabil.* 2004;85: 274-278.
46. Geiger RA, Allen JB, O'Keefe JO, Hicks RR. Balance and mobility following stroke: effects of physical therapy interventions with and without biofeedback/forceplate training. *Phys Ther.* 2001;81:995-1005.
47. Walker C, Brouwer BJ, Culham EG. Use of visual feedback in retraining balance following acute stroke. *Phys Ther.* 2000;80: 886-895.
48. Kalra L, Perez L, Gupta S, Wittink M. The influence of visual neglect on stroke rehabilitation. *Stroke.* 1997;28:722-728.
49. Baily MJ, Riddoch MJ, Crome P. Treatment of visual neglect in elderly patients with stroke: a single-subject series using either a scanning and cueing strategy or a left-limb activiation strategy. *Phys Ther.* 2002;82:782-789.
50. da Cunha Filho IT, Lim PAC, Qureshy H, et al. A comparison of regular rehabilitation and regular rehabilitation with supported treadmill ambulation training for acute stroke patients. *J Rehabil Res Dev.* 2001;38:37-47.
51. Gelber DA, Josefczyk PB, Herman D, et al. Comparison of two therapy approaches in the rehabilitation of the pure motor hemiparetic stroke patient. *Journal of Neurologic Rehabilitation.* 1995;9:191-196.
52. Nilsson L, Carlsson J, Danielsson A, et al. Walking training of patients with hemiparesis at an early stage after stroke: a comparison of walking training on a treadmill with body weight support and walking on the ground. *Clin Rehabil.* 2001;15:515-527.
53. Hesse SA, Jahnke MT, Bertelt CM, et al. Gait outcome in ambulatory hemiparetic patients after a 4-week comprehensive rehabilitation program and prognostic factors. *Stroke.* 1994; 25:1999-2004.
54. Sullivan KJ, Brown KA, Klassen T, et al. Effects of task-specific locomotor and strength training in adults who were ambulatory after stroke: results of the STEPS randomized clinical trial. *Phys Ther.* 2007;87(12):1580-1602.
55. Mudie H, Winzcher-Mercay U, Radwan S, Lee L. Training symmetry of weight distribution after stroke: a randomized control pilot study comparing task-related reach, Bobath, and

feedback training approaches. *Clin Rehabil.* 2002;16:582-592.
56. Chun C, Cheng P, Chen CL, et al. Effects of balance training on hemiplegic stroke patients. *Chang Gung Med J.* 2002;25: 583-589.
57. Sunnerhagen KS, Brown B, Kasper CE. Sitting up and transferring to a chair: two functional tests for patient with a stroke. *J Rehabil Med.* 2003;35:180-183.
58. Dean CM, Shepherd RB. Task-related training improves performance of seated reaching tasks after stroke. *Stroke.* 1997; 28:722-728.
59. Langhammer B, Stanghelle JK. Bobath or motor relearning programme? A comparison of two different approaches of physiotherapy in stroke rehabilitation: a randomized controlled study. *Clin Rehabil.* 2000;14:361-369.
60. Hanlon RE. Motor learning following unilateral stroke. *Arch Phys Med Rehabil.* 1996;77:811-815.
61. Fritz SL, Light KE, Clifford SN, et al. Descriptive characteristics as potential predictors of outcomes following constraint-induced movement therapy for people after stroke. *Phys Ther.* 2006;86:825-832.
62. Fritz SL, George SZ, Wolf SL, Light KE. Participant perception of recovery as criterion to establish importance of improvement for constraint-induced movement therapy outcome measures: a preliminary study. *Phys Ther.* 2007;87:170-178.
63. Fritz SL, Pittman AL, Robinson AC, et al. An intense intervention for improving gait, balance, and mobility for individuals with chronic stroke: a pilot study. *Journal of Neurologic Physical Therapy.* 2007;31:71-76.
64. Taub E, Uswatte G, Elbert T. New treatments in neurorehabilitation founded on basic research. *Nat Rev Neurosci.* 2002;3:228-236.
65. Sunderland A, Tuke A. Neuroplasticity, learning and recovery after stroke: a critical evaluation of constraint-induced therapy. *Neuropsychological Rehabilitation.* 2005;15(2):81-96.
66. Wolf SL. Revisiting constraint-induced movement therapy: are we too smitten with the mitten? Is all nonuse "learned"? and other quandaries. *Phys Ther.* 2007;87:1212-1223.
67. Liepert J, Bauder H, Wolfgang HR, et al. Treatment-induced cortical reorganization after stroke in humans. *Stroke.* 2000;31: 1210-1216.
68. Liepert J, Miltner WH, Bauder H, et al. Motor cortex plasticity during constraint-induced movement therapy in stroke patients. *Neurosci Lett.* 1998;250:5-8.
69. Ro T, Noser E, Boake C, et al. Functional reorganization and recovery after contraint-induced movement therapy in subacute stroke: case reports. *Neurocase.* 2006;12:50-60.
70. Butler AJ, Wolf SL. Putting the brain on the map: use of transcranial magnetic stimulation to assess and induce cortical plasticity of upper-extremity movement. *Phys Ther.* 2007;87: 719-736.
71. Schaechter JD, Kraft E, Hilliard TS, et al. Motor recovery and cortical reorganization after constraint-induced movement therapy in stroke patients: a preliminary study. *Neurorehabil Neural Repair.* 2002;16:326-338.
72. Kim YH, Park JW, Ko MH, et al. Plastic changes of motor network after constraint-induced movement therapy. *Yonsei Med J.* 2004;45:241-246.
73. Dong Y, Dobkin BH, Cen SY, et al. Motor cortex activation during treatment may predict therapeutic gains in paretic hand function after stroke. *Stroke.* 2006;37:1552-1555.
74. Levy CE, Nichols DS, Schmalbrock PM, et al. Functional MRI evidence of cortical reorganization in upper-limb stroke hemiplegia treated with constraint-induced movement therapy. *Am J Phys Med Rehabil.* 2001;80:4-12.
75. Ostendorf CG, Wolf SL. Effect of forced use of the upper extremity of a hemiplegic patient on changes in function: a single-case design. *Phys Ther.* 1981;61:1022-1028.
76. Wolf SL, Lecraw DE, Barton LA, Jann BB. Forced use of hemiplegic upper extremities to reverse the effect of learned non-use among chronic stroke and head-injured patients. *Exp Neurol.* 1989;104:125-132.
77. Taub E, Uswatte G. Constraint-induced movement therapy: answers and questions after two decades of research. *NeuroRehabilitation.* 2006;21:93-95.
78. Page SJ, Sisto SA, Levine P, et al. Modified constraint induced therapy: a randomized feasibility and efficacy study. *J Rehabil Res Dev.* 2001;38:583-590.
79. Page SJ, Sisto SA, Levine P. Modified constraint-induced therapy in chronic stroke. *Am J Phys Med Rehabil.* 2002;81:870-875.
80. Richards L, Gonzalez Rothi LJ, Davis S, et al. Limited dose response to constraint-induced movement therapy in patients with chronic stroke. *Clin Rehabil.* 2006;20:1066-1074.
81. Fritz SL, Light KE, Patterson TS, et al. Active finger extension predicts outcomes after constraint-induced movement therapy for individuals with hemiparesis after stroke. *Stroke.* 2005;36: 1172-1177.
82. Underwood J, Clark PC, Blanton S, et al. Pain, fatigue, and intensity of practice in people with stroke who received constraint-induced movement therapy. *Phys Ther.* 2006;86: 1241-1250.
83. Wagner JM, Lang CE, Sahrmann SA, et al. Sensorimotor impairments and reaching performance in subjects with post-stroke hemiparesis during the first few months of recovery. *Phys Ther.* 2007;87:751-765.
84. Harris JE, Eng JJ. Paretic upper-limb strength best explains arm activity in people with stroke. *Phys Ther.* 2007;87:88-97.
85. Frick EM, Alberts JL. Combined use of repetitive task practice and an assisted robotic device in a patient with subacute stroke. *Phys Ther.* 2006;86:1378-1386.
86. Schmid A, Duncan PW, Studenski S, et al. Improvements in speed-based gait classifications are meaningful. *Stroke.* 2007; 38:2096-2100.
87. Perry J, Garrett M, Gronley JK, Mulroy SJ. Classification of walking handicap in the stroke population. *Stroke.* 1995; 26:982-989.
88. Eng JJ, Chu KS, Dawson AS, et al. Functional walk test in individuals with stroke: relation to perceived exertion and myocardial exertion. *Stroke.* 2002;33:756-761.
89. Lord SE, Rochester L. Measurement of community ambulation after stroke: current status and future developments. *Stroke.* 2005;36:1457-1461.
90. Kollen B, Kwakkel G, Lindeman E. Time dependency of walking classification in stroke. *Phys Ther.* 2006;86:618-625.
91. Perry J. *Gait Analysis: Normal and Pathological Function.* Thorofare, NJ: SLACK Incorporated; 1992.

92. Kosak MC, Reding MJ. Comparison of partial body weight-supported treadmill gait training versus aggressive bracing assisted walking post stroke. *Neurorehabil Neural Repair.* 2000; 14:13-19.
93. Visintin M, Barbeau H, Korner-Bitensky N, et al. A new approach to retrain gait in stroke patients through body weight support and treadmill stimulation. *Stroke.* 1998;29:1122-1128.
94. Barbeau H, Visintin M. Optimal outcomes obtained with body-weight support combined with treadmill training in stroke subjects. *Arch Phys Med Rehabil.* 2003;84(10):1458-1465.
95. Hesse S, Werner C, von Frankenberg S, Bardeleben A. Treadmill training with partial body weight support after stroke. *Phys Med Rehabil Clin N Am.* 2003;14:S111-S123.
96. Hesse S, Bertelt C, Jahnke MT, et al. Treadmill training with partial body weight support compared with physiotherapy in nonambulatory hemiparetic patients. *Stroke.* 1995;26:976-981.
97. Chen G, Patten C. Treadmill training with harness support: selection of parameters for individuals with poststroke hemiplegia. *J Rehabil Res Dev.* 2006;43:485-498.
98. Hesse S, Uhlenbrock D, Werner C, et al. A mechanized gait trainer for restoring gait in non-ambulatory subjects. *Arch Phys Med Rehabil.* 2000;81:1158-1161.
99. Hesse S, Werner C, Uhlenbrock D, et al. An electomechanical gait trainer for restoration of gait in hemiparetic stroke patients: preliminary results. *Neurorehabil Neural Repair.* 2001; 13:157-165.
100. Husemann B, Muller F, Krewer C, et al. Effects of locomotion training with assistance of a robot-driven gait orthosis in hemiparetic patients after stroke: a randomized controlled pilot study. *Stroke.* 2007;38:349-354.
101. Patten C, Lexell J, Brown HE. Weakness and strength training in persons with poststroke hemiplegia: rationale, method, efficacy. *J Rehabil Res Dev.* 2004;41:293-312.
102. Dean CM, Richards CL, Malouin F. Walking speed over 10 metres overestimates locomotor capacity after stroke. *Clin Rehabil.* 2001;15:415-421.
103. Duncan P, Studenski S, Richards L, et al. Randomized clinical trial of therapeutic exercise in subacute stroke. *Stroke.* 2003; 34:2173-2180.
104. Andrews AW, Bohannon RW. Discharge function and length of stay for patients with stroke are predicted by lower extremity muscle force on admission to rehabilitation. *Neurorehabil Neural Repair.* 2001;15:93-97.
105. Bohannon RW, Walsh S. Nature, reliability, and predictive value of muscle performance measures in patients with hemiparesis following stroke. *Arch Phys Med Rehabil.* 1992;73:721-725.
106. Rimmer JH, Riley B, Creviston T, Nicola T. Exercise training in predominantly African-American group of stroke survivors. *Med Sci Sports Exerc.* 2000;32:1990-1996.
107. Ouellette MM, LeBrasseur NK, Bean JF, et al. High-intensity resistance training improves muscle strength, self-reported function, and disability in long-term stroke survivors. *Stroke.* 2004;35:1404-1409.
108. Studenski S, Duncan PW, Perera S, et al. Daily functioning and quality of life in a randomized controlled trial of therapeutic exercise for subacute stroke survivors. *Stroke.* 2005;36: 1764-1770.
109. Dean CM, Richards CL, Malouin F. Task-related circuit training improves performance of locomotor tasks in chronic stroke: a randomized, controlled pilot trial. *Arch Phys Med Rehabil.* 2000;81:409-417.
110. Moreland JD, Goldsmith CH, Huijbregts MP, et al. Progressive resistance strengthening exercises after stroke: a single-blind randomized controlled trial. *Arch Phys Med Rehabil.* 2003;84:1433-1440.
111. Thielman GT, Dean CM, Gentile AM. Rehabilitation of reaching after stroke: task-related training versus progressive resistive exercise. *Arch Phys Med Rehabil.* 2004;85:1613-1618.
112. Nelson ME, Rejeski J, Blair SN, et al. Physical activity and public health in older adults. Recommendations from the American College of Sports Medicine and the American Heart Association. *Circulation.* 2007;116. Available at: http://cir.ahajournals.org. Accessed August 23, 2007.
113. Babyar SR, Krasilovsky G. Impaired muscle performance. In: Moffat M, Rosen E, Rusnak-Smith S, eds. *Musculoskeletal Essentials: Applying the Preferred Physical Therapist Practice Patterns.*SM Thorofare, NJ: SLACK Incorporated; 2006:55-98.
114. Laufer Y. The effect on walking aids on balance and weight-bearing patterns of patients with hemiparesis in various stance positions. *Phys Ther.* 2003;83:112-122.
115. Umphred D. *Neurological Rehabilitation.* 4th ed. St. Louis, MO: Mosby; 2001.
116. Cameron MH, Monroe LG. *Physical Rehabilitation: Evidenced Based Examination, Evaluation and Intervention.* St. Louis, MO: WB Saunders; 2007.
117. American Physical Therapy Association. Guide to physical therapist practice. 2nd ed. *Phys Ther.* 2001;81:9-744.
118. Teasdale G, Jennett B. Assessment of coma and impaired consciousness. *Lancet.* 1974;ii:81-83.
119. Herndon RM. *Handbook of Neurologic Rating Scales.* 2nd ed. New York, NY: Demos Med Pub; 2006.
120. Oatis C. *Kinesiology: The Mechanics and Pathomechanics of Human Movement.* Philadelphia, PA: Lippincott Williams & Wilkins; 2004.
121. USDA Center for Nutrition Policy and Promotion. Body mass index and health. *Nutrition Insight.* 2000; March. www.cnpp.usda.gov/Publications/NutritionInsights/Insight16.pdf. Accessed September 3, 2007.
122. Bohannon RW, Smith MB. Interrater reliability of a modified Ashworth scale of muscle spasticity. *Phys Ther.* 1987;67(2):206-207.
123. Blackburn M, vanVliet P, Mockett SP. Reliability of measurements obtained with the modified Ashworth Scale in the lower extremities of people with stroke. *Phys Ther.* 2002;82:25-34.
124. Lewis C, McNerney PT. *The Functional Toolbox.* Washington, DC: Learn Publications; 1994.
125. Perlesz A, Kinsella G, Crowe S. Impact of traumatic brain injury on the family: a critical review. *Rehabilitation Psychology.* 1999;44(1):6-35.
126. Kolakowsky-Hayner, SA, Miner, KD, Kreutzer, JS. Long-term life quality and family needs after traumatic brain injury. *J Head Trauma Rehabil.* 2001;16(4):1-15.
127. Powell JM, Machamer JE, Temkin NR, Dikmen SS. Self-

report of extent of recovery and barriers to recovery after traumatic brain injury: a longitudinal study. *Arch Phys Med Rehabil.* 2001;82:1025-1030.
128. Chan L, Doctor J, Temkin N, et al. Discharge disposition from acute care after traumatic brain injury: the effect of insurance type. *Arch Phys Med Rehabil.* 2001;82:1151-1154.
129. Whiteneck GG, Gerhart KA, Cusick CP. Identifying environmental factors that influence the outcomes of people with traumatic brain injury. *J Head Trauma Rehabil.* 2004;19:191-204.
130. Cifu DX, Kreutzer JS, Kolakowsky-Hayner MA, et al. The relationship between therapy intensity and rehabilitative outcomes after traumatic brain injury: a multicenter analysis. *Arch Phys Med Rehabil.* 2003;84:1441-1448.
131. Langlois JA, Rutland-Brown W, Thomas KE. *Traumatic Brain Injury in the United States: Emergency Department Visits, Hospitalizations, and Deaths.* Atlanta, GA: Centers for Disease Control and Prevention, National Center for Injury Prevention and Control; 2004.
132. Finkelstein E, Corso P, Miller T. *The Incidence and Economic Burden of Injuries in the United States.* New York, NY: Oxford University Press; 2006.
133. Johnstone B, Vessell R, Bounds T, et al. Predictors of success for state vocational rehabilitation clients with traumatic brain injury. *Arch Phys Med Rehabil.* 2003;84:161-167.
134. Bruno-Petrina A. *Posttraumatic heterotopic ossification.* Available at: http://www.emedicine.com/pmr/topic112.htm. Last updated: December 6, 2006. Accessed September 3, 2007.
135. Hurvitz EA, Mandac BR, Davidoff G, et al. Risk factors for heterotopic ossification in children and adolescents with severe traumatic brain injury. *Arch Phys Med Rehabil.* 1992;73(5): 459-462.
136. Davies PM. *Starting Again.* New York, NY: Springer-Verlag; 1994.
137. Bush BA, Novack TA, Malec JF, et al. Validation of a model for evaluating outcome after traumatic brain injury. *Arch Phys Med Rehabil.* 2003;84:1803-1807.
138. Gordon WA, Sliwinski M, Echo J, et al. The benefits of exercise in individuals with traumatic brain injury: a retrospective study. *J Head Trauma Rehabil.* 1998;13(4):58-67.
139. Huber FE, Wells CL. *Therapeutic Exercise: Treatment Planning for Progression.* St. Louis, MO: Saunders Elsevier; 2006.
140. Sullivan KJ, Klasses T, Mulroy S. Combined task-specific training and strengthening effects on locomotor recovery post-stroke: a case study. *Journal of Neurologic Physical Therapy.* 2006;30(3):130-141.
141. Seif-Naraghi AH, Herman RM. A novel method for locomotion training. *J Head Trauma Rehabil.* 1999;14(2):146-162.
142. Winstein C. Knowledge of results and motor learning: implications for physical therapy. In: *Movement Science, A Monograph of the American Physical Therapy Association.* Alexandria, VA: APTA; 1991.
143. Howle JM. *Neuro-Developmental Treatment Approach: Theoretical Foundations and Principles of Clinical Practice.* Laguna Beach, CA: NDTA; 2002.
144. Mudie H, Winzcher-Mercay U, Radwan S, Lee L. Training symmetry of weight distribution after stroke: a randomized control pilot study comparing task-related reach, Bobath, and feedback training approaches. *Clin Rehabil.* 2002;16:582-592.
145. Stergiou N, Harbourne RT, Cavanaugh JT. Optimal movement variability: a new theoretical perspetive for neurologic physical therapy. *Journal of Neurologic Physical Therapy.* 2006;30(3):120-129.
146. Schmidt RA, Lee TD. *Motor Control and Learning: A Behavioral Emphasis.* 3rd ed. Champaign, IL: Human Kinetics; 1999.
147. Shumway-Cook A, Woollacot, M. *Motor Control: Translating Research into Clinical Practice.* 3rd ed. Baltimore, MD: Lippincott Williams & Wilkins; 2007.
148. Goodgold-Edwards S. Principles for guiding action during motor learning. *Physical Therapy Practice.* 1993;2(4):30-39.
149. Mossberg KA, Ayala D, Baker T, et al. Aerobic capacity after traumatic brain injury: comparison with a nondisabled cohort. *Arch Phys Med Rehabil.* 2007;88(3):315-320.
150. Vitale AE, Jankowski LW, Sullivan SJ. Reliability for a walk/run test to estimate aerobic capacity in a brain-injured population. *Brain Inj.* 1997;11(1):67-76.
151. Jankowski LW, Sullivan SJ. Aerobic and neuromuscular training: effect on the capacity, efficiency, and fatigability of patients with traumatic brain injuries. *Arch Phys Med Rehabil.* 1990;71(7):500-504.
152. Canning CG, Shepherd RB, Carr JH, et al. A randomized controlled trial of the effects of intensive sit-to-stand training after recent traumatic brain injury on sit-to-stand performance. *Clin Rehabil.* 2003;17(4):355-362.
153. Ryerson S, Levit K. *Functional Movement Reeducation: A Contemporary Model for Stroke Rehabilitation.* New York, NY: Churchill Livingston; 1997.
154. Basford JR, Chou L, Kaufman KR, et al. An assessment of gait and balance deficits after traumatic brain injury. *Arch Phys Med Rehabil.* 2003;84:343-349.
155. Moseley AM, Stark A, Cameron ID, Pollock A. Treadmill training and body weight support for walking after stroke. *Cochrane Database Syst Rev.* 2003;(3):CD002840. DOI 10.1002/14651858.CD002840.
156. Brown TH, Mount J, Rouland BL, et al. Body weight-supported treadmill training versus conventional gait training for people with chronic traumatic brain injury. *J Head Trauma Rehabil.* 2005;20(5):402-415.
157. Ada L, Dean CM, Hall JM, et al. A treadmill and overground walking program improves walking in persons residing in the community after stroke: a placebo controlled randomized trial. *Arch Phys Med Rehabil.* 2003;84:1486-1491.
158. Moseley AM, Lanzarone S, Bosman JM, et al. Ecological validity of walking speed assessment after traumatic brain injury: a pilot study. *J Head Trauma Rehabil.* 2004;19(4):341-348.
159. Chard SE. Community neurorehabilitation: a synthesis of current evidence and future research directions. *Neuro Rx.* 2006; 3(4):525-534.
160. Kalb R. *Multiple Sclerosis: A Focus on Rehabilitation.* New York, NY: National Multiple Sclerosis Society; 2004.
161. Serio CD, Kreutzer JS, Gervasio AH. Predicting family needs after brain injury: implications for intervention. *J Head Trauma Rehabil.* 1995;10(2):32-45.
162. Costello E, Curtis CL, Sandel IB, Bassile CC. Exercise prescription for individuals with multiple sclerosis. *Neurology Report.* 1996;20:24-30.
163. Mulcare J. Multiple sclerosis. In: American College of Sports Medicine. *ACSM's Exercise Management for Person's with Chronic Disease and Disabilities.* Champaign, IL: Human

Kinetics; 1997.

164. Smedal T, Lygren H, Myhr KM, et al. Balance and gait improved in patients with MS after physiotherapy based on the Bobath concept. *Physiother Res Int*. 2006;11(2):104-116.
165. Ford-Smith CD, VanSant AF. Age differences in movement patterns used in to rise from bed in subjects in the third through fifth decades of age. *Phys Ther*. 1988;68(2):185-192.
166. Black K, Zafonte R, Millis S, et al. Sitting balance following brain injury: does it predict outcome? *Brain Inj*. 2000; 14(2):141-152.
167. Rapport LJ, Hanks RA, Millis SR, Dehpande SA. Executive functioning and predictors of falls in the rehabilitation setting. *Arch Phys Med Rehabil*. 1998;79:629-633.
168. Ryan TV, Sautter SW, Capps CF, et al. Utilizing neuropsychological measures to predict vocational outcome in a head trauma population. *Brain Inj*. 1992;6(2):175-182.
169. Brain Injury Association of America. Available at: http://www.biausa.org/treatmentandrehab.htm#icu. Accessed September 8, 2007.
170. Mount J, Dacko S. Effects of dorsiflexor endurance exercises on foot drop secondary to multiple sclerosis: a pilot study. *NeuroRehabil*. 2006;21(1):43-50.
171. Lannin NA, Horsley SA, Hebert R, et al. Splinting the hand in the functional position after brain impairment: a randomized, controlled trial. *Arch Phys Med Rehabil*. 2003;84(2):297-302.
172. Carr JH, Shepherd RB. *Movement Science: Foundations for Physical Therapy in Rehabilitation*. 2nd ed. Gaithersburg, MD: Aspen Publishers; 2000.
173. Grasso MG, Troisi E, Rizzi F, et al. Prognostic factors in multidisciplinary rehabilitation treatment in multiple sclerosis: an outcome study. *Mult Scler*. 2005;11:719-724.
174. Underhill AT, LoBello SG, Fine PR. Reliability and validity of the family satisfaction scale with survivors of traumatic brain injury. *J Rehabil Res Dev*. 2004;41(4):603-610.
175. Herdman SJ. *Vestibular Rehabilitation*. Philadelphia, PA: FA Davis Co; 2000.
176. Solomon D. Distinguishing and treating causes of central vertigo. *Otolaryngol Clin North Am*. 2000;33:579-601.
177. Baloh RW. Differentiating between peripheral and central causes of vertigo. *Otolaryngol Head Neck Surg*. 1998;119(1):55-59.
178. Tinnetti ME. Performance oriented assessment of mobility problems in the elderly patients. *J Am Geriatr Soc*. 1986; 34:119-126.
179. Gordon NF, Gulsnick M, Fernando C, et al. Physical activity and exercise recommendations for stroke survivors: an American Heart Association scientific statement from the Council on Clinical Cardiology, Subcommittee on Exercise, Cardiac Rehabilitation, and Prevention; the Council on Cardiovascular Nursing; the Council on Nutrition, Physical Activity, and Metabolism; and Stroke Council. *Circulation*. 2004;109:2031-2041.
180. Furman JM, Whitney SL. Central causes of dizziness. *Phys Ther*. 2000;80(2):179-187.
181. Whitney SL, Metzinger RM. Efficacy of vestibular rehabilitation. *Otolaryngol Clin North Am*. 2000;33:659-672.
182. Gill-Body K. Current concepts in the management of patients with vestibular dysfunction. *PT-Magazine of Physical Therapy*. 2001;9:40-58.
183. Herdman SJ. Assessment and treatment of balance disorders in the vestibular-deficient patient. In: Duncan P, ed. *Balance: Proceedings of the APTA Forum*. Alexandria, VA: American Physical Therapy Association; 1990:87-94.

제 5 장 중추신경계의 운동기능과 감각 손상을 유발하는 진행성 질환 (패턴 E)

Impaired Motor Function and Sensory Integrity Associated with Progressive Disorders of the Central Nervous System (Pattern E)

해부학 ANATOMY

파킨슨질환 PARKINSON'S DISEASE

뇌의 추체외로계(extrapyramidal system)로 알려진, 기저핵(basal ganglia)은 깊은 대뇌반구와 중뇌배측(ventral midbrain)에 있는 회백질 구조가 모인 것이다. 추체외로계는 꼬리핵(caudate neucleus)과 피각(putamen)〔이 둘은 선조체(striatum)이라 한다〕, 담창구(globus pallidus), 시상하핵(subthalamic nucleus), 흑색질(substantia nigra), 시상의 수판내핵(intralaminar nuclei)으로 구성된다.[1] 기저핵은 목적 있는 운동활동의 유지, 불필요한 움직임의 억제, 지속적인 수축을 통해 얻어지는 자세, 신체지지, 골격근 긴장을 모니터링하여 운동조절에 중요한 역할을 제공한다. 이러한 구조들은 학습, 감정조절과 인지를 포함한 다양한 기능과도 관련되어 있다.[2]

다발성경화증 MULTIPLE SCLEROSIS

중추신경계의 해부학과 생리학은 패턴 B, 패턴 C, 패턴 D에서 자세히 설명하였다.

말이집 (Myelin sheaths)

뇌와 척수의 백질과 회백질은 축삭 주위를 감싸는 말이집의 존재 유,무로 구별된다.[3] 마이엘린은 뇌와 신체의 다른 부분 사이에 신경세포 안에서 전기신호가 잘 전달될 수 있도록 한다.[4,5] 마이엘린은 중추신경계에서 희소돌기세포(oligodendrocyte)와 말초신경계에서 슈반세포(Schwann cells)로 알려진 특수한 신경지지세포(glial cell)들에 의해서 만들어진다. 지질과 단백질로 구성된 신경지지세포는 자기의 형질막(plasma membrane)을 몇 층으로 단단히 감싸 말이집을 형성한다. 이러한 말이집은 축삭을 절연하고, 누출되는 전류를 막아서 활동전압이 잘 전도되도록 도와준다.[8] 말이집은 랭비에르결절(node of Ranvier)이라는 주기적인 짧은 길이의 틈새를 가지고 있는데 축삭의 세포막이 노출된 부위들로 활동전압을 생성한다.[8]

피질척수로 (Corticospinal tracts)

외측(lateral)과 복측-내측(ventromedial) 하행신경로는 뇌와 척수의 운동신경원 사이에서 연락을 담당하는 주요경로이다. 외측피질척수로는 원위 근조직의 수의적 움직임을, 복측-내측피질척수로는 자세와 보행 조절을 담당한다.[9] 척수하행로는 척수의 반사와 구심성 입력에 영향을 주고, 체성운동계를 조절하고, 일부 내장계의 활동을 관리한다.[10]

피질척수로 또는 pyramidal tract은 피질에서부터 척수까지 직접 연결되는 유일한 자발적인 움직임을 조절하는 경로로서 외측하행로에서 임상적으로 가장 중요한 구조이다.[9,10,11]

피질척수로는 백만개(700,000개 정도는 말이집이 있다) 이상의 섬유로 구성되며 가장 크고 중요한 하행로이다.[12]

약 2/3의 섬유는 중심전회(precentral gyrus)(Brodmann area 4), 전운동영역(premotor)(area 6), 중심후회(postcentral gyrus)(areas 1,2,3,3b), 그리고 인접한 두정피질(parietal cortex)에 있는 운동피질의 신경세포로부터 시작한다. 적은 부분을 담당하는 피질척수로는 양쪽 대뇌반구(Brodmann area 4)에 있는 거대 추체 피질 신경세포(pyramidal cortical neuron)에서 기원하지만, 큰 섬유는 아니다.[12] 기타 다른 섬유는 두정엽 추체로의 체성감각 부위에서 기원한다. 적핵척수로(rubrospinal tract)을 형성하는 중뇌의 적핵에서도 적은 수의 섬유가 기원한다. 피질척수로의 대부분의 섬유들은 뇌간을 통해 내려와 신체의 반대편으로 교차하고, 계속해서 척수를 통해 내려와 정해진 척수레벨에서 끝난다.[11]

시신경 (Optic nerve)

민말이집 시신경 섬유(unmyelinated optic nerve fibers)는 망막신경절세포(retinal ganglion cells)에서 시작하고, 시각신경유두(optic disc)를 거쳐 눈의 뒤를 통해 나가서 말이집화되어 있는 시신경(optic nerve)으로 이어진다.[7,9,13] 양눈의 시신경은 안쪽-뒤쪽으로 시신경공(optic foramen)통해 두개강으로 들어가 합쳐져서 시각교차(optic chiasm)를 형성한다.[7] 측두쪽(temporal side) 축삭은 동측으로 계속 진행하고, 코쪽(nasal side)의 축삭은 교차를 한다. 이 부위에서부터 시신경로(optic tract)가 된다.[13]

생리학 PHYSIOLOGY

파킨슨질환 PARKINSON'S DISEASE

파킨슨 질환은 약 40만개의 신경세포를 포함한 흑색질의 기능과 관련되어 있다. 흑색질 세포들은 선조체에 신호를 전달하는 신경전달물질인 도파민을 만든다. 흑색질에서 분비되는 도파민은 흥분성 D1 수용체와 억제성 D2 수용체를 갖는다. 이후, 흥분성과 억제성 신호들은 꼬리핵(caudate)에 전달되고, 피각(putamen)의 다른 부위에도 연결된다. 도파민은 피각(putamen)에 있는 수용체에 전달되어 세포내의 흥분성이나 억제성 전류를 만들게 된다.[2] 이러한 전류는 원활하고 협조된 정상패턴의 움직임이 일어나도록 한다. 기저핵은 대뇌피질로부터도 입력신호를 받아 수의적 운동의 시작과 선택 기능을 수행한다.[14]

다발성경화증 MULTIPLE SCLEROSIS

중추신경계의 해부생리학은 패턴 B, 패턴 C, 패턴 D에서 잘 설명되어있다. 말이집 축삭에서 랑비에르결절은 활동전위가 유발되는 중요한 지점이다. 축삭의 모든 표면이 말이집에 의해 절연된다면, 생성된 활동전위를 전달할 수 없다.[8] 능동적인 흥분은 결절의 축삭 형질막 좁은 부위에만 한정되어 발생하여 활동전압의 전도를 빠르고, 효율적이게 한다.[8] 말이집 축삭을 따라 결절과 결절사이로 활동전압이 발생되어 전도되는 것을 도약전도라 한다.[8] 말이집이 세포막을 통한 전하의 누출을 억제하고, 축삭의 세포질은 전기적으로 잘 전도되기 때문에, 각각의 랑비에르 결절이 활동전압을 생성하기 위한 역치에 충분히 도달되서 다음 결절까지 탈분극된다. 그 결과 말이집 축삭의 활동전압은 "도약(jump)"함으로써 더욱 빠르게 전도된다.[15]

축삭을 감싸는 말이집의 감소는 활동전압의 비정상적인 신경전도를 유발한다.[8]

MRI 연구로 시각신경염(optic neuritis)이 가장 흔하게 시신경을 손상시키는 것으로 알려져 있다. 시각신경유두에 인접한 앞분절(anterior segment), 중간-눈확내 부위(mid-intraorbital section), 시신경관내부(intracanalicular portion), 두개골내 전시각교차 분절(intracranial prechiasmatic segment), 시각교차분절(chiasmatic segment)같은 다섯 분절에서 시신경의 손상이 많이 있다. 때때로, 한 분절 이상이 손상되기도 한다.[16]

병태생리학 PATHOPHYSIOLOGY

파킨슨질환 PARKINSON'S DISEASE

파킨스질환은 중뇌의 흑색질의 퇴행이 가속화되고 도파민의 생성이 결핍되어 발생한다. 파킨슨환자의 흑색질세포의 약 60~80%가 첫 임상증상이 나타나기 전에 사라진다. 생검을 실시하면 흑색질의 색소침착이 줄어든 것과 흑색질 신경세포의 조직학적인 변화도 또한 알 수 있다. 구상의 병리학적인 포함물인 '루이체(Lewy bodies)"가 파킨슨환자 뇌조직의 사후현미경검사에서 자주 보인다.

파킨슨질환이 추체외로계 전체에 손상을 주지는 않고 흑질선조체 경로(nigrostriatal pathway)에 우선적으로 이상이 생기지만, 흑색질에서 도파민성 신경세포의 감소는 추체외로계의 조절이상을 유발한다.[17] 이러한 시스템이 자세와 근골격의 긴장도를 조절하기 때문에, 파킨슨질환은 특징적인 운동완서(bradykinesia)를 보인다. 도파민 생성 신경세포의 감소와 함께, 담창구는 과활성화되고, 이어서 시상의 복측-외측핵을 억제하게 되어 결과적으로 피질의 흥분성이 감소되어 운동기능감소증(hypokinesia)이 된다.[18]

뇌에서의 운동기능의 손상기전은 아직 명확하지 않다. 최근 파킨슨질환 쥐모델연구에서 화학적으로 흑질선조체에 손상을 유발시킨 후, 첫 10일 동안 주기적인 트레드밀 운동이 신경화학적 결핍과 운동증상을 개선한다는 보고가 있었다.[19]

파킨슨질환은 운동장애질환으로 분류한다. 일차적인 증상으로 안정진전(resting tremor), 근강직(muscle rigidity), 운동완서(bradykinesia), 자세불안정(postural instability)이 나타난다. 이차적인 증상은 매우 다양하여, 낮은 목소리(low voice volume), 우울증(depression), 지루(seborrhea), 작은글씨증(micrographia), 보행변화(gait changes), 변비(constipation), 연하곤란(dysphagia) 등이 나타난다. 파킨슨 환자의 증상과 진행은 각각의 개인차가 있을 수 있다.

The Hoehn and Yahr scale[20]은 파킨슨질환의 증상이 어떻게 진행하는가를 평가하는 일반적인 평가도구이다. 척도는 다음과 같이 상대적인 장애를 0~5단계로 표현한다:

- 1단계: 신체의 한쪽에만 증상(symptoms on one side of the body only)
- 2단계: 신체 양쪽에 증상이 있고, 균형이상은 없음(symptoms on both sides of the body, no impairment of balance)
- 3단계: 균형이상과 경증에서 중간 정도질환, 신체적으로 독립(balance impairment, mild to moderate disease physically independent)
- 4단계: 심한 장애가 있지만, 보행과 기립이 도움없이 가능(severe disability, but still able to walk or stand unassisted)
- 5단계: 도움없이는 휠체어나 침상생활 불가(wheelchair bound or bedridden unless assisted)

The Unified Parkinson's Disease Rating Scale[21] (UPDRS)은 파킨슨질환의 증상을 추적하기 위한 평가도구로 아래와 같은 6개의 분야로 이루어 있다:

1. 정신활동(mentation), 행동(behavior), 기분(mood)
2. 일상생활동작(ADL)
3. 운동(motor)
4. 치료의 합병증(complications of therapy)
5. Hoehn and Yahr stage
6. Schwab and England Activities of Daily Living Scale

이러한 것들은 인터뷰와 임상적인 관찰에 의해 측정된다. 일부 분야는 각각 사지에 해당하는 다양한 등급이 필요하다. 임상가와 연구자들은 UPDRS를 파킨슨질환자의 예후와 진행을 알기 위해 사용한다.

다발성경화증 MULTIPLE SCLEROSIS

다발성경화증은 축삭을 절연하는 마이엘린이 손상되는 만성 염증성 과정을 갖는 신경계질환이다.[4,22,23] 이 질환은 소뇌와 뇌간, 대뇌, 척수의 백질[3,10] 그리고 시신경[10,26]에서 가장 많이 발병하고 손상부위에 많은 플라크(plaque)를 형성한다. 이러한 병변은 해부학적, 조직학적 파괴를 일으켜 신경전달의 손상을 가져오고,[27,28] 예후나 임상적인 장애가 비가역적으로 일어난다. 말초신경계는 침범되지 않는다.

다발성경화증의 정확한 원인은 아직까지 밝혀지지 않았다. 그러나, 많은 이론들이 면역계의 병인을 제시하고 있다. 면역계가 항원을 공격하고 파괴하는 것에 대해 두 가지 기전이 있다: 세포성 면역(cellular immunity)과 체액성 면역(humoral immunity). 세포성 면역은 대식세포(macrophage)와 T세포가 관여하고, 체액성 면역은 B세포가 관여한다. 세포성면역이 탈수초화(demyelinization)에 기여하는 것으로 알려져 있다.[29] 다발성경화증 환자에 있어 면역반응은 T 림프구와 면역글로블린의 생산을 활성화시킨다.[30] 이러한 생산은 항원을 활성화하고, 중추신경계에 자가면역세포독성효과(autoimmune cytoxic effect)을 일으킨다. 뇌혈관장벽

(blood-brain barrier)이 억제되고, 마이엘린에 민감한 T 세포가 침투하여 신경을 둘러싼 말이집을 공격한다.[30]

다발성경화증에서 탈수초화는 중추신경계의 일부 구조를 무작위로 파괴한다. 이런 손상은 신경전도를 느리게 하고 심각하고 다양한 신경학적 결과를 초래한다.[8] 손상부위의 위치에 따라 다발성경화증의 증상과 증후가 나타난다. 주요한 문제는 단안실명(monocular blindness), 운동 약화(motor weakness) 또는 마비(paralysis), 비정상적인 체성감각(abnormal somatic sensations), 복시(double vision), 현기증(dizziness) 등이 있다. 이러한 문제들은 시신경과 피질척수로, 체성감각로, 내측종대(medial longitudinal fasciculus), 전정로(vestibular pathway) 등에 손상 때문이다.[8]

피질척수로의 손상은 상위운동신경 증후을 일으킨다: 경직(spasticity), 근약화(muscle weakness), 과반사(hyperreflexia), 바빈스키(Babinski)의 양성반응 특히, 척수후주(posterior column)가 손상되면, 이상감각(paresthesia), 저림(numbness), 고유수용성감각의 상실이 생긴다.[10] 많은 환자에서 소뇌와 뇌간과의 연결이 손상되면, 안구진탕(nystagmus), 조음곤란(dysarthria), 실조증(ataxia) 등 많은 장애를 일으킨다.

시신경과 시각교차에 손상으로 시각흐림(blurred vision), 비정상적인 시야(visual field)같은 시각장애가 일어난다. 시신경의 염증은 탈수초화 때문이고, 특발성과 독립적으로 일어날 수 있다. 시신경염은 다발성경화증의 가장 일반적인 초기 증상으로 환자의 15~20%에서 볼 수 있다. 환자 중에 38~50%는 질환 경과 중 어느 시점에서라도 생길 수 있다. 5년 된 환자의 30%에서 단독 시신경염이 발생하였다고 보고되고 있다. MRI 연구로 시각신경염(optic neuritis)이 가장 흔하게 시신경을 손상시키는 것으로 알려져 있다. 시각신경유두에 인접한 앞분절(anterior segment), 중간-눈확내 부위(mid-intraorbital section), 시신경관내부(intracanalicular portion), 두개골내 전시각교차 분절(intracranial prechiasmatic segment), 시각교차분절(chiasmatic segment)같은 다섯 분절에서 시신경의 손상이 많이 있다. 때때로, 한 분절 이상이 손상되기도 한다.[16] 다음 단계로 발생하기 쉬운 것은 백질의 비정상적인 상태이다.[16]

자율신경의 이상으로 생기는 방광의 기능이상은 질환 발생시나 좀 더 후기 단계에서 나타난다. 이러한 문제는 환자를 위축시키고, 사회적인 장애를 만든다. 갑작스럽거나 잦은 배뇨, 강직성 방광, 그리고 변비의 원인인 강직성 배변 등이 가장 자주 보여진다. 성기능 감소, 인지와 기억 손상, 감정변화, 우울증은 다발성경화증과 연관있는 일반적인 신경행동학적인 문제들이다.[10]

임상적 증상과 해부학적인 병변이 항상 일치하는 것은 아니다.[10] 해부학적 위치의 다양성, 플라크(plaque)의 수, 발병 후 과정 등에 따라 임상증상이 나타나는 요인이 된다.[27] 가장 일반적인 증상은 시신경염, 시각장애, 감각장애, 통증, 불안정한 보행, 하나 이상의 사지에 약화, 협조성장애, 진전(tremor), 구음장애(dysarthria), 삼킴장애(dysphagia), 감정변화, 인지장애, 배변과 배뇨장애 등이 있다.[10,25-27] 지속적으로 초기부터 나타나는 증상으로 가장 많은 것은 피로이다.[10]

위험요인 (Risk factors)

다발성경화증과 관련된 위험요인이 많이 밝혀지고 있지만, 일반적으로 무엇이, 어떤 경로로, 어떤 정도로 일으키는지는 분명하지 않다. 다발성경화증은 젊은 성인에 있어 가장 흔한 진행성 신경질환이다.[4,25] 주로 20대~40대 여성이 남성보다 3배나 더 많이 발병한다.[25,31]

다발성경화증의 발병이 완전히 무작위로 발생하기 보다는 위도(latitude)와 관련이 있어서 적도 근방에 더운 기후보다 중간 기후대의 사람들이 발병율이 많았다.[10,25,26,31]

역학적 연구와 이주(migration) 패턴은 사춘기 전에 첫 15년 동안 가정에서 어떤 환경적 요인에 노출되어 영향을 받는다고 언급하고 있다.[25,31]

다발성경화증이 전염성 또는 유전성은 아니더라도, 가족중에 환자가 있으면, 아이와 형제가 발생할 확률이 약 2~3% 더 크다. 다발성경화증 환자의 일란성 쌍생아가 걸릴 확률은 31%나 된다.[25,32] 임신이 질환의 예후에 영향을 주지는 않는다. 광범위한 연구에서 발율은 임신전과 비슷하다고 알려져 있다. 임신 전과 임신 중에 병의 활성도가 높은 여성은 출산 후 첫 3달 안에 재발율이 매우 높다.[33-36] 다발성경화증 있는 임신한 여성의 30~40%는 기간 중에 재발한다. 그러나, 질병의 전체적인 경과가 음성적이나 양성적으로 임신과 아동기에 영향을 준다는 결정적인 증거는 없다. 다발성경화증이 태아(fetus)에게 통계학적으로 유효한 영향은 없을지라도, 신체적 한계는 육아를 어렵게 하기 때문에 가족 계획에 있어 고려해야만 한다.

다발성경화증의 원인이 되는 바이러스, 사회 · 경제적 요인, 외상, 영양, 환경적인 요인 등을 알기 위해 수많은 시도를 해오고 있다.[10] 아직도 밝혀지지 않은 감염원 등 고려해야 할 사항이 많다.[26] 많은 연구에서 아직도 정반대의 결론을 보이거나, 질병의 발병원인들이 명백히 연결되지 않았다.[10]

질병의 분류는 임상적 연구의 발전을 위한 도구나 치료하기 위한 가이드 둘 다를 제공한다. 분류체계는 1991년에 Lublin과 Reingold에 의해서 수행된 국제적인 조사의 결과로 다발성경화증의 패턴을 구분하기 위해 사용되었고, 다음의 4가지 분류가 있다:[10,25-27,38]

1. 재발-완화성 다발성경화증〔relapsing-remitting multiple sclerosis(RRMS)〕
2. 이차 진행성 다발성경화증〔secondary progressive multiple sclerosis(SPMS)〕
3. 일차 진행성 다발성경화증(primary progressive multiple sclerosis(PPMS)〕
4. 진행-재발성 다발성경화증(progressive-relapsing multiple sclerosis(PRMS))

다발성경화증이 다양하고 예측하기 어려운 질환이기 때문에 한 개의 분류로 정확하게 구분하기는 어렵다.[26] 약 85% 환자가 재발-완화성 다발성경화증(RRMS)으로 진단된다. 이 분류는 회복 후에 급성증상이 있고, 진행과정이 없는 것이 특징이다. 증상이 악화된 후, 회복이 완전히 일어나거나 혹은 약간의 장애를 남긴다. 장애는 시간이 지날수록 정도가 심해진다.[23,26,30,39]

간헐적으로 재발이 있거나 없는 정도를 보이며 진행이 있는 재발-완화성 다발성경화증의 초기 과정은 이차 진행성 다발성경화증과 연관이 있다. 분류가 간헐적인 재발과 고조기(plateau)에 속하지만, 진행정도는 안정적이다. 재발-완화성 다발성경화증으로 시작하는 환자의 85% 중에서 10년 이내에 50% 이상, 25년 이내에 90%가 이차 진행성 다발성경화증(SPMS)으로 발전한다.[25,26]

고조기(plateau)나 완화기가 없거나 간헐적이고 일시적인 작은 회복을 보이는 재발-완화성 다발성경화증 환자는 장애가 안정적인 진행을 보인다. 다발성경화증 환자의 약 10%는 진행-재발성 다발성경화증(PRMS)이다. 가장 드문 진행-재발성 다발성경화증은 일반적으로 회복 혹은 회복 없는 급성 재발을 특징으로 한다. 그러나, 재발하는 과정이 반복되면서 질환이 악화되는 특징이 있다. PRMS는 다발성경화증 환자의 5% 정도[27]를 차지하고, 40대 이후에 발병한 경우가 많다.[30]

다발성경화증을 진단하거나 감별하는 단독검사법은 없다. 임상 진단은 과거력, 신경검사, 환자의 증상을 기초로 이루어진다. 정확한 검사를 위해선 다음 조건이 충족되어야 한다:[25,26]

- 중추신경계에 두 부위에 플라크 증거(evidence of plaques in two distinct areas of the CNS)
- 일정하지 않은 시간동안 다른 지점에 생긴 플라크(evidence that the plaques occurred at discrete points in time)
- 중추신경계의 백질에서 다발성경화증 플라크 이외에 설명할 방법이 없다(no explanation other than MS for the plaques in the white matter of the CNS)

간헐적인 증상으로 진단 과정이 몇 달에서 몇 년 정도로 길고 힘들다. 증상도 다양하고 주관적이어서 자주 증상학(symptomatology)에 대한 부분은 무시되어 왔다.[26]

다발성경화증은 3부분으로 분리해서 치료에 접근하고 평행하게 진행한다: 질환 조절(disease modification), 증상치료(symptomic treatment), 재활(rehabilitation). 질환-조절법(disease-modifying agents)은 악화를 줄이고 신체적인 장애로 가는 과정을 늦추는 방법이다.[40] 증상치료는 다발성경화증 환자의 임상증상을 관리하는 것이 목표이다.[41] 재활은 손상(impairment)을 감소시키고, 기능적 운동성과 독립성을 증진시킨다.[30]

의학적, 외과적 중재

MEDICAL AND SURGICAL INTERVENTIONS

파킨슨질환 PARKINSON'S DISEASE

파킨슨질환이 진행됨에 따라 약물은 효과가 떨어지고,

환자는 운동완서(bradykinesia)라는 불수의적인 운동과 운동 동요(motor fluctuation)등 부작용의 수가 늘어나는 경향이 있다. 이러한 합병증을 경험하는 환자를 위해 심부뇌자극(deep brain stimulation)이 추가 치료로 이용되기도 한다. 전극은 외과적인 수술로 뇌에 특별한 부위에 삽입한다. 전선은 흉벽(chest wall)이나 복부(abdomen) 안에 위치한 전지팩과 전극을 연결하고, 뇌를 자극하기 위한 적당한 전기신호를 지속적으로 보낸다. 대부분의 외과적 중재는 시상, 담창구, 시상하핵 수준에서 시행하고, 병리학적이 활동을 중단시킨다. 이와 같은 비정상적인 신경학적 활동이 중화(neutralized)되면 많은 임상사례에서 정상적인 움직임을 회복할 수 있었다.[42]

심부뇌자극은 진전(tremor), 느림(slowness), 경직(stiffness) 등의 증상들을 감소시키는데 효과적이다. 심부뇌자극은 파킨슨질환의 치료가 아닌, 자세불안정(postural instability), 동결(freezing), 인지변화(cognitive change) 등의 증상들을 돕는 것이다. 외과수술을 받으려는 환자는 미리 적절한지 평가를 받아야 하고, 이식된 자극기의 최적 프로그램을 얻기 위해 지속적으로 추적 조사하는 것이 필요하다.

다발성경화증 MULTIPLE SCLEROSIS

피로, 근약화, 근육의 긴장도가 증가된 형태의 경직(spasticity)이나 간헐적인 연축(spasm)은 일상생활동작(ADL)을 악화시킬 수 있다.[43] 어느 치료가 고려되기 전에, 기능을 방해하는 경직의 평가를 한다. 치료 계획에 대한 모든 결정은 개개인의 특성을 고려해야 한다.[44]

경직을 치료하기 위해 백클로펜(baclofen)과 디아제팜(diazepam) 같은 약을 사용하고 근육을 이완하여 경직을 줄여준다. 이런 약들이 효과적이기는 하지만, 졸음(drowsiness)과 독성(toxicity)같은 부작용이 있을 수 있다.[45]

경직이 경구투약에 의해서 효과적으로 조절되지 않을 때, 또 다른 선택은 백클로펜 같은 근육이완제를 척수 가까이 근처에 외과적으로 이식된 펌프를 통해 주입하는 것이다. 추가적인 수술없이 그 펌프에 주사기를 사용해 다시 채울 수 있다. 백클로펜 펌프(Baclofen pump)는 일반적으로 부작용을 줄이기 위해 척수에 직접 약물을 제공한다. 하지만, 감염과 펌프 또는 튜브의 위치이동이 생길 수 있다.[45]

경직이 심하고, 다른 치료의 방법이 효과가 없을 때, 외과적 수술이 고려된다.[46] 근수축과 통증을 감소시키기 위해 경직이 있는 근육의 힘줄을 외과적 수술로 제거하여 경직을 경감시킬 수 있다. 이런 수술의 목적은 척수반사를 단절시켜 경직의 원인을 제거하는데 있다. 수술이 효과적이라도, 대안을 주의 깊게 비교검토 한 후에 시행해야 한다.[45,47]

영상 IMAGING

파킨슨질환 PARKINSON'S DISEASE

MRI를 통해 파킨슨환자의 뇌에 도파민의 변화를 시각화하는 것은 불가능하다. 그러나 MRI는 다른 신경학적인 증상들을 감별하기 위해 필요하다.[48] 선조체에서의 플로로도파(fluorodopa) 섭취의 감소를 PET 스캔을 통해서 시각화할 수 있다. PET스캔은 보통 연구에 사용되고, 진단 방법으로는 잘 사용되지 않는다.[49]

다발성경화증 MULTIPLE SCLEROSIS

- ♦ MRI는 다발성 경화증의 진단과정에 많은 도움을 주지만, 뇌 MRI가 환자의 95%에서 비정상적이다. 그러므로 질환을 확진하는데만 사용된다.
  - 다발성경화증에 가장 민감성(sensitive)이 높은 진단 도구이다.
  - MRI는 플라크의 수와 모양을 기초로 환자의 90% 이상에서 질환이 활동성인지 비활동성인지를 구별할 수 있다.[41]
  - MRI는 수소 양성자(proton)의 신호로 해부학적 영상을 만들고, 질환 부위를 다른 부위와 구분할 수 있게 해준다.
- ♦ 자기공명분광법(magnetic resonance spectroscopy)도 확진을 하기 위해 사용된다.
  - 방사선학적 또는 임상적 테스트에 의해서 이전에 할 수 없었던 직접 임상 진단이 가능하다.
  - MRS는 MRI를 보완하여 조직을 덜 침범하는 특징이 있다.
  - MRS는 검사되는 뇌조직에 농도를 조절하여 질환 부위의 화학 정보도 제공한다.

- MRS의 임상적인 적용은 중추신경계 질환의 측정에 확대되어 사용되고 있다.[50,51]
- 다발성경화증의 평가와 진행과정을 모니터링하는데 진단적 가치가 있다.[6]

다른 임상적 검사 OTHER CLINICAL TESTS

다발성 경화증 MULTIPLE SCLEROSIS

- ♦ 시각유발전위(visual evoked potentials)
  - 시각교차 전과 후 부위와 무증상 시신경염(asymptomatic optic neuritis)을 검사하여 다른 문제를 감별하거나 확진을 위해 사용한다.
- ♦ 체성감각유발전위(somatosensory evoked potentials)
  - 척수에 플라크를 검사하여 감각로(sensory pathway)에서 임상적으로 무증상(silent) 부위를 확인하는데 사용한다.
- ♦ 요추천자(lumbar puncture)를 통한 뇌척수액 분석(CSF analysis)
  - 면역글로블린(immunoglobulin) 또는 올리고클론띠(oligoclonal band)의 증가된 양을 검출하여 다발성 경화증을 진단하는 도구로 사용한다.

약리학 PHARMACOLOGY

파킨슨질환 PARKINSON'S DISEASE[53-55]

- ♦ 첫번째 라인 약물(first line pharmacological agents)
  - Levodopa (carbidopa/levodopa)
    - ■ 예: Sinemet, Stalevo, Parcopa
    - ■ 작용
      - ▸ 흡수되면, levodopa는 뇌혈관 장벽을 통과하여 도파민으로 전환된다
      - ▸ 오심(nausea)와 구토(vomiting)의 부작용을 최소화하기 위해 carbidopa와 함께 사용한다.
      - ▸ 고단백질의 음식을 섭취하면 효과가 줄어들 수 있다.
      - ▸ 다양한 용량과 즉시 또는 서서히 녹는 형태로 사용할 수 있다.
        - ○ Parcopa는 구강붕해정(orally disintegrating tablet)이다
        - ○ Stalevo는 carbidopa/levodopa를 entacapone와 병용한다.
    - ■ 부작용: 오심(nausea), 운동기능이상(dyskinesia), 혼돈(confusion), 수면장애, 환각(hallucinations), 기립성저혈압(OH)
  - 도파민 작용제(Dopamine agonists)
    - ■ 예: Apomorphine, bromocriptine, pramipexole, rotigotine, ropinirole
    - ■ 작용
      - ▸ 뇌에 있는 도파민 수용체에 직접 작용하고, levodopa의 사용을 지연시키기 위해 건강하거나 젊은 환자의 첫번째 라인 치료(first line treatment)로써 사용된다.
    - ■ 부작용: 오심, 수면장애(sleep disturbances), 환각(hallucinations), 혼돈(confusion), 기립성저혈압(OH), 운동기능이상(dyskinesia), 어지럼(dizziness)
    - ■ 각각의 도파민 작용제는 다양한 용량의 알약으로 만들어진다.
      - ▸ Apomorphine는 주사용으로 사용할 수 있고 "구급 치료(rescue therapy)"로서 처방된다.
      - ▸ Rotigotine는 경피 패치(transdermal patch)를 통해서 투약된다.
- ♦ 보조적인 약물(adjunctive pharmacological agents)
  - Catecholamine-o-methyltranferase(COMT) 억제제(inhibitors)
    - ■ 예: Entacapone, tolcapone
    - ■ 작용
      - ▸ Levodopa를 분해하는 효소인 COMT의 작용을 막아서 levodopa가 더 많이 뇌로 갈 수 있게 해준다. 보조제로서 levedopa와 같이 사용될 때 효과가 있다.
      - ▸ Levedopa의 효과 지속시간을 증가시켜 도와준다.
      - ▸ 각각의 알약이나 carbidopa/levodopa(Stalevo)와 함께 병용된다.

- ■ 부작용
  - ▶ 심한 설사, 환각, 소변 변색(urine discoloration)
  - ▶ 부작용은 이러한 약을 섭취했을 때 도파민의 활동성 증가되기 때문에 발생할 수 있고, levodopa 용량을 적당하게 조정해야 된다.
  - ▶ Tolcapone는 부작용으로 간에 대한 독성 위험이 있어 정기적인 혈액검사로 효과를 모니터링해야 하고, 잘 사용하지 않는다.
- ● Amantadine〔원래 인플렌자(influenza) 치료를 위한 항바이러스제로 개발됨〕
  - ■ 작용
    - ▶ 항파킨슨약제로 약한 증상에 이득이 있다.
    - ▶ 주로 운동기능이상(dyskinesia)의 조절을 돕는다(levodopa나 dopamine 작용제 부작용으로 경험되는 불수의적인 움직임)
  - ■ 부작용: 발목/발 부종, 망상피판(livedo reticularis)(다리부위 피부에 적색 부스럼 같은 것), 불안(anxiety), 어지럼증(dizziness), 소변저류(urinary retention), 환각.
- ● 항콜린작용약물(Anticholinergics)
  - ■ 예: Benztropine mesylate, biperidin HCl, trihexyphenidyl HCl, procyclidine
  - ■ 작용
    - ▶ 뇌에서 아세틸콜린(Ach)의 화학적 작용을 차단하고, 정상적인 도파민균형(dopamine balance)를 만들어낸다.
    - ▶ 진전(tremor)의 조절을 돕기 위해서나 기타 약한 항파킨슨 효과가 있다.
- ● 모노아민 옥시다제 B 억제제(Monoamine oxidase B inhibitors)
  - ■ 예: Azilect, Eldepryl, selegiline, Zelapar
  - ■ 작용
    - ▶ 일부 환자들에서 필요한 levodopa의 용량을 줄인다.
    - ▶ 도파민성 약물에 질적인 반응이 감소된 환자들을 위한 보조치료이다.
  - ■ 알약 형태 또는 구강붕해정(Zelapar)
  - ■ 동물실험에서 인공독성화학물인 MPTP에 의해 유발된 도파민세포 퇴행을 방해하는 결과를 보였고, 신경보호 효과의 가능성을 제시하고 있다.[56]
  - ■ 부작용
    - ▶ 하루 두 번을 처방이 추천되는데 불면증(insomnia)의 부작용이 있어, 아침과 낮에 복용한다.
    - ▶ 심각하거나 사망에 이를 수 있는 약물상호작용의 부작용의 가능성 때문에 Eldepryl과 meperidine(Demerol)은 함께 사용해서는 안된다.

♦ 도파민 차단제(dopamine-blocking)

- ● 예
  - ■ Prochlorperazine 또는 Reglan과 같이 항구토제(anti-emetics)로 사용되는 신경이완제(Neuroleptics)
  - ■ Haldo, Melleril, Navane, Thorazine과 같이 진정제(sedatives)로 사용되는 신경이완제.
  - ■ 항고혈압제 reserpine
- ● 작용: 뇌에서 도파민 차단제는 파킨슨 증상을 악화 시키거나, 약물 유발 파킨슨증(Parkinsonism)을 일으킬 수 있다.

다발성 경화증 MULTIPLE SCLEROSIS

면역조절제 그리고 면역억제제는 다발성경화증의 치료에 현재 일반적으로 사용되는 약물이다. 이러한 약들은 병을 치료하거나 환자들이 기분을 더 낫게 하려고 디자인 된 것이 아니라, 질환의 진행과정을 늦춘다.[26] 그러나 효능이 제한되어 염증이 덜하고 신경학적인 손상이 있는 후기 단계보다는 염증이 우세한 초기단계에 사용한다. 현재 FDA에 의해 승인이 된 치료제는 5가지가 있다.[25,26,57-59] 치료가 효과적이지 않을 때, 다른 FDA-승인된 치료가 질병의 진행을 늦춘다면 사용될 수 있다. 5가지에는 정맥내 면역글로블린(intravenous immunoglobulin; IVIg)치료, methotrexate, azathioprine(Imuran), cyclophosphamide (Cytoxan), cladribine(Leustratin)이 있다.[26]

♦ 면역조절제(immunomodulators)[25,26,57-65]

- ● 예: Glatiramer acetate 주사(Copaxone)
  - ■ 작용: 말이집(수초)의 손상을 막음으로써 RRMS에 해당하는 환자들의 증상의 발현을 줄여준다.

- 부작용: 통증, 팽윤(swelling), 주사부위에 발적; 약화(weakness), flushing(홍조), 등과 목 통증(back and neck pain), 두통(headache), 체중증가(weight gain), 위장장애(upset stomach); 우울증, 혼돈(confusion), 신경과민(nervousness)
- 예: 인터페론 베타 1a(Interferon beta-1a) 근육 내 주사(intramuscular injection)(Avonex)
  - 작용: 악화의 빈도를 줄여주고, 우발(episode)의 수를 늦춰주며, RRMS의 환자의 신체적 장애의 진행을 감소시킨다.
  - 부작용[26,59,60]: 백혈구감소증, 주사부위의 반응; 접종후 독감유사증상; 어지럼증, 과도한 피로; 두통, 통증, 우울증
- 예: Interferon beta-1b 주사(Betaseron)
  - 작용: RRMS환자의 임상적 악화 빈도를 줄인다.
  - 부작용[59]: 주사부위의 반응(팽윤, 발적, 변색(discoloration), 통증), 독감유사 증상, 우울증
- 예: 인터페론 베타 1a(Interferon beta-1a) 피하주사(Rebif)
  - 작용: 재발율을 낮추거나 예방하고, 첫번째 재발을 연기하고, 병소의 활동성과 부위를 감소 시킨다.
  - 부작용[59]: 접종후 독감유사증상, 접종부위 반응, 우울증, 간문제(liver problem), 혈액비정상(blood abnormalities)

♦ 면역억제제(immunosuppressant)[26,57,59]

- 예: Mitoxantrone 정맥내 주입(IV infusion) (Novantrone)
  - 작용
    - ▸ SPMS, PRMS, 악화된 RRMS에는 사용되지만,[26,59] PPMS에 대해서는 처방하지 않는다.
    - ▸ 말이집을 공격하는 T 세포, B 세포, 대식세포(marcrophage)의 활동을 억제함[57]
    - ▸ 신경학적인 장애와 임상적 재발의 빈도를 줄인다.
  - 부작용: 심장독성(cardiotoxicity), 오심(nausea), 탈모, 불임(sterility), 간독성, 생리주기변화, 발열과 오한, 옆구리나 허리통증, 방광감염, 배뇨통이나 배뇨장애, 하지와 발의 팽윤, 기침이나 짧은 호흡, 입이나 입술주위에 궤양, 위통, 설사, 변비, 검은변(tarry stool)[57]
- 예: tysabri (natalizumab)
  - 작용[59]
    - ▸ 면역세포가 혈류에서 뇌혈관장벽을 가로질러 뇌와 척수로 들어가는 것을 방해한다.
    - ▸ 신체적 장애의 상승을 방해한다.
    - ▸ 재발하는 다발성경화증 종류에 환자들의 악화 빈도를 줄인다.
  - 부작용: 두통, 사지나 관절 통증, 피로, 설사, 복통(pain in the stomach area), 우울증, 알러지반응〔두드러기(hives)〕, 가려움, 호흡곤란, 가슴통증, 어지럼증, 오한, 발진(rash), 오심, 피부홍조, 혈압강하), 폐렴(pneumomia), 요도감염(urinary tract infection), 위장관염(gastroenteritis), 질내감염(vaginal infection), 치아감염(tooth infection), 기타 감염(other infections)

다발성경화증의 증상을 치료하기 위한 약물들은 다음과 같다:[25,26,57-59]

♦ 항경직제(Antispasticity drugs)

- 예: Baclofen(lioresal), tizanidine(Zanaflex), diazepam(Valium), 경막내바크로펜펌프(intrathecal baclofen pump), 개별 근육 주사인 botulinum toxin
- 작용: 근육 연축(spasm)과 통증의 정도와 빈도를 줄이고, 움직임을 개선한다.
- 부작용: 발작(seizures), 호흡곤란, 피로, 근약화, 어지럼증, 혼돈, 위장장애(upset stomach)

♦ 항진전제(Antitremor drugs)

- 예: Propranolol (Inderal), clonazepam(Konopin), primidone(Mysoline), isoniazid, buspirone(BuSpar), ondansetron(Zofran)
- 작용
  - 중추신경계를 안정시켜, 신경계가 느려진다.
  - 중추신경계의 중요한 억제성 신경전달물질인 GABA의 활동을 강화시킨다.
  - 다발성경화증의 진전, 통증, 경직을 치료하기 위해 일차적으로 사용한다.
- 부작용: 피로, 어지럼증, 근약화, 구강건조, 설사, 위

장장애(upset stomach), 식욕의 변화, 안절부절증(restlessness), 변비, 빈뇨나 배뇨장애, 시력불선명(blurred vision), 성욕감퇴, 발작, 발끌기보행(shuffling gait), 발열, 호흡곤란 또는 연하곤란, 심한 피부발진, 눈이나 피부의 황달, 불규칙한 심박동, 잔류, 지속적인 미세한 진전, 앉은 자세유지 불안정

다발성경화증 환자의 기타 증상을 위해 다음과 같은 약물을 이용한다:

- 항불안제(Anti-anxiety)
  - 예: alprazolam(Xanax)같은 Benzodiazepines
  - 작용: 비정상적인 뇌흥분 상태를 줄여주어 수면 장애를 개선하거나, 긴장감을 덜어주는 작용.
  - 부작용: 체중변화, 구강건조, 피로, 과민성(irritability), 현기증(lightheadeness), 졸음
- 항콜린제(Anticholinergic agents)
  - 예: Oxybutynin(Ditropan), tolterodine(Detrol), hyoscyamine sulfate, propantheline bromide(Pro-Banthine)
  - 작용: 항연축제(Antispasmodic agents)는 방광의 근육경련을 줄여줌으로써 야뇨증(nocturia), 요실금(incontinence), 다뇨증 등의 방광 장애를 해소하는데 쓰이고, 이뇨제의 사용을 줄여준다.[26]
  - 부작용: 변비, 소한증, 졸음, 시력불선명증, 모유의 감소, 성욕감퇴, 연하장애, 두통, 광과민증, 오심과 구토, 수면장애, 무기력증, 피곤, 상기도건조(구강, 비강, 목)
- 항우울제(Antidepressant)
  - 예: Escitalopram (Lexapro)
  - 작용: 선택적인 세로토닌 재흡수 억제제로서, 뇌에 세로토닌 수치를 증가시켜서 정신적인 균형을 유지시켜준다.
  - 부작용: 오심, 설사, 변비, 졸음, 어지럼증, 구강건조
- 항피로제(Antifatigue agents)
  - 예: Amantadine (Symmettel), modafinil(Provigil), pemoline(Cylert), fluoxetine(Prozac)
  - 작용: 피로와 무기력증을 줄여주고, 우울증 감소와 수면 개선
  - 부작용: 불안, 두통, 오심, 신경과민(nervousness), 수면장애, 식욕감퇴, 설사, 구강건조, 피부 발적, 근육경직, 코막힘(stuffy nose), 코감기(runny nose), 저림(tingling), 작열통(burning), 떨림(trembling), 구토, 진탕(shaking)
- 항어지럼제(Antivertigo agents)[26]
  - 예: Meclizine (Antivert)
  - 작용: 어지럼증과 구토, 오심 증상을 감소시켜준다.
  - 부작용: 기분장애(changes in mood), 졸음, 시력불선명증, 변비, 배뇨통이나 배뇨장애, 현기증, 빠른 심박수, 식욕감퇴, 두통, 신경과민, 긴장, 수면장애, 안절부절증(restlessness), 피부발진, 위장장애, 구강 및 비강과 목의 건조증[57]
- 기관지확장제(Bronchondilators)
  - 예: Albuterol, Proventil-HFA, Ventolin HFA
  - 작용: 기도를 확장하고 이완시켜 호흡을 편안하게 해준다.
  - 부작용: 신경과민, 진탕(shaking), 두통, 오심, 기침
- 코르티코스테로이드(Corticosteroids)26
  - 예: Clonzepam (Klonopin)
  - 작용: 시신경염, 복시(diplopia), 안구진탕증(nystagmus)의 증상을 감소
  - 부작용: 기분장애, 피로

> **사례 연구 #1A:**
>
> **파킨슨질환 1 단계**
>
> Stage 1 Parkinson' s Disease
>
> Anthony Barris씨는 63세의 남성으로 최근에 파킨슨질환 진단을 받았다.

물리치료사 검진 PHYSICAL THERAPIST EXAMINATION

병력 HISTORY

- 일반적인 인구학: Mr. Barris씨는 63세의 백인 남성이며, 영어를 주로 사용하고, 대학을 졸업했다.

- 사회적 병력: 그는 결혼했으며, 다른 주에 사는 성년이 된 딸 한 명을 두고 있다.
- 고용/일: 그는 은행 매니져로 풀타임으로 근무하고, 주당 50시간 일을 한다. 그는 주로 장기 고객, 스텝, 지역사회 구성원과 회의; 전화상담; 재무관리; 컴퓨터 업무를 수행한다.
- 생활 환경: 그는 시카고 교외에 있는 2층 집에 살고, 입구에는 4개의 계단이 있다. 마루바닥은 카페트와 하드우드로 덮여있고, 호수 옆의 넓은 토지를 소유하고 있다.
- 일반적인 건강 상태
  - 일반적인 건강 인식: 그는 자신의 현재 일반적인 건강상태를 "good"이라고 말한다. 만성이고 진행되는 질환이라는 점에서 불확실한 미래의 두려움을 갖고 있다.
  - 신체적 기능: 그는 사지의 진전(tremor)과 경직을 알고 있고, 책상에 앉아있거나 골프를 할 때 목과 체간의 경직을 느껴왔다.
  - 심리적 기능: 그는 고객들과 동료직원들이 자신이 파킨슨환자로 진단받은 것을 알지 못하고, 업무진행이 느려지는 것에 대해서 높은 스트레스를 받고 있다.
  - 역할 기능: 남편, 아버지, 은행 매니저, 많은 지역의 서비스 단체 관계자, 교회의 회계원으로써의 역할을 수행하고 있다.
  - 사회적 기능: 그는 사회적 활동이 활발하고, 그와 그의 아내는 많은 교회와 단체의 행사에 참여하며, 자주 여행을 다닌다. 또한 그들은 연극, 영화, 콘서트 등을 즐기며, 일주일에 2~3번 지역 공동체 극단과 교회에서 자원봉사를 한다.
- 사회/건강 습관: 그는 비흡연자이며 거의 매일 칵테일 한 두 잔을 한다.
- 가족력: 그의 부모님 두 분다 돌아가셨고, 그의 가족들 중에 파킨슨질환 또는 운동장애와 관련된 사람이 있었는지에 대해서는 모르고 있다.
- 의학/외과적 병력: 그는 1년 전에 파킨슨질환의 진단을 받았지만, 진단 8개월 전부터 증상이 처음 시작함을 알았다. 20대에 스포츠 손상으로 왼쪽 무릎뼈(patella)골절이 있었고, 36세에 막창꼬리절제(appendectomy) 수술을 했다.
- 이전 입원: 그는 36세에 막창자꼬리절제시에만 입원한 경험이 있다.
- 이전에 있던 의학적 문제나 기타 건강관련질환: 왼쪽 무릎에 퇴행성 관절염이 있지만, 심혈관계나 폐질환은 없고, 짧은 호흡도 없다.
- 현재 상태/주호소: 최근에 파킨슨질환으로 진단 받은 후 목과 어깨의 일반적인 경직과 승용차 후진시에 목을 돌리기가 어려운 문제를 호소하였다. 골프 코스를 돌 때 보행시 균형이 부정확하고, 보트에 타고 내릴 때 어려웠다. 그의 가족과 동료들은 최근에 그의 자세와 느려진 보행속도를 문제점으로 제시하였다.
- 기능적인 상태와 활동 수준: 보조장비 없이 보행이 가능하고, 따뜻한 날씨에는 일주일에 한 두번씩 골프나 테니스를 친다. 정원가꾸기나 낚시와 배타기를 즐긴다.
- 약물: Pramipexole 0.75 mg 하루 3번, 왼쪽 무릎 통증 조절을 위한 ibuprofen prn
- 다른 임상적 검사: 3주 전 뇌 MRI 결과는 음성.

시스템 재검토 SYSTEMS REVIEW

- 심혈관/폐
  - 혈압(BP)
    - 앉은자세: 130/68 mmHg
    - 선자세: 128/64 mmHg
  - 부종: 없음
  - 심박수(HR): 72 bpm, 규칙적(regulsar)
  - 호흡수(RR): 16 bpm
- 외피계
  - 반흔형성 상태: 잘 치료된 막창자꼬리절제 수술한 흉터(scar)
  - 피부색: 정상범위(WNL)
  - 피부 상태: 정상범위(within normal limit)
- 근골격계
  - 전체적인 관절가동범위: 왼쪽 무릎과 목 회전 제한, 뒤넙다리근(슬괵근, hamstring) 긴장(tightness).
  - 전체적인 근력: 기능적인 제한 없음
  - 전체적인 대칭
    - 앉거나 선자세에서 왼쪽 어깨가 오른쪽보다 내려옴.
    - 전방두부위(forward head)과 흉추 후만(kyphosis)

증가

- 키: 1.78 m
- 몸무게: 81.65 kg

♦ 신경근계

- 균형
  - 평탄하지 않은 길에서 가끔 왼쪽 다리가 부정확(imprecision)하고 걸림(tripping) 특히, 골프코스에서 골프 가방을 옮길 때
  - 동결현상(freezing), 후방돌진(retropulsion), 가속보행(festination), 낙상(fall)은 없었음.
- 보행, 이동 그리고 변화
  - 보조장비없이 독립적인 보행
  - 운동감소증(hypokinesia)으로 왼쪽 팔다리에서 팔 유각기(swing)와 걸음걸이(stride length)가 줄어듬.
  - 방향 전환시에 스텝이 줄어들고 통째로 돔.
  - 독립적으로 모든 장소이동이 가능하나 밤에 침대에서 돌기가 불편함

♦ 의사소통, 감정, 인지, 언어, 학습 유형

- 의사소통, 감정, 인지
  - 목소리와 얼굴 표정이 약간 줄어듬
  - 감정을 인지가 정상상태로 표현
- 학습 유형
  - 파킨슨질환에 대한 많은 질문을 하고 인터넷이나 책을 통해 정보를 수집한다.
  - 다른 파킨슨환자들과 흥미롭게 대화한다.
  - 독서를 좋아한다.

검사와 측정 TESTS AND MEASURES

♦ 유산소 능력과 지구력

- 피로나 호흡곤란(dyspnea)없이 목적지까지 갈 수 있다.
- 피로나 호흡곤란없이 레저를 즐긴다.
- 6분보행검사[6-Minute Walking Test(6MWT)] = 600 m

♦ 환경, 가정, 직장에서 장애물

- 집 입구 계단에 핸드레일을 설치하고 외부에 넓은 내릴 곳(landing)을 설치
- 외부 문과 안뜰 문은 문턱을 1/2인치 정도로 하고, 실내 문은 문턱을 없애고, 실내 바닥은 단단한 나무로 한다.
- 미끄러운 장소는 미끄럼방지 패딩을 한다.
- 욕조나 샤워장에 손잡이가 없어도 되지만, 욕조의 바닥은 미끄럼방지 패드를 한다.
- 보행, 이동 그리고 균형
- 버그 균형 점수[Berg Balance Score(BBS)][66]: 52/56 (BBS는 14개 항목에 0-4점을 점수 매기고, 최대 56점)
  - 앉은 자세에서 일어나기(sitting to standing): 4= 손을 사용하지 않고 일어서서 안정된 자세를 유지할 수 있다.
  - 잡지 않고 서있기(standing unsupported): 4= 안전하게 혼자서 2분 동안 서 있을 수 있다.
  - 의자의 등받이에 기대지 않고 바른 자세로 앉기(sitting unsupported): 4= 2분 동안 안전하고 확실하게 앉을 수 있다.
  - 선 자세에서 앉기(standing to sitting): 4= 손을 거의 사용하지 않고(또는 손을 조금 사용하여) 안전하게 앉는다.
  - 의자에서 의자로 이동하기(transfer): 4= 손을 거의 사용하지 않고(또는 손을 조금 사용하여) 안전하게 옮겨 앉을 수 있다.
  - 두 눈을 감고 잡지 않고 서기(standing unsupported with eyes closed): 4= 10초 동안 안전하게 서 있을 수 있다.
  - 두 발을 붙이고 잡지 않고 서 있기(standing unsupported with feet together): 4= 혼자서 두 발을 붙이고 1분 동안 안전하게 서 있을 수 있다.
  - 선 자세에서 앞으로 팔을 뻗쳐 내밀기(reaching forward with outstretched arm): 4= 25 cm 이상 앞으로 자신있게 뻗을 수 있다.
  - 바닥에 있는 물건 집어 올리기(pick up object from floor): 4= 안전하고 쉽게 신발/슬리퍼를 집어들 수 있다.
  - 왼쪽과 오른쪽으로 뒤돌아보기: 4=왼쪽과 오른쪽 방향으로 뒤돌아보며 체중 이동을 잘 할 수 있다.
  - 제자리에서 360° 회전하기: 4= 각 방향을 4초 이내에 안전하게 360° 돌 수 있다.

- 일정한 높이의 발판 위에 발을 교대로 놓기: 4= 혼자 안전하게 서서, 20초 이내에 안전하게 발판 위에 발을 교대로 8회 올려놓을 수 있다.
- 한발 앞에 다른 발을 일자로 두고 서 있기: 2= 혼자 작은 발걸음으로 해서 30초 동안 유지할 수 있다.
- 한 다리로 서기: 2= 혼자서 한 발을 들고 3초 이상 유지할 수 있다.
- BBS에 기초한 낙상이 일어날 가능성: 7%(BBS에 따른 낙상 가능성과 지난 6개월 동안 낙상한 횟수를 기초로 Shumway-Cook의 공식을 적용하였다[67])

- 10미터 걷는 보행속도
  - 결과: 0.98 m/s
  - 60대 남성의 안정적인 보행속도는 1.36 m/s [68]
- Timed Up and Go 검사 [69-71]
  - 결과: 10.1초(이 검사는 의자(높이 46 cm, 팔받침 높이 65 cm)에 앉아 있다가 본인의 신발과 보조장비를 사용하여 3 m를 갔다가 제자리로 돌아와 도움 없이 앉는다)
  - 60대는 8.1초(7.1-9.0초 범위내)[72,73]
- 관찰을 통한 보행분석
  - 왼쪽 하지(LLE)의 영향으로 걸음걸이(stride length) 보폭이 줄어듬
  - 왼쪽 상지(LUE)의 유각기(swing)이 없다
  - 방향전환시 몸통과 목의 회전이 감소되어 운동감소증(hypokinesia)
  - 방향전환시 종종 걸음
  - 보행이나 입각기(stance)동안 몸통이 약간 앞으로 기울어짐.

◆ 운동 기능

- 파킨슨병장애평가척도[the Unified Parkinson's Disease Rating Scale(UPDRS) motor section scores][21]
  - 언어(speech): Grade 1= 표현, 말씨(diction), 음량이 약간 줄어듬
  - 안면표정(facial expression): Grade 2= 약간 비정상적인 감소
  - 안정시 진전(tremor at rest)
    - ▶ 오른쪽 상지(RUE): Grade 0= 정상(absent)
    - ▶ 오른쪽 하지(RLE): Grade 0= 정상(absent)
    - ▶ 왼쪽 상지(LUE): Grade 2= 경증 크기(amplitude)로 지속적인 떨림이나 간헐적인 중간 정도 떨림
    - ▶ 왼쪽 하지(LLE): Grade 1= 약하고 드물게 떨림.
    - ▶ 손의 활동 혹은 자세성 진전(action or postural tremor of hands): Grade 0= 정상(absent)
  - 강직(rigidity)
    - ▶ 편하게 앉은 자세에서 주요 관절을 수동적 움직임으로 검사, 톱니바퀴(cogwheeling) 느낌은 무시
    - ▶ 오른쪽 상지(RUE): Grade 1= 따라하거나 기타 움직임 시 약하거나 감지될(detectable) 정도
    - ▶ 오른쪽 하지(RLE): Grade 0= 정상(absent)
    - ▶ 왼쪽 상지(LUE): Grade 2= 경증에서 중간 정도
    - ▶ 왼쪽 하지(LLE): Grade 1= 따라하거나 기타 움직임 시 약하거나 감지될 정도
  - 손가락 두드림(finger taps)
    - ▶ 엄지와 검지를 빠르게 연속으로 어떤 크기로 두드림이 생기는지 각각 손을 분리해서 평가
    - ▶ 결과: Grade 1= 약하고 느린 크기가 줄어드는 형태(11-14/ 5초)
  - 손 움직임(hand movements)
    - ▶ 손 쥐기와 펴기를 빠르게 연손으로 가능한 큰 크기로 각각의 손을 분리해서 평가
      - ○ 오른쪽 상지(RUE): Grade 1: 경증으로 느리고 크기가 감소하는 형태
      - ○ 왼쪽 상지(LUE): Grade 1: 경증으로 느리고 크기가 감소하는 형태
  - 손 교대로 빠르게 움직이기(rapid alternating movements of hands):손의 엎침(pronation)과 뒤침(supination)을 수평과 수직으로 가능한 큰 크기로 양손을 동시에 수행한다.
    - ▶ 결과: Grade 2= 중간 정도의 손상이며 일찍 피로함, 가끔 멈추기도 한다.
  - 다리 민첩성(leg agility)
    - ▶ 무릎을 구부려 전체 다리를 들고, 빠른 연속 동작으로 뒤꿈치로 바닥을 두드린다 — 약 3인치

정도 든다.

- ○ 오른쪽 하지(RLE): Grade 1 = 약간 느리고, 크기가 감소
- ○ 왼쪽 하지(LLE): Grade 2 = 중간 정도의 손상을 보였고, 빠르게 피로를 느끼고, 때때로 동작을 멈춤

■ 의자에서 일어서기(arising from chair)

- ▶ 양손을 가슴에 포개고 편평한 등받이가 있는 의자에서 일어서기
- ▶ 결과: Grade 0 = 정상

■ 자세

- ▶ 결과: Grade 1 = 약간 구부정한 자세(not quite erect, slightly stooped posture)
- ▶ Could be normal for an older person

■ 보행(gait)

- ▶ 결과: Grade 1 = 느리고 짧은 걸음으로 발끌기(shuffle) 보행을 보이지만, 가속보행(festination)이나 전방돌진(propulsion) 보행은 없음.

■ 자세 안정성(postural stability)

- ▶ 눈을 뜨고 선 채 환자의 양 어깨를 갑자기 뒤로 밀 때 양 발의 움직임(환자에게 방법을 설명한다)
- ▶ 결과: Grade 0 = 정상

■ 운동완서(bradykinesia)나 운동감소증(hypokinesia)

- ▶ 느림(slowness), 배뇨지연(hesitancy), 팔 유각기 감소, 움직임 크기 감소, 전체적인 움직임 부족
- ▶ 결과: Grade 2 = 움직임 부족과 느림이 경증으로 있고, 비정상을 명확하게 확인할 수 있고, 운동의 크기가 감소함

● 침상운동성/구르기의 수행력 관찰

■ 머리, 상부 몸통, 하부 몸통이 분리된 움직임이 부족한 상태에서 몸통 회전이 제한됨.

● 취침시 2-3개의 베개를 이용함

● 푹신한 의자나 부드러운 의자에서 일어서기, 팔받침이 있거나 없는 의자에서 일어서기, 손잡이가 없는 욕조, 자동차에 타고 내리기, 바닥에서 일어서기가 혼자서 가능함

♦ 근 수행력

● 앉았다 일어났다를 5회 실시

■ 환자는 가슴에 양손을 포개고 연속으로 앉았다 서기를 5회 실시

■ 15초 이상 걸리는 노인은 비정상이며 하지의 약화를 생각할 수 있다.[74,75]

■ 결과: 11초

● 맨손근육검사(MMT)는 모든 사지에서 5/5

♦ 통증

● NPS[76,77] (0 = no pain and 10 = worst possible pain)

■ 계속적인 보행, 무릎기기, 계단오르기 시에 왼쪽 무릎에 NPS 점수 3/10

■ Dawnie와 연구자들은 시각화통증척도〔visual analog scale(VAS)〕와 숫자통증척도〔numeric Pain Scale(NPS)〕, 간이통증표현척도 (simple descriptive scale)(SDS)간에 많은 일치도를 보였지만, NPS가 수행하기 좋다고 보고 하였다;[76] Jensen 등은 NPS가 가장 실용적인 도구라고 보고하였다.[77]

♦ 자세

● 앉은 자세와 선 자세를 사진촬영평가(photographic assessment)로 나타낸다.

■ 확실하게 거복목과 흉추 후만이 보임

■ 앉은자세와 선자세에서 요추만곡(lumbar curve)이 줄어듬

♦ 관절가동범위

● 능동 목 회전은 끝 범위에서 약간의 제한: 왼쪽 회전 5°, 오른쪽 회전 10° 부족

● 양쪽 몸통 회전에서 약간 유연성의 변화

● 왼쪽 무릎의 신전 끝부분에서 15°가 부족하고 확실한 관절마찰음(crepitus)

● 오른쪽 무릎의 신전 끝부분에서 5° 부족

● 양쪽 뒤네갈래근(hamstring)에 긴장 증가

♦ 자가치료와 가정 관리

● Barris씨는 옷입기, 화장실 사용 등 침대에서 돌기 빼고는 다른 일상생활동작에 어려움이 없었다.

♦ 환기와 호흡/가스 교환

● 호흡곤란, 흉통, 과도한 피로는 없었음

♦ 일, 지역사회 그리고 여가 통합 또는 재통합

● 직장환경 관찰

■ 요추 지지가 안좋은 낮은 의자를 사용

- 앉은 자세에서 주로 수화기를 목과 어깨 사이에 두고 전화를 받는다.
- 보트를 타고 내리거나, 골프 코스를 걸을 때 약간의 균형 감소를 제외하고는 직장, 지역사회와 레저에 관련된 모든 활동이 가능함.
- 직장에서 진전이나 눈에 보이는 기타 파킨슨 증상이 보일 때 근심을 한다.
- 지역사회를 돌아다닐 때 보행 속도의 변화가 있다고 호소

평가 EVALUATION

Barris씨의 병력과 이전에 나타난 위험요인들은 Heohn와 Yahr 척도에 기초해서 파킨슨질환 1단계로 진단되었고, 담당 물리치료사의 검사결과 자세 정렬, 보행, 근 강직/긴장도, 이 병과 관련되어 침상 움직임이 문제가 있었다. 환자는 퇴행성관절염으로 왼쪽 무릎에 통증이 있었다. Barris씨는 일상생활에서 분명한 스트레스를 호소했다. 그는 파킨슨질환에 대한 제한된 지식에 좀 더 많은 정보를 얻기 원하였다.

진단 DIAGNOSIS

Barris씨는 파킨슨질환으로 진단 받고, 왼쪽 무릎에 통증이 있다. 그가 가진 손상: 보행, 이동 그리고 변화; 운동 기능; 근 수행력; 자세; 그리고 관절가동범위. 그는 일, 지역사회 그리고 여가 통합 또는 재통합에서의 기능적 제한을 가지고 있다. 부부는 파킨슨질환에 대한 지식이 부족했다. 손상을 정확하게 파악하는 것은 앞으로의 예후와 치료 계획을 결정하는데 도움이 된다.

예후와 치료계획 PROGNOSIS AND PLAN OF CARE

다음의 결정된 목표를 유기적으로 계획한다:

- 침대에서 움직임의 개선
- 보행의 개선
- 운동기능의 개선
- 통증의 감소
- 부부가 알고 있는 파킨슨질환과 기능적 손상에 관련된 지식
- 자세 개선
- 관절가동범위의 개선

이러한 목표를 달성하기 위해선 환자에게 적절한 중재가 필요하다. 다음을 포함한다; 협응, 의사소통 그리고 기록; 환자/고객 관련 교육; 치료적 운동; 자가치료와 가정 관리에서의 기능적인 훈련; 일, 지역사회 그리고 여가 통합 또는 재통합에서의 기능적인 훈련.

기능 제한과 장애가 지속될 수 있는 진행성 질환의 환자는 가이드(guide)가 필요하다. 평가의 결과는 이런 패턴에서 손상, 기능적 제한, 장애의 정황에 따라 예후가 다양하지만, 적절한 기능을 한다. Barris씨는 좋은 사회적 지지를 갖고 있고, 가정운동프로그램을 통해 동기를 부여할 것이다. 그의 손상 정도와 건강상태는 심하지 않다.

중재 INTERVENTIONS

선택된 중재에 대한 근거 RATIONALE FOR SELECTED INTERVENTIONS

많은 연구에서 파킨슨질환의 물리치료의 효율성이 제시되어 왔다.[79,80] 다차원 일상 운동(multidimensional exercise routine)은 낙상 위험, 운동성, 균형의 문제로 옷입기가 어려울 때 가장 효과적인 것으로 보고 되었다.[81] 파킨슨 환자의 운동 프로그램에는 일차적인 증상인 근육 강직과 유연성 감소를 위한 스트레칭이 포함된다. 척추 유연성 개선을 위한 운동은 특히 파킨슨질환의 초기 단계에 필요하다.[82] 의식적으로 완전하게 운동을 시도하는 운동강화전략(movement enhancement strategies)은 운동 수행력을 강화시킨다.[83] 속도와 운동 크기에 개선하기 위한 상하지의 운동은 환자에게 운동시범이나 암시(cueing)을 주면 좋다.

근육 강직과 결합된 운동감소증이 환자의 근력 감소에 기여했다고 느낄 수 있다. 복부 근력을 제외하고는 파킨슨 환자와 정상인의 근력은 통계적으로 유의한 차이가 없었다.[85] 이것은 운동 프로그램을 계획할 때 코어 근육의 안정성 강화훈련에 주의가 필요하다는 것을 제시하고 있다.

규칙적인 조절운동(conditioning exercise)은 지구력과 심장혈관계 기능에 도움이 된다. 파킨슨질환이 없는 사람

에서 보다 유산소운동이 파킨슨환자에게 많은 이득이 있다고 보고되었다.[86] 조절운동은 다양하기 때문에 환자의 선호도나 능력을 고려하여 운동이나 장비를 사용할 수 있다. 상체지지 트래드밀 훈련(upper body supported treadmill training)은 보행거리에 개선이 있었다. 일부 연구에서 트래드밀 훈련이 보편적인 물리치료 접근보다 보폭과 보행속도에서 개선이 있었으며 치료 후에도 4개월간 유지되었다.[87,88] Mood는 초기에서 중기단계의 환자에서 스포츠활동의 참여가 웰빙에 개선에 도움을 주었다고 보고하였다.[89]

자세와 보행의 자각(self-awareness)훈련은 초기와 중기단계 파킨슨환자에게 이득이 있다. 일상을 통해 자주 자세체크(posture check)는 자세 자각과 정렬(alignment)을 개선해 준다.[90] 경추와 요추 베개는 앉은 자세와 취침자세 개선에 도움을 준다. 몸통 근력, 축성 신전(axial extension), 골반 운동성, 등과 복부 근력을 개선하는 운동도 도움이 된다.[91,92] 자기관찰기술(self-monitoring skills)과 집중적인 전략(attentional strategies)은 운동감소증을 최소화하고 보폭을 조절하는데 특히, 균형이 많이 필요한 복합적인 움직임 단계와 상황에 도움이 된다.[93,94]

협응, 의사소통 그리고 기록
COORDINATION, COMMUNICATION, AND DOCUMENTATION

치료과정동안 환자와 부인, 그리고 담당의사 등과 많은 대화가 필요하다. 의료팀은 Barris씨에게 종합적으로 제휴된 재활팀의 이득을 소개하고, 적절한 팀원의 접근을 설명하고 확인할 것이다. 적절한 처방이 음성 볼륨 감소의 평가을 위한 언어병리학자(speech pathologist), 환자/배우자와 관련하여 지역사회 교육과 지원그룹의 문제를 해결할 사회사업가(social worker)에게 내려진다. 환자는 운동그룹, 스트레스 관리 교실, 보완치료제공자에 대한 적절한 정보를 제공받는다. 제휴된 많은 팀들은 서로 정보를 교환하고, 환자관리의 모든 내용은 문서화 된다.

환자/고객 관련 교육
PATIENT/CLIENT-RELATED INSTRUCTION

환자의 현재 상태, 손상, 기능적 제한 관한 교육이 논의된다. 또한 교육으로 다음의 내용이 제공된다:

- 환자의 현재 상태(손상, 기능제한, 장애)와 관련하여 본인과 부인을 위한 교육과 훈련
- 보상 운동과 집중력전략을 통해 침상운동/구르기를 개선하여 수행력 강화
- 보행 보상 전략과 일상생활동작, 직장, 지역사회, 레저활동, 작업 동안에 균형의 안정성을 통해 수행력 강화
- 파킨슨질환의 일차적인 증상과 관련된 위험요인과 잠재적인 신체적 운동성 손상

규칙적인 운동 프로그램은 환자에게 점진적으로 제공되고 유지된다. 이러한 프로그램에는 환자와 관련된 교육부분과 다음의 내용들이 포함된다:

- 일상스케줄에 관련하여 추가적인 운동(직장에서 점심시간 동안 보행, 책상에 앉을 때 스트레칭)
- 가정운동 프로그램 후에 일주일에 몇 번 정도의 유산소와 지구력 조절운동(걷기와 수영)
- 직장을 마친 후에 할 수 있는 활동 찾기(걷기와 수영)
- 목, 전흉부, 몸통, 뒤네갈근의 유연성과 스트레칭 강조운동
- 편평하지 않은 지면에서 보상테크닉(compensation technique)과 자기암시전략(self-cueing strategies)를 강화한 보행훈련
- 약속된 운동시간을 놓치면, 해당 주나 해당 일의 다른 시간에 수행한다.
- 심호흡이나 태극권(Tai Chi)은 이완/스트레스 관리기술에 포함된다.[95]
- 코어 근육을 위한 근력 강화훈련/운동

장기간의 건강과 웰니스(wellness)를 위한 교육이 환자에게 제공되야 한다. 가정운동프로램의 교육은 혼자서 할 수 있는 프로그램으로 짜여진다.

치료적 운동 THERAPEUTIC EXERCISE

- 유산소 능력/지구력 상태
  - 트래드밀 훈련(Treadmil training)
    - 상체지지 트래드밀 훈련은 보행거리와 보행율을 증가시켜준다.
    - 연구에서 사용된 프로토콜은 일주일에 3번씩 45분

간, 총 4주간의 훈련으로, 보행속도와 보폭(stride length)이 개선되었다.

- 이 훈련을 통한 결과는 환자로 하여금 운동감소증을 줄이기 위한 청각적 암시와 집중적인 전략을 강조해서 가정운동프로그램을 진행하게 할 것이다.

♦ 균형, 협조성, 그리고 민첩성 훈련
- 크기에 기초한 운동(amplitude-based exercise)
  - 속도와 운동크기 사이에 관계를 개선하기 위해 운동 시에 큰 운동 동작을 강조한다.
  - 적절한 걸음과 끌림이 없게 자기암시전략을 중심으로 다양한 지면에서 보행을 한다.
- 머리 위로 손뻗기, 물건 옮기기, 기타 복합적인 작업을 위한 균형 안전 전략(balance safety strategies)을 교육한다.
- 체중이동이나 균형훈련을 강조하기 위해 태극권을 포함한 보완운동프로그램을 추가로 교육한다.

♦ 신체 기전과 자세 안정화
- 신체 기전 훈련
  - 직장, 레저, 작업을 위한 앉은자세 적절하게 조절하기
  - 컴퓨터작업이나 전화응대시 올바른 신체 기전을 사용하기
  - 물건을 옮기거나 들 때 적절한 자세 교육
  - 적절하게 몸을 숙이는 방법 교육
- 자세 조절 훈련(postural control training)
  - 머리, 목, 흉추, 어깨에 올바른 정렬방법 교육
  - 팔꿈치로 엎드린 자세(prone on elbow)에서 축성 신전(axial extension)
  - 턱 당기기(chin tucks)
  - 엉덩이 흔들기(hip rocks and hip clocks)
  - 고양이 스트레칭("mad cat" stretch)(팔다리와 굽은 등)
  - 어깨뼈 오므리기와 내리기
  - 닭 날개 자세(chicken wing position)(양손을 머리 뒤로 하고 어깨를 수평으로 외전)
  - 모퉁이 신전(corner stretch)
  - 누운자세에서 앉은자세, 선자세, 보행으로 자세 변경하기
  - 체중이동 훈련
- 자세 안정화 활동(postural stabilization activities)
  - 교각운동(bridging)
  - 한쪽 교각운동(unilateral bridging)
  - 엎드린 자세에서 한 팔 들고, 두 팔들기 그 다음 기기자세에 진행하고, 이어서 볼 위에서 시행
  - 볼 위에서 다리 들기
  - 반대쪽 팔다리 교대로 들기
  - 중력중심선/기저선 이탈하기(challenge patient out of center of gravity/base of support)
- 자세 자각 훈련(postural awareness training)
  - 거울을 통해 적절한 시각자극을 준다.
  - 매일 자세검사를 통해 자각력을 기른다.
  - 가정, 직장 등 주변에 있는 조력자에게 자세가 부적절할 시 조언을 부탁한다.

♦ 유연성 운동
- 준비운동(warming up) 후에 신장운동을 실시하고, 심호흡과 30~60초간 유지를 통해 천천히 안전하게 수행한다.
- 모든 방향의 경추 ROM
- 모든 방향의 어깨 ROM
- 사선(diagonal)을 포함한 모든 방향에서 어깨뼈(scapular)의 ROM
- 전흉벽 신장(anterior chest wall stretching)
- 팔과 몸통을 엉덩이와 반대로 돌려 회전하기
- 가슴 신전(thoracic extension)
- 운동시 움직임의 크기에 집중하여 실시
- 유연성을 위한 수중운동(aquatic exercise)
- 유연성을 위한 보완운동프로그램(태극권, 요가)

♦ 보행과 이동 훈련
- 집중적인 전략(attentional strategies)
- 청각적 암시와 자각을 통해 짧은 보폭과 운동감소증을 보상한다.

♦ 이완(relaxation)
- 가로막 호흡(diaphragmatic beathing)을 강조해서 이완을 위한 심호흡을 교육한다.
- 상상유도(guided imagery)와 지속적인 이완(progressive relaxation)같은 이완기술을 교육한다.

- 음악치료, 마사지치료, 영적요법(spiritual care), 취미를 포함한 창조적인 예술활동 등 보완프로그램에 대한 정보를 제공한다.

♦ 근력, 힘 그리고 지구력 훈련
- 다양한 높이의 의자에서 반복적으로 앉았다 서기, 몸통과 복부에 코어 근육 강화, 발가락 당겨 한쪽이나 양쪽 종아리근육 강화, 계단 오르내리기 등을 포함한 능동 운동.
- 상지 사선운동과 어깨뼈 후퇴를 위한 탄력밴드의 사용, 상지와 하지에 아령을 이용한 점진적인 가정프로그램을 포함한 저항운동을 일주일에 2-3회 실시.
- 수중운동은 상지와 하지에 추가적으로 실시하는데, 왼쪽 무릎에 과도한 스트레스에도 도움이 되고, 가정프로그램에 흥미와 운동프로그램 변동 시 쉽게 적응할 수 있게 도와준다.
- 태극권과 요가 등 코어나 팔다리의 강화를 위한 보완운동프로그램.

자가치료와 가정 관리에서의 기능적인 훈련
FUNCTIONAL TRAINING IN SELF-CARE AND HOME MANAGEMENT

♦ 자가치료와 가정 관리
- 일상생활 훈련(침상운동)
  - ■ 정신적인 리허설과 각각의 동작을 구분하여 실시하는 집중 전략을 교육한다.
  - ■ 움직임 단계별로 큰 운동크기로 실시.
  - ■ 침상운동 동안 가볍고 편한 재질의 깔개나 파자마로 마찰을 줄이고, 구르기를 도울 수 있는 실제 전략(practical strategies).
  - ■ 취침 시 경추 베개를 사용.

일, 지역사회 그리고 여가 통합 또는 재통합에서의 기능적인 훈련
FUNCTIONAL TRAINING IN WORK, COMMUNITY, AND LEISURE INTEGRATION OR REINTEGRATION

♦ 직장
- 보조장비 사용과 훈련
  - ■ 조절이 용이한 작업의자
  - ■ 매일 직장에서 규칙적으로 바른자세를 유지하거나, 잠깐 동안의 스트레칭 시간을 정하여 실시한다.
  - ■ 의자에 요추지지대를 사용한다.
  - ■ 수화기 대신 헤드셋을 사용한다.
- 직장에서 기능 훈련 프로그램
  - ■ 앉아서 하는 컴퓨터나 전화 응대 시 바른 자세를 유지한다.

♦ 여가
- 야외에서 균형 안정성을 위한 교육(뻗기, 옮기기, 허리 굽히기 등)
- 골프 코스이동시 카트를 이용하는 등 균형안정성전략을 교육
- 보트에 타고 내릴 때 균형안정성 교육

예상 목표와 기대 결과
ANTICIPATED GOALS AND EXPECTED OUTCOMES

♦ 손상에 미치는 영향
- 가정이나 직장에서 스스로 자각하여 바른 자세로 정렬이 가능하다.
- 편평하거나 편평하지 않은 지면에서 자기 암시를 통해 수정해서 보행이 가능하다.
- 가정운동프로그램을 올바르게 수행한다.
- 모든 면에서 경추/몸통 ROM이 전부 가능하다.
- 직장활동 중에 목이나 몸통의 경직 감소로 8시간의 근무가 가능하다.

♦ 기능적인 제한에 미치는 영향
- 침구와 잠옷에 잘 적응하고, 집중전략의 사용을 통해 침상운동과 구르기가 쉽게 한다.

♦ 장애에 미치는 영향(impact on disabilities)
- 자가치료, 가정일(chores), 직장스케줄, 야외활동, 골프, 보트타기, 지역사회활동, 자원봉사활동을 규칙적으로 지속할 수 있다.

♦ 위험 감소/예방
- 낙상위험을 줄이기 위한 안전전략을 사용하고 균형과제에 도전하여 정확하게 확인한다.
- 운동성에 영향을 주는 파킨슨질환의 특징을 이해하고 말로 정확히 표현할 수 있고, 규칙적인 운동을 통해 잠재적인 운동성 변화의 위험을 예방한다.

- ♦ 건강, 웰니스, 운동에 미치는 영향
  - 건강한 습관, 웰니스, 예방을 기르는 적절한 행동을 확인한다.
  - 매일 이완전략을 구체화한다.
- ♦ 사회 자원에 대한 영향
  - 환자의 건강에 따라 임상적 결정(decision making)을 강화하고, 환자와 가족, 기타 보호자 등에 의해 알아낸 건강관리 정보를 사용한다.
  - 전체 환자관리에 관한 내용은 문서화하고 APTA's Guidelines for Physical Therapy Documentation.[78]을 따른다.
- ♦ 환자/고객 만족
  - 제공된 접근(access), 가능성(availability), 서비스(service)는 환자에게 맞는 것이야 한다.
  - 치료는 환자, 가족, 기타 건강관리전문가와 함께 협조되어야 한다.
  - 진단, 예후, 중재에 대한 지식을 환자와 가족들이 이해하고, 예상목표와 기대회복을 높힌다.
  - 필요하면 언제라도 기타 전문가에게 의뢰할 수 있다.

재검사 REEXAMINATION

재검사는 치료 전 과정을 통해 이루어진다. 이러한 패턴의 환자는 일생에 치료가 필요한 다양한 증세를 보인다. 환자의 기능적 제한과 장애의 변화가 있을 때마다 혹은 새로운 증세가 보일 때, 정기적인 재검사가 필요하다.

퇴원 DISCHARGE

Barris씨는 4주간 6번의 물리치료로 목표에 도달하여 퇴원/치료 종료하였다. 환자는 일생동안 다양한 증세에 대한 치료를 받아야 한다. 환자와 부인은 새로운 증세가 나타날 때 물리치료 중재와 재검사 위해 물리치료사 방문을 요청하는 방법을 교육 받았다.

사례 연구 #1B:

파킨슨 질환 3단계

Stage 3 Parkinson's Disease

Barris씨는 현재 67세의 남성으로 5일 전 장 폐쇄(bowel obstruction)로 수술 뒤 퇴원 후 전신 약화와 지구력 감소 때문에 새로운 증세로 물리치료 처방을 받았다.

물리치료사 검진 PHYSICAL THERAPIST EXAMINATION

병력 HISTORY

- ♦ 일반적인 인구학: Mr. Barris씨는 67세의 남성이다.
- ♦ 고용/일: 1년 전에 은행 매니져로 풀타임에서 은퇴했다.
- ♦ 일반적인 건강 상태
  - 일반적인 건강 인식: 그는 병원 입원 후 신체에 변화가 있음을 인지하고 있다.
  - 신체적 기능: 그는 최근 수술 후에 약화와 보행/균형의 변화를 느꼈다. 환자는 가끔 보행할 때 동작의 시작이 어려움을 호소했고, 방향 전환 운동시 발작성 어지럼증(episodic dizziness)과 관계가 있었다.
  - 심리적 기능: 환자는 수술전의 기능적 수준으로 돌아가고 싶어 한다.
  - 사회적 기능: 그는 병원생활 후 지구력 저하로 앉아 있는 시간이 많다.
- ♦ 의학/외과적 병력: 그는 4년 전에 파킨슨질환으로 진단을 받았다. 5일 전에 장 폐쇄로 수술을 시행했다. 2일 전에 병원 입원 후 집으로 퇴원하였다.
- ♦ 현재 상태/주호소: 그는 입원 후 전신적인 약화와 지구력이 감소되었고, 피로를 쉽게 느끼고 호흡이 짧아졌다. 그는 퇴원해서 부인의 도움과 가정건강서비스(home health services)를 이용한다. 그는 평가와 파킨슨질환 관리를 위해 물리치료 서비스를 이전에 받았고, 가정프로그램을 정기적으로 업데이트하고 있다. 그는 파킨슨 치료 프로그램(Parkinson's clinic program)에 현재까지

참여해 왔다.

- 기능적인 상태와 활동 수준: 수술 이후 지역사회 활동이나 레저에 참여하지 못하고 있다. 정상적으로 따뜻한 달에 일주일에 1-2회 정도 골프를 했고, 3개월 전 골프코스에서 낙상을 하였으나 손상은 없었다. 그는 영화, 콘서트, 공연을 일주일에 1-2회 감상하고, 자주 부인과 여행을 한다. 빠른 멈춤과 시작, 서브가 어려워 1년 전에 테니스는 그만 두었다. 지속적으로 일주일에 4번씩 신장, 근력강화, 조절운동 등 운동프로그램을 해오고 있었지만 입원기간 1달 전부터 못하였다. 그는 복용약의 약효가 떨어질 때쯤 운동능력이 감소되어 운동 변동(fluctuations)이 나타남을 경험하기 시작했다.
- 약물: Carbidopa/levodopa, Pramipexole, Celebrex, Miralax

시스템 재검토 SYSTEMS REVIEW

- 심혈관/폐
  - 혈압(BP)
    - 앉은자세: 122/64 mmHg
    - 선자세: 100/52 mmHg
- 외피계
  - 반흔형성 상태: 장 수술로 생긴 복부 절개부위 치료중
  - 피부색: 좋음, 절개부위 약간 붉은색
  - 피부 상태
    - 코, 귀, 헤어라인에 지루(seborrhea)
    - 왼쪽 팔꿈치에 낫고 있는 찰과상
- 근골격계
  - 전체적인 관절가동범위
    - 목과 척추 유연성의 감소
    - 양쪽 뒤넙다리근(슬괵근, hamstring)과 종아리 근육의 긴장(tightness).
  - 전체적인 근력: 전체적으로 약화
  - 전체적인 대칭: 선자세에서 요추 전만의 감소와 엉덩이 관절/무릎관절 굴곡
  - 몸무게: 78.47 kg
- 신경근계
  - 균형(balance)
    - 병원생활 후 욕실과 부엌에서 보행시 균형이 부정확함을 알려왔다.
    - 퇴원 후 집에 도착해서 한번 낙상 후 주저함이 생겼다(욕실에서 돌 때 균형을 잃어 뒤꿈치와 왼쪽 팔꿈치에 찰과상을 입음, 다른 손상은 없음)
    - 침대, 변기, 의자에서 일어설 때 약간의 어지럼(lightheadedness)을 호소함
  - 보행, 이동 그리고 변화
    - 아직은 보조장비없이 보행하지만, 손을 뻗어 물건을 잡을 때 안정성을 위해 걸음의 이동이 생긴다.
    - 운동감소증(hypokinesia)은 양쪽 팔다리에서 팔유각기(swing)와 걸음걸이(stride length)가 확실하게 줄어듬.
    - 가끔 운동 시작 시 주저함(start hesitation)이 생김.
    - 의자에서 일어설 때 팔받침이 필요하며, 신체 정렬이 잘 안되서 의자에 앉으려고 접근할 때, 스텝의 사이즈가 줄어들어 어려움을 느끼고 있음
- 의사소통, 감정, 인지, 언어, 학습 유형
  - 의사소통, 감정, 인지: 얼굴 표정이 약간 굳어있고, 목소리 볼륨이 줄어듬
  - 학습 유형: 그는 의욕을 갖고, 많은 질문을 하며, 이전에 치료 프로그램을 도식화해서 사용해 왔다.

검사와 측정 TESTS AND MEASURES

- 유산소 능력과 지구력
  - 6분보행검사[6-Minute Walking Test(6MWT)]: 환자가 6분 동안 편평하고 단단한 지면에서 걸을 수 있는 거리를 측정하였다.
    - 60대 남성의 중간점수는 497.7 m[96-98]
    - 결과: 282 m
  - 환자는 현재 2분이 넘으면 집에서 보행 시에도 숨이 차는 것을 호소하였다.
- 보조 및 적용 장치:
  - 보행시 안정성을 위해 지팡이(single-end cane)을 사용하도록 함
  - 침대에서 앉기 위해 침대에 사이드 레일(side rail)을 설치
- 순환(circulation)
  - 기립성저혈압(OH) 관찰

- 앉은자세 혈압: 122/64 mmHg
- 선자세 혈압: 100/52 mmHg

- 일어설 시 현기증(lightheadedness)은 호소했지만, 시각장애나 일시적 시각상실(blackout)은 없었다.
- 현기증은 아침 기상 시나 식사 후에 심하였다.

♦ 인체 공학과 신체 기전

- 신체기전
  - 의자에 앉으려고 접근 시 어려움을 보였다.
  - 의자에 앉으려 할 때 확실한 스텝 사이즈의 감소가 보였고, 팔받침의 앞쪽을 잡고, 돌기 시작하면 신체가 정렬되기도 전에 의자에 털썩 주저 앉았다.
  - Barris씨의 부인은 남편보다 6인치 정도가 작아서 이동을 도와줄 때 본인의 몸을 어떻게 해야 할지 잘 모르고, 말이 빠르며, 자주 환자에게 움직이라고 말로 독촉한다.

♦ 보행, 이동 그리고 균형

- Timed Up and Go 검사: 14초[69-71]
- 관찰을 통한 보행분석(observation of gait revealed)
  - 운동감소증으로 인해 이차적으로 보폭과 발들림(foot clearance)이 줄었다.
  - 운동시작시 주저함이 생김
  - 방향 전환 시 균형이 불안정하여 스텝이 많고, 짧고, 끄는(shuffling) 보행을 보임
  - 버그 균형 점수[Berg Balance Score(BBS)][66]: 48/56
  - 앉은 자세에서 일어나기: 3= 손을 사용하여 스스로 설 수 있다.
  - 잡지 않고 서있기: 4 = 안전하게 혼자서 2분 동안 서 있을 수 있다.
  - 의자의 등받이에 기대지 않고 바른 자세로 앉기: 4= 2분 동안 안전하고 확실하게 앉을 수 있다.
  - 선 자세에서 앉기: 2= 앉을 때 다리 뒷부분을 의자에 기대고 천천히 앉는다.
  - 의자에서 의자로 이동하기(transfer): 3= 확실히 손을 사용해야 안전하게 옮겨 앉을 수 있다.
  - 두 눈을 감고 잡지 않고 서기: 4= 10초 동안 안전하게 서 있을 수 있다.
  - 두 발을 붙이고 잡지 않고 서 있기: 4= 혼자서 두 발을 붙이고 1분 동안 안전하게 서 있을 수 있다.
  - 선 자세에서 앞으로 팔을 뻗쳐 내밀기: 4= 25 cm 이상 앞으로 자신있게 뻗을 수 있다.
  - 바닥에 있는 물건 집어 올리기: 4= 안전하고 쉽게 신발/슬리퍼를 집어들 수 있다.
  - 왼쪽과 오른쪽으로 뒤돌아보기: 4= 왼쪽과 오른쪽 방향으로 뒤돌아보며 체중 이동을 잘 할 수 있다.
  - 제자리에서 360° 회전하기: 4= 각 방향을 4초 이내에 안전하게 360° 돌 수 있다.
  - 일정한 높이의 발판 위에 발을 교대로 놓기: 4= 혼자 안전하게 서서, 20초 이내에 안전하게 발판 위에 발을 교대로 8회 올려놓을 수 있다.
  - 한발 앞에 다른 발을 일자로 두고 서 있기: 2= 혼자 작은 발걸음으로 해서 30초 동안 유지할 수 있다.
  - 한 다리로 서기: 2= 혼자서 한 발을 들고 3초 이상 유지할 수 있다.
  - BBS에 기초한 낙상이 일어날 가능성[67]: 69%

♦ 운동 기능

- 파킨슨병장애평가척도[the Unified Parkinson's Disease Rating Scale(UPDRS) motor section scores][21]
  - 언어: Grade 2= 말이 명료하지는 않지만(slurred), 이해할 수 있는 중간 정도 손상
  - 안면표정: Grade 2+= 약간이지만, 확실하게 비정상적인 감소
  - 안정시 진전(tremor)
    - ▸ 오른쪽 상지(RUE): Grade 1= 약간 드물게
    - ▸ 오른쪽 하지(RLE): Grade 0= 정상
    - ▸ 왼쪽 상지(LUE): Grade 2= 경증 크기(amplitude)로 지속적인 떨림이나 간헐적인 중간 정도 떨림
    - ▸ 왼쪽 하지(LLE): Grade 2= 경증 크기로 지속적인 떨림이나 간헐적인 중간 정도 떨림
  - 손의 활동 혹은 자세성 진전: Grade 0= 정상
  - 강직(rigidity)
    - ▸ 오른쪽 상지(RUE): Grade 2= 경증에서 중간 정도
    - ▸ 오른쪽 하지(RLE): Grade 2= 경증에서 중간 정도
    - ▸ 왼쪽 상지(LUE): Grade 2= 경증에서 중간 정도

- ▶ 왼쪽 하지(LLE): Grade 2= 경증에서 중간 정도
- ■ 손가락 두드림: Grade 2= 중간 정도의 손상이며 일찍 피로함, 가끔 멈추기도 한다(7-10/5초).
- ■ 손 움직임: Grade 2= 중간 정도의 손상이며 일찍 피로함, 가끔 멈추기도 한다(7-10/5초).
- ■ 손 교대로 빠르게 움직이기: Grade 2= 중간 정도의 손상이며 일찍 피로함, 가끔 멈추기도 한다.
- ■ 다리 민첩성(leg agility)
  - ▶ 오른쪽 하지(RLE): Grade 2= 중간 정도의 손상을 보였고, 빠르게 피로를 느끼고, 때때로 동작을 멈춤
  - ▶ 왼쪽 하지(LLE): Grade 3= 심한 손상으로 움직임 시작 시 자주 주저하고, 움직임의 진행이 멈춘다.
- ■ 의자에서 일어서기: Grade 2= 팔받침을 이용해 혼자 일어선다.
- ■ 자세: Grade 2= 중간 정도의 구부정한 자세로 확실하게 비정상적으로 기울어져 있다.
- ■ 보행(gait): Grade 2= 보행이 어렵지만 보조는 필요없거나 약간만 필요하고, 짧은 스텝, 가속보행, 전방돌진이 약간 있음
- ■ 자세 안정성(postural stability): Grade 2= 검사자가 잡지 않으면 낙상할 수 있고, 자세 반응이 없음
- ■ 운동완서(bradykinesia)나 운동감소증(hypokinesia): Grade 3= 중간 정도의 느림과 감소 혹은 운동의 크기 감소

♦ 근 수행력
- ● 의자에서 일어나 침대로 올라가는데 확실하게 어려움
- ● 하지의 맨손근육검사(MMT)
  - ■ 엉덩관절 굽힘근= 4-/5
  - ■ 엉덩관절 폄근=3-/5
  - ■ 무릎관절 폄근=4-/5
  - ■ 무릎관절 굽힘근=4/5
  - ■ 발목관절 발등굽힘근=4+/5
  - ■ 발목관절 발바닥굽힘근=4-/5
- ● 최소한 6분 정도 서 있을 수 있다.

♦ 통증: 계속적인 보행, 무릎기기, 계단오르기 시에 왼쪽 무릎에 숫자통증척도(NPS) 4/10

♦ 자세: 입각기 시 몸통 굴곡이 증가하였고, 복부절개부위를 보호하는 듯한 자세로 보행한다.

♦ 관절가동범위
- ● 경추 움직임에서 양쪽으로 회전 시에 끝부분에서 10° 정도 제한
- ● 왼쪽 무릎의 능동 신전에서 15°가 부족
- ● 오른쪽 무릎의 능동 신전에서 7°가 부족
- ● 환자는 몸을 앞으로 구부릴 때 뒤넙다리근(슬괵근, hamstring)과 무릎이 당기는 느낌이 있다고 함.
- ● 양쪽 뒤넙다리근 긴장

♦ 자가치료와 가정 관리
- ● 신체 수행력 검사(physical performance test)[99,100]
  - ■ 일상생활동작을 수행을 하는 동안 연속적으로 평가를 하는 시간이 걸리는 검사이다.
  - ■ 점수는 모든 과제를 수행한 전체 시간을 측정한다.
  - ■ 환자는 각 과제를 완전하게 수행해야 하고, 두 번의 기회를 주고 9개 중 6개 과제는 보조 장비가 필요할 수도 있다. 포기를 할 수도 있다.
  - ■ 결과
    - ▶ 문장 쓰기("고래가 푸른 바다에 산다"): 16.5초(score 2= 15.5~20초 사이)
    - ▶ 준비된 음식 먹기 (stimulated eating): 13.5초(score 3= 10.5~15초 사이)
    - ▶ 양발을 바닥에 대고 앉은 자세에서 19 cm 높이에 있는 책(책 무게는 약 5.5 lb)을 들어 118 cm 높이의 선반에 올리기: 3초(score 3= 2.5~4초 사이)
    - ▶ 선자세에서 자켓을 입고 벗는다(실내복, 병원가운, 버튼있는 셔츠로 해도 됨): 14초(score 3=10.5~15초 사이)
    - ▶ 바닥에서 동전 줍기: 3초(score 3= 2.5~4초 사이)
    - ▶ 360° 돌기: 5초(score 4= 지속적인 발걸음과 멈춤)
    - ▶ 50-걸음검사(50-foot walk test)(앉은 자세에서 시작): 23초(score 2= 20.5~25초 사이)
    - ▶ 층계에 한 계단 오르기: 13.5초(score 2= 10.5~15초 사이)
    - ▶ 층계 오르기(계단을 오르내린 수, 최대점수 4): 1

   - ▶ 총 점수: 23/36, 환자는 중간 정도 상태에 있다.
- 퇴원 후로 특히 약효가 떨어질 때쯤 부인의 보조가 약간 필요하다.
- 환자는 의자에 일어나는 데 자주 보조가 필요하며 의자의 끝에 앉기가 어려웠고, 서기를 시도할 때 발의 위치가 좋지 않았다.
- 부인은 환자가 침대에 들어가고 나갈 때 다리를 들어 도와준다.
- 퇴원 후에 2주 동안 일주일에 3번 샤워와 목욕을 보조해줄 가정건강서비스를 받았다.
- 부인은 아침과 저녁에 환자를 보조하기 위해 대기하고 있어야 한다.

♦ 일, 지역사회 그리고 여가 통합 또는 재통합
- 환자는 수술 후에 집안활동 이외는 어떤 바깥활동도 못하고 있다.
- 그는 계단때문에 집밖으로 나가기 어렵고, 차에 승·하차도 어려우며, 지구력 감소로 보행도 힘들어, 지역사회 활동이나 여가가 어려울 것으로 예상된다.
- 환자는 일상 중에 2시간 정도 휴식이나 낮잠이 필요하다.

평가 EVALUATION

67세 남성인 Barris씨의 병력과 이전에 나타난 위험요인들로 파킨슨질환으로 진단받았다. 최근에 장폐쇄로 입원하였다. 물리치료사의 평가결과 파킨슨질환이 3단계로 진행하고 있다(Heohn and Yahr 척도에 기초). 최근의 입원과 수술로 인해 지구력이 많이 저하되어 콘디션이 좋지 않다. 상태악화(deconditioning)는 환자의 보행, 이동능력, 지역사회 참여, 레저활동에 영향을 주었다. 기립성저혈압과 왼쪽 무릎의 퇴행성관절염 통증도 계속 호소하고 있다.

진단 DIAGNOSIS

Barris 씨는 파키슨질환 3단계로 진단 받고, 왼쪽 무릎에 통증이 있다. 그가 가진 손상: 유산소 능력/지구력; 인체공학과 신체 기전; 보행, 이동 그리고 균형; 운동 기능; 근수행력; 자세; 그리고 관절가동범위. 그는 자가치료와 가정관리, 일, 지역사회, 여가, 작업 등에서 기능적인 제한을 가지고 있다. 그는 보조장비가 필요하다. Barris씨의 사례에서, 최근의 입원과 장폐쇄 수술로 지구력이 손상되었고, 검사 중에 확인된 새로운 증세에 대한 중재가 필요하다. 물리치료사는 무엇이 필요한지를 고려해서 중재의 방법과 적용을 변경해야 한다. 확인된 손상과 기능 제한은 예후와 치료계획에 적용될 것이다.

예후와 치료계획 PROGNOSIS AND PLAN OF CARE

다음의 결정된 목표를 유기적으로 계획한다:

♦ 지구력 개선
♦ 부부가 자주 운동하는 것이 중요함을 자각
♦ 남편의 보조에 부인이 적절한 신체기전을 사용
♦ 지역사회활동에 참여하도록 회복
♦ 안정성의 개선
♦ 이동의 개선

이러한 목표를 달성하기 위해선 환자에게 적절한 중재가 필요하다. 다음을 포함한다; 협응, 의사소통 그리고 기록; 환자/고객 관련 교육; 치료적 운동; 자가치료와 가정관리에서의 기능적 훈련; 일, 지역사회 그리고 여가 통합 또는 재통합에서의 기능적 훈련; 보조기구와 장비의 적절한 처방, 적용 그리고 제작.

기능 제한과 장애가 지속될 수 있는 진행성 질환의 환자는 가이드(guide)가 필요하다. 평가의 결과는 이런 패턴에서 손상, 기능적 제한, 장애의 정황에 따라 예후가 다양하지만 적절한 기능을 한다. Barris씨는 10주 동안 8~10회의 치료가 예상된다(2번의 방문치료와 6~8번의 병원치료).

중재 INTERVENTIONS

선택된 중재에 대한 근거 RATIONALE FOR SELECTED INTERVENTIONS

파킨슨환자가 중요한 신체적, 감정적 스트레스에 처하면 증상이 악화되는 것이 전형적인 현상이다. 급성질환, 수술, 입원 중에는 물리치료 처방이 환자가 의학적으로 안정이 되자마자 시작된다. 침상안정이나 비활동은 운동성에 중요한 손상을 주고 재활과정을 합병증을 만든다. 빠른 물리치료 중재는 운동성에 도움을 주고 합병증의 위험을 감소시킨다. 파킨슨환자에서 수술 후 합병증이 증가하지만, 손상 후 빠른 재활은 합병증의 가능성을 늦춘다. 예상되는 목표는 환자에 맞게 적당한 중재로 이루어져야 한다. 퇴원/치료 종료 후 가족구성원들은 상태악화가 있는 환자를 좀 더 보조할 수 있게 교육이 필요하다.

이 사례에서 물리치료 중재는 퇴원 후 지구력을 늘리고, 운동성을 강화하는데 초점을 맞출 것이다. Bergen 등은 유산소운동이 파킨슨환자의 유산소 용량과 움직임 제한을 개선한다고 보고하였다. 기립성저혈압은 이 병의 진행과도 관련이 있지만, 일반적인 파킨슨치료제의 부작용으로도 생긴다. 유연성과 근력강화운동은 선자세에서는 혈압이 낮기 때문에 현기증이나 낙상의 위험이 있으므로 눕거나 앉은 자세에서 수행한다. 국립 파킨슨 기구(National Parkinson's organization)는 적절하게 앉은 자세에서 실시하는 가정운동프로그램을 물리치료사로 하여금 보급하게 하고 있다.

환자는 이동이나 방향전환시 안전사고 예방을 위한 교육을 받는다. 집중관리와 자기암시(예, 이동시 움직임을 단계별로 나누어 실시하거나, 움직임 시작 전에 정신적인 리허설을 통해 수행)를 이용한 이동훈련이 추가적으로 Morris에 의해 제안되었다. 정상 보폭과 균형을 강화하는데 초점을 맞춘 보행훈련도 지속적으로 필요하다. 시각과 청각암시의 사용하는 법을 교육해서 보행속도, 보폭, 리듬(cardence)이 개선된 연구가 있었다.[107] 보조 장비의 사용을 위한 측정과 훈련도 물리치료계획에 포함되야 한다.

좀 더 많은 이론적 배경은 사례 #1A를 참고하기 바란다.

협응, 의사소통 그리고 기록
COORDINATION, COMMUNICATION, AND DOCUMENTATION

치료과정동안 환자와 부인, 그리고 담당의사 등과 많은 대화가 필요하다. 의료팀은 Barris씨에게 종합적으로 제휴된 재활팀의 이득을 소개하고, 적절한 팀원의 접근을 설명하고 확인할 것이다. 담당의사는 적절한 처방을 제공하고, 환자의 기립성저혈압을 검사할 것이다. 환자는 작업치료에 대한 처방도 받을 것이다. 제휴된 많은 팀들은 서로 정보를 교환하고, 환자관리의 모든 내용은 문서화 된다.

환자/고객 관련 교육
PATIENT/CLIENT-RELATED INSTRUCTION

환자의 현재상태(최근 수술로 인한 합병증)가 논의된다. 또한 부부에게 다음의 치료계획이 제공된다:

- ♦ 침상과 의자이동시 보상적인 움직임 전략을 수행력을 강화
- ♦ 기립성저혈압과 관련하여 방향전환시 안전을 위한 보상전략을 통해 수행력 강화
- ♦ 적절한 가정운동프로그램 교육
- ♦ 보조장비를 이용한 보행 훈련

치료적 운동 THERAPEUTIC EXERCISE

- ♦ 유산소 능력/지구력 상태
  - 새로운 걷기 프로그램으로 지구력 증진
- ♦ 균형, 협조성, 그리고 민첩성 훈련
  - 작은 경사나 욕실에서 안전한 방향전환 전략 연습
  - 균형전략 연습(예, 보조가 없이나 있게, 양발로 서기, 한발로 서기, 팔의 위치 바꾸기)
- ♦ 신체 기전과 자세 안정화
  - 이동시 보조를 제공하기 위한 부인의 자세와 방법 교육
  - 가정생활에서 손을 뻗는 활동시 체중이동이나 선자세를 조절하기 위한 자세 조절 훈련(postural control training)
- ♦ 유연성 운동
  - 준비운동(warming up) 후에 신장운동을 실시하고, 심호흡과 30~60초간 유지를 통해 천천히 안전하게 수행한다.
  - 기립성저혈압을 예방하기 위해 앉은 자세에서 시작하고 혈압이 안정되면 선자세로 진행한다.
  - 목: 앉은 자세에서 회전, 외측굴곡, 턱당기기
  - 몸통
    - ▪ 앉은자세에서 회전, 신전, 반대팔을 머리 위로하고 외측굴곡
    - ▪ 누워서 온몸 신장
  - 어깨관절
    - ▪ 굴곡, 사선(diagonals), 회전(circles)을 포함한 지팡이 운동

    - 어깨 으쓱하기(shrug)
    - 어깨뼈 후퇴하기(retraction)
  - 하지(LEs)
    - 앉은자세에서 발바닥에 벨트나 수건을 이용한 뒤넙다리근과 종아리근 신장
    - 발목관절 돌리기
- 보행과 이동 훈련: 지팡이(single-end cane)를 이용한 보행
- 이완(relaxation): 방향전환시 불편한 복부를 이완시키고, 보행 시작 동작시 스트레스를 감소시키는데 초점을 둔 심호흡운동
- 근력, 힘 그리고 지구력 훈련: 무릎 통증을 고려한다.
  - 근력강화훈련은 현기증이 있으므로 누운자세나 앉은 자세에서 시작하고, 선자세에서는 보조를 통해 지구력운동을 점차적으로 진행한다.
  - 누운자세에서 하지 능동운동은 점차 점진적 저항운동으로 진행한다.
  - 양쪽 교각운동과 한쪽 교각운동
  - 엉덩이 돌리기
  - 앉은자세에서 상지 능동운동은 점차 점진적 저항운동으로 진행한다.
  - 의자에서 푸쉬업하기
  - 선자세에서 발가락 올리기, 제자리걸음, 엉덩관절 외전, 엉덩관절 신전, 무릎 굴곡을 숫자를 세어가며 실시

자가치료와 가정 관리에서의 기능적인 훈련
FUNCTIONAL TRAINING IN SELF-CARE AND HOME MANAGEMENT

- 자가치료
  - 연속적인 동작을 단계별로 나누어 앉은자세에서 눕기, 누운자세에서 앉기 등 이동 훈련
    - 절제부위의 불편함을 줄이기 위해 통나무 구르기 기술을 사용한다.
    - 이동을 돕기 위한 장비를 사용하고, 침대에 사이드 레일을 설치
  - 적절한 신체 정렬과, 집중전략, 조절된 하강(decent)을 강조한 앉은 자세에서 서기, 서기에서 앉기의 이동 훈련
- 가정관리
  - 기립성저혈압을 최소화하기 위한 예방법을 포함한 일반적인 일상생활동작 동안에 안정성 자각 훈련(방향전환후 바로 멈춘다, 의자에서 일어나기 전에 하지의 등장성운동을 반복한다, 식사 후 운동이나 과도한 활동은 피한다, 충분한 수분을 섭취한다)

일, 지역사회 그리고 여가 통합 또는 재통합에서의 기능적인 훈련
FUNCTIONAL TRAINING IN WORK, COMMUNITY, AND LEISURE INTEGRATION OR REINTEGRATION

- 여가
  - 지역사회에서 여가 활동을 하는 동안 안정성을 주기 위해 지팡이를 사용하여 안정성 자각훈련(safety awareness training)
  - 지구력은 좀 더 능동적인 여가활동이 가능하게 도와주기 때문에 골프코스나 비평탄한 지면에서 보행 스틱을 이용하여 보행거리를 점차 늘린다.

보조 장비의 적절한 처방, 적용과 제작
PRESCRIPTION,APPLICATION, AND, AS APPROPRIATE, FABRICATION OF DEVICES AND EQUIPMENT

- 적응 장비(adaptive device)
  - 반쪽 침대 사이드 레일(half side bed rail) 설치
- 보조 장비(assistive devices)
  - 지팡이(single-end cane)
  - 지구력을 개선하여 좀 더 활동적인 여가를 즐기려면 보행 스틱(walking stick)을 고려한다.
- 지지장비(supportive devices)
  - 기립성저혈압의 조절을 도울 압박옷(compression garments) 입기와 벗기 능력을 평가(파킨슨 환자는 손의 섬세함이 떨어져 어려울 수 도 있다)

예상 목표와 기대 결과
ANTICIPATED GOALS AND EXPECTED OUTCOMES

- 손상에 미치는 영향
  - 가정환경에서 보행은 피로나 어지럼 호소없이 가능하다.

- 하지의 모든 근력이 4/5로 가정운동프로그램을 정확하게 수행한다.
- 휴식없이 4~6시간을 견딜 수 있다.
- 안전하게 가정환경에서 지팡이를 사용하여 독립적으로 보행을 하고, 나아가 보조장비없이 가능(활동적인 여가를 위해선 보행스틱을 사용)

♦ 기능적인 제한에 미치는 영향
- 침상과 의자이동을 혼자서 수행할 수 있다.
- 자기암시전략으로 보행시 주저함을 최소화한다.
- 기립성저혈압의 위험을 최소화하기 위한 전략을 구두로 하고, 사용한다.

♦ 장애에 미치는 영향
- 지역사회 활동과 교회에 참석하여 사회적 역할을 한다.
- 암시전략은 지역사회활동동안 안전한 보행과 균형을 위해 적절하게 사용한다.

♦ 위험 감소/예방
- 환자 교육을 통해 낙상의 위험의 줄이고 안전보상전략을 이용한다.
- 환자와 부인에게 적절한 자세정렬과 신체기전을 교육하여 이동을 보조하는 동안 사용할 수 있게 한다.
- 이차적인 손상의 위험은 가정운동프로그램과 운동성 강화전략을 환자에게 자각시켜 줄여준다.

♦ 사회 자원에 대한 영향
- 대화는 자각과 제휴팀 협력을 통해 위험감소와 예방을 강화한다.
- 환자의 건강에 따라 임상적 결정(decision making)을 강화하고, 환자와 가족, 기타 보호자 등에 의해 알아낸 건강관리 정보를 사용한다.
- 전체 환자관리에 관한 내용은 문서화하고 APTA's *Guidelines for Physical Therapy Documentation*.[78] 을 따른다.

♦ 환자/고객 만족
- 제공된 접근, 가능성, 서비스는 환자에게 맞는 것이야 한다.
- 치료는 환자, 가족, 기타 건강관리전문가와 함께 협조되야 한다.
- 진단, 예후, 중재에 대한 지식을 환자와 가족들이 이해하고, 예상 목표와 기대 결과를 높인다.
- 필요할 때라면 언제라도 기타전문가에게 의뢰할 수 있다.

재검사 REEXAMINATION

재검사는 환자의 이차적인 치료 증세에 따라 수행된다.

퇴원 DISCHARGE

Barris씨는 10주간 8번의 방문 물리치료로 목표에 도달하여 치료를 종료하였다. 환자는 일생동안 다양한 증세에 대한 치료를 받아야 한다. 환자와 부인은 새로운 증세가 나타날 때 물리치료 중재와 재검사 위해 물리치료사 방문을 요청하는 방법을 교육 받았다.

사례 연구 #1C:
파킨슨질환 4단계
Stage 4 Parkinson`s Disease

Barris씨는 현재 72세의 남성으로 균형 감소와 잦은 낙상 등 새로운 증세로 물리치료실에 내원하였다.

물리치료사 검진 PHYSICAL THERAPIST EXAMINATION

중요: 이 환자의 이전 두 번에 에피소드는 기록되어 있으며, 변화사항만 기록했다.

병력 HISTORY

♦ 일반적인 인구학: Mr. Barris씨는 72세의 남성이다.

♦ 생활 환경: 환자는 최근에 시카고 외곽에 단층집으로 이사했다. 집안 바닥은 카페트나 리놀륨(linoleum)이 깔려 있다. 정원이나 집밖의 관리는 관리전문회사에서 하고 있다.

♦ 일반적인 건강 상태
- 일반적인 건강 인식: 그는 증상이 진행되고 있고, 손의 섬세함이 많이 감소하고, 근 긴장과 강직이 증가되

었고, 보행과 안정성이 줄어든 것을 인지하고 있다.

- 신체적 기능: 낙상이 증가하여 균형이 많이 떨어졌음을 알고 있다.
- 심리적 기능: 환자는 우울증을 느끼고, 신체적 기능이 변화되고 점차 혼자라는 생각에 좌절하고 있다.
- 역할 기능: 환자의 작은글자증(micrographia) 때문에 부인이 글쓰기나 사인 등을 보조해 주기는 하지만 계속적으로 개인 재정을 관리하고 있다.
- 사회적 기능: 우울증과 균형 저하로 지난해부터 지역사회 자원봉사활동을 그만두었다. 동결현상과 균형저하로 여가활동(영화, 공연, 콘서트) 참여도 제한을 받고 있다. 환자는 점점 지역사회활동에 소극적이 되어간다. 그는 아직까지 여행을 즐긴다(비록 균형이 떨어져 목표했던 것보다는 적지만). 매월 파킨슨 지원 그룹의 모임에 참석한다.

♦ 의학/외과적 병력: 그는 9년 전에 파킨슨질환으로 진단을 받았다. 4년 전에 인공관절치환술(total knee replacement)을 왼쪽 무릎에 받았다.

♦ 이전에 존재하는 의학적 그리고 다른 건강과 관련된 상태: 현재 오른쪽 무릎에 퇴행성관절염. 기립성저혈압.

♦ 현재 상태/주호소: 그는 균형감소로 지난달에 3번, 작년에 6번의 낙상이 있었다. 한번은 머리 위에 선반에서 물건을 내리다가 낙상을 입었다. 두 번째는 차에서부터 집까지 장바구니를 옮기려다 발생하였다. 세번째는 영화관에서 통로를 따라 이동하다가 동결현상에 의해 낙상하였다. 추가로, 샤워 시 서있을 때 뒤쪽 균형이 많이 감소함을 호소하였다. 환자는 수술 후 계속 물리치료를 받아왔고, 정기적으로 가정프로그램을 업데이트하고 있다.

♦ 기능적인 상태와 활동 수준: 옷입기 시(버튼잠그기, 신발끈묶기, 자켓입기) 어렵기는 하지만, 일상생활동작은 거의 혼자서 할 수 있다. 균형 감소로 작년에 골프는 그만 두었다. 일주일에 5번씩 신장과 근력강화 가정운동프로그램을 수행한다. 근처 쇼핑몰과 여름철에 잘 정비된 오솔길은 약간의 보조로 사용하는 보행스틱을 이용해서 일주일에 3~4회 20분씩 보행이 가능하다.

♦ 약물: Carbidopa/levodopa, Pramipexole, Celebrex, fludrocortisone acetate

시스템 재검토 SYSTEMS REVIEW

♦ 심혈관/폐
- 혈압(BP)
  - 앉은자세: 138/68 mmHg
  - 선자세: 128/64 mmHg
- 심박수(HR): 68 bpm, 규칙적
- 호흡곤란: 없음

♦ 외피계
- 반흔형성 상태: 잘 치료된 복부 절개 흉터와 왼쪽 무릎에 인공관절치환술 절개 흉터

♦ 근골격계
- 전체적인 관절가동범위
  - 왼쪽 무릎 ROM 정상범위(WNL)
  - 오른쪽 무릎 ROM 신전 끝에서 10° 부족과 관절마찰음
- 전체적인 근력: 기능적 결핍없음. 전체적으로 약화
- 몸무게: 83 kg

♦ 신경근계
- 균형: 균형감소로 지난달 3번의 낙상
- 보행, 이동 그리고 변화
  - 집에서 보조장비 없이는 기저면이 좁아져 보행하고 장거리나 지역사회에 나갈 때는 보행스틱을 사용한다.
  - 확실하게 운동감소증(hypokinesia)이 보이고, 가속보행, 동결현상, 후방돌진의 증세가 있다.
  - 일상 중에 운동변동(motor fluctuation)은 환자의 기술을 변화시키고, 부인의 'off' 시기에 침대나 의자 이동을 보조한다.

♦ 의사소통, 감정, 인지, 언어, 학습 유형
- 의사소통, 감정, 인지
  - 목소리 볼륨이 줄어들고, 대화 중 자주 반복해서 물음.
  - 안면표정과 눈깜박임이 중간 정도로 감소
  - 정신완서(bradyphrenia)와 단기기억 감소, 실행성 기능기술(executive function skills) 감소
  - 환자는 낙상과 운동성 감소로 우울증과 좌절을 호소
- 학습 유형

- 물리치료를 적극적으로 참여하고 이전에 치료 에피소드로 제공되어왔던 가정프로그램도 잘 수행한다.
- 환자는 파킨슨지원그룹에 잘 참여하고, 비슷한 처지에 있는 사람들과 대화를 하며, 가끔 생각이 느려져서 대화를 계속 유지하는데 어려움을 호소한다.

검사와 측정 TESTS AND MEASURES

♦ 보조 및 적용 장치:

- 퇴원/치료종료후 균형을 보조하기 위해 지팡이(single-end cane)를 사용하지만, 지금 적합한 보조가 안 된다고 함.
- 보행스틱을 사용한 지역사회 보행이 점차 두렵고, 조절되지 않는 보행과 보조장비의 불편을 호소함.
- 안정성 개선, 큰 걸음걸이, 지속적인 보행속도를 위해 롤링보행기(Rolling walker)의 사용이 필요하다.
- 환자는 가속보행시 보행기의 핸드 브레이크를 효과적으로 작동할 수 있다.
- 환자는 아직도 침대에 들어가고 나가기 위해 반쪽 사이드 레일(half side rail)을 사용한다.
- 최근에 서는 자세를 촉진하기 위해 다리가 안정적이고 단단한 쿠숀의 라운지의자(lounge chair)를 구입하였다.
- 샤워나 욕조를 위한 적응장비는 아직 없다.

♦ 인체 공학과 신체 기전

- 침대나 의자에서 부인의 보조이동 신체기전은 좋았으나, 바닥에서의 일어나는 보조는 좋지 않았다.
- 부인은 바닥에서 환자를 일으킬 때 본인의 몸을 숙이고, 환자의 팔을 잡아당겨 시도하였다.
- 부인은 지난 낙상 시에 환자를 잡으려다 등과 어깨에 긴장이 증가되었다.

♦ 보행, 이동 그리고 균형

- Timed Up and Go 검사[69-71]: 17.8초
- 버그 균형 점수[Berg Balance Score(BBS)][66]: 43/56
  - 앉은 자세에서 일어나기(sitting to standing): 4= 손을 사용하지 않고 일어서서 안정된 자세를 유지할 수 있다.
  - 잡지 않고 서있기(standing unsupported): 4= 안전하게 혼자서 2분동안 서 있을 수 있다.
  - 의자의 등받이에 기대지 않고 바른 자세로 앉기(sitting unsupported): 4= 2분 동안 안전하고 확실하게 앉을 수 있다.
  - 선 자세에서 앉기(standing to sitting): 3= 뭔가를 붙들어야 앉을 수 있다.
  - 의자에서 의자로 이동하기(transfer): 4= 손을 거의 사용하지 않고(또는 손을 조금 사용하여) 안전하게 옮겨 앉을 수 있다.
  - 두 눈을 감고 잡지 않고 서기(standing unsupported with eyes closed): 4= 10초 동안 안전하게 서 있을 수 있다.
  - 두 발을 붙이고 잡지 않고 서 있기(standing unsupported with feet together): 4= 혼자서 두 발을 붙이고 1분 동안 안전하게 서 있을 수 있다.
  - 선 자세에서 앞으로 팔을 뻗쳐 내밀기(reaching forward with outstretched arm): 4= 25 cm 이상 앞으로 자신있게 뻗을 수 있다.
  - 바닥에 있는 물건 집어 올리기(pick up object from floor): 4= 안전하고 쉽게 신발/슬리퍼를 집어들 수 있다.
  - 왼쪽과 오른쪽으로 뒤돌아보기(turn to look behind/over left and right shoulders): 4= 왼쪽과 오른쪽 방향으로 뒤돌아보며 체중 이동을 잘 할 수 있다.
  - 제자리에서 360° 회전하기(turn 360 degree): 2= 안전하게 360°를 천천히 돌 수 있다.
  - 일정한 높이의 발판 위에 발을 교대로 놓기(alternating steps on stool): 2= 보조자의 도움없이 완전하게 교대로 발을 4회 발판에 올려놓을 수 있다.
  - 한발 앞에 다른 발을 일자로 두고 서 있기(standing unsupported, one foot in front): 0= 발을 내딛거나 서 있는 동안 균형을 잃는다.
  - 한 다리로 서기(stand on one leg): 0= 넘어지지 않기 위해 도움이 필요하거나 과제를 시도할 수 없다.
  - BBS에 기초한 낙상이 일어날 가능성[67]: 88%
- 보행속도 검사: 0.95 m/sec
- 보행관찰(gait observation revealed)
  - 집에서 보조장비없이는 좁은 기저면으로 보행하고, 지역사회 보행시에는 보행스틱을 사용하여 긴

거리를 보행한다.
- 양쪽 팔 유각기가 없어지고 보폭이 감소하여 확실한 운동감소증을 보인다.
- 보행시 가속보행이 보이고, 보행시 스텝사이즈가 줄었다.
- 때때로 문턱 넘을 때, 방향전환할 때, 앉을 때 동결(freezing)현상이 보임.
- 후방돌진은 머리위 선반에 손을 올릴때, 집안 정문을 당겨서 열려고 할 때 보인다.
- 낙상후 바닥에서 일어날 때에는 항상 부인의 보조가 필요하다.
- 주변에 장애물이 많거나, 여러가지 일을 동시에 처리할 때 보행의 감소가 두드러진다.

♦ 운동 기능
- 파킨슨병장애평가척도(the Unified Parkinson's Disease Rating Scale(UPDRS) motor section scores)[21]
  - 언어(speech): Grade 2= 말이 명료하지는 않지만(slurred) 이해할 수 있는 중간 정도 손상
  - 안면표정(facial expression): Grade 3= 중간 정도의 표정 감소(hypomimia)
  - 안정시 진전(tremor at rest)
    - ▸ 오른쪽 상지(RUE): Grade 1= 약간 드물게
    - ▸ 오른쪽 하지(RLE): Grade 0= 정상
    - ▸ 왼쪽 상지(LUE): Grade 3= 대부분의 시간에서 중간 정도의 크기
    - ▸ 왼쪽 하지(LLE): Grade 2= 경증 크기(amplitude)로 지속적인 떨림이나 간헐적인 중간 정도 떨림
  - 손의 활동 혹은 자세성 진전(action or postural tremor of hands): Grade 2= 활동 시 중간 정도의 크기
  - 강직(rigidity)
    - ▸ 오른쪽 상지(RUE): Grade 2=경증에서 중간 정도
    - ▸ 오른쪽 하지(RLE): Grade 2=경증에서 중간 정도
    - ▸ 왼쪽 상지(LUE): Grade 3=확실하게 나타나나 full ROM은 가능
    - ▸ 왼쪽 하지(LLE): Grade 2=경증에서 중간 정도
  - 손가락 두드림: Grade 2= 중간 정도의 손상이며 일찍 피로함, 가끔 멈추기도 한다(7-10 / 5초)
  - 손 움직임: Grade 2= 중간 정도의 손상이며 일찍 피로함, 가끔 멈추기도 한다(7-10 / 5초)
  - 손 교대로 빠르게 움직이기: Grade 2= 중간 정도의 손상이며 일찍 피로함, 가끔 멈추기도 한다
  - 다리 민첩성(leg agility)
    - ▸ 오른쪽 하지(RLE): Grade 3= 심한 손상으로 움직임 시작시 자주 주저하고 움직임의 진행이 멈춘다.
    - ▸ 왼쪽 하지(LLE): Grade 3= 심한 손상으로 움직임 시작 시 자주 주저하고 움직임의 진행이 멈춘다.
  - 의자에서 일어서기: Grade 3= 한번 이상 주저 앉지만 도움없이 일어선다.
  - 자세: Grade 2= 중간 정도의 구부정한 자세로 확실하게 비정상적으로 기울어져 있다.
  - 보행(gait): Grade 2= 보행이 어렵지만 보조는 필요없거나 약간만 필요하고, 짧은 스텝, 가속보행, 전방돌진이 약간 있음
  - 자세 안정성: Grade 3= 매우 불안정하고 자발적으로 균형을 잃는 경향이 있다.
  - 운동완서나 운동감소증: Grade 3= 중간 정도의 느림과 감소 혹은 운동의 크기 감소
- 파킨슨약의 약효가 떨어질 때는 침상이나 의자이동을 부인이 보조해야 하고, 운동손상이 증가되고, 파킨슨 증상이 우세하게 나타난다.
- 약효가 지속될 때는 혼자서 가능하고, 운동 손상도 줄어들고, 파킨슨 증상도 조절이 된다.
- 운동 변동(motor fluctuations)은 하루종일 나타난다.
- 약효가 떨어지면, 경증에서 중간 정도의 휴식 시 진전이 양쪽 상지와 왼쪽 하지에서 나타난다.
- 경증의 운동감소증은 약효가 있을 때 몸통과 하지에서 나타난다.

♦ 근 수행력
- 5번 앉았다 일어서기(five times sit to stand)[74,75]

♦ 결과: 16초

♦ 70대 남성의 중간 값은 11.6초[98]

♦ 자세
- 거북목 모양 증가

- 흉추 후만 증가
- 요추 전만 감소

♦ 관절가동범위

- 오른쪽 무릎 능동 신전에서 15° 감소
- 엉덩관절 굴곡근의 긴장으로 엉덩관절 능동신전이 양쪽에서 10° 부족
- 능동 몸통 폄이 확실하게 감소

♦ 자가치료와 가정 관리

- 파킨슨병 활동척도(Parkinson's Activity Scale)[108] 는 기능적 활동(의자 이동, 보행, 침상활동)의 수행능력을 평가하고, 과제가 진행되는 동안 다양한 기능적 수행을 파킨슨약물의 약효가 있을 때(on)와 떨어질 때(off)로 설명.
  - 일어서기 on: 팔받침없이 약간 어려움
  - 일어서기 off: 신체적 보조에 의존한다.
  - 앉기 on: 팔받침을 사용하고 갑작스럽게 앉거나 불편한 자세로 의자 끝에 앉는다.
  - 앉기 off: 팔받침을 사용하고 갑작스럽게 앉거나 불편한 자세로 의자 끝에 앉는다.
  - 보행 불능증 on: 주저함, 짧은 가속보행
  - 보행 불능증 off: 5초 이내로 지속되는 가속보행이 있거나 없는, 원하지 않는 움직임의 멈춤현상.
  - 360° 돌기 on: 5초 이상 지속되는 가속보행이 있거나 없는, 원하지 않는 움직임의 멈춤현상
  - 360° 돌기 off: 5초 이상 지속되는 가속보행이 있거나 없는, 원하지 않는 움직임의 멈춤현상
  - 침상활동(bed mobility)
    - ▸ 눕기 on: 다리를 들거나 몸통을 움직이거나 마지막 자세잡기가 두 배 어렵다.
    - ▸ 눕기 off: 신체적 보조에 의존한다.
    - ▸ 사이드로 구르기 on: 돌기, 몸통들기, 마지막 자세잡기가 두 배 어렵다.
    - ▸ 사이드로 구르기 off: 돌기, 몸통들기, 마지막 자세잡기가 세 배 어렵다.
    - ▸ 일어서기 on: 다리나 몸통움직임이나 마지막 자세잡기가 두 배 어렵다.
    - ▸ 일어서기 off: 신체적 보조에 의존한다.
  - 이불 있는 침상에서 활동(bed mobility with cover)
    - ▸ 이불이 있는 침대 눕기 on: 몸을 움직이고, 이불을 조정하고, 마지막 자세잡기가 두 배 어렵다.
    - ▸ 이불이 있는 침대 눕기 off: 신체적 보조에 의존한다.
    - ▸ 이불이 있는 침대에서 사이드로 구르기 on: 몸을 돌리고, 이불을 조정하고, 마지막 자세잡기가 세 배 어렵다.
    - ▸ 이불이 있는 침대에서 사이드로 구르기 off: 신체적 보조에 의존한다.
    - ▸ 이불이 있는 침대에서 일어서기 on: 몸을 돌리고, 이불을 조정하고, 마지막 자세잡기가 두 배 어렵다.
    - ▸ 이불이 있는 침대에서 일어서기 off: 신체적 보조에 의존한다.
- 자조생활과 가정생활시 균형감소와 관련된 안정성
  - 옷입기와 벗기시 앉아서 한다.
  - 샤워 시 뒤로 넘어진다.
  - 낮은 의자나 팔받침이 없는 의자는 일어서기 어렵다.
  - 운동 변동에 의존해서 기술이 변한다.
  - 어떤 날은 반쪽 사이드 레일을 사용하여 혼자서 침상활동이나 이동이 가능하나, 어떤 날은 부인의 보조가 필요하다.
  - 낙상 후 바닥에서 일어설 때에는 부인의 지속적인 보조가 필요하다.

♦ 일, 지역사회 그리고 여가 통합 또는 재통합

- 지역사회활동이나 레저활동시 균형감소나 동결(freezing)과 관련해서 안전성 확보
- 낙상으로 지역사회활동이 제한되고 있다.

평가 EVALUATION

72세 남성인 Barris씨의 병력과 이전에 나타난 위험요인들로 파킨슨질환으로 진단받았다. 최근에 장폐쇄로 입원하였다. 물리치료사의 평가결과 파킨슨질환이 4단계로 진행하고 있다(Heohn and Yahr 척도에 기초). 그리고 균형잡기와 보행이 점점 어려워져 집과 지역사회에서 보행하기가 힘들다. 기립성저혈압과 오른쪽 무릎의 퇴행성관절염 통증을 호소하고 있다.

진단 DIAGNOSIS

Barris 씨는 파킨슨질환 4단계로 진단 받았고, 오른쪽 무릎에 통증이 있다. 그가 가진 손상: 인체 공학과 신체 기전; 보행, 이동 그리고 균형; 운동 기능; 근 수행력; 자세; 그리고 관절가동범위. 그는 자가치료와 가정관리, 일, 지역사회 그리고 여가 통합 또는 재통합에서의 기능적인 훈련을 가지고 있다. 그는 보조장비가 필요하다.

Barris씨의 사례에서, 균형이 손상되었고, 낙상의 위험이 있다. 검사 중에 확인된 새로운 증세에 대한 중재가 필요하다. 물리치료사는 무엇이 필요한지를 고려해서 중재의 방법과 적용을 변경해야 한다. 확인된 손상과 기능 제한은 예후와 치료계획에 적용될 것이다.

예후와 치료계획 PROGNOSIS AND PLAN OF CARE

다음의 결정된 목표를 유기적으로 계획한다:

- 가정, 지역사회, 레저활동을 개선하기 위한 안정성 회복
- 보행, 이동, 균형을 개선
- 보행보조장비 사용과 위험한 상황에서 보상적인 균형안정성 전략(compensatory balance safety strategies)을 사용해 낙상의 위험을 줄인다.
- 이차적인 손상의 위험을 줄인다.
- 지역사회활동에 참여하도록 회복
- 안정성의 개선
- 증상에 대한 자기관리를 개선

이러한 목표를 달성하기 위해선 환자에게 적절한 중재가 필요하다. 다음을 포함한다; 협응, 의사소통 그리고 기록; 환자/고객 관련 교육; 치료적 운동; 자가치료와 가정 관리에서의 기능적인 훈련; 일, 지역사회 그리고 여가 통합 또는 재통합에서의 기능적인 훈련; 보조기구와 장비의 적절한 처방, 적용 그리고 제작.

기능 제한과 장애가 지속될 수 있는 진행성 질환의 환자는 가이드(guide)가 필요하다. 평가의 결과는 이런 패턴에서 손상, 기능적 제한, 장애의 정황에 따라 예후가 다양하지만 적절한 기능을 한다. Barris씨는 10주 이상 8회의 치료가 예상된다(5번의 병원치료와 3번의 가정과 지역사회치료). 그는 지속으로 좋은 사회적 보조를 받아왔고, 가정운동프로그램을 잘 따라왔다. 환자는 손상이 증가되고 있지만, 비교적 건강한 편이다.

중재 INTERVENTIONS

선택된 중재에 대한 근거 RATIONALE FOR SELECTED INTERVENTIONS

자세 불안정은 파킨슨질환의 일차적인 증상으로 약에 최소한의 반응을 보인다.[109] 유연성감소와 장시간의 앉은 자세로 생긴 약화는 좁아진 기저면과 자세정위반응의 감소와 합쳐서 균형변화를 일으킨다. 보행변화는 운동감소증, 좁아진 보폭, 좁은 기저면, 방향전환의 어려움을 포함한다. 환자는 동시에 여러 일을 수행하거나 인지와 운동이 동시에 필요한 작업을 할 때 보행이 어렵다는 경험을 했다. 많은 환자들이 빈번한 낙상과 확실한 균형감소를 호소한다. 다차원운동(multidimensional exercise routine)은 균형감소, 운동성감소, 낙상위험 감소에 가장 효과적이라고 알려져 있다.[81]

후방돌진, 가속보행, 동결현상은 자주 파킨슨질환에서 보이는데 이런 변화에 맞서기 위해 보행훈련이 필요하다. 환자가 동작을 멈추게 되는 장소나 상황을 확인하는 것이 중요하다. 시각, 청각, 촉각, 운동감각(kinesthetic)을 통한 암시는 동결현상이 있을 때 모든 전략들에서 도움이 된다.[94,107,111] 적절한 환경 조정도 도움이 된다. 후방돌진은 머리 위에 손을 뻗거나, 문을 열거나, 몸에 대고 물건을 옮길 때 악화되어 불수의적인 후방 균형감소의 결과로 생긴다. 가속보행은 일반적으로 전방균형감소가 원인이며 보폭이 감소되고 보행속도가 조절되지 않아 발생한다.

많은 파킨슨환자들은 보행 시 최대한의 안전을 확보하기 위해 보조장비의 사용이 필요하다. 움직임을 멈추어줄 네발-후방 보행기(four-post walker)나 네발지팡이(quad canes) 같은 보조장비와 균형 불안정에 도움을 줄 분리된 동작 숙지가 필요하다. 많은 환자들이 swivel casters나 보행기 속도 조절이나 방향전환에 안정성을 주는 핸드 브레이크 같은 추가옵션을 갖고 있는 특별한 보행기에 도움을 받고 있다. 환자들은 가정과 지역사회에서 안전하게 보조장비를 사용하기 위해 보행훈련이 필요하다.

파킨슨질환이 진행함에 따라 환자들은 자주 운동좌절로 발전하고 파킨슨약에 대한 반응이 변한다. 약효의 on/off 기간은 각각의 약물 용량과 순환적인 상관관계가 있을 수 있고, 하루 동안내내 예상하기 어려울 수 있다. 운동좌절은 확실히 환자의 운동수준에 영향을 주고, 물리치료사의 중재가 하루 동안의 운동수행력의 변화에 맞춰서 조정되어야 한다. 검사와 중재는 가능한 하루 동안의 사이클에 맞게 이루어져야 하고, 약효의 on/off에 따른 환자의 기능적인 능력을 고려해서 전략을 제공한다.

협응, 의사소통 그리고 기록 COORDINATION, COMMUNICATION, AND DOCUMENTATION

치료과정동안 환자와 부인, 그리고 담당의사등과 많은 대화가 필요하다. 의료팀은 Barris씨에게 종합적으로 제휴된 재활팀의 이득을 소개하고, 적절한 팀원의 접근을 설명하고 확인할 것이다. 옷입기와 목욕할 때 어려움을 평가하기 위해 작업치료사에게 처방이 이루어지고, 보행중에 동결현상에 도움을 주는 율동적청각촉진(rhythmic auditory facilitation) 기술을 교육하기 위해 음악치료사에게 처방이 주어진다.[112,113] 제휴된 많은 팀들은 서로 환자의 우울증과 삶의 질에 대한 영향에 대해 토론하고 정보를 교환하고, 환자관리의 모든 내용은 문서화 된다.

환자/고객 관련 교육 PATIENT/CLIENT-RELATED INSTRUCTION

환자의 현재상태(균형감소와 낙상증가)에 대한 교육을 지속적으로 한다. 또한 부부에게 다음의 치료계획을 제공된다:

- ♦ 동결현상 때 움직임을 시작하기 위해
- ♦ 레저활동과 일상생활동작 동안에 균형을 위해 보상적인 운동전략을 통한 수행력 강화
- ♦ 바닥에서 일어서기할 때 적절한 신체기전과 관련된 시범, 교육, 훈련
- ♦ 동결현상과 후방돌진이 주로 일어나는 상황과 위험요인 교육

치료적 운동 THERAPEUTIC EXERCISE

- ♦ 균형, 협조성, 그리고 민첩성 훈련
  - ● 보행 훈련(drill)
    - ■ 장애물 주변 보행이나 장애물 넘기
    - ■ 옆으로 걷기(side stepping)
    - ■ 180° 방향 전환
  - ● 균형연습(practice balance challenges)
    - ■ 푹신한 바닥에 서기
    - ■ 손 뻗기
    - ■ Exercise ball에서 앉은 자세 활동
  - ● 후방돌진의 원인이 되는 과제중심활동
    - ■ 물건 옮기기
    - ■ 문 열기
    - ■ 머리 위로 손 뻗기
    - ■ 분리된 집중 과제(divided attention task)(예, 지갑이나 호주머니에서 열쇠를 찾아 문을 따고 열기)
    - ■ 욕실 세면대나 부엌에서 방향전환해 나오기
- ♦ 신체 기전과 자세 안정화
  - ● 환자 낙상후 보조를 제공하기 위한 부인의 자세와 방법 교육
  - ● 환자와 부인에게 지면에서 일어나는 가장 안전한 방법을 소개
  - ● 부인에게 이동벨트(transfer belt)사용법을 소개
  - ● 자세 조절 훈련과 지속적인 가슴 신장
- ♦ 유연성 운동
  - ● 준비운동(warming up) 후에 뒤네갈래근과 종아리근육을 신장하고, 심호흡과 30~60초간 유지를 통해 천천히 안전하게 수행한다.
- ♦ 보행과 이동 훈련
  - ● 바퀴달린 보행기를 사용하여 안전하게 돌기, 후진하기, 야외에서 보행, 경사로 훈련
  - ● 가속보행을 조절할 핸드브레이크가 있는 보행기 훈련
  - ● 의자가 있거나 없는 보행기를 사용방법 교육
  - ● 보행패턴과 동결현상을 개선하기 위한 감각강화암시(sensory enhancement cues)(시각, 청각, 촉각, 운동감각)
    - ■ 일상생활동작 동안 보폭과 보행속도 개선하기 위

해 청각암시에 도움을 줄 수 있는 휴대용 메트로놈을 사용
    - 환자가 동결상태에 있을 때 환자를 보조할 수 있게 부인에게 적절하게 암시전략을 사용하는 방법을 교육(예, 움직임을 단계별로 나누어)
  - 보행을 위해서 보상적이고 집중적인 전략을 약효가 on과 off 상태 동안으로 나누어 디자인한다.[90]
- 이완(relaxation)
  - 동결현상에서 이완이 될 때 움직임을 강화하도록 시도한다.
  - 이완을 강화하고 움직임의 시작을 보조할 시각화전략
- 근력, 힘 그리고 지구력 훈련
  - 하지의 체중부하와 선자세 유지를 위한 현재의 근력강화운동을 조정한다.
    - 엉덩이 흔들기(Hip rocks/clocks)
    - 발가락 들기
    - 한발로 서기
    - 엉덩관절 외전과 신전
  - 자세변동을 회복하기 위한 코어근육의 지속적인 강화

자가치료와 가정 관리에서의 기능적인 훈련
FUNCTIONAL TRAINING IN SELF-CARE AND HOME MANAGEMENT

- 자가치료
  - 침상 운동과 이동훈련을 위한 일상생활동작훈련
  - 일반 일상생활동작과 레저를 하는 동안 안정성자각훈련
  - 옷입기할 때 앉아서 하기
  - 머리위로 손뻗기, 문열기, 물건 옮기기 할 때 맞균형전략(counterbalancing strategies) 사용
- 가정관리
  - 일반 일상생활동작과 수단적 일상생활동작(IADL) 동안에 안정성자각훈련
  - 실내 문턱에 테이프로 표시하여 시각적인 암시를 통한 동결현상을 감소시킨다.
  - 동결현상을 감소시키며 목표에 도달하는 움직임을 촉진하기 위해 침대, 의자, 변기 앞에 X표를 해 놓는다.

일, 지역사회 그리고 여가 통합 또는 재통합에서의 기능적인 훈련
FUNCTIONAL TRAINING IN WORK, COMMUNITY, AND LEISURE INTEGRATION OR REINTEGRATION

- 지역사회
  - 보조장비를 사용하여 지역사회 활동 참여와 지역사회 보행
  - 지역사회 모임에 일찍 도착하고 군중들이 복잡하지 않을 때까지 기다렸다가 보행한다.
  - 약속이나 지역사회활동은 약효가 있을 때 계획한다.
  - 관절보호하기 위해 무릎이나 팔꿈치에 보호대를 사용한다.
- 여가
  - 일반 여가활동시에 안정성자각훈련
    - 여행 중에 낙상이 일어나지 않게 물건을 옮기는 방법
    - 여행 목적지에 장애인이 이용하기 쉬운 방으로 예약하기
    - 여가시 보행기나 기타 적응장비 사용하기

보조 장비의 적절한 처방, 적용과 제작
PRESCRIPTION,APPLICATION, AND, AS APPROPRIATE, FABRICATION OF DEVICES AND EQUIPMENT

- 샤워장에 안전손잡이(safety grab bar)와 의자(bench seat)를 설치한다.
- 특수한 핸드브레이크와 의자(bench seat)가 달린 회전 보행기(swivel walker) 사용
- 뒤쪽 균형감소때문에 발생하는 후방돌진을 줄이기 위해 문에 안전손잡이 설치

예상 목표와 기대 결과
ANTICIPATED GOALS AND EXPECTED OUTCOMES

- 손상에 미치는 영향
  - 바퀴달린 보행기를 사용하여 지역사회 보행의 안정성과 안전성을 개선한다.
  - 가정운동프로그램을 올바르게 조정한다.
  - 운동변동시에 약효의 on과 off에 따라 디자인된 적절한 보상전략의 사용
- 기능적인 제한에 미치는 영향

- 돌기, 뻗기, 물건 옮기기, 문열기시에 균형감소를 줄이고, 안전성 개선

♦ 장애에 미치는 영향

- 부부는 집에서 멀리 여행을 할 때 보상전략을 자각할 수 있게 말로 표현을 많이 한다.
- 자가치료, 가정관리, 지역사회, 여가, 작업의 수행력 수준을 개선한다.
- 부인이 환자를 보조할 때 음성암시전략을 사용한다.

♦ 위험 감소/예방

- 환자 교육을 통해 낙상의 위험의 줄이고 동결현상, 가속보행, 후방돌진을 최소화하기 위한 안전보상전략을 이용한다.
- 환자와 부인은 동결현상과 후방돌진이 증가하는 잠재적인 위험상황을 확인하고, 위험을 줄이기 위해 환경적인 조정이 필요하다.
- 바닥에서 환자를 이동하는 안전성을 개선하고, 올바른 신체기전의 사용을 부부에게 교육한다.
- 낙상손상의 감소시키기 위해 관절보호대를 사용한다.

♦ 사회 자원에 대한 영향

- 대화는 위험감소와 예방을 강화한다.
- 환자의 건강에 따라 임상적 결정(decision making)을 강화하고, 환자와 가족, 기타 보호자 등에 의해 알아낸 건강관리 정보를 사용한다.
- 전체 환자관리에 관한 내용은 문서화하고 APTA's *Guidelines for Physical Therapy Documentation*.[78] 을 따른다.

♦ 환자/고객 만족

- 제공된 접근, 가능성, 서비스는 환자에게 맞는 것이야 한다.
- 치료는 환자, 가족, 기타 건강관리전문가와 함께 협조되야 한다.
- 진단, 예후, 중재에 대한 지식을 환자와 가족들이 이해하고, 예상목표와 기대회복을 높힌다
- 필요할 때라면 언제라도 기타전문가에게 의뢰할 수 있다.

재검사 REEXAMINATION

재검사는 환자의 3번째 치료 에피소드에 따라 수행된다.

퇴원 DISCHARGE

Barris씨는 8번의 방문 물리치료로 목표에 도달하여 치료종료하였다. 환자는 일생 동안 다양한 증세에 대한 치료를 받아야 한다. 환자와 부인은 새로운 증세가 나타날 때 물리치료 중재와 재검사 위해 물리치료사 방문을 요청하는 방법을 교육 받았다.

심리적인 면 PSYCHOLOGICAL ASPECTS

정서와 감정은 파킨슨질환으로 영향을 받는다.[114] 우울증, 불안, 무관심(apathy)은 증상의 일부로 알려져 있다. 이러한 정신적인 측면들은 긴 중재 프로그램동안에 알아내고, 고려하는 것이 중요하다.

사례 연구 #1D: 파킨슨질환 5 단계

Stage 5 Parkinson`s Disease

Barris씨는 현재 79세의 남성으로 16년 전에 파킨슨질환으로 진단받았다. 그는 현재 사용하는 휠체어가 불편하고, 부동증후군(immobility)으로 물리치료실에 내원하였다.

물리치료사 검진 PHYSICAL THERAPIST EXAMINATION

중요: 이 환자의 이전 에피소드는 기록되어 있으며, 변화사항만 기록

병력 HISTORY

♦ 일반적인 인구학: Mr. Barris씨는 79세의 남성이다.

♦ 사회력: 부부는 2년 전에 시카고에서 미네폴리스에 사는

딸의 집 근처로 이사했다.

- 생활 환경: 부부는 미네폴리스 외곽에 노인생활지원주택(assisted living apartment)에 살고 있다. 매일 생활지원주택 직원들로부터 아침과 저녁 치료, 목욕, 투약 서비스를 받는다. 부인은 서비스가 제공되지 않는 시간에 환자를 보조한다. 부인은 필요할 때 식사를 보조한다.
- 일반적인 건강 상태
  - 일반적인 건강 인식: 환자의 건강상태나 삶의 질이 전체적으로 감소되어, 레저나 여행이 어려워졌고, 대화가 힘들고, 체중감소와 삼킴장애를 보인다.
  - 신체적 기능: 환자는 이동시 보조가 필요하다. 현재 짧은 거리만 휠체어로 이동가능하고, U-step 보행기를 사용해 화장실을 이용하며, 하루에 두 번 한 명의 보조인력이 투입된다. 그는 요실금이 있다.
  - 심리적 기능: 환자는 단기기억이 점차 감소하고, 확실한 정신완서(bradyphrenia)를 보인다. 그는 현재 혼돈(confusion)증세가 있고, 부인은 환자가 밤에 환시(visual hallucination)가 보인다고 한다.
  - 역할 기능: 남편과 아버지의 역할이 줄어들어 부인과 딸이 재정관리 등 기타 의사결정을 한다.
  - 사회적 기능: 환자는 점차 고립되어 사회적 접촉이 줄었고, 다른 사람과 대화가 어렵다. 부부는 지역사회 모임에 거의 참석하지 못한다. 이 지역으로 이사오기 2년 전에는 교회활동이 매우 활동적이었지만, 그 뒤로는 잘 못하고 있다.
- 의학/외과적 병력: 그는 16년 전에 파킨슨질환으로 진단을 받았다. 5년 전에 오른쪽 엉덩관절 골절로 개방정복내부고정[open reduction internal fixation(ORIF)]수술을 받았다. 지난 4개월간 12파운드의 체중이 감소하였다.
- 이전 입원: 36세에 막창자꼬리절제술을 받았고, 67세에 장폐쇄로 수술, 68세에 왼쪽 무릎 TKR 수술, 74세에 오른쪽 엉덩관절 골절로 ORIF을 받았다.
- 이전에 존재하는 의학적 그리고 다른 건강과 관련된 상태: 환자는 우울증, 약으로 조절하는 기립성저혈압, 이동이나 보조 보행시 현기증을 가끔 호소하고, 혼돈, 환시가 보인다. 지난 6주 전부터 Seroquel의 투약으로 인지의 변화는 개선되었다.
- 현재 상태/주호소: 그는 부동증후군이 증가하고, 혼자서는 자세변경이 어렵다. 환자의 꼬리뼈(coccyx) 부위에 발적의 치료보조를 위해 방문한 생활지원주택의 직원이 발견하였다. 현재 사용하는 휠체어가 불편하다고 호소한다.
- 기능적인 상태와 활동수준: 환자는 침상이동, 의자이동, 화장실이동시에 생활지원주택 직원의 보조가 필요하다. 현재 U-step 보행기를 이용하여 10~20보 정도의 보행이 가능하고, 침상, 휠체어, 화장실 사이를 이동하는 동안 보조가 필요하다. 환자는 대부분의 시간을 휠체어에 앉아 있고, 휠체어로 주로 이동하며 틈틈히 휠체어를 눕혀서 잠시 휴식을 취한다. 1~2시간 정도 휠체어에 타고 있으면 등과 무릎에 통증이 있다고 자주 호소한다. 그는 휠체어 밀기가 어려워 보조가 필요하다. 부인은 발작성 혼돈(episodic confusion)과 환시때문에 항시 환자와 모든 시간을 같이 보내고, 보조자 역할에 스트레스와 피로를 느끼고 있다. 좌식 라이프스타일로 TV시청과 클래식 음악감상을 주로 한다.
- 약물: Carbidopa/levodopa, Proamatine, Seroquel

시스템 재검토 SYSTEMS REVIEW

- 심혈관/폐
  - 혈압(BP)
    - 앉은자세: 110/62 mmHg
    - 선자세: 100/54 mmHg
  - 심박수(HR): 60 bpm, 규칙적
  - 호흡수(RR): 18 bpm
- 외피계
  - 반흔형성 상태: 잘 치료된 복부 절개 흉터와 왼쪽 무릎에 인공관절치환술 절개 흉터, 오른쪽 엉덩관절 흉터.
  - 피부색: 꼬리뼈 부위에 압박으로 인해 발적과 발작성 요실금으로 샅(perineal)부위에 발적
  - 피부 상태: 꼬리뼈 부위에 압박으로 생긴 발적이 있으나 피부는 정상
- 근골격계
  - 전체적인 관절가동범위
    - 목과 척추의 유연성 감소
    - 근육 강직(rigidity)으로 모든 팔다리에 제한
  - 전체적인 근력: 전신 약화와 중간에서 중증의 강직으로 부동증후군

- 전체적인 대칭
  - 확실하게 증가된 거북목, 흉추 후만, 오른쪽 앞쪽으로 기운 몸통, 엉덩관절과 무릎관절 굴곡
  - 휠체어에 앉아 있을 때 눈맞춤(eye contact)이 어렵다.
- 키: 175 cm
- 몸무게: 69.85 kg

♦ 신경근계
- 균형: 지지없이는 설 수 없고, 다수의 낙상을 입음
- 보행, 이동 그리고 변화
  - 환자는 U-step 고정기를 사용해서 짧은 거리만 보행가능
  - 자주 동결현상이 있고, 기억감소와 인지변화로 효과적인 암시전략을 사용하기 어렵다.
  - 그는 이동벨트(transfer belt)가 필요하고, 자주 균형이 감소되어 보행시에 한 사람의 보조가 필요하다.
  - 이동시 주로 휠체어를 사용한다.

♦ 의사소통, 감정, 인지, 언어, 학습 유형
- 목소리 볼륨이 줄어들고, 안면표정이 없음
- 언어가 자주 지적이지 않다
- 심한 단기기억감소, 정신완서, 발작성 혼돈, 환시로 인지가 떨어짐
- 학습 유형
  - 기억감소와 혼돈으로 자주 반복과 암시를 줘야 한다. 단순한 한 단계의 시범은 따라 한다.
  - 부인은 문서화된 프로그램을 선호한다.

검사와 측정 TESTS AND MEASURES

♦ 각성, 집중, 그리고 인식
- 단기기억 감소
- 심해진 정신완서
- 혼돈과 환시
- 간이정신상태검사(MMSE)[115,116]는 노인의 인지손상을 선별 검사하는 평가 도구로 많이 사용하고, 짧은 시간 안에 가능하다.
  - 인지기능의 5가지 분야를 평가하는 11개 문항으로 되어있다: 지남력, 기억등록, 주의집중 및 계산, 기억회상, 언어 관련 능력.(www.minimental.com/MSRS을 참조)
  - 최대점수는 30점, 23점보다 낮으면 인지손상을 의심할 수 있다.
  - 환자 점수
    - ▸ 지남력: 6/10
    - ▸ 기억등록: 2/3
    - ▸ 주의집중과 계산: 2/5
    - ▸ 기억회상: 1/3
    - ▸ 언어: 5/9
    - ▸ 전체점수: 15/30

♦ 보조 및 적용 장치:
- 역 브레이크(reverse brake) 장치가 있는 U-step 고정기 사용
- 수동 표준형 휠체어
- 표준 3인치 높이의 비닐커버 방석

♦ 인체 공학과 신체 기전
- 부인과 딸, 생활지원주택의 직원의 보조시에 환자의 자세정렬은 바르지 않았고, 밤에 침대에서의 자세도 좋지 않았으며 휠체어 사용 중 주기적인 자세 교정은 적절하지 않았다.

♦ 보행, 이동 그리고 균형
- 환자는 짧은 거리(10~20보)만 동결 레이저 보상장비(freezing laser light compensation device)와 역 브레이크 장치가 있는 U-step 고정기를 사용해서 보행이 가능하다.
- 보행시 굴곡된 엉덩관절과 무릎관절로 기저면은 줄었고, 짧게 끌며, 발끝으로 보행하는 경향이 있다.
- 환자는 보행시 자주 동결현상이 보였고, 침대나 변기에 앉아 돌기가 어려웠다.
- 자주 균형이 감소되어 보행할 때 한 명의 보조자가 중간 정도의 보조를 해야한다.
- 이동시 수동식 휠체어를 주로 사용한다.

♦ 외피계의 통합성
- 휠체어에 한 시간정도 앉아 있으면 꼬리뼈 부위에 발적이 생김
- 현재 물집이나 기타 피부 소견은 없음
- 요실금으로 샅(perineal)부위에 피부 발적

♦ 운동 기능

- 파킨슨병 장애 평가척도(the Unified Parkinson's Disease Rating Scale(UPDRS) motor section scores)[21]
  - 언어(speech): Grade 3= 분명한 손상, 이해하기 어려움
  - 안면표정(facial expression): Grade 4= 안면표정이 전혀 없고, 입술이 1/4인치 정도 벌려있다.
  - 안정 시 진전(tremor at rest)
    - ▶ 오른쪽 상지(RUE): Grade 1= 약간 드물게
    - ▶ 오른쪽하지(RLE): Grade 0= absent
    - ▶ 왼쪽상지(LUE): Grade 3= 대부분의 시간에서 중간 정도의 크기
    - ▶ 왼쪽하지(LLE): Grade 2= 경증 크기(amplitude)로 지속적인 떨림이나 간헐적인 중간 정도 떨림
  - 손의 활동 혹은 자세성 진전: Grade 2= 활동 시 중간 정도의 크기
  - 강직(rigidity)
    - ▶ 오른쪽 상지(RUE): Grade 4= 중증이고 ROM이 어렵다.
    - ▶ 오른쪽 하지(RLE): Grade 4= 중증이고 ROM이 어렵다.
    - ▶ 왼쪽 상지(LUE): Grade 4= 중증이고 ROM이 어렵다.
    - ▶ 왼쪽 하지(LLE): Grade 4= 중증이고 ROM이 어렵다.
  - 손가락 두드림(finger taps): Grade 4= 작업을 거의 수행할 수 없을 정도
  - 손 움직임(hand movements): Grade 3= 심한 손상으로 움직임 시작 시 자주 주저하고, 움직임의 진행이 멈춘다.
  - 손 교대로 빠르게 움직이기(rapid alternating movements of hands): Grade 4= 작업을 거의 수행할 수 없을 정도
  - 다리 민첩성(leg agility)
    - ▶ 오른쪽 하지(RLE): Grade 4= 작업을 거의 수행할 수 없을 정도
    - ▶ 왼쪽 하지(LLE): Grade 4= 작업을 거의 수행할 수 없을 정도
  - 의자에서 일어서기(arising from chair): Grade 4= 도움없이는 일어설 수 없다
  - 자세: Grade 4= 확실히 굴곡된 비정상적인 자세
  - 보행(gait): Grade 3= 심한 보행 장애로 보조가 필요
  - 자세 안정성(postural stability): Grade 4= 보조 없이는 설 수 없다.
  - 운동완서나 운동감소증(body bradykinesia and hypokinesia):Grade 4= 확실한 느림과 감소 혹은 운동의 크기 감소

♦ 근 수행력
- 운동불능증과 심한 근육 강직, 전신 약화로 침상이나 휠체어에서 체중이동이나 자세변화를 혼자서 할 수 없다.
- 휠체어에서 일어날 때에도 한 사람이 중간 정도의 보조를 해주어야 한다.
- 신체적 지지없이는 서 있을 수 없다.
- 욕실에서는 손잡이를 잡고 보조해서 서 있거나 이동해야 한다.

♦ 통증
- 휠체어에 앉아있는 동안 목, 허리, 무릎에 통증
- 인지상태가 주관적인 0~10점 NPS를 사용하는데 방해가 된다.
- 부인은 환자가 하루에도 몇번씩 휠체어에 앉아 식사하는 중이나 식사후에 통증을 호소한다고 말한다.
- 환자를 이동하려고 할 때에 체중이 실리거나 선자세를 취하게 되면 엉덩관절과 무릎에 통증을 호소한다.

♦ 자세
- 사진평가나 휠체어에 앉은 자세를 보면, 확실하게 거북목 모양 증가, 흉추 후만, 몸통 굴곡되었고, 오른쪽으로 확연히 기울어져 있다.
- 앉아있거나, 대화, 외부환경과 상호작용시 눈맞춤이 나쁘다.
- 종종 낮에 휠체어에서 거북목 자세로 졸기도 하는데 나쁜 자세를 만든다.
- 나쁜 앉은 자세는 삼킴장애를 악화한다.
- 앉은 자세로 모든 자세가 유지되어 선자세는 엉덩관절과 무릎관절이 굴곡되어 있다.

- 관절가동범위
  - 엉덩관절과 무릎관절은 굴곡 구축이 되어 보조한 선 자세에서 완전히 신전할 수 없다.
    - 양쪽 엉덩관절 굴곡근 긴장(양쪽 20° 굴곡 구축)
    - 양쪽 뒤네갈래근 긴장(양쪽 30° 굴곡 구축)
  - 모든 팔다리에 심한 근육 강직
- 자가치료와 가정 관리
  - 일반적인 프로토콜이 부족하고, 환자의 이동을 직접 돕는 사람과 암시를 주는 사람이 각각 달라서 계속 환자를 무능력하게 만든다.
  - 가족 구성원과 직원은 서서돌기이동(pivot transfer)으로 환자를 옮길 때, 환자가 자주 무릎 통증을 호소하여 돌기가 어렵다.
  - 환자는 자주 전동 리프트 의자(electric lift chair)에 누워 있는다.
  - 부인과 직원들은 환자의 자세변경, 침상활동, 화장실 이용에 보조를 해야한다.
  - 부인이 나이가 들고, 골다공증과 관상동맥질환을 갖고 있어 점차적으로 보조가 어려워지고 있다.

평가 EVALUATION

79세 남성인 Barris씨의 병력과 이전에 나타난 위험요인들로 파킨슨질환으로 진단받았다. 물리치료사의 평가결과 파킨슨질환이 5단계로 진행하고 있다(Heohn and Yahr 척도에 기초). 환자는 심한 강직으로 혼자서는 자세변경, 이동, 보행이 불가능하고, 피부 손상 등 이차적인 손상의 위험이 보인다. 기립성저혈압, 통증, 인지장애도 나타났다.

진단 DIAGNOSIS

Barris 씨는 파킨슨질환 5단계로 진단 받았고, 목, 허리, 엉덩관절, 무릎에 통증이 있다. 그가 가진 손상: 각성, 집중, 그리고 인식; 인체 공학과 신체 기전; 보행, 이동 그리고 균형; 외피계의 통합성; 운동 기능; 근 수행력; 자세; 그리고 관절가동범위. 그는 자가치료와 가정관리, 작업 등에서 기능적인 제한을 가지고 있다. 그는 보조장비가 필요하다.

Barris씨의 사례에서, 심한 강직으로 피부관련 질환이 생길 위험이 있고, 혼자서 자세변동이 불가능한 점은 최우선적인 문제이다. 검사 중에 확인된 새로운 증세에 대한 중재가 필요하다. 물리치료사는 무엇이 필요한지를 고려해서 중재의 방법과 적용을 변경해야 한다. 확인된 손상과 기능 제한은 예후와 치료계획에 적용될 것이다.

예후와 치료계획 PROGNOSIS AND PLAN OF CARE

다음의 결정된 목표를 유기적으로 계획한다:

- 피부계통의 완전성 개선
- 새로운 앉기 시스템(seating system) 확보
- 환자, 보호자, 직원들에게 자세잡기, 신체기전, 환자이동 기술을 교육
- 피부계통질환의 위험성을 감소
- 앉은 자세에서 지구력 증가

이러한 목표를 달성하기 위해선 환자에게 적절한 중재가 필요하다. 다음을 포함한다; 협응, 의사소통 그리고 기록; 환자/고객 관련 교육; 치료적 운동; 자가치료와 가정 관리에서의 기능적 훈련; 일, 지역사회 그리고 여가 통합 또는 재통합에서의 기능적 훈련; 보조기구와 장비의 적절한 처방, 적용 그리고 제작.

기능 제한과 장애가 지속될 수 있는 진행성 질환의 환자는 가이드(guide)가 필요하다. 평가의 결과는 이런 패턴에서 손상, 기능적 제한, 장애의 정황에 따라 예후가 다양하지만 적절한 기능을 한다. Barris씨는 30일 이상 4회의 치료가 예상된다. 그는 지속적으로 좋은 사회적보조를 받아왔고, 가정운동프로그램을 잘 따라왔다. 인지기능손상, 삼킴장애 때문에 합병증의 위험이 점차 커지고 부동증후군도 증가하였다. 건강관리팀은 완화치료모델(palliative care model)을 사용하여 환자를 관리할 것이다.

중재 INTERVENTIONS

선택된 중재에 대한 근거 RATIONALE FOR SELECTED INTERVENTIONS

파킨슨질환이 진행됨에 따라 신체적 기능과 인지상태에

중요한 결핍이 발생한다.[117,118] 완화치료모델은 파킨슨환자에게서 주로 보이는 복잡한 증상을 관리하기 위해 제시되어왔다. 이 모델에서는 환자와 보호자들의 삶의 질을 최대한 도와주기 약물적인 중재와 비약물적인 중재가 필요하다. 완화치료모델에서의 물리치료는 환자의 안전, 편안감과 보호자의 지원에 초점을 맞춘다.

부동증후군이 증가함에 따라 피부의 완전성에 위험이 증가한다. Margolis와 연구자들은 파킨슨질환자에서 욕창의 위험이 증가됨을 보고하였다. 욕창과 관련된 사망도 같은 나이의 일반인보다 파킨슨질환자가 높게 나타났다.[121] 적절한 앉기시스템과 주기적 자세변경은 이런 위험을 확실하게 줄여준다.

환자의 유연성과 편안감을 최대화하기 위해 보호자에게 간단한 보조운동프로그램을 교육하는 것도 중요하다. 이런 운동은 쉽게 매일 보호자에 의해 수행되야 하고 보호자가 스트레스를 받아서는 안된다. 이런 운동에는 옷입기나 목욕시 몇번의 팔, 다리 운동과 손잡이를 잡고 서서 하지의 체중이동 등으로 환자이동 기술을 높여준다. 레크레이션(공던지기, 공받기, 원예치료, 음악치료)은 운동프로그램의 일부로 성공적으로 사용된다.

노인이 환자를 간병하거나 환자가 만성병인 경우 보호자의 사고 위험이 높다. 물리치료사에 의한 적응 장비의 사용법, 적절한 신체기전, 환자이동 교육은 보호자의 사고 위험을 줄일 수 있다. 보호자의 건강, 스트레스관리, 지원서비스에 대한 교육과 평가가 적절하게 있어야 한다.

협응, 의사소통 그리고 기록
COORDINATION, COMMUNICATION, AND DOCUMENTATION

치료과정동안 환자와 부인, 그리고 담당의사 등과 많은 대화가 필요하다. 의료팀은 Barris씨에게 종합적으로 제휴된 재활팀의 이득을 소개하고, 적절한 팀원의 접근을 설명하고 확인할 것이다. 삼킴장애의 중재를 위해 언어병리학자, 부인의 지원하기 위한 사회사업가, 환자와 부인의 신앙생활을 위한 전담목사에게 적절한 처방이 주어질 것이다. 제휴된 많은 팀들은 서로 환자의 우울증과 삶의 질에 대한 영향에 대해 토론하고 정보를 교환하고, 환자관리의 모든 내용은 문서화 된다.

환자/고객 관련 교육
PATIENT/CLIENT-RELATED INSTRUCTION

환자의 현재상태(장애와 피부계통 질환의 위험 증가)에 대한 교육을 지속적으로 한다. 또한 부부에게 다음의 치료계획을 제공된다:

- 환자 자세변경을 보조하기 위한 계획을 통해 수행력 강화
- 부인, 딸, 직원에게 새로운 자세와 앉기시스템에 관련된 위험 요소과 중재계획을 교육한다.
- 환자의 자세변경, 보행, 이동을 보조할 때 적절한 신체기전을 부인, 딸, 직원에게 교육한다.

치료적 운동 THERAPEUTIC EXERCISE

- 신체 기전과 자세 안정화
  - 환자의 자세변경, 보행, 이동을 보조할 때 적절한 신체기전을 부인, 딸, 직원에게 교육한다.
- 유연성 운동
  - 하루에 두번 보조 ROM 운동
  - ROM을 증가시키기 위한 레크레이션활동(단순한 게임 같은) 혹은 음악을 이용한다.
- 보행과 이동 훈련
  - 하루에 여러 번 부인, 딸, 직원들이 환자에게 짧은 음성암시를 주어 보행을 보조한다.
  - 보행동안 이동벨트를 사용한다.
- 근력, 힘 그리고 지구력 훈련
  - 손잡이 잡고 선자세를 보조하고 체중이동을 시켜 하지의 근력 강화

자가치료와 가정 관리에서의 기능적인 훈련
FUNCTIONAL TRAINING IN SELF-CARE AND HOME MANAGEMENT

- 자가치료
  - 자세변경, 환자이동, 보조장비를 이용한 보행시에 사고 예방과 감소
  - 일반 일상생활동작 시에 안정성 자각훈련
  - 서서돌기이동(pivot transfer) 동안 환자의 무릎에 회전력을 감소시키기 위한 이동보조용품(pivot disc)의 사용

- 보조제공자들에게 적절한 신체기전 교육

일, 지역사회 그리고 여가 통합 또는 재통합에서의 기능적인 훈련
FUNCTIONAL TRAINING IN WORK, COMMUNITY, AND LEISURE INTEGRATION OR REINTEGRATION

♦ 지역사회
- 생활지원주택에 기거하는 동안 환자의 앉기 지구력과 편안감을 증가시킨다.

보조기구와 장비의 적절한 처방, 적용 그리고 제작
PRESCRIPTION,APPLICATION, AND, AS APPROPRIATE, FABRICATION OF DEVICES AND EQUIPMENT

♦ 피부계통에 위험을 줄이고 휠체어 자세의 개선을 위해서 방석을 포함한 앉기시스템을 개발
♦ 기울기가 조절되는 등받이, 책상 타입의 팔받침, 높이조절 다리받침 등 휠체어를 조정한다.
♦ 가족과 직원에게 환자이동의 안전성과 편안감을 주기 위해 이동보조용품의 사용을 교육

예상 목표와 기대 결과
ANTICIPATED GOALS AND EXPECTED OUTCOMES

♦ 손상에 미치는 영향
- 휠체어 조정을 통해 최적의 관절 정렬과 자세 취하게 한다.
- 새로운 젤타입의 방석을 사용하여 압박을 줄이고 자세변경을 스케줄에 맞게 시행한다.
- 3~4시간 동안 휠체어 앉은 후에도 피부발적이 생기지 않게 한다.

♦ 기능적인 제한에 미치는 영향
- 현재 앉기시스템을 조정하여 외부환경과의 상호작용과 눈맞춤을 개선한다.
- 가족들과 직원의 지속적인 암시전략과 기본관리를 통해 관리에 참여를 강화한다.
- 휠체어 조정을 통해 식사와 삼킴 자세를 개선한다.
- 환자이동시 이동보조용품을 사용하여 안전성과 관절의 편안함을 개선한다.

♦ 장애에 미치는 영향
- 휠체어에 앉기는 3~4시간 정도 가능하고, 생활지원주택에서 선택한 활동에 참여를 늘린다.

♦ 위험 감소/예방
- 앉기시스템과 자세변경 스케줄을 통해 피부 질환의 위험 요인을 줄인다.
- 환자, 가족, 직원을 위한 지속적인 케어 계획과 암시를 통해서 자세변경, 이동, 보행동안에 안전성과 신체기전을 개선한다.

♦ 사회 자원에 대한 영향
- 제휴하고 있는 건강관리팀과 생활지원주택의 직원들은 대화를 통해 위험감소와 예방을 촉진한다.
- 완화치료를 위한 임상적 결정(decision making)은 환자와 가족, 기타 보호자 등에 의해 알아낸 건강관리 정보를 사용한다.
- 전체 환자관리에 관한 내용은 문서화하고 APTA's *Guidelines for Physical Therapy Documentation*.[78]을 따른다.

♦ 환자/고객 만족
- 제공된 접근(access), 가능성(availability), 서비스(service)는 환자에게 맞는 것이야 한다.
- 치료는 환자, 가족, 기타 건강관리전문가와 함께 협조되야 한다.
- 진단, 예후, 중재에 대한 지식을 환자와 가족들이 이해하고, 예상목표와 기대회복을 높힌다.
- 필요시에는 언제든지 기타 전문가에게 의뢰한다.
- 웰빙의 느낌을 준다.

재검사 REEXAMINATION

재검사는 치료 에피소드에 따라 수행된다.

퇴원 DISCHARGE

Barris씨는 30일 동안 4번의 물리치료로 목표에 도달하여 치료를 종료하였다. 환자와 부인은 새로운 증세가 나타날 때 물리치료 중재와 재검사 위해 물리치료사 방문을 요청하는 방법을 교육 받았다.

심리적인 면 PSYCHOLOGICAL ASPECTS

많은 환자들이 오랜 기간 좀 더 관리가 용이한 거주치료 시설로 들어간다. 이런 변화는 사회활동과 지원시스템에서 환자와 보호자를 격리시켜 파탄에 이르게 한다. 수많은 책임감이 보호자를 압박한다. 보호자를 위한 휴식과 지원이 보호자의 스트레스를 줄인다. 중재 계획안에 이러한 문제를 관리할 수 있는 적절한 서비스 고려하는 것이 중요하다.

사례 연구 #2:

다발성경화증

Multiple Sclerosis

Linda Bernard 부인은 53세의 여성으로 12년 전에 다발성경화증 진단을 받았고, 최근에 근육 약화, 균형 감소, 어지럼증이 증가하고 있다.

물리치료사 검진 PHYSICAL THERAPIST EXAMINATION

병력 HISTORY

- ♦ 일반적인 인구학: Linda Bernard 부인은 53세의 백인 여성이며, 오른손을 주로 사용한다.
- ♦ 사회적 병력: Linda Bernard 부인은 그녀의 친구와 딸과 함께 산다. 3명의 자녀가 있다(같이 살지 않는 28세와 23세 딸들 같이 살고 있는 10세의 딸이 있다). 그녀는 현재 이혼한 상태이고, 전남편은 그녀의 가족생활에 무관심하다.
- ♦ 고용/일: 그녀는 일주일에 4번, 하루에 4시간씩 간호사로 근무한다. 나머지 시간은 장애에 집중한다.
- ♦ 생활 환경: 그녀는 농장스타일주택(ranchstyle house)에 살고 있다. 건물입구에 레일이 있는 2개의 계단이 있고, 집안에는 6계단이 2군데에 있다.
- ♦ 일반적인 건강 상태
  - 일반적인 건강 인식: 그녀는 현재 본인의 건강상태로 fair에서 good 정도로 인지하고 있다.
  - 신체적 기능: 그녀는 점차 비활동적이고, 약화가 심하지고, 피로를 잘 느낀다고 한다. 현재 아무런 보조장비를 사용하지 않지만, 자주 낙상을 경험하였다. 그녀는 왼쪽 발이 무겁고 끌려서 이런 증세가 있다고 말한다. 그녀는 식료품점에서 쇼핑할때, 카트에 의존하여 장을 본다. 아직은 어려움없이 청소, 접시닦기, 빨래를 할 수 있다. 그러나 보다 심한 작업은 어렵다. 그녀는 넘어지지 않고 보행할 수 있게 좀 더 근력이 좋아지고, 지구력이 나아지길 바란다. 그녀는 자녀들에게 계속적으로 활동적인 부모이고 싶어한다.
  - 심리적 기능: 그녀는 우울증을 심하게 느끼고, 자주 울고 싶다고 한다. 자살충동은 없다고 한다.
  - 역할 기능: 엄마, 친구, 주부, 피고용인, 지역사회 구성원으로서 역할을 하고 있다.
  - 사회적 기능: 그녀는 그녀의 친구와 본인의 어린 딸과 살고 있다. 본인의 사회활동과 딸의 등하교, 댄스, 축구교실에 보낼 때 자동차 운전을 한다. 그녀는 딸의 학교에 학부모회에 적극적으로 참여하고 있고, 공연, 음악, 영화를 즐긴다.
- ♦ 사회/건강 습관: 그녀는 20년 동안 흡연을 했지만, 지난 2년 동안은 금연하였다. 술은 사교적으로 적당히 마시며(social drinker), 약물남용의 경험은 없다.
- ♦ 가족력: 그녀는 28세, 23세, 10세 세명의 딸이 있다. 가족 모두 건강에 문제가 있는데 큰애는 고혈압, 둘째는 결핵노출(tuberculosis exposure)이 있었고, 막내는 천식이 있다. 그녀의 부모는 둘다 70대이고 어려운 가족상황이다. 부모는 근처에 살고 있으나 보조는 없다. 그녀의 모친은 30년 전에 다발성경화증 진단을 받았고 현재 휠체어 생활을 한다.
- ♦ 의학/외과적 병력: 그녀는 12년 전에 다발성경화증으로 진단받았다.
- ♦ 현재 상태/주호소: 그녀는 현재 다발성경화증과 관련된 기억감소, 우울증, 어지럼증, 한쪽 신체의 약화, 균형장애, 보행장애, 천식, 짧은 호흡, 소화불량 같은 다양한 증상이 나타나고 있다.
- ♦ 기능적인 상태와 활동 수준: 발이 불안정해서 보통 일주일에 한번 꼴로 지난 몇 달간 수 차례의 낙상이 있었고, 계단을 오르기가 어렵다. "내가 빠르게 지옥으로 내려가고

있는 느낌이에요". 딸의 학교에서 계단을 오를 때 많은 피로를 느끼고, 한두번은 쉬어야 한다. 계단의 오른쪽에 레일이 있다.

- 약물: Copaxone 20mg sub qd(하루 한번), Lexapro 10 mg qd, Xanax 0.25 mg qd, Proventil inhaler, albuterol inhaler
- 다른 임상적 검사
  - MRI 분광법(spectroscopy)
    - 중심앞이랑(precentral sulcus) 근처 왼쪽 뇌실막밑(subependymal) 백질과 오른쪽 연수 피라미드(medullary pyramid)에서 T2 신호의 세기가 증가되었다.
    - 전형적인 탈수초질환의 소견
    - 왼쪽 이마엽은 정상
  - 뇌척수액 IgG index: 증가
  - 유발 전위는 지연되었지만 잘 보존되는 파형

시스템 재검토 SYSTEMS REVIEW

- 심혈관/폐
  - 혈압(BP): 130/80 mmHg
  - 부종: Capaxone 주사 부위에 약간의 팽윤
  - 심박수(HR): 80 bpm
  - 호흡수(RR): 12 bpm
- 외피계
  - 반흔형성 상태: 없음
  - 피부색: 주사 후 일주일 정도 지속되는 발적
  - 피부 상태: 넙다리(대퇴, thigh)와 복부에 Copaxone의 이차반응으로 지방이상증(Lipody-strophy)
- 근골격계
  - 전체적인 관절가동범위: 모든 팔다리에서 정상범위
  - 전체적인 근력
    - 양쪽 상지와 오른쪽 하지: 정상범위
    - 왼쪽 하지: 근력 저하
  - 전체적인 대칭: 정상
  - 키: 1.62 m
  - 몸무게: 68.04 kg
- 신경근계
  - 균형: 균형에 문제가 있었다.
  - 보행, 이동 그리고 변화
    - 보조장비없이 보행은 가능하나 불안감과 피로를 호소한다.
    - 현재 이동에 어려움은 없다.
    - 활동이 많아지면 피로하다.
- 의사소통, 감정, 인지, 언어, 학습 유형
  - 의사소통, 감정, 인지
    - 말로 대화가 잘 된다.
    - 지남력(사람, 장소, 시간)이 있음(Oriented x3).
    - 작업이 어려울 때 화가 나고 운다.
  - 학습 유형과 장애물
    - 그녀는 그림에 재주가 있다.
    - 기억감소가 학습에 장애가 된다(환자의 진술).

검사와 측정 TESTS AND MEASURES

- 유산소 능력과 지구력
  - 지구력: 피로하기 전까지 150피트(보조장비 없이) 보행
- 각성, 집중, 그리고 인식
  - 지남력×3(oriented×3)
  - 기억력(memory)
    - 단기기억이 어렵고, 이름이나 전화전호를 회상하기 힘들다.
    - 간편정신상태질문법〔short Portable Mental Status Questionnaire(SPMSQ)〕 점수 8/10이고, 나이에 비해 약간의 인지장애가 있다.[126]
  - 수면습관: 깊은 수면이 어렵고 자주 깬다.
  - 대화는 잘 된다.
  - 협조적이고 의욕이 있다.
- 인체측정학적 특성
  - 비만지수(BMI)=705×(체중(lbs)/신장2(inch)[127]
  - 환자의 BMI=25.8
  - BMI가 25~29.9는 과체중에 속한다.
- 보조 및 적용 장치
  - 발처짐(foot drop)을 줄이고, 보행시 균형과 보행을 개선하기 위한 보조기(bracing)
  - 보조장비가 보행에 필요할 것이다.
  - 집안에서는 최적의 안정을 위해 보조장비가 필요할 것이다.

- 가정이나 지역사회에서 이동을 위해 휠체어 사용이 고려될 수 있을 것이다.

♦ 뇌신경과 말초신경의 통합성
- 안구진탕(nystagmus)없이 눈밖 움직임(extraocular movement)은 정상, 왼쪽 동공(pupil) 4 mm, 오른쪽 동공 3 mm이고 반응이 있다.
- 시야(visual field)는 정상
- 뇌신경 5번: 정상
- 안면은 정상감각으로 대칭적으로 움직이고, 혀는 중앙에 위치

♦ 환경, 가정, 직장에서 장애물
- 가정
  - 집 입구에 2계단이 있고 양쪽에 레일이 설치되어 있다.
  - 집안에 6계단의 층계가 두 군데 있고, 양쪽 레일이 설치되어 있다.
  - 욕실에는 샤워의자가 있다.
  - 추가적인 설비가 필요하다.
- 직장
  - 환자는 근접한 너싱홈(요양원)에서 활동한다.
  - 추가 검사는 없다.

♦ 보행, 이동 그리고 균형
- 앉기 균형: 문제 없음
- 서서 균형
  - 발걸음이동없이 뻗기에 제한
  - 한발서기 균형감소, 몸통의 움직임이 증가됨에 따라 기저면이 변한다(예, 발을 붙이고 서거나, 불안정한 지면에서 기저면이 좁아진다)
- 보조장비 없는 보행
  - 좁은 기저면
  - 장시간 보행 후 왼쪽 발처짐(foot drop)과 약간의 끌림.
  - 편평한 지면에서 일렬로 걷기가 어렵다.
- 계단(elevation activities)
  - 레일을 이용해도 계단 오르면 쉽게 피로하다.
  - 레일없이는 3계단 이상 오르기 어렵다.
- 균형과 보행을 위한 Tinetti Assessment Tool 점수: 20/28
  - 19점 이하면 낙상의 위험이 높다.
  - 환자는 19~24점 범위에 들어가며, 낙상의 위험을 고려해야 한다.
- Kurtzke Expanded Disability Status Scale(EDSS)
  - 점수: 5.0
  - 피로가 밀려올 때까지 약 150피트 정도 보행이 가능하고, 이것은 하루 일과에 충분히 손상을 줄 정도로 심각한 장애를 가져올 수 있다.[132-135]
  - 일상적인 EDSS 검사는 손상과 장애의 측정에 신뢰성과 타당성이 있다.
  - 이검사는 질병의 심각성과 보행 능력, 상지 사용, 대화, 삼킴기능을 0(정상)에서 10(다발성경화증으로 사망)점으로 평가한다.[27,134,135]

♦ 운동 기능
- 섬세한 운동기술(fine motor skills): 정상범위
- 근육긴장도나 경직(muscle tone or spasticity)
  - 왼쪽 하지 원위부에 약간의 근긴장
  - 환자는 약간 뻣뻣함(stiffness)과 때때로 야간에 양쪽 하지의 근연축(spasm)을 호소한다.
  - Modified Ashworth Scale: 1[133,136]
  - 몸통(trunk): 하지로 어려운 운동을 할 때 몸통의 뻣뻣함이 증가하고, 기저면이 좁아지고 불안정하다.

♦ 근 수행력
- MMT
  - 양쪽하지: 5/5
  - 엉덩허리근(iliopsoas): R=5/5, L=4+/5
  - 넙다리네갈래근(quadriceps): R=5/5, L=5/5
  - 뒤넙다리근(hamstrings): R=5/5, L=4+/5
  - 앞정강근(tibialis anterior): R=5/5, L=3/5
  - 안쪽장딴지근(medial gastrocnemius): R=5/5, L=4+/5

♦ 신경운동계 발달과 감각의 통합성
- 하지의 협조성 혹은 감각 완전성은 별문제 없음
- 손가락-코 운동거리조절이상(dysmetria)은 없음
- 왼쪽 하지에서 빠른 교대운동과 뒤꿈치-정강이(heel to shin)검사에서 약간의 협조성 손상
- Romberg test에서 약간의 동요
- 시공간인지(visual-spatial perception)에서는 분명한

이상이 없음

- 자세: 선자세에서 어깨가 약간 올라감
- 관절가동범위: 정상범위의 PROM
- 반사 통합성
  - 상지: 양쪽에 2+
  - 하지 심부건반사(DTR)
    - 무릎 3+
    - 왼쪽 발목에 3회와 오른쪽 발목에 2회의 간대성 경련(clonus) 4+
  - 양쪽에 Babinski 검사 양성
- 자가치료와 가정 관리
  - 이동/전환(transfers/transitions)
    - 누운자세에서 앉기와 앉은 자세에서 눕기: 어렵지 않으나, 한손을 이용해서 밀어서 앉는다.
    - 앉은 자세에서 서기
      - 한손이나 두손의 보조가 필요
      - 한손을 안쓰고도 가능하나 힘들다
  - 자가치료
    - 목욕할 때 욕조 안에서 샤워의자 이용
    - 손잡이(grab bars)는 없다.
    - 바지입을 때 의자나 침대에 앉아서 수행
  - 가정관리
    - 청소, 설것이, 세탁물접기, 요리 등 가벼운 집안일은 어려움없이 가능하다.
    - 힘든 일은 확실히 어려운데, 장바구니나 세탁바구니를 옮길 때 바닥이나 계단에 주저앉는다.
- 감각 통합성
  - 고유수용성감각 정상
  - 하지에서 진동감각의 약간 저하
- 일, 지역사회 그리고 여가 통합 또는 재통합
  - 점차 직장에서 조퇴가 늘고, 현재 주 4일, 16시간을 근무한다.
  - 그녀는 너싱홈에서 약먹는 것을 지나칠때도 있다. 직업이 워낙 조직적이어서 일 자체로는 문제가 없다고 한다.
  - 직장에서 가장 큰 문제는 피로이고, 그녀의 상사와 이런 문제를 상의한다.
  - 현재, 상지의 문제나 시공간인지 문제, 하지의 근연축이 없기 때문에 운전 어렵지않게 지속할 수 있다.
  - 딸의 축구교실 같은 지역사회접촉이 제일 어렵고, 두번 째로는 고르지 않은 지면에서 힘이 들고, 본인의 지구력에 걱정을 한다.
  - 그녀는 자기조정활동(self-modifying activities)(쇼핑할 때 카트에 의지하기)과 집주변을 청소할 때 일부 장비의 도움을 받아왔다.

평가 EVALUATION

환자는 53세 여성으로 12년 전에 다발성경화증으로 진단받았다. 현재 검사에서 하지의 균형, 피로, 근력, 협조성과 지구력, 인지에 일차적인 문제가 있었고, 이런 문제들로 가정과 지역사회환경에 기능적인 독립과 안정성이 감소하였다. 그녀가 진단받은 다발성경화증은 만성, 진행성 질환으로 어느 정도로 개선이 될 지 명확하게 알 수가 없다. 비록 조퇴를 하더라도, 그녀는 계속 직장생활을 하고 있다. 그녀의 친구와 살고 있는데 매우 도움이 된다. 이러한 요인들은 환자에게 긍정적인 예후가 된다. 그녀는 가정프로그램과 치료적 요법을 잘 따라올 것이며, 이것은 그녀가 최대의 목표에 도달할 수 있게 도와줄 것이다.

진단 DIAGNOSIS

Bernard 부인은 12년 전에 다발성경화증으로 진단 받았다. 그녀가 가진 손상: 유산소능력과 지구력; 인체측정학적 특성; 각성, 집중, 그리고 인식; 보행, 이동 그리고 균형; 운동 기능; 근 수행력; 신경운동계 발달과 감각 통합성; 자세; 반사 통합성; 그리고 감각 통합성. 그녀는 일, 지역사회, 여가, 작업 등에서 최소한의 기능적인 제한을 가지고 있다. 그녀는 환경적인 장애물, 직장에서 장애물, 지역사회의 장애물을 가지고 있어 보조장비가 필요하다. 확인된 손상, 기능적 제한, 장애물, 보조장비는 예후를 결정하고, 치료 계획을 세우는데 도움이 된다.

예후와 치료계획 PROGNOSIS AND PLAN OF CARE

다음의 결정된 목표를 유기적으로 계획한다:

- 균형감소 없이 보조장비를 사용하여 집안에서 보행 거리를 개선한다.
- 낙상 빈도를 줄인다.
- 가정운동프로그램을 혼자서 수행한다.
- 운동 기능을 개선한다.
- 근 수행력 개선
- 자세를 개선한다.
- 환자와 관련된 지역사회보조를 확인한다.
- 보행, 이동 그리고 균형의 안정성을 개선한다.
- Tinetti Scale 총점을 늘린다.
- 균형의 감소없이 다양한 지면에서 혼자서 선다.

이러한 목표를 달성하기 위해선 환자에게 적절한 중재가 필요하다. 다음을 포함한다; 협응, 의사소통 그리고 기록; 환자/고객 관련 교육; 치료적 운동; 자가치료와 가정 관리에서의 기능적 훈련; 일, 지역사회, 여가에서의 통합과 재통합을 위한 기능적 훈련; 보조기구와 장비의 적절한 처방, 적용 그리고 제작. 그녀는 잘 극복할 것이다.

환자에게는 8주(1주에 2회)동안 16번의 치료가 필요할 것으로 예상된다. 비록 우울할 때도 있지만, 의욕이 좋아서 목표에 도달할 것이다.

중재 INTERVENTIONS

선택된 중재에 대한 근거 RATIONALE FOR SELECTED INTERVENTIONS

다발성경화증은 만성 진행성 중추신경계 질환이다. 질병이 만성이어서, 재활전문가들은 주로 건강증진을 위한 교육과 치료, 그리고 전신적인 컨디션 조절과 피로감소에 중점을 두고 있다. 질환이 진행함에 따라, 재활팀 전문가들은 증상을 관리하고, 기능을 유지 개선하고, 일상생활동작 기술을 유지하고, 손상을 예방하고, 보조장비의 사용과 환경조정을 통해 기능을 촉진하는데 심혈을 기울인다. 재활중재는 기능의 회복이나 개선, 기술의 유지, 혹은 기능 유지로 나눌 수 있다.

다발성경화증이 다양하고 예상하기 어려운 성격을 갖고 있지만, 피로, 우울증, 인지장애 등이 일반적으로 보고되고 있다. 이러한 증상들은 다발성경화증과 연관된 신체적인 문제와 결합하여 질환을 다양하게 만든다. 물리치료사의 역할은 기능적 능력이 손상되는 것을 최소화하는데 있다. 교육, 의학적 증상관리, 자기관리전략, 다른 재활팀에 의뢰, 치료에 충실한 것은 다발성경화증을 효과적으로 관리하는 중요한 요소이다.[26,27,78,137-139]

물리치료사의 검사로 확인된 환자의 치료계획은 피로, 균형, 약화, 보행문제, 인지변화, 기능의 손상 등 다발성경화증과 관련된 손상을 목표로 한다.

치료적 운동 (Therapeutic exercise)

다발성경화증 환자의 유산소운동의 효과에 대한 연구에서 신체적 정신적 웰빙의 변화와 기능적회복을 통해 중요한 개선을 보였다.[140-148] 1~6점 사이의 EDSS점수는 좋은 운동지구력을 보인다.[30] 다발성경화증 환자에게 운동프로그램이 적절하게 적용이 되면, 일반인과 똑같은 효과를 얻을수 있다는 연구도 있었다. 운동프로그램은 개인에게 맞추어야 되고, 환자의 손상, 기능제한, 장애, 활동제한에 적용될 수 있어야 한다.[144] 또한, 운동의 형태, 빈도, 강도, 기간은 피로, 긴장도 증가, 감각과 균형장애, 열내성(heat tolerance)같은 요인을 고려해서 치료계획에 디자인된다. 운동 중이나 운동 후 생명증후(vital sign)나 운동의 증상을 규칙적으로 평가하는 것이 필요하다.[27]

많은 치료적 운동과 유산소운동의 연구들은 대조군에 비해서 유산소훈련과 신경계재활프로그램을 통해 운동지구력에 개선을 보였다.[140-144,146-148] 그러나 일부 연구에서는 삶의 질과 관련된 건강에 효과는 제한적이라고 보고하였다.[143,144,149] 신경계재활프로그램과 유산소훈련을 비교한 연구에서는 유산소훈련이 유산소용량과 일율을 최대한 증가시킬 수 있다고 보고하였다. 연구자는 유산소훈련이 다발성경화증 환자의 건강개선에 좀더 효과적이라고 제안하였다.[143]

VO_2 max증가, 낮은 triglyceride 수치, 낮은 lipoprotein는 신체적 작업능력을 증가시키고, 경증에서 중간 정도의 장애를 가진 환자에게 15주 동안 일주일에 3번 40분씩 수행한 유산소운동프로그램을 통해 피부주름(skinfold)평가가 낮아졌다.[142] 수영, 트래드밀, 걷기, 고정자전거, 노젓기, 상지와 하지 작업측정계(ergometer)는 다양한 운동모드를 제공해 준다. 유산소컨디션(aerobic conditioning)을 개선하

기 위해 추천하는 운동 파라미터는 다음과 같다:[30,150]

- 격일로 일주일에 3번
- 한 세션당 30분
- 최대 심박수에 60~75%의 강도
- 순환 훈련(circuit training)이 최적이다.

다발성경화증의 장애와 관련된 환자들에게 신체적능력을 증가시킬 수 있는 최적의 프로그램은 기능적은 훈련을 운동에 통합하는 것이다. 이것을 성취하기 위해서, Petajan과 White는 신체 활동 피라미드(physical activity pyramid) 모델을 환자에게 적용하였다. 이 피라미드의 바닥은 ADL과 IADL로 시작하고, 활동수준을 극대화하기 위한 변형된 활동들이 중간을 차지하고, 강도를 증가시키는 활동적인 레크레이션을 통해 피라미드의 끝으로 올라간다. 피라미드 구조 안에서 가장 기초적인 신체활동이 바닥을 형성하고, 가장 통합된 기능이 꼭대기의 운동프로그램에 속한다. 모든 기능적 수준에서 전체 신체활동은 매일의 활동에서 적절하게 비효율적인 것을 통합하면서 증가될 수 있다(예, 사무실에서 먼 곳에 주차하고 걷기). 30~40대 최소의 손상을 갖는 다발성경화증 환자에게 적어도 일주에 3번 20~30분씩 최대심박수 60~85%나 최대 VO_2의 50~70%의 운동강도에서 유산소활동이 증가하였다.[151-154]

경증이나 중간 정도의 다발성경화증 환자에게 유산소 운동을 15주의 집중 프로그램으로 상지-하지 작업측정계 프로토콜을 사용하여 실시하였을 때 도움이 되었다. 이 프로그램으로 유산소용량, 근력, 우울증, 분노, 피로에 개선을 가져왔다. 강도와 기간을 잘 조절하면 중증의 환자에게도 도움이 될 수 있을 것이다.[142]

다발성경화증 환자의 근육훈련의 필요성은 근육 불사용(disuse) 소견에서 강조되어왔다. 훈련프로그램의 일차적인 목표는 유산소용량의 감소, 피로 증가, 손상된 운동대사반응를 개선하는데 있다.[155] Petajan과 White는 다발성경화증 환자를 위한 다른 피라미드운동모델을 발전시켰다. 이 모델에서 근육운동피라미드는 PROM, 저항이 포함된 유연성운동, 특이성근력운동, 그리고, 집중적인 근력훈련으로 올라간다. 다양한 장애를 위한 다른 종류의 프로그램에는 태극권, 요가, 볼(ball) 치료적 운동; 쎄라밴드(theraband), 아령운동(free weight), 수중운동; 그리고 웨이트 트레이닝이 포함된다. 웨이트 트레이닝 프로토콜은 일주일에 3번 full ROM으로 10~12번 반복을 3세트로 실시하는 것을 추천한다.[151]

많은 요인들이 다발성경화증 환자의 운동반응에 영향을 미친다. 운동프로그램의 계획은 이러한 요인들에 주의가 필요하다.[30] 질환이 악화되는 경우에는 프로그램의 엄격한 조정이 좀 더 많이 필요할지도 모른다. 일부 스트레칭, 걷기 같은 활동은 계속 수행되야 된다.[156,157] 근약화나 강직을 위한 조정도 필요하다. 보조장비는 성공적인 수행력을 위해 적용된다.[153]

비록 최대아래(submaximal) 유산소운동에서 전형적인 생리학적 반응이 예상되지만, 심박수와 혈압 반응은 심장혈관계 자율신경기능장애(dysautonomia)때문에 둔해질지 모른다. 다발성경화증에서 질병 기간과 확장(extend), 심장혈관계 자율신경기능장애 사이에 직접적인 관계가 있다. 심박수, 혈압, 운동중 노력지각도[rate of perceived exertion(RPE)]를 계속 모니터링하고, 적절한 강도로 조절이 필요하다.[153,158]

체온조절은 다발성경화증 환자에게 자주 문제가 된다. Uthoff's 현상은 외부 열에 체온이 증가하거나 좋지 않은 반응이 증가해 피로나 증상악화의 원인이 되고, 주로 운동중에 일어난다.[32] 찬 환경에서 운동할 때 과도하게 열이 발생하지 않게 해야한다.[153] 냉각제(cooling agent)는 운동기능과 시각기능의 정량적 개선을 보였다.[159] 찬물 수영장(수온은 82°F 이하)에서의 수중운동과 수영, 아이스팩, 에어컨, 충분한 수분공급 등이 추천된다.[146,153,159] 제초작업 같은 더운 실외에서 활동할 때 냉각조끼를 입는 것도 좋은 방법이다. Schwinn Airdyne bicycle은 자전거를 타는 동안 냉각을 시켜 주는 자전거이다.[153]

다발성경화증 환자의 가장 많은 증상은 피로이다. 수면패턴과 어떤 활동을 할 때 어느 정도의 에너지가 소모되는지 알 수 있게 운동일지를 쓰는 것이 유용하다. 피로의 종류에는 정상 근육피로, 심장혈관계피로, 보상(substitution)피로가 있다. 체온이 낮은 오전에 운동을 하거나 과도한 운동을 피하는 등 계획의 조정이 필요하다. 적응장비를 사용할 수도 있다. 휴식시간도 계획되어야 한다. 또한, 에너지보존전략의 교육도 피로를 줄이기 위한 중요한 중재 방법이다.[24,30,160]

균형과 협조성문제에 관한 중재는 자세 조절을 목표로

한다. 다양한 기능적 활동은 정적인 자세와 동적인 자세가 협조적으로 일어난다. 수중운동, 볼(ball) 치료적 운동, 태극권 활동은 안정성과 기능적 균형을 증진하기 위해 많이 이용된다.[30,146,153]

협응, 의사소통 그리고 기록 COORDINATION, COMMUNICATION, AND DOCUMENTATION

그녀는 막내 딸, 그녀의 친구, 두 명의 딸들, 다영역의 재활팀(의사, 작업치료사, 언어치료사)과 대화를 할 것이다. 우울증과 기억결핍이 있어 신경정신과 상담이 재활팀과 의논될 것이다. 환자관리의 모든 내용은 문서화 된다. 관련된 재활팀이 퇴원/치료종료에 필요한 요건을 결정하고, 퇴원/치료종료계획을 협조할 것이다. 3개월 간격으로 계획을 추적 조사할 것이다.

환자/고객 관련 교육 PATIENT/CLIENT-RELATED INSTRUCTION

만성 진행성 질환자의 중재에 있어서 가장 중요한 점은 교육이다. 환자와 가족은 환자의 현재 질환과 손상과 기능제한의 이유를 교육받는다. 또한, 지역사회지원에 대한 정보도 제공받게 될것이다. 환자와 가족과 친구는 치료계획에 포함될 것이다. 환자의 안전한 운동성을 보조하기 위해 낙상예방과 기술, 에너지보존기술이 그들에게 교육된다. 문자와 그림이 들어간 가정프로그램이 최대한 이해를 돕기 위해 이용될 것이고, 인지장애 때문에 장애물을 회피하는 것을 돕는다.

가정에서 기능적인 독립과 낙상위험을 개선하기 위한 방법으로 신체적 인지적 기능과 관련된 정보가 제공될 것이다(예, 보조장비의 사용). 언제 물리치료의 재처방이 필요한지를 알려줄 것이다. 운동약화, 강직, 기능저하, 배뇨와 배변장애, 시각장애, 인지저하 같은 위험요인이 토의될 것이다.

치료적 운동 THERAPEUTIC EXERCISE

- ♦ 유산소 능력/지구력 상태: 다발성경화증 환자를 위한 최적의 추천 유산소프로그램은 5～15분의 warm-up, 30～60분의 활동, 20～30분의 목표심박수(THR)에 유산소조절(aerobic conditioning)운동, 5～15분의 cool-down.[27,30,150,163-165]
  - 방법(mode)
    - 하지와 상지 동력측정계(ergometry)
    - 트래드밀 훈련(Treadmil training)은 트래드밀에서 옆으로 걷기와 뒤로 걷기로 진행한다.
    - 냉수 풀장에서 수중치료프로그램은 가슴높이의 깊이에서 걷기(장애인과 다발성경화증 환자를 위한 지역수중프로그램이 있다면, 지역다발성경화증 협회와 연락)
  - 기간(duration)
    - 모든 운동은 시간을 기초로해서 만약 Bernard부인이 10분이 한계라면, 8분까지 하는 것을 시작으로 프로그램 각 세션마다 5～10%를 증가시켜 30분까지 도달하게 한다.[166]
  - 강도(intensity)
    - 목포심박수(THR)의 60～70%
    - Borg RPE(노력지각도) 사용[167,168]
      - ▸ 0=Nothing at all
      - ▸ 0.5=Very,very light weak(just noticeable)
      - ▸ 1=Very light weak
      - ▸ 2=Light weak
      - ▸ 3=Moderate
      - ▸ 4=Somewhat heavy/strong
      - ▸ 5=Heavy/strong
      - ▸ 6
      - ▸ 7=Very heavy/strong
      - ▸ 8
      - ▸ 9
      - ▸ 10=Extremely heavy/strong(almost maximal)
  - 빈도(frequency): 격일로 일주일에 3번
  - 트래드밀, 자전거, 스텝퍼(stepper) 이용을 위한 체육관 방문
- ♦ 균형, 협조성, 그리고 민첩성 훈련
  - 앉기 균형(sitting balance)
    - 볼 위에서 부드럽게 뛰면서 균형유지
    - 볼 위에서 공잡기, 손뼉치기(clapping), 꼭두각시(jumping jack)모양 같은 상지와 손 운동을 포함하

여 진행

- 하지를 움직일 때 몸통에 안정성을 필요로 하는 운동을 포함한 서기 균형[169,170]
  - 다양한 발위치와 다양한 지면에서 서서 움직이기
  - 교대로 발을 발판(stool)에 올려놓기
  - 발판에 한 발 올려놓고 공잡기
  - 축구공 위에 한발 올려 놓고 서기, 다양한 위치로 공 굴리기, 물리치료사가 공공 움직이려 할 때 버티기.
  - 체중이동하며 서기, 옆으로 걷기, 발을 십자로 겹쳐서(across)걷기, 꼬아걷기(braiding)
  - 물건 넘어 걷기
  - 다양한 색깔이 있는 매트에서 색을 찾아 양발로 점프하기(Twister mat 이용)
  - 마루매트(floor mat)에서 줄맞춰 춤추기(line dance)
  - 균형판(balance boaders)
  - 소형 트램폴린(trampoline)

♦ 신체 기전과 자세 안정화
- 팔다리에 수동저항이 주어질 때 몸통에 안전성을 유지하는 것에 중점을 둔다.
- 기저면의 높이와 크기를 변화시켜 몸통에 다양한 변화를 준다(예, 네발자세, 무릎서기,한쪽무릎서기)
- 치료사가 움직이는 볼 위에 앉아 안전성 유지하기
- 모든 방향에서 움직임을 시작할 때 아래 몸통(lower trunk)을 볼 위에서 움직인다.

♦ 보행과 이동 훈련
- 다양한 지면의 실내와 실외에서 보행
- 출입문과 다양한 환경장애물을 이용하고 관리하기
- 보행 중에 수행할 수 있는 작업을 늘리기(말하며 걷기, 주의가 필요한 물건 들고 걷기, 교통이 복잡한 도로 건너기)
- 보행의 시간-거리 요구도(temporal-distance requirements) 변화

♦ 근력, 힘 그리고 지구력 훈련
- 상지근력강화를 위한 T, X, Y 운동
  - 환자의 양팔을 뻗은 상태에서 강한 탄력밴드를 가지고 시작한다.
  - T: 양팔을 어깨높이에서 벌리고 뒤쪽 아래로 당긴다.
  - X: 양팔을 위로 들고 앞으로 당겨 팔을 교차해 내린다.
  - Y: 양팔을 위로 바깥으로 들어올린다.
- 하지의 등속성강화운동은 오른쪽 엉덩허리근, 뒤네갈래근, 앞정강이근과 안쪽종아리근에 초점을 맞춘다.
- 기능적 근력강화(functional strengthening)
  - 반복적인 앉기와 서기 운동
  - 제자리 걷기(marching in place)
  - 발끝이나 발뒤꿈치로 걷기
- 지구력훈련은 치료 세션동안 휴식시간을 줄이면서 강화한다.

자가치료와 가정 관리에서의 기능적인 훈련
FUNCTIONAL TRAINING IN SELF-CARE AND HOME MANAGEMENT

♦ 자가치료와 가정 관리
- 일상생활 중에 보조나 적응장비를 사용하거나 일상생활동작훈련을 포함하여 자가치료와 가정 관리 활동을 재차 강조한다.[161]
- 환자와 가족이 가정을 관리하고 어려운점을 예상하고 준비할 수 있도록 과제지향평가(task-specific assessment)를 통해 가정평가를 이상적으로 수행한다.

♦ 손상예방과 감소
- 집에서 에너지보존과 피로관리법 교육
- 보행과 계단오르기를 안전하게 보조할 수 있는 방법을 교육
- 치료실에서 최대한 집과 비슷한 환경(계단수나 계단레일)을 만들고 기능적 활동을 교육

♦ 과제지향활동(task-specific activities)
- 가정에서의 활동의 재검사하고 좀 더 치료적으로 조정한다.
- 팔을 사용하지 않고 앉은 자세에서 서기를 설 때 두 번씩 반복한다.
- 계단을 뒤로 오르내린다.
- 트위스터 게임("Twister mover")
  - 색깔 원 위에 손과 발을 이용해서 올려놓는다. 치

료사의 말에 따라 색깔을 변경한다; 균형기술, ROM, 운동조절이 필요하다.

- 음악을 사용하거나 없이해도 게임을 할 수 있다. 운동율을 증가시키고, 게임 속도는 유산소능력을 더해준다.
- 게임은 개인의 능력에 따라 조정할 수 있다.

일, 지역사회 그리고 여가 통합 또는 재통합에서의 기능적인 훈련
FUNCTIONAL TRAINING IN WORK, COMMUNITY, AND LEISURE INTEGRATION OR REINTEGRATION

- ♦ 기능적 훈련 프로그램
  - 안전전략과 적절한 보조장비를 사용한 효과적인 출퇴근 방법 교육
  - 작업필수활동(work-required activities)를 재확인하고, 과제초점연습(task-focused practice)을 훈련
- ♦ 추천지원시스템
  - 국립 다발성경화증협회(National Multiple Sclerosis Society)[57]
  - 국립 다발성경화증협회 지역지부

보조기구와 장비의 적절한 처방, 적용 그리고 제작
PRESCRIPTION,APPLICATION, AND, AS APPROPRIATE, FABRICATION OF DEVICES AND EQUIPMENT

- ♦ 적응 장비(adaptive device)
  - 욕실에 쓰이는 적응장비(예, 샤워를 위한 손잡이(grab bar), 미끄럼방지띠, 손으로 쥐고 사용하는 샤워꼭지(hand-held shower head), 욕조/샤워의자(bench), 변기 안전틀(toilet versa frame), 높은 변기의자(raised toilet seat)
  - 부엌에서 쓰이는 적응장비(예, 항아리, 병, 캔 뚜껑을 열거나 믹싱(mixing)이나 자르기(cutting)할 때 미끄럼방지패드(nonskid pads)
  - 리쳐(Reacher)
  - 추가적인 계단 손잡이 설치
  - 야간등(night light)
  - 계단구분 표시
- ♦ 보조 장비(assistive devices)
  - 환자와 가족들은 먼 거리 이동시 휠체어를 사용할 것인지 상의해 결정할 필요가 있다.
    - 만약 필요하다면, 보장구점에 의뢰하여 휠체어 평가, 문서 작성, 맞춤이 필요하다.
    - 환자의 운동 수행력, 안전성, ADL과 IADL에서 독립성을 증가시키고, 낙상의 위험을 감소시킨다 〔예, 지팡이(cane), 긴 손잡이 리쳐(long handled reacher) 등〕
    - 보조장비의 사용과 관리 교육
- ♦ 보조기(orthotic devices)
  - 운동성과 안정성을 증가시키고 낙상의 위험을 줄인다.
  - 선자세 활동에서 발목과 무릎의 안정성을 제공하기 위한 AFO의 필요성 평가
- ♦ 물리치료사의 처방에 기초한 AFO 제작을 보조기제작자와 협조한다.
- ♦ AFO가 필요하다면, 환자와 가족들은 보조기의 착용법과 관리법을 교육받을 것이다.

예상 목표와 기대 결과
ANTICIPATED GOALS AND EXPECTED OUTCOMES

다발성경화증은 진행성이고 개인마다 다양성이 커서 환자의 단기예후와 장기예후를 결정하기가 어렵다.[172] 다음의 목표들은 검사를 기초로 하였고, 환자에게서 제공된 정보이다. 치료동안 환자의 상태가 변하면 목표의 조정이 필요하다.

- ♦ 손상에 미치는 영향
  - 단단한 바닥이나 카페트가 깔린 바닥을 보조장비를 사용하여 800피트 보행을 성취한다.
  - 모든 지면에서 보조기를 사용하여 왼쪽하지의 유각기(swing phase)시 발들림(foot clear)을 돕는다.
  - 보조장비를 사용하여 보행하는 동안 입각기(stance phase)시 정상 기저면을 갖게 한다.
  - 상지의 지지나 균형감소없이 5분 동안 설 수 있다.
- ♦ 기능적인 제한에 미치는 영향
  - 환자 집안에 좁은 계단을 보조없이, 레일을 잡고 쉬거나 멈추지 않고 오르고 내릴 수 있게 한다.
  - 상지의 지지나 균형 감소없이 5분 동안 혼자서 서서

매일 미용을 할 수 있게 한다.

♦ 장애에 미치는 영향
  - 학교에 있는 6계단을 오르내릴 때 한 쪽 레일을 사용하는 것은 제외하고, 보조나 멈춤, 휴식없이 가능하게 한다.
  - 필요하면 딸의 활동에 참여할 수 있게 한다.
  - 균형감소 없이 AFO나 보조장비를 사용하여 편평하지 않는 지면을 800피트 정도 안전하게 보행할 수 있게 한다.

♦ 위험 감소/예방
  - 환자와 가족들은 에너지보전을 위한 적절한 기술을 배운다.
  - 환자와 가족들의 안전은 보행이나 계단 오르기 동안 안전테크닉을 환자의 시범을 통해 배우면서 개선될 수 있다.

♦ 건강, 웰니스, 운동에 미치는 영향
  - 건강한 습관, 웰니스, 예방을 기르는 적절한 행동을 성취한다.
  - 체력을 개선한다.
  - 신체적 기능을 개선한다.

♦ 사회 자원에 대한 영향
  - 최대한 이용 가능한 자원을 활용한다.
  - 환자, 가족, 기타 전문가와 치료에 대해 협조한다.
  - 전체 환자관리에 관한 내용은 문서화하고 APTA's *Guidelines for Physical Therapy Documentation*.[78] 을 따른다.
  - 여러 분야의 팀이 환자치료검토와 환자가족과 모임을 통해 협력한다.
  - 환자는 치료종료(discharge)에 맞춰 관련된 지역사회 자원 확인할 수 있을 것이다.
  - 다른 전문가나 기관의 중재가 필요하고 적절하면 언제든지 처방이 가능하다.

♦ 환자/고객 만족
  - 입원 자료나 퇴원/치료종료 계획은 완벽해야 한다.
  - 치료는 환자, 가족, 지불자(payor), 기타 전문가와 협조되야 한다.
  - 퇴원/치료종료는 신중히 결정될 것이다.
  - 환자와 가족은 예상목표와 기대회복의 이해가 증가할 것이다.
  - 환자와 가족은 진단, 예후, 중재, 예상목표/기대회복의 중요성에 대한 인식을 말할 수 있을 것이다.
  - Roush와 Sonstroem[173]에 의해 개발된 물리치료 외래환자 만족도 조사의 결과는 환자의 만족도에 적용할 수 있다.

재검사 REEXAMINATION

재검사는 치료 전 과정을 통해 이루어지며, 필요하다면 치료계획을 조정할 수도 있다.

퇴원 DISCHARGE

Bernard 부인은 8주간 16번의 외래물리치료로 목표에 도달하여 치료를 종료하였다. 이번의 치료만남(session)은 그녀의 전체 치료 에피소드에 도움이 되었다. 환자는 앞으로 치료종료 후 재검사나 치료경과를 보기 위해 내년까지 3~4번의 방문이 필요할 것이다.

참고문헌 REFERENCES

1. Waters CH. *Diagnosis and Management of Parkinson's Disease.* 3rd ed. Caddo, OK: Professional Communications; 2006.
2. Bear MF, Connors BW, Paradiso MA. *Neuroscience: Exploring the Brain.* 2nd ed. Philadelphia, PA: Lippincott Williams & Wilkins; 2001.
3. Cohen H. *Neuroscience for Rehabilitation.* Philadelphia, PA: Lippincott; 1993.
4. Holland NJ. Overview of multiple sclerosis. *Clinical Bulletin for Health Professionals.* New York, NY: National Multiple Sclerosis Society; 2006. Available at: http://www.nationalmssociety.org/site/PageServer?pagename=hom_gen_homepage. Accessed September 18, 2007
5. *The Myelin Project: An Overview.* The Myelin Project Headquarters; 2002. Available at: http://www.myelin.org/overview.htm. Accessed September 19, 2007.
6. Gutman SA. *Quick Reference Neuroscience for Rehabilitation Professionals: The Essential Neurologic Principles Underlying Rehabilitation Practice.* Thorofare, NJ: SLACK Incorporated; 2001.
7. Young PA, Young PH. *Basic Clinical Neuroanatomy.* Baltimore, MD: Williams & Wilkins; 1997.
8. Purves D, Augustine GJ, Fitzpatrick D, et al. *Neuroscience.* 2nd ed. Sunderland, MA: Sinauer Associates; 2001.
9. Bear MF, Connors BW, Paradiso MA. *Neuroscience: Exploring the Brain.* 3rd ed. New York, NY: Lippincott Williams & Wilkins; 2007.

10. Fredericks CM, Saladin LK. *Pathophysiology of the Motor Systems: Principles and Clinical Presentations*. Philadelphia, PA: FA Davis; 1996.
11. Schwerin M. The anatomy of movement. Scientific Learning Corporation: Brain Connection; 1997. Available at: http://www.brainconnection.com/topics/?main=anat/motor-anat. Accessed September 26, 2007.
12. Gondim FAA, Thomas FP. Spinal cord, topographical and functional anatomy. eMedicine Specialties: Neurology. Last Updated: January 11, 2007. Available at: http://www.emedicine.com/neuro/topic657.htm. Accessed September 27, 2007.
13. Shumway-Cook A, Woolacott MH. *Motor Control: Theory and Practical Applications*. 2nd ed. New York, NY: Lippincott Willliams & Wilkins; 2001.
14. Hamani C, Lozano A. Physiology and pathophysiology of Parkinson's disease. *Ann N Y Acad Sci*. 2003;991:15-21.
15. http://en.wikipedia.org/wiki/Saltatory_conduction. Accessed September 29, 2007.
16. Kang PS, Munter FM. *Optic neuritis*. eMedicine from WebMD last updated 2/8/06. Available at: http://www.emedicine.com/radio/topic488.html. Accessed September 27, 2007.
17. Robinson C, Rajput A. The neuropathology of Parkinson's disease and other Parkinsonian disorders. In: Ebadi M, Pfeiffer R, eds. *Parkinson's Disease*. Boca Raton, FL: CRC Press; 2005.
18. Meara RJ. Review—the pathophysiology of the motor signs in Parkinson's disease. *Age Ageing*. 1994;23(4):342-346.
19. Tillerson JL, Caudle WM, Reverón ME, Miller GW. Exercise induces behavioral recovery and attenuates neurochemical deficits in rodent models of Parkinson's disease. *Neuroscience*. 2003;119(3):899-911.
20. Hoehn M, Yahr M. Parkinsonism: onset, progression and mortality. *Neurology*. 1967;17(5):427-442.
21. Fahn S, Marsden CD, Calne DB, Goldstein M, eds. *Recent Developments in Parkinson's Disease*. Vol 2. Florham Park, NJ: Macmillan Health Care Information; 1987.
22. Goodman CC, Boissonault WG, Fuller KS. *Pathology: Implications for the Physical Therapist*. New York, NY: WB Saunders; 2003.
23. Noseworthy JH, Lucchinetti C, Rodriguez M, Weinshenker BG. Multiple sclerosis. *N Engl J Med*. 2000;343(13):938-952.
24. Culpepper WJ, Ehrmantraut M, Wallin MT, et al. Veterans Health Administration multiple sclerosis surveillance registry: the problem of case-finding from administrative databases. *J Rehabil Res Dev*. 2006:43(1):17-24.
25. Courtney SW. *All About Multiple Sclerosis*. 3rd ed. Cherry Hill, NJ: Multiple Sclerosis Association of America; 2006.
26. Kalb R. *Multiple Sclerosis: A Focus on Rehabilitation*. New York, NY: National Multiple Sclerosis Society; 2004.
27. Umphred D. *Neurological Rehabilitation*. 4th ed. St. Louis, MO: Mosby; 2001.
28. Trapp BD, Peterson J, Ransohoff RM, et al. Axonal transection in the lesions of multiple sclerosis. *N Engl J Med*. 1998; 338:278-285.
29. Sowka JW, Gurwood AS, Kabat AG. Demyelinating optic neuropathy (optic neuritis, retrobulbar optic neuritis). *Handbook of Disease Management*. Available at: http://www.revoptom.com/handbook/SECT51a.HTM. Accessed September 26, 2007.
30. O'Sullivan SB, Schmitz TJ. *Physical Rehabilitation: Assessment and Treatment*. 5th ed. Philadelphia, PA: FA Davis; 2007.
31. Cameron MH, Monroe LG. *Physical Rehabilitation: Evidenced Based Examination, Evaluation and Intervention*. St. Louis, MO: WB Saunders; 2007.
32. Sadovnick AD. Familial recurrency risks and inheritance of multiple sclerosis. *Current Opinion in Neurology and Neurosurgery*. 1993;6(2):189-194.
33. Vukusic S, Hutchinson M, Hours M, et al. Pregnancy and multiple sclerosis (the PRIMS study): clinical predictors of post-partum relapse. *Brain*. 2004;127(6):1353-1360.
34. Cook SD, Troiano R, Bansil S, Dowling PC. Multiple sclerosis and pregnancy. *Adv Neurol*. 1994;64:83-95.
35. Confavreux C, Hutchinson M, Hours MM, et al. Pregnancy in multiple sclerosis group. *N Engl J Med*. 1998;339(5):285-291.
36. Saraste M, Väisänen S, Alanen A, et al. Clinical and immunologic evaluation of women with multiple sclerosis during and after pregnancy. *Gender Medicine*. 2007;4(1):45-55.
37. Multiple sclerosis: hope through research. Compiled by the National Institute of Neurological Disorders and Stroke (NINDS). Available at: http://www.ninds.nih.gov/disorders/multiple_sclerosis/detail_multiple_sclerosis.htm. Accessed September 29, 2007.
38. Lublin FD, Reingold SC. Defining the clinical course of multiple sclerosis: results of an international survey. National Multiple Sclerosis Society (USA) Advisory Committee on Clinical Trials of New Agents in Multiple Sclerosis. *Neurology*. 1996;46:907-911.
39. Confavreux C, Vukusic S, Morea T, Adeleine P. Relapses and progression of disability in multiple sclerosis. *N Engl J Med*. 2000;343:1430-1438.
40. Goodin DS, Frohman EM, Garmany GP, et al. Disease modifying therapies in multiple sclerosis: report of the Therapeutics and Technology Assessment Subcommittee of the American Academy of Neurology and the MS Council for Clinical Practice Guidelines. *Neurology*. 2002;22;58(2):169-178.
41. Samkoff LM. Multiple sclerosis: update on treatment. *Hospital Physician*. 2002;38(3):21-27.
42. Baba Y, Wharen R, Uitti R. Parkinson's disease: surgical treatment—stereotactic procedures. In: Ebadi M, Pfeiffer R, eds. *Parkinson's Disease*. Boca Raton, FL: CRC Press; 2005.
43. National Institute of Neurological Disorders and Stroke. Available at: http://www.ninds.nih.gov/disorders/multiple_sclerosis/multiple_sclerosis.htm. Accessed September 26, 2007.
44. Katz RT. Management of spasticity. *Am J Phys Med Rehabil*. 1988;67(3):108-116.
45. Schapiro RT. Spasticity in multiple sclerosis. *MRSQ online*. 2002;21(1).
46. Smyth MD, Peacock WJ. The surgical treatment of spasticity. *Muscle Nerve*. 2000;23:153-163.
47. Healthlink, University of Wisconsin. Treatment for Specific Multiple Sclerosis (MS) Symptoms. Information provided by the National Institutes of Health. Article created: March 29, 2000.
48. Wood J. MR imaging of parkinsonism. In: Ebadi M, Pfeiffer R, eds. *Parkinson's Disease*. Boca Raton, FL: CRC Press; 2005.
49. Jennings D, Marek K, Seibyl J. Dopamine transporter imaging

using SPECT in Parkinson's disease. In: Ebadi M, Pfeiffer R, eds. *Parkinson's Disease.* Boca Raton, FL: CRC Press; 2005.
50. Gujar SK, Maheshwari S, Björkman-Burtscher I, Sundgren PC. Magnetic resonance spectroscopy. *J Neuroophthalmol.* 2005;25(3):217-226.
51. http://en.wikipedia.org/wiki/Magnetic_resonance_imaging. Accessed September 17, 2007.
52. Stokes M. *Neurological Physiotherapy.* St. Louis, MO: Mosby; 1998.
53. Marjama-Lyons J, Hubble J, Berchou R, Kittle G. *Parkinson's Disease: Medications.* 2nd ed. Miami, FL: National Parkinson Foundation Inc; 2005.
54. Ebadi M, Pfeiffer R, eds. *Parkinson's Disease.* Boca Raton, FL: CRC Press; 2005.
55. Silverstein P, Parashos S. *Comprehensive Pharmacological Therapies for Parkinson's Disease.* CNS News.com. McMahon Publishing Group; 2006.
56. Ebadi M, Sharma S, Shavali S, El Refaey H. Neuroprotective actions of selegiline. *J Neurosci Res.* 2002;67(3):285-289.
57. National Clinical Advisory Board of the Multiple Sclerosis Society, Disease Management Consensus Statement. *Expert Opinion Paper.* New York, NY: National Multiple Sclerosis Society; 2007.
58. US Food and Drug Administration, Center for Drug Evaluation and Research. Available at: http://www.fda.gov/cder. Accessed September 18, 2007.
59. Medline Plus Drug Information. Available at: http://www.nlm.nih.gov/medlineplus/druginfo/medmaster/a684001.html. Accessed September 7, 2007.
60. Rudick RA. Neurotherapeutics: disease-modifying drugs for relapsing-remitting multiple sclerosis and future directions for multiple sclerosis therapeutics. *Arch Neurol.* 1999;56:1079-1084.
61. Teva Neurosciences: drug manuafacturer of Copaxone. Available at: http://www.tevaneurosciences.com. Accessed September 17, 2007.
62. Biogen: drug manuafacturer of Avonex. Available at: http://www.avonex.com. Accessed September 7, 2007.
63. Berlex: drug manuafacturer of Betaseron. Available at: http://www.betaseron.com. Accessed September 7, 2007.
64. Merck Serono International: drug manuafacturer of Rebif. Available at: http://www.rebif.com. Accessed September 17, 2007.
65. EMD Serono: drug manuafacturer of Novantrone. Available at: http:// www.Novantrone.com. Accessed September 17, 2007.
66. Berg K, Wood-Dauphine S, William JI, et al. Measuring balance in the elderly: preliminary development of an instrument. *Physiotherapy Canada.* 1989;41:304-311.
67. Shumway-Cook A. Predicting the probability for falls in community dwelling older adults. *Phys Ther.* 1997;77:812-819.
68. Bohannon RW. Comfortable and maximum walking speed of adults 20-79 years: reference values and determinants. *Age Ageing.* 1997;26:15-19.
69. Posiadlo, D, Richardson S. The timed "Up & Go": a test of basic functional mobility for frail elderly persons. *J Am Geriatr Soc.* 1991;39(2):142-148.
70. Shumway-Cook A, Brauer S, Woolacott M. Predicting the probability for falls in community-dwelling older adults using the timed up and go. *Phys Ther.* 2000;80(9):896-903.
71. Morris S, Morris M, Iansek R. Reliability of measurements obtained with the timed up and go test in people with Parkinson's disease. *Phys Ther.* 2001;81(2):810-818.
72. Bohannon RH. Reference values for the timed up and go test: a descriptive meta-analysis. *Journal of Geriatric Physical Therapy.* 2006;29(2):64-68.
73. Bischoff, H, Stahelin, H, Monsch A, et al. Identifying a cut-off point for normal mobility: a comparison of the timed 'up and go' test in community-dwelling and institutionalized elderly women. *Age Ageing.* 2003;32:315-320.
74. Csuka M, McCarty DJ. Simple method for measurement of lower extremity muscle strength. *Am J Med.* 1985;78(1):77-81.
75. Whitney SL, Wrisley DM, Marchetti GF, et al. Clinical performance of sit-to-stand performance in people with balance disorders: validity of data for the fives-times-sit-to-stand test. *Phys Ther.* 2005:85(10):1034-1035.
76. Downie W, Leatham PA, Rhind VM, et al. Studies with pain rating scales. *Ann Rheum Dis.* 1978;37:378-381.
77. Jensen MP, Karoly P, Braver S. The measurement of clinical pain intensity: a comparison of six methods. *Pain.* 1986;27(1):117-126.
78. American Physical Therapy Association. Guide to physical therapist practice. 2nd ed. *Phys Ther.* 2001;81:9-744.
79. deGoede C, Keus S, Kwakkel G, Wagenaar R. The effects of physical therapy in Parkinson's disease: a research synthesis. *Arch Phys Med Rehabil.* 2001;82(4):509-515.
80. Samyra HJ, Keus PT, Bloem BH, et al. Evidence-based analysis of physical therapy in Parkinson's disease with recommendations for practice and research. *Mov Disord.* 2007;22(4):451-460.
81. Shumway-Cook A, Gruber W, Baldwin M, Liao S. The effect of multidimensional exercises on balance, mobility, and fall risk in community dwelling older adults. *Phys Ther.* 1997;77:46-57.
82. Schenkman M, Clark K, Xie T, et al. Spinal movement and performance of a standing reach test in participants with and without Parkinson's disease. *Phys Ther.* 2001;81(8):1400-1411.
83. Morris ME. Impairments, activity limitations and participation restrictions in Parkinson's disease. In: Refshauge K, Ada L, Ellis E, eds. *Science-based Rehabilitation: Theories into Practice.* London, England: Butterworth Heinemann; 2005.
84. Farley BG, Koshland GF. Training BIG to move faster; the application of the speed-amplitude relation as a rehabilitation strategy for people with Parkinson's disease. *Exp Brain Res.* 2005;167(3):462-467. Epub November 11, 2005.
85. Scandalis TA, Bosak A, Berliner JC, et al. Resistance training and gait function in patients with Parkinson's disease. *Am J Phys Med Rehabil.* 2001;80:38-43.
86. Bergen JL, Toole T, Elliott RG, et al. Aerobic exercise intervention improves aerobic capacity and movement initiation in Parkinson's disease patients. *NeuroRehabilitation.* 2002;17:161-168.
87. Miyai I, Fujimoto Y, Ueda Y, et al. Treadmill training with body weight support: its effect on Parkinson's disease. *Arch Phys Med Rehabil.* 2000;81:849-852.
88. Miyai I, Fujimoto Y, Yamamoto H, et al. Long-term effect

of body weight-supported treadmill training in Parkinson's disease: a randomized controlled trial. *Arch Phys Med Rehabil.* 2002;83:1370-1373.

89. Baatile J, Langbein WE, Weaver F, et al. Effect of exercise on perceived quality of life of individuals with Parkinson's disease. *J Rehabil Res Dev.* 2000;37:529-534.
90. Morris M. Movement disorders in people with Parkinson's disease: a model for physical therapy. *Phys Ther.* 2000;80:578-597.
91. Schenkman M, Keysor J, Chandler J, et al. *Axial Mobility Exercise Program: An Exercise Program to Improve Functional Ability.* University of Colorado Health Sciences Center, Denver, CO: Physical Therapy Program; 2004.
92. Cianci, H, Walde DM, Wichmann R. *Fitness Counts.* Miami, FL: National Parkinson Foundation; 2005.
93. Morris ME, Iansek R, Matyas T, Summers JJ. Stride length regulation in Parkinson's disease. Normalization strategies and underlying mechanisms. *Brain.* 1996;119(pt2):551-568.
94. Nieuwboer A, Kwakkel G, Rochester L, et al. Cueing training in the home improves gait-related mobility in Parkinson's disease: the RESCUE trial. *J Neurol Neurosurg Psychiatry.* 2007; 78(2):134-140.
95. Li F, Harmer P, Fisher KJ, et al. Tai Chi-based exercise for older adults with Parkinson's disease: a pilot-program evaluation. *Journal of Aging and Physical Activity.* 2007;15(2):139-151.
96. American Thoracic Society. ATS statement guidelines for the six minute walk test. *Am J Respir Crit Care Med.* 2002; 166:111-117.
97. Bean JF, Kiely DK, Leveille SG, et al. The 6-minute walk test in mobility-limited elders: what is being measured? *J Gerontol A Biol Sci Med Sci.* 2002;57(11):M751-M756.
98. Lusardi MM, Pellecchia GL, Schulman M. Functional performance in community living older adults. *Journal of Geriatric Physical Therapy.* 2006;26;(3):14-22.
99. Reuben DB, Siu A. An objective measure of physical dysfunction of elderly outpatients. The Physical Performance Test. *J Am Geriatr Soc.* 1990;38:1105-1112.
100. Paschal K, Oswald A, Oswald R, et al. Test-retest reliability of the Physical Performance Test for persons with Parkinson disease. *Journal of Geriatric Physical Therapy.* 2006;29(3):82-86.
101. Frazier LD. Coping with disease-related stressors in Parkinson's disease. *Gerontology.* 2000;40:53-63.
102. Gill T, Allore H, Guo Z. The deleterious effects of bed rest among community-living older persons. *J Gerontol A Biol Sci Med Sci.* 2004;59:M755-M761.
103. Pepper PV, Golstein MK. Postoperative complications in Parkinson's disease. *J Am Geriatr Soc.* 1999;47(8):967-972.
104. DiMonaco M, Fulvia V, DiMonaco R, et al. Functional recovery and length of stay after hip fracture in patients with neurologic impairment. *Am J Phys Med Rehabil.* 2003;82(2):143-148.
105. Senard JM, Brefel-Courbon C, Rascol O, Montastruc JL. Orthostatic hypotension in patients with Parkinson's disease: pathophysiology and management. *Drugs Aging.* 2001; 18(7):495-505.
106. Wichmann R. *Be Active: An Exericse Program for People with Parkinson's.* New York, NY: American Parkinson's Disease Association; 1988.
107. Suteerawattananon M, Morris GS, Etnyre BR, et al. Effects of visual and auditory cues on gait in individuals with Parkinson's disease. *J Neurol Sci.* 2004;15:63-69.
108. Nieuwboer A, De Weerdt W, Dom R, et al. Development of an activity scale for individuals with advanced Parkinson disease: reliability and "on-off" variability. *Phys Ther.* 2000;80(11): 1087-1096.
109. Koller WC, Tse W. Unmet medical needs in Parkinson's disease. *J Neurol.* 2004;62(Suppl 1):S1-S8.
110. O'Shea S, Morris ME, Iansek R. Dual task interference during gait in people with Parkinson disease: effects of motor versus cognitive secondary tasks. *Phys Ther.* 2002;82(9):888-897.
111. Rochester L, Hetherington V, Jones D, et al. Attending to the task: interference effects of functional tasks on walking in Parkinson's disease and the roles of cognition, depression, fatigue, and balance. *Arch Phys Med Rehabil.* 2004;85(10):1578-1585.
112. Thaut MH, McIntosh GC, Rice RR, et al. Rhythmic auditory stimulation in gait training for Parkinson's disease patients. *Mov Disord.* 1996;11:193-200.
113. McIntosh GC, Rice RR, Thaut MH. Rhythmic–auditory facilitation of gait patterns in patients with Parkinson's disease. *J Neurol Neurosurg Psychiatry.* 1997;62:22-26.
114. Richard IH. Depression and apathy in Parkinson's disease. *Curr Neurol Neurosci Rep.* 2007;7(4):295-301.
115. Folstein MF, Folstein SE, McHugh PR. Mini-mental state: a practical method for grading the state of patients for the clinician, *J Psychiatr Res.* 1975;12:189-198.
116. Crum RM, Anthony JC, Bassett SS, Folstein MF. Population-based norms for the mini-mental state examination by age and educational level. *JAMA.* 1993;18:2386-2391.
117. Barba A, Molho E, Higgins D, et al. Dementia in Parkinson's disease. In: Ebadi M, Pfeiffer R, eds. *Parkinson's Disease.* Boca Raton, FL: CRC Press; 2005.
118. Dubois B, Pillon B. Cognitive deficits in Parkinson's disease. *J Neurol.* 1997;244:2-8.
119. Bunting-Perry LK. Palliative care in Parkinson's disease: implications for neuroscience nursing. *J Neurosci Nurs.* 2006; 38(2):106-113.
120. Margolis DJ, Knauss J, Bilker W, Baumgarten M. Medical conditions as risk factors for pressure ulcers in an outpatient setting. *Age Ageing.* 2003;32(3):259-264.
121. Redelings MD, Lee NE, Sorvillo F. Pressure ulcers: more lethal than we thought? *Advances in Skin and Wound Care.* 2005;18(7):367-372.
122. Hewson ML. *Horticulture as Therapy.* Guelph, Ontario, Canada: Greenmor Printing Company Limited; 1994.
123. Kravitz L. The effects of music on exercise. *IDEA Today.* 1994; 12(9):56-61.
124. Brown AR, Mulley GP. Injuries sustained by caregivers of disabled elderly people. *Age Ageing.* 1997;26(1):21-23.
125. Caap-Ahlgren M, Dehlin O. Factors of importance to the caregiver burden experienced by family caregivers of Parkinson's disease patients. *Aging Clin Exp Res.* 2002;14(5):371-377.
126. Pfeiffer E. A short portable mental status questionnaire for the assessment of organic brain deficit in elderly patients. *J Am Geriatr Soc.* 1975;23(10):433-441.
127. Oatis C. *Kinesiology: The Mechanics and Pathomechanics of Human Movement.* Philadelphia, PA: Lippincott Williams & Wilkins; 2004.

128. USDA Center for Nutrition Policy and Promotion. Body mass index and health. *Nutritional Insight*. 2000.
129. Tinetti ME, Richman D, Powell L. Falls efficacy as a measure of fear of falling. *J Gerontol B Psychol Sci Soc Sci*. 1990;45(6):239-243.
130. Lewis C. Balance, gait test proves simple yet useful. *PT Bulletin*. 1993;2(10):9,40.
131. Lewis C, McNerney PT. *The Functional Toolbox*. Washington, DC: Learn Publications; 1994.
132. Kurtzke JF. Rating neurological impairment in multiple sclerosis: an extended disability status scale (EDSS). *Neurology*. 1983; 33:1444-1452.
133. Herndon RM. *Handbook of Neurologic Rating Scales. 2nd ed.* New York, NY: Demos Med Publisher; 2006.
134. United States Food & Drug Administration. P&CNS advisory committee briefing document. Available at: http://www.fda.gov/ohrms/dockets/ac/00/backgrd/3582b1px.pdf. Accessed September 4, 2007.
135. Quirk DC, Schapiro RT. Population dynamics of the disability status scales for multiple sclerosis. *Neurorehabil Neural Repair*. 1996;10(2):127-134.
136. Blackburn M, vanVliet P, Mockett SP. Reliability of measurements obtained with the modified Ashworth Scale in the lower extremities of people with stroke. *Phys Ther*. 2002;182:25-34.
137. Thomas PW, Thomas S, Hillier C, et al. Psychological interventions for multiple sclerosis. *Cochrane Database Syst Rev*. 2006;(1):CD004431. DOI: 10.1002/14651858.CD004431.pub2.
138. Ko Ko C. Effectiveness of rehabilitation for multiple sclerosis. *Clin Rehabil*. 1999;13(Suppl):S33-S41.
139. Patti F, Ciancio MR, Reggio E, et al. The impact of outpatient rehabilitation on quality of life in multiple sclerosis. *J Neurol*. 2002;249(8):1027-1033.
140. Mostert S, Kesselring J. Effects of a short-term exercise training program on aerobic fitness, fatigue, health perception and activity level of subjects with multiple sclerosis. *Mult Scler*. 2002;8:161-168.
141. Newman MA, Dawes H, van den Berg M, et al. Can aerobic treadmill training reduce the effort of walking and fatigue in people with multiple sclerosis: a pilot study. *Mult Scler*. 2007; 13(1):113-119.
142. Petajan JH, Gappmaier E, White AT, et al. Impact of aerobic training on fitness and quality of life in multiple sclerosis. *Ann Neurol*. 1996;39:432-441.
143. Rampello A, Franceschini M, Piepoli M, et al. Effect of aerobic training on walking capacity and maximal exercise tolerance in patients with multiple sclerosis: a randomized crossover controlled study. *Phys Ther*. 2007;87(5):545-555.
144. Rietberg MB, Brooks D, Uitdehaag BMJ, Kwakkel G. Exercise therapy for multiple sclerosis. *Cochrane Database Syst Rev*. 2005;(1):CD003980.
145. Roehrs T, Karst G. Effects of an aquatics exercise program on quality of life measures for individuals with progressive multiple sclerosis. *Journal of Neurologic Physical Therapy*. 2004;28(2):63.
146. Surakka J, Romberg A, Ruutiainen J, et al. Effects of aerobic and strength exercise on motor fatigue in men and women with multiple sclerosis: a randomized controlled trial. *Clin Rehabil*. 2004;18:737-746.
147. Svensson B, Gerdle B, Elert J. Endurance training in patients with multiple sclerosis: five case studies. *Phys Ther*. 1994; 74:1017-1026.
148. White LJ, Dressendorfer RH. Exercise and multiple sclerosis. *Sports Med*. 2004;34:1077-1100.
149. Romberg A, Virtanen A, Ruutiainen J. Long-term exercise improves functional impairment but not quality of life in multiple sclerosis. *J Neurol*. 2005;252(7):839-845.
150. Pariser G, Madras D, Weiss E. Case report: outcomes of an aquatic exercise program including aerobic capacity, lactate threshold, and fatigue in two individuals with multiple sclerosis. *Journal of Neurologic Physical Therapy*. 2006;30(2):82-90.
151. Petajan, JH, White AT. Recommendations for physical activity in patients with MS. *Sports Med*. 1999;27(3):179-191.
152. Winnick JP. *Adapted Physical Education and Sport*. Champaign, IL: Human Kinetics; 1995.
153. Ponichtera-Mulcare JA, Mathews T, Barrett PJ, et al. Change in aerobic fitness of patients with multiple sclerosis during a 6-month training program. *Sports Medicine, Training, and Rehabilitation*. 1997;7:265-272.
154. Peterson JL, Bell GW. Aquatic exercise for individuals with multiple sclerosis. *Clinical Kinesiology*. 1995;49(3):69-71.
155. Ng AV, Kent-Braun JA. Quantitation of lower physical activity in persons with multiple sclerosis. *Med Sci Sports Exerc*. 1997; 29(4):517-523.
156. Sherrill C. *Adapted Physical Activity, Recreation and Sport: Crossdisciplinary and Lifespan*. Boston, MA: McGraw-Hill Higher Education; 1998.
157. Benyas P. Don't be afraid to ask: yoga and multiple sclerosis. *Real Living with Multiple Sclerosis*. 1999;6(6):6.
158. Pepin EB, Hicks RW, Spenser MK, et al. Pressor response to isometric exercise in patients with multiple sclerosis. *Med Sci Sports Exerc*. 1996;28:656-660.
159. Schwid SR, Petrie MD, Murray R, et al. NASA/MS Cooling Study Group. A randomized controlled study of the acute and chronic effects of cooling therapy for MS. *Neurology*. 2003; 60(12):1955-1960.
160. Harmon M. Redefining exercise: no fun, no gain. *Inside Multiple Sclerosis*. 1998;16(1):14-20.
161. Chard SE. Community neurorehabilitation: a synthesis of current evidence and future research directions. *Neuro Rx*. 2006; 3(4):525-534.
162. Goldstein MS, Elliot SD, Guccione AA. The development of an instrument to measure satisfaction with physical therapy. *Phys Ther*. 2000;80(9):853-863.
163. Costello E, Curtis C, Sandel I, Bassile C. Exercise prescription for individuals with multiple sclerosis. *Neurology Report*. 1996; 20:24-29.
164. Mulcare J. Multiple sclerosis. In: American College of Sports Medicine. *ACSM's Exercise Management for Person's with Chronic Disease and Disabilities*. Champaign, IL: Human Kinetics; 1997.
165. Basmajian JV, Wolf SL, eds. *Therapeutic Exercise*. 3rd ed. Baltimore, MD: Williams & Wilkins; 1990.
166. Moffat M, Rosen E, Rusnak-Smith E, ed. *Musculoskeletal Essentials: Applying the Preferred Physical Therapist Practice Patterns*^{SM}. Thorofare, NJ: SLACK Incorporated; 2006.
167. Borg G. *Borg's Perceived Exertion and Pain Scales*. Champaign, IL: Human Kinetics; 1998.

168. Lewis C, McNerney PT. *The Functional Toolbox II*. McLean, VA: Learn Publications; 1997.
169. Smedal T, Lygren H, Myhr KM, et al. Balance and gait improved in patients with MS after physiotherapy based on the Bobath concept. *Physiother Res Int*. 2006;11(2):104-116.
170. Frzovic D, Morris M, Vowels L. Clinical tests of standing balance: performance of persons with multiple sclerosis. *Arch Phys Med Rehabil*. 2000;81:215-221.
171. Mount J, Dacko S. Effects of dorsiflexor endurance exercises on foot drop secondary to multiple sclerosis: a pilot study. *NeuroRehabilitation*. 2006;21(1):43-50.
172. Grasso MG, Troisi E, Rizzi F, et al. Prognostic factors in multidisciplinary rehabilitation treatment in multiple sclerosis: an outcome study. *Mult Scler*. 2005;11:719-724.
173. Roush SE, Sonstroem RJ. Development of the physical therapy outpatient satisfaction survey (PTOPS). *Phys Ther*. 1999; 79(2):159-170.

추가문헌 ADDITIONAL RESOURCES

Ashburn A, Stack E, Picketing RM, Ward CD. A community-dwelling sample of people with Parkinson's disease: characteristics of fallers and non-fallers. *Age Ageing*. 2001;30:47-52.

Balogun JA, Olokungbemi AA, Kuforiji AR. Spinal mobility and muscular strength: effects of supine- and prone-lying back extension exercise training. *Arch Phys Med Rehabil*. 1992; 73:745-751.

Bridgewater KJ, Sharpe MH. Trunk muscle performance in early Parkinson's disease. *Phys Ther*. 1998;78:566-576.

Hafler DA. Multiple sclerosis. *J Clin Invest*. 2004;113(6):788-794.

Hausdorff JM, Balash J, Giladi N. Effects of cognitive challenge on gait variability in patients with Parkinson's disease. *J Geriatr Psychiatr Neurol*. 2003;16:53-58.

Jacobs JV, Horak FB, Tran VK, Nutt JG. Multiple balance tests improve the assessment of postural stability in subjects with Parkinson's disease. *J Neurol Neurosurg Psychiatry*. 2006; 77(3):322-326.

Johnson AM, Almeida QJ. The impact of exercise rehabilitation and physical activity on the management of Parkinson's disease. *Geriatr Aging*. 2007;10(5):318-321.

Light KE, Behrman AL. The 2-minute walk test: a tool for evaluating walking endurance in clients with Parkinson's disease. *Neuroreport*. 1997;21(4):136-139.

Morris ME, Huxham F, McGinley J, et al. Three-dimensional gait biomechanics in Parkinson's disease: evidence for a centrally mediated amplitude regulation disorder. *Mov Disord*. 2005;20(1):40-50.

Morris ME, Iansek R, Matyas TA, et al. The pathogenesis of gait hypokinesia in Parkinson's disease. *Brain*. 1994;117:1169-1181.

Morris ME, Iansek R, Matyas T, Summers JJ. Abnormalities in the stride-length-cadence relation in Parkinsonian gait. *Mov Disord*. 1998;13:61-69.

Nieuwboer A, DeWeerdt W, Dom R, et al. The effects of a home physiotherapy program for persons with Parkinson's disease. *J Rehabil Med*. 2001;33:266-272.

Reuter I, Engelhardt M, Stecker K, et al. Therapeutic value of exercise training in Parkinson's disease. *Med Sci Sports Exerc*. 1999;31:1544-1549.

Rochester L, Hetherington V, Jones D, et al. Attending to the task: interference effects of functional tasks on walking in Parkinson's disease and the roles of cognition, depression, fatigue, and balance. *Arch Phys Med Rehabil*. 2004;85:1578-1585.

Schenkman M, Morey M, Kuchibhaita M. Spinal flexibility and balance control among community dwelling adults with and without Parkinson's disease. *J Gerontol A Biol Sci Med Sci*. 2000;55:M441-M445.

Temlett JA, Thompson PD, Reasons for admission to hospital for Parkinson's disease. *Intern Med J*. 2006;36(8):524-526.

제 6 장 말초신경 손상에 의한 말초신경 통합과 근 수행력의 결함 (패턴 F)

Impaired Peripheral Nerve Integrity and Muscle Performance Associated With Peripheral Nerve Injury (Pattern F)

해부학 ANATOMY

손목굴 (수근관) CARPAL TUNNEL

뼈(골) 해부학 (Bony anatomy)

손목관절(수관절, wrist)이나 손목뼈(수근골, capus)로 알려져 있는 손목뼈는 8개로 이루어져 있다. 손목뼈들은 4개씩 2열로 배열되어 있다. 손목은 명확히 앞쪽으로는 오목하게 바깥쪽으로는 볼록한 것이 두드러진다. 손목굴의 배쪽(복측, ventrally)은 과도한 가로인대(횡인대, transverse ligament)로, 등쪽(배측, dorsally)은 손목뼈들이 오목한 활(아치, arch)로 되어 있다. 정중신경은 배쪽 바로 가까이에 첫째 손가락의 얕은손가락굽힘근(천지굴근, flexor digitorum superficialis) 및 깊은손가락굽힘근(심지굴근, flexor digitorum profundus)의 힘줄(건, tendon)이 놓여있다. 윤활집(활액초, synovial tendon sheath)은 손목굴 속에 굽힘힘줄(굴건, flexor tendon)들을 감싸고 있다.

정중신경 (Median nerve)

팔신경얼기(상완신경총, brachial plex넌)의 가쪽신경다발(외측신경속, lateral cord)(C5에서 C7)과 안쪽신경다발(내측신경속, medial cord)(C8에서 Tl)로부터 정중신경이 형성된다. 정중신경은 손바닥의 가쪽(외측, lateral) 3손가락과 1손가락 반의 피부를 지배하고 주로 손 앞면의 5개 앞팔(전완, forearm) 굽힘 근육의 운동을 지배한다. 위팔(상완, upper arm)에는 가지가 없다. 정중신경은 팔의 앞팔과 앞쪽 팔오금(주와, cubital fossa)의 안쪽아래를 가로질러 얕은손가락굽힘근, 긴손바닥근(장장근, palmaris longus), 노쪽손목굽힘근(요측수근굴근, flexor carpi radialis) 원엎침근(원회내근, pronator teres)의 운동을 지배하고 앞뼈사이신경(전골간신경, anterior interosseous nerve)이 된다. 먼쪽(원위, distal)으로 더 나아가, 앞뼈사이신경은 네모엎침근(방형회내근, pronator quadratus), 집게손가락(검지, index finger)과 가운데손가락(중지, middle finger)의 깊은손가락굽힘근, 긴엄지굽힘근(장무지굴근, flexsor pollicis longus)의 운동을 지배한다. 정중신경은 자신경(척골신경, ulnar nerve)의 지배를 받는 자쪽손목굽힘근(척측수근굴근, flexor carpi ulnaris)과 깊은손가락굽힘근의 안쪽(4와 5손가락) 제외하고 앞팔의 모든 굽힘근을 지배한다. C7에서 C8로부터 운동섬유는 손의 첫째와 둘째 벌레근(충양근, lumbrical)과 엄지맞섬근(무지대립근, opponens pollicis), 짧은엄지벌림근(단무지외전근, abductor pollicis brevis), 짧은엄지굽힘근(단무지굴근, flexor pollicis brevis)을 지배한다.

정중신경의 감각 섬유는 C6와 C7에서 형성된다. 가로손목인대와 손목굴을 통과하기 전, 정중신경의 몸쪽(근위, proximal)부분은 정중신경에서 떨어져 나온 가지신경이 바닥쪽(장측, palmar)의 피부감각을 지배하고 앞팔을 깊숙이

표 6-1 얼굴신경의 근육 지배 및 근육의 기능적 움직임

근육	기능적 움직임
앞이마근 (전두근, frontalis)	눈썹을 올림
눈썹주름근 (추미근, corrugator)	눈살을 찌푸림
눈둘레근 (안륜근,orbicularis oculi)	눈을 감게 함
눈살근 (비근근, procerus)	콧날에 주름을 잡게 함
큰광대근 (대관골근, zygomaticus major)	입의 외각을 올림, 미소 짓는 표정
작은광대근 (소관골근, zygomaticus minor)	슬픔을 표현
위입술올림근 (상순거근, levator labii superioris)	윗입술을 올림
코근 (비근, nasalis, alar)	비공을 확장
볼근 (협근, buccinator)	입의 외각을 당긴 다음, 입술을 좁히고 바람을 붊
입둘레근 (구륜근, orbicularis oris)	입술을 닫고 내밈
입꼬리올림근 (구각거근, levator anguli oris)	입의 외각을 들어올림, 냉소하는 표정
입고리당김근 (소근, risorius)	횡으로 미소
아래입꼬리내림근 (구각하체근, deprssor anguli oris)	입의 외각을 아래로 당김, 언짢음
아랫입술내림근 (하순하체근, deprssor labii inferioris)	입의 외각을 아래 및 측면과 입술을 아래로 당김
턱끝근 (이근, mentalis)	뾰루퉁한 표정, 입술을 내밀고 닫음
넓은목근 (광경근, platysma)	목의 근막을 아래로 당김

달려 손목굴을 통과한다. 이 신경은 굽힘근지지띠(굴근지대, flexor retinaculum) 위를 통과하고, 손바닥의 가쪽 일부 집게손가락과 반지손가락의 노쪽 반을 지배한다. 손목굴증후군(CTS)에서 정중신경 몸쪽부분 압박은 손목굴증후군을 구별하는데 유용한 가이드가 되고, 손바닥쪽 피부 분지는 사용되지 않는다. 정중신경은 자(ulnar) 및 노동맥(radial artery)에 의해 공급된다. 임신한 여성과 혈관 손상이 있는 환자에서 국소 부종은 특히, 염증으로 이어질 수 있다.[1]

얼굴신경(안면신경) FACIAL NERVE

얼굴신경이라고 우리가 알고 있는 일곱째뇌신경은 주요한 얼굴의 근육들을 지배한다. 얼굴 표정을 조절하는 섬유는 일곱째뇌신경의 운동핵과 각각의 대뇌반구에 주요 운동피질의 운동영역에서 발생되어 연접한다. 얼굴의 각 측면에 있는 근육들은 반대측 대뇌반구에 의해 지배되며 앞이마의 표정은 예외로 관자뼈(측두골, temporal) 분지를 거쳐 신경이 분포되어 양쪽 다 앞이마의 근육을 지배한다. 연관쪽 중추신경계에 발생하는 마비의 결과와 이마근(전두근, frontalis)의 빈약과 같이 덜 심각한 결과의 얼굴신경 마비의 차이를 감별진단할 수 있게 하는게 이 패턴에 함축되어 있다.

얼굴신경은 주요한 운동기능과 약간의 감각 기능을 가지고 있다. 얼굴신경의 운동핵은 다리뇌(교, pons)에 위치하고 있고, 그 섬유들은 속귀길(내이도, internal auditory meatus)로 이동한다. 그 다음 섬유들은 얼굴신경관(안면신경관, facial canal)을 통과한다. 주목할 사실은 얼굴신경관의 몸쪽 부분은 가장 좁아서 부종의 2차적 염증이나 감염이 신경에 연관된 가장 일반적인 장소이다. 얼굴신경의 무릎 모양으로 굽은 신경절은 얼굴신경관의 이 부분에 위치하고 또한 관자뼈 골절 손상의 가장 일반적인 장소이다. 신경은 미로동맥(labyrinthine artery)과 함께 이동한 다음 속귀길 뒤쪽 방향으로 굽는다. 얼굴신경은 가운데귀(중이, middle

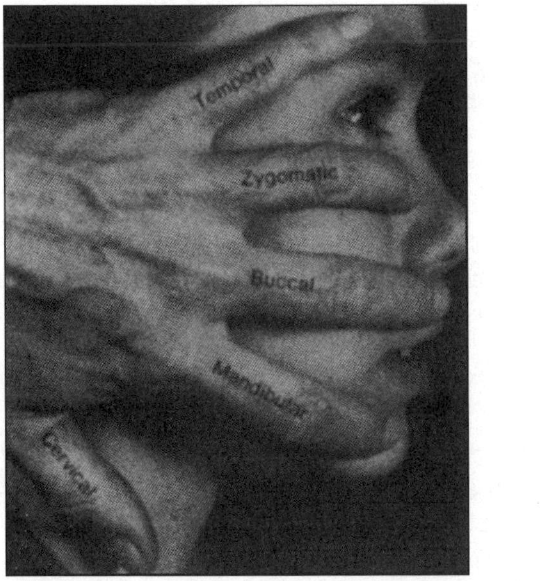

그림 6-1. 얼굴신경의 해부학적인 가지. (출처: *Clinically Oriented Anatomy,* 4th ed, Moore KL, Dalley AF, eds, Lippincott Williams & Wilkins, 1999, 863.)

ear)와 고막의 몸쪽부분에서 종결되기 전에 붓돌기(경상돌기, styloid process)와 꼭지돌기(유양돌기, mastoid process) 사이에 위치하고 있는 머리뼈(두개골, skull)의 붓꼭지구멍(경유돌공, stylomastoid foramen)을 거쳐서 나간다. 머리뼈를 나오기 전이나 후에 귀밑샘(이하선, parotid gland), 턱관절(측두하악관절, temporomandibular joint) 청신경(acoustic nerve)에 근접한 신경은 종결된다. 얼굴신경 손상의 결과로 이러한 구조에 종양이나 어떤 다른 병리적 진전이 발생할 수 있어 수술 절차와 관계있는 얼굴신경의 구조는 주의 깊게 식별하는 것을 필요로 한다.

얼굴신경은 머리뼈를 나온 후, 결국 4개의 가지(branch)와 1개의 가지(ramus)로 구분된다. 위에서부터 아래로 관자가지(측두가지, temporal), 광대가지(관골가지, zygomatic), 볼가지(협가지, buccal), 아래턱가지(하악가지, mandubular)와 목가지(경가지, cevical ramus)가 있다. 입의 모서리를 내림과 함께 목의 주름을 짓게 함[넓은목근(광경근, platysma)], 이마 주름을 짓게 함[앞이마근(전두근, frontalis)], 눈을 감게 함[위아래 눈둘레근(상하 안륜근, orbicularis oculi inferior and superior)], 입을 닫게 함(턱끝근(이근, mentalis), 위아래 입둘레근(상하 구륜근, orbi-cularis inferior and superior), 모든 얼굴의 표정근들이 포함되어 얼굴신경에 의해 근육지배 된다(표 6-1). 얼굴신경의 가지에 대한 해부학적 분포 및 통로는 그림 6-1과 6-2에서 볼 수 있다. 얼굴신경은 또한 바깥귀길(외이도, external acoustic meatus) 주변과 혀의 앞쪽 3분의 2의 감각을 지배한다. 얼굴신경마비 환자는 얼굴신경관의 해부학적으로 연합된 섬유들에 의해 종종 영향을 받는다. 중간신경에는 눈물샘(누선, lachrymal gland)(눈물 생산)과 침샘(타액선, salivary glands)의 조절이 포함되어 있다.

전정계 VESTIBULAR SYSTEM

신체는 시각, 고유수용성 감각, 전정기관의 3개의 시스템으로부터 자세의 안정성 및 움직임을 위한 감각 입력을 받고 있다. 이러한 시스템에서의 정보는 CNS(중추신경계)에 의해 평형을 유지하는데 사용된다. 자세 안정성을 위해 최소한 2개 시스템을 중추신경계는 요구한다. 또한 환경이나 상황과 함께 사람의 경험은 중추신경계가 3개 시스템으로부터 감각 정보를 어떻게 해석하고 의존할 것인가에 기

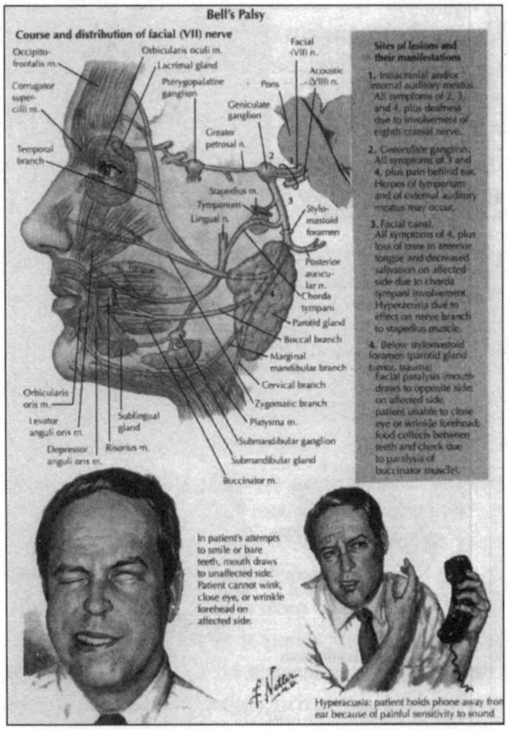

그림 6-2. 얼굴신경의 분포 및 경로. (출처: Misulis KE, Head TC. *Netter's Concise Neurology,* Philadelphia, PA: Elselvier; 2007:481. All rights owned by Elselvier Inc.)

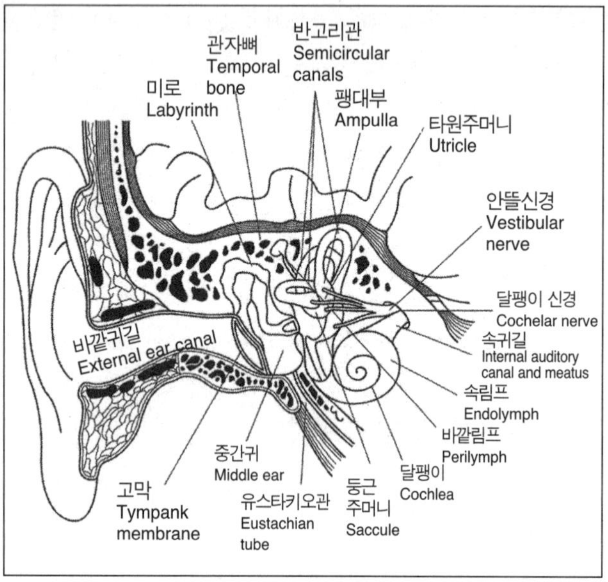

그림 6-3. 말초전정계.

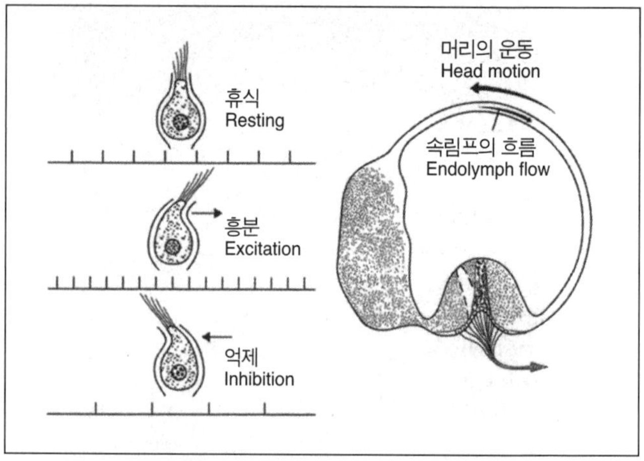

그림 6-4. 머리 각가속과 함께 꼭대기의 편향. 눈의 움직임을 조절한다. (출처: Bach-Y-Rita P, Collins CC, Hyde JE, eds. The Control of Eye Movements. New York, NY: Academic Press; 1971.)

여한다.[6]

전정계는 말초와 중추 성분으로 구성되어 있다. 말초시스템(그림 6-3)은 속귀(내이, inner ear)에 있고 이석(둥근주머니(구형낭, saccule)와 타원주머니(난형낭, utricle)와 3개의 반고리관(앞, 뒤, 가로/가쪽)을 포함한다. 말초전정계는 뼈미로 안에 지지조직과 속림프액에 의해 막미로가 떠 있게 구성되어 있다. 각각의 반고리관(semicircular duct)의 한쪽 끝은 타원주머니에 연결되어 팽대부 형태로 넓어져 있다. 털세포(유모세포, hair cell)는 각각의 반고리관은 반고리관 팽대부 안쪽에 꼭대기(마루, cupula)라고 불리는 교양질 안으로 돌출되어 있다. 각각의 털세포는 들신경원에 의해 지배된다. 머리의 각가속도(회전) 힘이 부과되면, 속림프액은 관내에서 머리 가속도의 반대 방향의 관 주변으로 흐른다. 이 흐름은 꼭대기와 털세포의 굴절을 편향한다. 정상적으로 신경 발화율은 같은 쪽으로 머리 각운동에서는 증가하고 반대쪽의 머리 각운동에서는 감소한다(그림 6-4).[7] 주로 머리의 움직임이 일어남과 함께 보상적인 눈알(안구, eye ball)의 움직임이 발생되어 반고리관에 입력되면 제8뇌신경을 통해 전달되고, 이것은 VOR이나 전정시각반사로 알려져 있다. 또한 이 입력은 전정척수반사(VSR)를 통해 자세 반응을 발생시키는데 사용된다.[7-9]

둥근주머니과 타원주머니는 서로 수직이고 또한 털세포를 담고 있다. 털세포는 평형반이라 불리는 또 하나의 교원기질 안으로 돌출되고, 이석이라 불리는 탄산칼슘 결정에 의해 덮여있다(그림 6-5). 이석은 평형반이 중력에 민감하게 되는 원인이다. 지속적으로 머리를 기울이면 신경 발화가 변화되고, 선가속도의 적당한 변위가 허락되어진 들신경원에 의해 각각의 털세포는 지배된다. 발화율은 같은쪽으로 머리의 선 기울기나 움직임에서는 증가하고 반대족으로 머리의 선 기울기나 움직임에서는 감소하고 각 움직임에서도 마찬가지이다. 둥근주머니과 타원주머니에서의 입력은 주로 자세 반응에 기여한다.[7-10] 표 6-2는 전정감각기관 자극 시 움직임의 예를 제공한다.

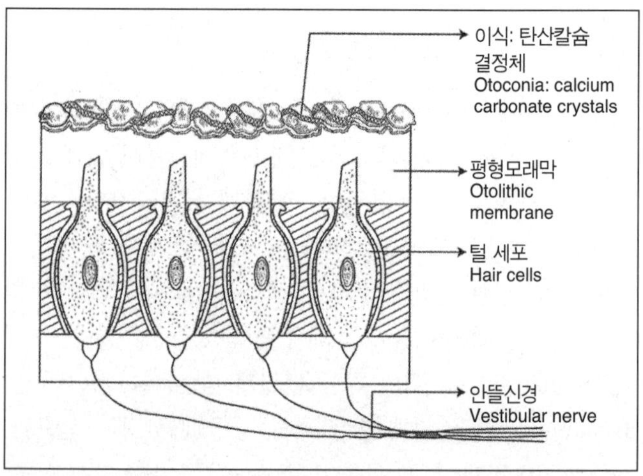

그림 6-5. 흑점이 중력에 민감한 원인은 이석 때문이다. (출처: Baloh RW, Honrubia V. *Clinical Neurophysiology of the Vestibular System*. 2nd ed. Philadelphia, PA: FA Davis Co, 1990:4.)

표 6-2 전정감각기관 자극시 움직임의 예

움직임	전정감각기관 자극
위와 아래로 머리를 움직임: "예"	앞과 뒤 반고리관
수평으로 머리를 돌림: "아니오"	가로 반고리관
위와 아래로 선형 운동함: 엘리베이터 승차시	둥근주머니
수평으로 선형 운동함: 기차 승차시	타원주머니

중추전정계는 소뇌, 복잡한 전정핵, 제8뇌신경을 포함한다. 전정핵은 주로 다리뇌에서 위치하지만, 또한 숨뇌(연수, medullar)에서도 발견된다. 그들은 제8뇌신경의 일부인 전정을 경유한 말초전정계로부터 정보를 받는다. 전정기관 입력의 주요 처리기인 전정핵은 복잡하다. 복잡하게 만들어진 것은 구심성 정보와 운동 출력 사이에 직접적인 연결을 빠르게 한다. 전정핵은 서로 다른 맞교차(교련, commissure)의 체계를 통해 통신한다. 이러한 맞교차는 뇌줄기(뇌간, brainstem)의 두 측면 사이에서 일부의 정보를 공유할 수 있다.

소뇌는 안뜰신경과 전정핵으로부터 재조정이 필요한 정보를 받아 적합하게 하는 조정기이다. 중추신경계는 머리의 방향을 예측하기 위한 시각적 정보, 고유수용성 감각, 그 밖의 감각을 함께 결합하여 이러한 신호들을 처리한다.

중추신경계는 VOR(전정시각반사)와 VSR(전정척수반사)를 생산하여 운동을 출력한다. VOR은 머리의 움직임 동안 눈을 안정시켜 시력을 깨끗하게 유지한다. 전정핵으로부터 받아들여진 정보는 관련 측의 오름성 통로로 외래성 근육 조직에 정보가 보내진다. VSR은 자세 안정성 및 머리를 유지하기 위해 신체에 보상적인 움직임을 발생시킨다. 전정핵으로부터 받아들여진 정보는 관련 측의 내림성 통로로 신체의 근육 조직에 정보가 보내진다.

병태생리학 PATHOPHYSIOLOGY

손목굴증후군 CARPAL TUNNEL SYNDROME

정중신경은 손목굴 먼쪽을 통과할 때 압박 받기 쉽다. 압박은 정중신경의 관류를 방해하고 결국 감각 및 운동 손상을 일으킨다. 증상의 주요 원인은 보통 정중신경과 힘줄 위의 굴 압력 증가 때문이고 차후 정중신경이 손상되며, 이는 CTS(손목굴증후군)로 알려져 있다. CTS의 다른 일반적인 원인은 손목굴이 선천적으로 좁은 것, 급성 부상, 삠(염좌, sprain)이나 좌상, 만성 외상, 그리고 반복적인 움직임의 스포츠나 일, 진동하는 손 도구의 사용과 관련되는 만성적인 스트레스를 포함한다. 손목의 부종 및 미세손상의 원인은 섬유증, 힘줄염, 활액낭염을 이끌어내는 정중신경과 힘줄의 압박과 자극이다. 만성 연부조직의 염증 과정은 윤활집의 두께가 제한되고 결국 섬유증으로 이어질 수 있다. 이러한 변화는 손목의 굽힘(굴곡, flexion)과 폄(신전, extension)을 하는 동안 손목굴속에 정중신경의 미끄러짐이 제한되고, 게다가 증상이 악화될 수도 있다. CTS를 점진적인 악화의 3단계는 휴식하면 근피로는 경감; 불편함이 다음날에도 지속; 그리고 휴식해도 만성 통증, 피로, 약화가 지속되는 것을 수반할 수 있다. CTS와 손상이 없는 개인을 비교하면 손상이 없는 사람들이 압력의 기준선은 높고 손목관절을 굽힘이나 폄 했을 때의 압력은 보다 높게 표시될 것이다.

다음은 손목의 만성 부상이나 정중신경통으로 이어질 수 있는 주요 위험인자이다.

- 당뇨병, 만성 신부전, 알코올 중독, 순환장애, 내분비계의 과도한 활동, 갑상샘 기능부전, 류마티스 관절염, 임신이나 폐경기의 체액저류와 같은 조직의 상태
- 국소 빈혈이나 외상성 손상(골절, 견인 및 연부조직 손상)
- 점진적인 기계적 압박 압력은 경한 압박(~20에서 30 mmHg)은 혈류의 감소의 결과로, 중한 압박(~30에서 40 mmHg)은 감각이상의 결과로, 보다 더 심각한 압박(>40 mmHg)은 감각과 운동 기능의 완전손상 및 허혈의 결과로 분류된다.
- 목뼈 신경근의 압박과 같은 몸쪽 신경 손상은 몸쪽 압박증후군을 일으킨다.
- 손과 손가락의 무리한 움직임(자판기사, 음악가, 목수들, 그리고 선수들)이나 반복, 압박으로부터의 과사용증후군으로 인한 정중신경의 미세손상 결과로 간헐적인 감각 이상, 따끔따끔 아프고, 무감각하고, 심할 경우에는 정중신경의 감각과 운동 기능이 완전 손상을 일으킬 수

있다.

CTS는 남성보다 여성에서 3배 더 많이 빈발한다. 일반적으로 처음에 우세손이 영향을 받고, 손의 증상이 비우세손보다 더 심각할 수 있다. 양측으로 관련되는 것 또한 일반적이다.[16]

Mackinnon에 따르면,[17] 말초신경 압박은 구조적 손상의 정도에 따라 분류할 수 있다. 등급 Ⅰ이나 신경차단은 탈수초가 일어남과 함께 일시적인 전도 장애를 포함하지만, 신경 축삭의 손상은 없다. 이러한 유형의 손상은 자극 검사로 감각이상의 증상을 악화시킬 수도 있다. 큰 감각신경 섬유의 변화는 접촉과 진동의 역치 변화에 의해 일어날 수 있다. 등급 Ⅱ나 축삭절단은 신경축삭에 왈러리안 변성으로 인한 축삭의 손상을 보여준다.

부가적으로 근전도에서 세동전위와 티넬 검사에서 양성, 운동 기능의 손실, 무감각과 이점식별 능력의 변화를 포함할 수 있다(정중신경의 먼쪽 주름위를 임상가가 두드릴 때 정중신경의 분포구역에 감각이상이 나타난다). 축삭절단보다 더 심한 등급 Ⅲ 이나 신경절단은 심각한 타박상, 늘어남, 찢어짐의 결과에 의해 나타난다. 신경절단은 정도에 따라 등급 Ⅲ, Ⅳ, Ⅴ로 분류된다. CTS에서 정중신경의 손상은 등급 Ⅲ로 발전될 수 있다. 등급 Ⅳ, Ⅴ는 신경의 완전한 절단에 적용되고 CTS엔 적용되지 않는다. 등급 Ⅲ은 신경속막(신경내막, endoneurium)의 분열은 포함하지만 신경바깥막(신경외막,epineurium)과 신경다발막(신경주막, perineurium)은 손상되지 않았다. 증상은 일정한 무감각 및 운동 기능의 상실과 근위축을 포함한다. 등급 Ⅳ는 모든 신경과 지지요소의 차단을 보여주지만 신경바깥막엔 이상이 없다. 등급 Ⅴ는 좀 더 심한 완전한 신경 처리의 손상, 연속성의 손실, 신경의 창상 등을 보여준다.

다른 정중신경의 몸쪽 압박 손상은 CTS의 증상과 흡사할 수도 있으며 구별법이 필요하다. 손바닥의 융기위로의 이상 없는 감각, 긴엄지굽힘근(장무지굴근, flexor pollicis longus), 네모엎침근(방형회내근, pronator quadratus)과 노쪽손목굽힘근(요측수근굴근, flexor carpi radialis)의 일반적 근육 검사는 몸쪽 정중신경 병증을 검진하기 위해 사용된다. 몸쪽 정중신경 병증은 목뼈(경추, cervical) 신경병증(일반적으로 C6 레벨), 가슴문증후군(흉곽출구 증후군, thoracic outlet syndrome), 엎침근(회내근, pronator) 증후군과 앞뼈사이신경(전골간신경, anterior interosseous nerve) 증후군을 포함한다. 목과 어깨의 통증과 함께 C6의 지배를 받는 근육의 약화, 반사의 변화, 엄지손가락의 제한된 감각손상, 감각이상의 결여와 신경근 압박을 유발하여 증상들을 재현하지 못함은 목뼈 신경병증의 표시이다.

엎침근 증후군은 정중신경이 앞팔의 원엎침근의 이는곳(기시, origin)을 지날 때의 죄임이나 얕은손가락굽힘근이 두꺼워져 발생하는 압박에 의해 야기된다. 앞팔의 반복적인 뒤침(회외, supination), 엎침에 의해 악화되는 이런 압박은 앞팔의 몸쪽 앞쪽의 통증 양상의 원인이 된다. 중간 세 개와 하나 반의 손가락과 손바닥의 마비나 감각이상이 일반적이다. 국소적 앞팔 몸쪽 통증, 손바닥의 감각 손실, 죄임으로 인한 손가락의 중간 및 앞뼈사이신경 지배 근육의 약화와 야간 증상의 결손을 포함하는 엎침근증후군의 임상적 표현은 이 증후군과 CTS에 의한 다른 손상을 구분짓는데 도움을 준다.[18-21]

특발성 얼굴신경 벨마비
IDIOPATHIC FACIAL NERVE BELLS PARALYSIS

얼굴신경마비(그림 6-6)는 말단에서 운동핵까지 중추신경계나 말초의 관련에 의해 야기될 수 있다. 뇌혈관손상와 관련된 중추성 얼굴마비의 가장 일반적인 원인은 이중 지배에 의한 앞이마근을 사용하지 않는 한쪽 얼굴의 중등도의 약화이다. 이번 장은 일반적으로 얼굴신경과 연관된 특발성 얼굴신경마비나 벨마비를 말초와 연관하는데 초점을 맞출 것이다.

벨마비는 전형적으로 한쪽에만 발생하고, 급성이며, 특발성의 약화나 얼굴신경의 전체적 마비이다. 이것은 명확히 단일신경장애이며, 특발성 벨마비로 판명해야 하는 연합된 신경학적 증상이 있다. 반응은 24~48시간 이내에 존재하며, 심하면 7~10일을 넘어 점진적으로 진행된다. 진행은 눈둘레근과 관련된 한쪽 눈감기의 불가능, 눈 깜빡임 반사의 상실, 입둘레근의 조절이 불가능해 마시기의 어려움과 수의적 표정 짓기의 상실, 전체적인 한쪽얼굴의 처짐을 포함한다. 또한 눈의 건조와 미각의 손상이 함께 오기도 한다. 얼굴신경의 하나 또는 더 많은 가지와 부분적으로 관련된 위쪽에서 설명한 전체마비로부터 더 심할 수도 있다. 마비는 병적 진행에 따른 신경기능 손상으로 발달된다. 병리

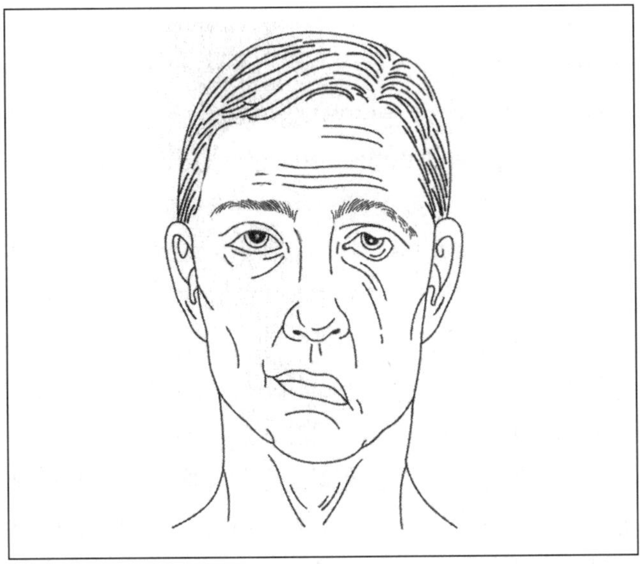

그림 6-6. 얼굴신경마비.

적 진행의 결과로 생기는 신경기능의 악화는 마비로 발달된다.

70% 이상의 벨마비 진단을 받은 환자들은 치료 없이 1년 안에 회복하며, 대다수의 환자들은 발병 후 3주 안에 완쾌된다. 완전하지 않은 마비를 가진 환자들은 치료 없이도 회복이 매우 잘된다. 연령은 호전의 한 요소이기 때문에, 60세가 넘은 환자들은 약 33% 정도만이 완쾌된다. 또 다른 치료 방해 요소로는 전체 얼굴근육의 완전 마비, 대상포진 감염(귀 대상포진), 3주까지의 더딘 회복, 임신, 얼굴신경의 축삭 퇴행(실험에 의해 증명된), 당뇨와 고혈압이 있다.

벨마비의 원인들은 특발성(50%); 라임병이나 중이염과 같은 감염적 진행(15%); MS(다발성 경화증)나 길렝바레 증후군과 같은 신경증; 청 신경종, 귀밑샘 종양이나 얼굴신경집종과 같은 종양(14%); 종양 절단 동안의 외상, 관자뼈 골절(7%) 같은 외상들을 포함한다. 소아환자에게 전염되는 경우의 85%는 발산을 동반한 중이염 때문이다. 최근 연구에 특발성 얼굴마비의 주요한 원인의 가능성으로 대상포진 바이러스의 감염이라고 생각해왔다. 얼굴마비의 고위험군에 속한 환자들은 또한 당뇨와 임신, 고혈압을 동반한다.

전형적인 얼굴신경손상의 메커니즘은 이차적으로 염증의 반응이나 붓꼭지구멍이나 얼굴신경굴 지역에 감염을 보인다. 모든 신경압박 증후군과 비슷하게 팽윤, 부종이 좁은 지역에 생겨, 신경용적의 상태를 악화시킨다. 그 안의 부종이 심하지 않다면, 일시적인 상태 제한을 일으키는 신경차단의 결과물이 될 수 있다. 신경말이집에 국소적인 해부학적 변화들이 없다면, 몇 분 안에 회복될 수 있다. 압박이 지속된다면, 지역적 허혈에 의한 신경파괴를 야기할 수 있다. 회복이 아주 훌륭히 될지라도 아마 몇 주 정도가 걸릴 것이다. 압박의 진행이 계속 된다면, 좀 더 심한 산소결핍이 신경에 발생하게 될 것이고 그 신경은 신경파괴와 축삭퇴행이나 축삭절단이 될 것이다. 회복은 신경손상의 원인이 해결되고 신경이 느린 재생(몸쪽부부터 평균 1 mm/하루)과 최종적으로 재지배가 가능할 때 시작될 수 있다. 회복의 최고 중요한 요소는 통증 감소와 감염, 염증 반응에 대한 내구성이다. 위의 요소들로 인해 부종이 빨리 호전될 것이며 신경말이집(신경초, nerve sheath)의 내부구조도 보존된다. 유동체의 보유력에 연관된 신경손상의 진행은 임신부의 벨마비를 예측하기 어려운 이유이다.

신경손상의 가장 좋지 않은 형태는 Suderland가 분류해왔던 신경절단이다. 그의 분류(Ⅰ, Ⅱ, Ⅲ)는 서로 다른 주위의 말이집(신경속막, 신경다발막, 신경바깥막)의 파괴와 말초신경의 구획에 따라 설명된다(그림 6-7). 신경절단의 분류들은

Ⅰ. 축삭과 신경속막 손상이 있지만, 신경다발막의 보존과 다발들의 배열; 재생이 축삭절단보다 완전하지 못하지만, 비교적 기능적.

Ⅱ. 축삭과 신경속막, 신경다발막의 손상, 시각적으로 신경은 손상 없이 보임; 불충분한 재생과 기능적 이상

Ⅲ. 해부학적으로 완전한 절단; 불충분한 재생

말초 신경의 내부구조가 손상을 받든 안 받든 간에 회복에 중대한 효과가 있다. 축삭퇴행은 모든 종류의 회복에 중요한 요소가 된다. 축삭퇴행이 마비된 최초의 근섬유로 진행되기 위해선 정상의 축삭이 남긴 텅 빈 관이 매우 중요하다. 이 내부 신경말이집의 파괴는 운동 신경말이집의 축삭을 무작위로 저하시켜 퇴행을 야기하고 얼굴근육을 최종적으로 자극하는 운동섬유들의 비율을 현저하게 줄이게 된다. 좀 더 심한 신경손상 후의 무작위적 재지배는 연합운동 및 신경절단으로 분류되는 모든 신경손상의 비교적 나쁜 예후를 초래 시킨다.

한쪽 및 양쪽 기능저하
BILATERAL AND UNILATERAL HYPOFUNCTION

어지럼증, 불균형, 매스꺼움 등의 증상은 말초 전정기관 시스템의 기능 손상이나 장애 이후에 일어난다. 한쪽 기능저하는 외상, 감염, 염증이나 종양의 성장으로 인해 손상받을 수 있다. 양쪽 기능저하에서 손상은 대체적으로 특발성이나 선천적, 순차적 전정신경염, 속귀신경독에 의해 발생한다. 머리 회전시에 저하된 구심성 정보는 손상된 귀로부터 중추신경계에 보내진다. 손상 받은 귀에 의해 줄어든 정보는 손상된 VOR과 어지럼증을 유발한다. VOR은 손상되면서 의도된 응시의 안정화에 망막의 미끌림을 유발한다. 이 경우 시야의 예민함, 떨림보기(환경에서 주관적인 움직임의 거짓된 환영), 현기증의 감각이 떨어진다. 양쪽과 관련된, 특별한 상황에서의 변경된 시각이나 몸통감각은 균형저하를 이끌어 내는 특정증상이 떨림보기이다. 특별히 시각이나 몸통감각이 변하는 상황에서 전정계의 한쪽 기능저하를 가진 환자는 눈알진탕증이라는 일차적인 리드미컬한 반복된 눈의 움직임을 최초로 보인다. 눈알진탕증은 빠른 단계(빠르게 원래 자리로 돌아오는)가 느린 단계(한 방향에서의 느린 움직임)를 따르는 특색을 가진다. 눈알진탕증의 유형은 빠른 단계의 방향에 따라 불린다. 그것은 가로, 세로, 회전이나 모든 것의 복합될 수 있다. 감염의 결과로 인한 눈알진탕증은 자연스럽게 해결되어진다.

중추신경계는 다른 반사들이나 소뇌, 전정맞교차, 그물모양체, 대뇌겉질, 그리고 대뇌반구에서 생성된 단계들을 대신하거나 VOR 및 VSR을 바로 받아들여 전정기관 장애로부터 보상한다. 이 부위의 모든 장애는 보상작용의 진행을 막거나 줄이거나 더디게 할 수 있다. 보상작용은 이 3가지 가능한 메커니즘을 통해 일어남: 적응, 대용, 습관.

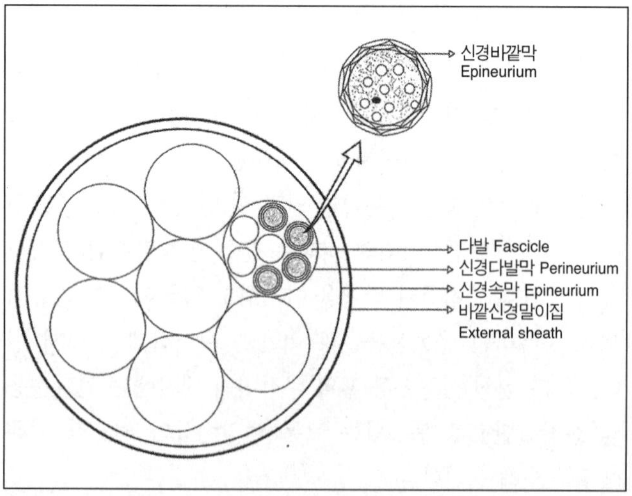

그림 6-7. 말초신경 주위의 신경말이집들.

적응은(사례 3의 연구에서 한쪽 말초 기능저하 참조) 신경학적 반응으로 머리 움직임을 바꾸는 장기적인 가소성 변화를 만들기 위한 전정기관의 능력이다. 적응은 환자를 위한 불완전한 전정기관 장애와 함께 치료전략으로 사용할 수 있다. 전정기관의 적응을 일으키는 효과적인 자극은 머리의 움직임과 함께 망막에 영상을 교차시키는 것이다. 대용은 잃어버리거나 손상된 기능을 대체하는 방법이다. 전정기관의 대용을 일으키는 효과적인 자극은 몸통감각과 시각계의 사용을 줄이는 운동을 하는 것이다. 습관은(사례 3의 연구에서 한쪽 말초 기능저하 참조) 반복적인 노출 자극에 의한 유해자극의 반응의 장기간 감소이다.[38,41]

메니에르 병 MENIERE'S DISEASE

메니에르 병은 변동, 편측 귀의 포만, 귀 울음(귀 안에 울림)과 청각 손실 등과 연관된 어지럼증의 일시적인 현상으로 알려진 특발성 질병이다. 청각손실과 귀 울음의 지속은 영구적으로 될 수가 있다. 처음에 특징적으로 듣기가 빈번히 잘 되지 않으며 병의 진행단계에선 후에 더 많아진 진동에 의해 영향을 받는다. 어지럼증은 불안정과 동반된 자동적인 움직임의 자극이 일어나는 것이다. 메니에르 병의 어지럼증은 종종 심하게 맥박수를 감소시키며, 증상은 발병 후 몇 년 후엔 결국 없어지기도 한다. 이것은 메니에르 병의 태워없어짐(마약에 찌든, burnt-out)이라고 알려진 것이다. 한쪽 전정의 약화로 인해 불균형과 일정한 귀의 충만이 야기된다.

메니에르의 증상은 주로 심한 어지럼증, 불균형, 매스꺼음 및 구토와 연관이 있다. 보통 증상은 2~4시간 동안 지속된다. 심한 증상을 겪은 후, 대부분의 사람들은 극도로 피로를 느끼며 몇 시간 정도 잠을 잔다. 어떤 경우는 증상이 한꺼번에 (짧은 시간 동안 수 차례의 증상) 올 수도 있고 또 다른 경우엔 증상의 사이에 몇 주, 몇 달 심지어 몇 년이 걸릴 수도 있다.

가장 일반적인 메니에르 병의 이론적 원인은 과도한 속

림프수종으로 인한 막미로의 팽창이다. 메니에르 병의 영향을 받은 귀는 특징적으로 좁은 전정기관을 가져 속림프주머니로 속림프액 흐름이 줄어든다. 달팽이관은 속공간의 관을 막는 어떤 대사성관을 만드는 것으로 생각된다. 속림프액을 끌어당겨 당단백질 분비 및 속림프액을 증가시기키위해 호르몬, 주머니 양측의 반응과 속림프액의 부족을 속림프주머니가 감지해야 한다. 이 조합은 차단된 관을 깨끗하게 한다. 속림프주머니로 속림프액의 갑작스러운 복구의 움직임은 어지러움을 일으킬 수 있다.

메니에르 병은 전통적으로 병의 마지막 단계에 짠 음식을 줄이거나 전정기관 재활이나 수술, 정신적, 약물적 중재로 관리되어 왔다. 메니에르 병의 생리병리학의 이해에 부족이 존재하고, 그로 인해 모든 의학적 치료는 의학적 경험에 바탕한다. 메니에르 병의 치료의 중재가 어려워졌을 때 다양한 수술적 방법들이 가능하다. 청각이 보존되어 있을 땐, 안뜰신경의 절단은 어지럼증을 중재시킬 수 있다. 문제가 있는 쪽의 청각이 응급한 상황이면 미로절제술이 가능하다. 환자가 심한 울림증을 호소한다면, 8번째 신경 부분에 미로절단 달팽이안뜰신경절제술을 실행한다.

양성 발작성 체위성 어지럼증
BENIGN PAROXYSMAL POSITIONAL VERTIGO

양성 발작성 체위성 어지럼증(BPPV)은 위치를 변경하면 눈알진탕증이 특징이다. 타원주머니에서 생성된 이석 하나가 반고리관 안으로 옮겨진다. 또한 그 관은 속림프액이 자유롭게 떠 있거나 팽대부가 점착되어 있고, 중력에 민감하게 만들어졌다. 팽대부의 편향의 결과로 머리의 위치가 변하고, 전정핵에 보내진 구심성 메시지는 다시 외재성안근으로 보내지면 그 결과 눈알진탕증이 온다. 눈알진탕증은 시각의 고정과 함께 말초 전정계를 억압하는 원인이다.

증상의 발병이 5~10초 한차례 지연되면, 특정한 위치변화가 생겨 BPPV의 특성을 찾을 수 있다. Dix-Hallpike 검사에서 보이는 대부분 귀 아래쪽으로 위쪽 및 회전 안진의 증상은 1분 후 좀 적어지고, 반복에 따라 반응이 감소한다(검사에 대한 설명은 176쪽을 참조). 고연령(가장 일반적으로 5-70 사이), 머리 외상, 속귀염이나 미로의 허혈은 BPPV에 영향을 준다. BPPV의 경우 약 50에서 70%의 경우 "특발성"일 수 있다. BPPV는 고연령과 함께 좀 더 일반적인 것은 이석과 평형반의 퇴화로 인해서이다. 그것은 만명당 최대 64명이 발생한다. 양쪽 뒤면에 동시에 일어나는 머리 외상이 BPPV의 가장 흔한 원인이다.

전체 BPPV의 경우 대부분은 뒤반고리관의 변형이다. BPPV의 30% 미만이 가로(가쪽)관 타입이고, 뒤관 BPPV보다 훨씬 더 빨리 해결된다. 이것은 뒤관의 일부분이고, 이는 아래쪽에 매달려 변형이 팽대부벽 좀 더 끝에 의지하고 있어 더 많은 파편이 관에 진입될 가능성이 있다. 반면, 정상적인 머리 움직임과 함께 가로관 경사 위쪽의 팽대부장벽 위쪽 끝 타원주머니 안쪽 뒤에 더 많은 파편이 자유롭게 떠 있을 가능성을 가지고 있다.

종종 BPPV 대부분 단일 반고리관과 관련되지만, 같은 속귀안의 뒤 및 가로 반고리관이 모두 관련된다. 이석 재배치 현상에 따라, 뒤반고리관 BPPV를 가로반고리관 BPPV로 변환할 수 있다.

전정기관 기능장애의 물리치료사 감별진단
PHYSICAL THERAPIST DIFFERENTIAL DIAGNOSES OF VESTIBULAR DYSFUNCTION

물리치료사는 어지럼증을 결정하는 감별진단 기준을 만들어야만 한다. 환자에게 하나 이상의 진단을 할 수 있다는 마음을 유지하는 것이 중요하다. 예를 들면, 환자는 자세성 어지럼증과 동시에 비전정기관의 진단을 가질 수 있다. 다음과 같은 의학적 진단이나 상태의 예는 전정기관 재활을 위해 물리치료사와 연결될 수 있다.

- 불분명한 목뼈성 어지럼증[51]: 이것은 진단이 사실인지 아닌지 논쟁이 존재하고, 진단의 존재를 위한 최종 검사가 아니다. 그것은 배제(exclusion)의 진단이다. 처음에는 물리치료사는 중추 또는 말초의 원인을 배제해야만 했다. 환자는 목부분의 외상 병력을 가지고 있었다. 주호소는 어지럼증, 가벼운 두통, 메스꺼움과 구토, 목의 통증, 및/또는 빈번한 두통을 포함할 수 있다. 경추성 어지럼증에 대한 검사를 위해 환자는 의자에 앉아서 시작하고, 환자는 머리와 몸통을 함께 움직이며 증상을 평가한다. 두번째는 환자의 머리는 정지하여 고정하고 몸통만 회전한다. 첫 번째 검사에서 증상이 나타나지 않지만 두번째에서 증상이 나타난다면 경추성 어지럼증 환자가 있을 수 있다. 치료는 목뼈 도수 중재, 운동(이 장에서 전

정기관 사례 연구에서 설명), 균형 훈련, 그리고 자세 훈련을 포함한다.

- 상륙 후 멀미증후군[52]: 환자는 순항 또는 보트 승선, 장시간 기차 승차 또는 아마도 비행기 여행을 끝낸 후 곧바로 혹은 몇 시간 내에 어지러움증 발병을 일으키게 된다. 그 증상으로는 흔들림 혹은 동요, 구역질 및 하루 종일 일어나는 일반적인 어지러움증이 포함된다. 증상은 움직임을 통해 악화될 수 있으나, 가만히 누워있을 때에는 그렇지 않다. 환자는 주로 자동차에 승차 했을 때에 기분이 나아지기도 한다. 최근의 연구는 물리치료가 이러한 진단에 도움이 될 지와 관련하여 논쟁의 여지가 있다. 논쟁은 또한 이것이 진짜 진단인지 의료전문가에도 존재한다. 이러한 환자들은 증상들을 일으키는 활동을 크게 피하므로 건강이 손상되었기 때문에 균형감각장애를 치료하고 전정기관 장애협회 웹 사이트와 같은 이용 가능한 지원그룹 및 정보출처에 대해 조언하며 유산소 운동 프로그램을 시작하여 증상을 감소시켜 주는 것이 적당하다.
- 편두통[53,54]: 환자는 몇 분에서 몇 시간까지 어지러움증 에피소드를 겪고 있으며 현기증, 어지러움증 또는 멀미의 증상들을 겪고 있다. 증상으로는 두통이 앞서 일어날 수 있다. 전정평가로 인해 멀미장애를 보이게 되며 이 경우 환자들은 정식으로 편두통으로 진단되어 왔던지 아니던지 상관없이 의사와 상담해야 할 것이다.
- 기립성 저혈압(OH): 환자는 원래 증상들은 어지러움증, 편두통, 두통, 또는 앉거나 바로 누운 자세에서 일어설 때 혹은 기립성 장애의 경우, 훨씬 진행형이 될 수 있을 때 발생하는 흐린 시력과 같이 묘사한다. 기립성 저혈압은 최소 20 mmHg의 수축 기압에서 감소되거나 바로누운자세에서 일어난 지 3분 되었을 때 일어나는 최소 10 mmHg의 확장기 혈압에서 감소된다. 기립성 장애가 환자의 문제로 의심된다면, 환자를 의사에게로 다시 내원시키는 것이 적당할 것이다.
- 공황발작[55-57]: 환자의 증상들은 어지러움증, 구역질, 발한, 공포, 두근거림 또는 감각이상과 같이 묘사한다. 발병은 몇 분간 혹은 그 이상 지속될 수 있다. 상황은 무의식적이거나 상황에 따를 수 있겠으나, 위치의 변경 또는 움직임에 따라 발생되지는 않는다. 검사는 정상일 수 있거나 운동장애를 보이기도 한다. 양성 및 음성 감정 척도(PANAS)에서의 점수는 우울증 혹은 불안에 따라 양성이 될 수 있다. 이 환자는 다시 의사와 상담을 해야 하며 정신병 의사의 상담을 받아 볼 필요가 있다.
- 일과성 허혈성 발작[59]: 환자의 증상들은 현기증, 어지러움증, 불균형감각, 조울증과 시야의 감소와 같이 묘사한다. 증상들은 몇 분에서 몇 시간으로 지속될 수 있다. 전정검사로 인해 증상이 일어나지는 않는다. 일과성 허혈성 발작이 의심된다면, 환자는 곧장 의사와 상담해야 한다.
- 노화[60]: 나이에 따라 말초 전정계가 여러 가지 면에서 악화되고 있다. 털세포 및 뉴런의 수가 많이 감소한다. 둥근주머니 및 타원주머니 그리고 기질의 이석이 감소된다. 중추신경계 역시 적응력이 감소되고 시각의 VOR을 증가시키기 위한 능력부족을 보인다.
- 그 외 노화와 관련된 인자들[61-64]: 그 외의 많은 신체변화들 모두 운동성 및 균형감각에 영향을 미칠 수 있다고 문서에 의해 충분히 입증되어 있다. 시각계에서는 시력, 대비감도, 깊이 지각, 색분별력, 및 촛점력이 감소된 것을 보여준다. 몸통감각계에서는 운동감각, 진동감각, 및 가벼운 접촉감각의 감소를 보여준다. 근골격계에서는 근섬유가 더욱 감소되고 동원의 감소, 반응시간, 전도속도, 및 근수축 속도를 감소시킨다. 또한 노화에 따라, 심혈관계 및 폐계통에서의 변화의 결과로 어지러움증상을 초래할 수 있다.

영상 IMAGING

손목굴증후군 CARPAL TUNNEL SYNDROME

- 손목 및 손의 정기적인 X-ray를 통해 손목골절을 밝혀낼 수 있다.

특발성 얼굴신경 벨마비 IDIOPATHIC FACIAL NERVE BELL'S PARALYSIS

- CAT 혹은 CT 스캔 및 MRI 스캔은 얼굴말초신경마비의 특정한 경우를 지지해왔다.
    - 이러한 검사들은 청신경종, 귀밑샘 종양, 얼굴신경말

이집종양, 또는 그 외 외과적으로 치료 가능한 병인론으로 의심될 때 가장 중요하다.

- 이미지화 또한 직접 외상이나 다발성 계통의 침범이 발생했을 때 이루어져야 한다.

전정기관 장애 VESTIBULAR DYSFUNCTION

- ♦ CAT 스캔은 전정기관 장애의 중추와 말초성 원인을 평가한다.[66]
- ♦ MRI는 전정기관 장애의 중추와 말초성 원인을 평가한다.[66]

다른 임상적 검사 OTHER CLINICAL TESTS

손목굴증후군 CARPAL TUNNEL SYNDROME

- ♦ 초음파 촬영술
  - CTS를 통해 환자의 정중신경의 형태학상의 변화평가를 위한 기법
  - 비침습적이며 상대적으로 허용된 기술.
  - CTS에서 손목굴의 중간에 확대된 단면적이 보여진다.
  - 초음파 검사 연구에 대한 사전결과에서는 CTS에 대한 진단기로써 잠재력을 가지고 있다고 나타내고 있다.[67]
- ♦ 니들근전도 검사 및 신경전도속도(NCV)검사를 포함한 전기진단 검사
  - 신경기능 및 통합성 검사시 발생하는 첫 번째 변화는 감각신경활동전위(SNAP) 폭의 감소이다.
  - 훨씬 심각한 조건에서 발견된 양성 신경전도속도는 운동신경활동전위의 손실 혹은 연장/먼쪽 잠복시를 포함한다.
  - 양성 근전도의 발견으로 엄지두덩근(무지구근, thenar mescle)의 탈신경을 나타낼 수 있다.
  - 손목굴증후군에서의 전기진단 검사의 활용에 관한 체계적인 검토에서 Jordan 및 그의 동료들은 다음과 같이 결론지었다, "뚜렷한 임상적 CTS의 경우, 전기진단은 진단검사로서도 보장되지 않으며 임상으로 보이는 증상은 잘 정의되어 있지 않은데 또한 수술결과의 예측지표로써도 그러하다." [67]

특발성 얼굴신경 벨마비
IDIOPATHIC FACIAL NERVE BELL' S PARALYSIS

- ♦ 청력도: 일방적인 난청이 의심된다.
- ♦ 생리신경검사
  - 발병 첫째 주: 신경변성은 일어나지 않았으며 따라서 생리신경검사결과는 심각한 병리학에도 불구하고 정상적일 수 있다.
  - 발병 1주 후: 그 외 검사들은 얼굴신경침범의 수준 및 기간에 따라 1주 뒤에 실행하는 것이 적당할 것이다.
    - ▪ 최대자극검사(MST)
      - ▸ 신경 자극기를 사용하여 최대신경자극에 대한 반응을 평가한다.
      - ▸ MST가 수의적 수축에 의해 유발된 신경근 기능의 주관적 평가법이긴 하지만, 그래도 예후를 결정하는 데 도움이 된다고 생각된다.
      - ▸ 10일 후 MST에 응답하지 않았던 85%의 환자들은 완전히 회복되지 않았다.
      - ▸ 강한 자극을 통한 넘치는 자극 주기는 깨물근(교근, masseter muscle)을 자극하여 더 활성화시킬 수 있으며, 이것은 잘못된 양성예후로 유도될 수 있다.
    - ▪ 신경흥분검사(NET)
      - ▸ 신경 자극기를 사용하여 운동반응의 역치를 결정한다.
      - ▸ 정상적인 역치 범위는 3.0에서 8.0 mA까지로 여러 가지이며 침범된 쪽과 침범되지 않은 쪽 사이에서 2.0 mA 이상으로 변동하지 않아야 한다.
      - ▸ NET에서 침범된 얼굴신경 및 침범되지 않은 얼굴신경 사이의 3.5 mA의 차이는 90% 이상의 얼굴신경의 변성을 나타낸다.
    - ▪ 신경전도검사(ENog)
      - ▸ 양쪽의 복합운동활동전위(CMAP)의 폭을 비교한다.
      - ▸ 침범된 쪽과 침범되지 않은 쪽의 차이가 90% 이상의 감소가 있을 때 예후는 좋지 않다.
- ♦ 근전도(EMG)
  - 얼굴신경마비가 있는 환자들의 진단 및 예후에서 결정적인 역할을 수행한다.

- 얼굴신경의 각 가지들을 검사할 수 있는 특정한 얼굴 근육의 침근전도는 이러한 각 뇌신경의 침범에 대한 문제를 확인할 수 있다.
- 세동전위 및/혹은 양성예파 등과 같은 휴식시의 병리학적 방출은 각 특정근육의 탈신경 진단을 지원하고 얼굴신경과 관련된 갈래의 변성을 밝혀낸다.
- 휴식 시 병리학적 방출의 결핍은 검사된 그 갈래가 손상되지 않았을 것임을 나타낸다.
- 수의적 수축 동안에 발견된 운동단위의 종류 및 간섭무늬는 얼굴신경 상태를 밝혀내는 데 도움을 준다.
- 완전한 간섭무늬를 가진 정상적인 운동단위는 완전히 신경지배를 받는 근육이라고 기대될 수 있다.
- 장기간의 다상성 운동단위는 신경병증성 과정을 나타내며, 간섭 패턴은 환자가 운동단위 및 혹은 신경손상 정도를 보완하는 능력을 반영한다.
- 그 어떤 운동단위라도 결핍될 시에는 완전한 탈신경이거나 신경이 차단됨을 나타낸다.
- 바깥귀길의 앞에 가해지는 전기 자극은 머리뼈를 빠져나온 얼굴신경의 각 갈래가 손상이 있는지의 여부를 인공적으로 검사하기 위해 사용될 수 있다.
  - 얼굴신경의 각 갈래를 대표하는 근육을 기록해 놓음으로써 이러한 자극지점으로부터 해당근육으로의 운동신경 잠복시를 결정하도록 해준다.
  - 연장된 잠복시 및 무응답은 말이집탈락 인지 각 갈래의 완전한 축삭 변성인지를 나타낸다.
  - 전도검사결과가 윤곽선에 있거나 의심이 든다면, 그 결과는 아무래도 얼굴의 손상되지 않은 부분의 검사와 비교될 것이다.
  - 이러한 검사를 위해 선정된 근육들에는 거의 종종 눈둘레근, 입둘레근 및 혹은 앞이마근이 포함된다.

전정기관 장애 VESTIBULAR DYSFUNCTION

♦ 전기안진검사(ENG)[75]

- 눈알의 운동을 평가하는 검사이다.
- 전극은 눈알주변에 위치해 있으며 또한 적외선 고글은 서로 다른 작업 중의 눈알운동을 기록하는 데 사용된다.
- 검사에는 다음의 어느 것이라도 포함될 수 있다.
  - 단속운동 검사
    - 특정한 시점들 사이의 눈알운동을 검사한다.
    - 비정상적인 결과는 중추신경계의 손상을 나타낼 수 있다.
  - 자발눈알진탕증 및 주시눈알진탕증 검사
    - 여러 지역에서의 목표물에 대한 시각적 고정에 따른 시각적 고정을 방해하는 어둠 속에서의 눈알 관찰
    - 비정상적인 결과는 만약 눈알진탕증을 시각적 고정으로 감출 수 없다면 중추신경계의 손상을 암시할 수 있다.
    - 시각적 고정으로 감출 수 있다면, 아마 말초손상을 나타내는 것일 수 있다.
  - 추적 검사
    - 시각적 목표물의 뒤와 앞을 따라 눈알운동을 검사한다.
    - 비정상적인 결과는 중추신경계손상의 신호가 될 수 있다.
  - 시운동성안진검사
    - 일련의 수직선이 시야를 넘어 움직일 때 눈알진탕증의 발생을 검사한다.
    - 눈알진탕에는 세로선이 움직이는 방향으로 완속기가 존재한다.
    - 비정상적인 응답은 어떤 유형의 손상이 중추신경계에 존재함을 나타낼 수 있다.
  - 딕스-홀파이크: 처방에 따른 물리치료사의 임상검사를 말한다.
  - 머리위치 검사
    - 시각적으로 고정을 제거한 상태에서의 능력으로 여러 위치에서 발생한 눈알진탕증을 관찰한다.
  - 냉온교대실험
    - 온기/냉기 또는 온수/냉수를 외이도에 배치하고 눈알진탕증을 유도해야 한다.
    - 눈알진탕이 측정된다.
    - 응답이 정상적인 응답이라고 생각되는 것과 일치하지 않다면, 환자는 말초약화를 앓고 있는 것이다(사례 연구 3 참조).

♦ 청력 검사: 청력 상실은 전정진단을 정의 내리는데 도움

을 줄 수 있다.

- ♦ 회전의자 검사
  - 회전운동에 대한 환자의 반응을 검사한다.
  - 환자를 어두운 방에 있는 회전의자 위에 앉힌다.
  - 의자를 여러 가지 속도로 회전시키고 눈알의 운동을 적외선 고글 혹은 전극을 사용하여 관찰한다.
  - 검사에서는 눈알속도를 의자속도와 감별된 머리속도를 비교한다.
  - 비정상적인 결과를 통해 중추 혹은 말초손상을 나타낼 수 있으며 가끔씩 그 결과를 그 외 검사결과들과 비교하는 것이 필요할 지도 모른다.
- ♦ 전산화 동적 자세 측정기 검사[75,76]
  - 균형감각을 유지하는 동안 개인의 시력, 고유수용능력 및 전정능력을 검사한다.
  - 검사 중에는 개인이 힘측정판 위에 올라서게 되는데 이것으로 자세동요에 의해 발생한 강제적인 변화를 탐지해 낼 수 있다.
  - 6가지의 검사로 이루어진다.
    1. 시력이 있는 가운데 안정된 표면
    2. 시력이 없는 가운데 안정된 표면
    3. 시각적인 참조 움직임에 의한 안정된 표면
    4. 시력이 있는 가운데 동요가 있는 표면
    5. 시력이 없는 가운데 동요가 있는 표면
    6. 시각적인 참조 움직임에 의한 동요가 있는 표면
- ♦ 물리치료사의 임상검사[32]
  - 머리위치 검사(주의: 프렌젤 안진검사경이나 적외선 고글과 같이 시각적 고정을 방해하는 장비를 이용할 수 없다면, 눈알진탕이 보이지 않거나 눈알이 잠시 동안 점프하는 것으로 보여질 수 있다.)
  - 각 검사에서는 눈알진탕 및 주관적 증상을 관찰한다.
    - ■ 앉기에서 바로 눕기: 환자가 오랫동안 앉아 있다가 재빨리 바로 눕는다.
    - ■ 바로 눕기에서 앉기: 환자가 바로 눕기 시작하다가 그 때 재빠르게 일어나 앉는다.
    - ■ 구르기 시험
      - ▸ 환자가 머리를 20°로 굽혀서 바로 눕기 시작한다.
      - ▸ 환자가 재빨리 (굽혔던) 머리를 오른쪽(왼쪽)으로 구른다.
    - ■ 딕스-홀파이크
      - ▸ 환자가 머리를 30°에서 45°로 오른쪽(왼쪽)을 향해 회전하여 오랜 시간 동안 앉아있기 시작한다.
      - ▸ 이렇게 머리회전을 유지하는 동안 환자는 30° 정도를 가로선 아래 탁자 가장자리 위로 하여 머리/목이 뻗어지도록 재빨리 바로 눕고 치료사는 환자의 눈알진탕 및 주관적 증상을 관찰한다.
    - ■ 앉은 자세에서의 목굽힘: 환자는 앉은 자세로 목을 발쪽으로 하여 앞으로 숙이도록 요구 받는다.
    - ■ 앉은 자세에서 목폄: 환자는 앉은 자세로 목을 젖혀서 천장을 향해 올려다보도록 요구 받는다.
  - 시력검사
    - ■ 따라보기(추종, pursuit)운동
      - ▸ 환자는 바로 앞에 앉아 있는 물리치료사와 마주 앉은 자세로 시작한다.
      - ▸ 검사가 진행되는 동안 환자의 머리는 계속해서 가만히 둔다.
      - ▸ 환자는 물리치료사의 손가락을 따라 눈을 손가락이 위, 아래 그리고 양쪽으로 매 2초에서 3초마다 30~40°로 지나가는 데로 움직이도록 요구 받는다.
      - ▸ 검사하는 동안 환자가 계속해서 손가락에 초점을 맞추는 능력을 관찰한다.
    - ■ 단속운동
      - ▸ 환자는 바로 앞에 앉아 있는 물리치료사와 앉은 자세로 있기 시작한다.
      - ▸ 이러한 검사 동안 환자의 머리는 계속해서 가만히 둔다.
      - ▸ 환자의 눈이 물리치료사의 코에 초점이 맞춰져 중심에 있기 시작한다.
      - ▸ 명령에 따라 환자는 눈을 중앙으로부터 40°에 있는 목표물로 옮긴다.
      - ▸ 명령을 내는 타이밍은 검사에 대한 예측이 불가능하기 때문에 다양할 것이 틀림없다.
      - ▸ 환자의 눈알이 목표물 위를 향하는 것과 아래로 향하는 것을 관찰한다.
    - ■ VOR에 대한 급속회전검사
      - ▸ 이러한 검사이전에 척추 기능이 손상되지 않게

해야 하며 환자에게는 머리를 좌우로 돌릴 것이라고 알려줘야 한다.

- ▶ 환자는 물리치료사가 자신의 머리를 좌 · 우로 돌리고 있는 동안 고정된 표적(예, 물리치료사의 코)에 시선을 고정시키도록 요구 받는다.
- ▶ 환자의 머리는 그 때 작은 폭으로 재빠르게 급속 회전시킨다.
- ▶ 물리치료사는 환자가 눈을 계속해서 목표물에 두는 능력을 관찰한다.
- ▶ 환자가 물리치료사가 급속회전을 완료한 이후에 목표물에 눈을 다시 고정하는데 있어서 조금 교정할 만한 단속운동을 실행한다면, 그것은 양성 검사가 된다.
- ▶ 이것이 머리를 오른쪽으로 돌렸을 때 일어난다면 장애는 오른쪽 귀에 있다는 것이고 그 반대의 경우라면, 당연히 왼쪽 귀에 있다는 것이 된다.

■ VOR의 소거

- ▶ 환자는 머리, 눈 및 목표물을 함께 움직이도록 훈련받는다.
- ▶ 이렇게 하는 방법으로는 환자로 하여금 양 팔을 앞으로 하게 하여 오른손 엄지손가락을 위로 해서 손뼉을 치게 하는 것이다.
- ▶ 환자는 엄지손가락에 시선을 고정하고, 그 다음 좌 · 우로 회전하도록 훈련 받게 된다.
- ▶ 환자가 지속적으로 목표물에 시선을 고정시키는 능력과 그에 따라 발생되는 증상들을 관찰한다.
- ▶ 이러한 결과들은 따라하기 검사로 인한 결과와 일치해야 한다.

약리학 PHARMACOLOGY

손목굴증후군 CARPAL TUNNEL SYNDROME

♦ 항고혈압제

- 예: 라미프릴
- 작용: ACE 억제제로 동맥성 경련을 감소시키면서 혈압을 낮춘다.
- 부작용: 기침, 어지러움증, 피로, 설사, 콧물

♦ 코르티코스테로이드

- 예: 데포메드롤주
- 작용: 통증완화
- 부작용: 위장장애, 구토, 두통, 유지 및 쉽게 멍드는 것, 어지러움증, 불면증, 우울증, 불안, 여드름, 머리

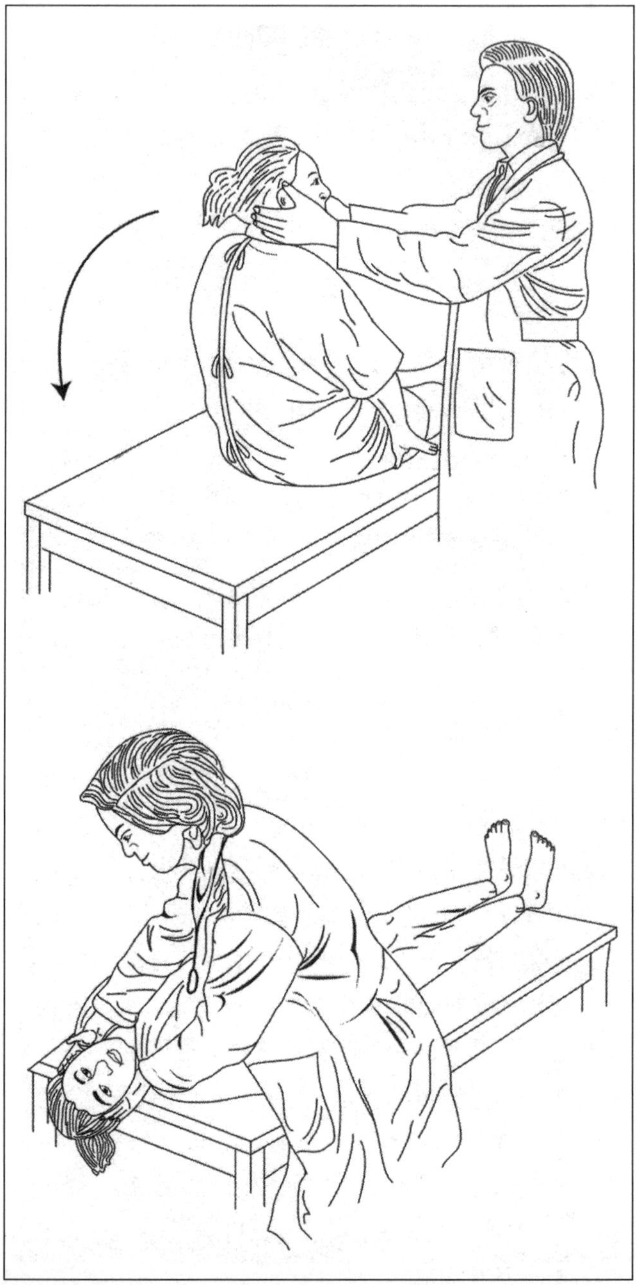

그림 6-8. 딕스-홀파이크. (출처: Herdman SJ. Treament of benign paroxysmal positional vertigo. Phys Ther. 1990;70(6):382, with permission of the American Physical Therapy Association. This material is copyrighted, and any further reproduction or distribution is prohibited.)

카락의 성장 증가

- ♦ 체액저류의 통제를 위한 이뇨제
  - 루프
    - 예: 푸로세미드
    - 작용: 잔류량을 감소시키기 위해 신장에 있는 상승하는 헨레 루프에 작용한다.
    - 부작용: 부정맥, 탈수, 전해질 불균형감각, 글리세믹 통제장애
  - 칼륨 보존성
    - 예: 아밀로라이드, 스피노노락톤
    - 작용: 잔류량을 감소시키고 칼륨을 보존하며 부정맥을 감소시킨다.
    - 부작용: 탈수 및 글리세믹 통제장애
- ♦ 소염진통
  - 예: 이부프로펜
  - 작용: 통증, 압통, 팽윤
  - 부작용: 어지러움증, 변비, 설사, 이명

특발성 얼굴신경 벨마비
IDIOPATHIC FACIAL NERVE BELLS PARALYSIS

이 장애의 관리를 위한 약리 개입이 아직 논의 중이지만 그래도 일부는 적당하다고 생각되고 있다. 약리 개입은 "특발성" 얼굴신경마비를 앓고 있는 환자들을 아시클로버 및 스테로이드로 치료하는 것이 개입하지 않는 것과 비교하여 상당한 조기회복을 이루어냈다는 것을 증명하는 연구에 의해 입증되었다. 아시클로버는 단순 포진 바이러스(HSV)의 복제를 억제하는 특정한 약물이며 단순 포진 바이러스 감염의 치료에 가장 효과적인 약물이라는 것을 보여왔다. 위에 설명한 것과 같이, 가장 최근 연구 보고서에 의하면 "특발성" 얼굴신경마비를 앓고 있는 환자들 대부분은 단순 포진 바이러스에 의한 것일 수 있으며 따라서 이 단순 포진 바이러스의 복제를 억제하는 약품으로의 치료가 적당하다는 믿음이 입증되었다. 스테로이드 역시 극도로 효과적인 소염제가 되고 있다고 잘 정립되어 있다. 이와 함께, 이러한 두 약물은 단순 포진 바이러스를 유발한 얼굴신경마비(HSV)의 심각성을 감소시켰음을 보여왔다. 이러한 제약적 접근의 효과에서 핵심 요소는 아시클로버(400 mg 일회 5회)와 스테로이드(최소 30 mg을 일회 2회)를 복합적으로 발병 후 3일 내에 복용하기 시작해야 한다.

눈알 보호를 위해 각막 및 눈알이 건조되거나 영구적인 손상되는 것을 예방하기 위해 완전히 적셔져야 한다. 눈알의 인공 윤활이 첫 번째 치료가 된다. 인공눈물과 눈약을 하루 종일 넣어줘야 하며 밤중에는 연고를 더 오랫동안 발라줘야 한다.[4]

- ♦ 소염제
  - 예: 코르티코스테로이드
  - 작용: 신체내부에서 정상적으로 생산된 스테로이드를 자연스럽게 대체하며 염증을 중화시킨다.
  - 부작용: 어지러움증, 감정변화, 두통, 여드름, 치유의 지연, 모발 성장, 근육 약화
- ♦ 항바이러스 약물 치료
  - 예: 아시클로버
  - 작용: 단순 포진 바이러스의 복제를 억제하는 합성 뉴클레오사이드 유사체
  - 부작용: 구토, 설사, 피로, 어지러움증, 관절통증, 탈모
- ♦ 인공눈물
  - 예: 카르복시메틸셀룰로오스, 하이드록시프로필셀룰로오스
  - 작용
    - 비휘발성 안약에서 윤활제로서 사용됨.
    - 각막 앞 눈물 막을 안정 및 보강하고 눈물막 파괴 시간을 연장시킨다.
  - 부작용: 눈알통증, 염증, 계속해서 홍조된 눈, 충혈, 눈부심, 속눈썹의 끈적거림

전정기관 장애[82-84] VESTIBULAR DYSFUNCTION

전정계 병리를 앓고 있는 환자들/고객들의 관리를 위해 사용된 약제들에는 진정제와 진토제가 포함된다. 진정제는 전정활동을 억제하여 증상적인 면에서 현기증을 감소시키는 전정계에 억제제 효과를 나타낸다. 항히스타민제, 항콜린제 및 벤조디아제핀의 종류의 약물이 포함된다. 메니에르 증후군, 신경질환 및 편두통에 의한 재발성 어지럼증과 같은 만성질환을 제외하고 이러한 작용제들의 사용은 복구 제한의 위험에 의해 가능한 많이 제한이 되어야 한다. 메니에르 질환은 이뇨제를 통해 관행적으로 관리되어 왔다. 진토제는 구토와 관련된 중추신경계 요소들 및 말초신경계요

소들을 억제한다. 다음의 목록에 나와 있는 대부분의 약품들은 그들로 하여금 진토제, 항히스타민제, 항콜린제처럼 작용하게 만드는 속성을 갖추고 있다. 원래 약품들은 눈알 진동시에 도움이 되지 않는다.

검사 중에 환자가 복용했던 그 어느 약품들이라도 일정한 약품들로 전정기관검사 동안 이루어질 수 있었던 음소거 응답으로써 식별하는 것이 중요하다. 물리치료사는 혹시 재활 중에 있는 환자가 어떤 약품이라도 복용하고 있는지를 아는 것이 중요한데 그 이유는 전정재활치료 활동에 대한 응답이 진정된 전정계에 의해 영향을 받을 수 있기 때문이다. 그에 더하여, 어지러움증 혹은 전정기관 장애는 일부 약품들의 부작용이 될 수 있다.

- ♦ 항콜린제
  - ● 스코폴라민
    - ■ 예: 트렌스덤스코프
    - ■ 작용: 부교감신경계에서의 수용체 부위를 차단하고, 민무늬근에서의 수용체를 차단하여 전정핵에서 CNS까지 콜린성 전달을 차단하는 것으로 믿어졌던 불수의적 운동에서 결국 감소된다.
    - ■ 기능적 분류: 콜린 차단제
    - ■ 투여액: 같은 접착성의 패치
    - ■ 부작용: 마비성 장폐색증, 입 건조증, 변비, 졸음, 시야의 침침함, 동공의 팽창, 방향감 상실, 기억장애, 어지러움증, 두근거림, 피부 발진
    - ■ 주의사항/금기사항: 녹내장, 어린이, 노인, 중증 근무력증, 장폐색, 신장 기능 장애, 전립선 비대, 고혈압, 율동장애
- ♦ 진토제
  - ● 드로페리돌
    - ■ 예: 이냅신
    - ■ 작용: 잠, 안정 및 진토제를 생산하도록 CNS에 작용한다.
    - ■ 기능적 분류: 신경 이완제, 진토제
    - ■ 투여방법: 근육주사 혹은 정맥주사
    - ■ 부작용: 성대문연축, 기관지 연축, 빠른맥, 저혈압, 오한, 얼굴다한증, 떨림
    - ■ 주의사항/금기사항: 노인, 심혈관병, 신장병, 간질환, PD
  - ● 온단세트론
    - ■ 예: 조프란
    - ■ 작용: 세로토닌을 차단한다. CNS의 경감으로 인해 현기증 및 구역질을 통제하는데 효과적이 될 수 있다.[82,85,86]
    - ■ 기능적 분류: 진토제
    - ■ 투여방법: 정제나 근육주사 혹은 정맥주사를 통해 투여될 수 있다.
    - ■ 부작용: 기관지 연축, 설사, 변비, 두통, 어지러움증, 졸음, 피로, 바깥피리밋로 증후군, 근골격계의 통증, 상처문제, 떨림, 열, 저산소증, 요저류, 발진
    - ■ 주의사항/금기사항: 임신, 수유, 아이, 노인
  - ● 프로클로르페라진
    - ■ 예: 콤파진
    - ■ 작용: 구토를 감소시키기 위해 중추신경계에 작용한다.
    - ■ 기능적 분류: 진토제, 항 정신병
    - ■ 투여방법: 정제나 근육주사 혹은 정맥주사를 통해 투여될 수 있다.
    - ■ 부작용: 신경이완제악성증후군, 우울증, 순환부전, 빈맥, 호흡감소, 바깥피리밋로반응, 만발성 운동장애, 다행증, 안절부절증, 진전, 어지러움증, 구역질
    - ■ 주의사항/금기사항: 혼수, 발작, 뇌질환, 골수침체, 노인, 임신
  - ● 트리메토벤즈아미드
    - ■ 예: 찌간, 어레스틴, 벤자코트, 티콘
    - ■ 작용: 구토를 감소시키기 위해 중추에 작용한다.
    - ■ 기능적 분류: 진토제, 항콜린작용약물
    - ■ 투여방법: 정제나 근육주사 혹은 정맥주사를 통해 투여될 수 있다.
    - ■ 부작용: 졸음, 현기증, 안절부절 증, 두통, 어지러움증, 구역질, 식욕부진, 고혈압, 저혈압, 두근거림, 발진, 구강건조, 흐린 시력
    - ■ 주의사항/금기사항: 어린이, 심장리듬장애, 노인, 천식, 임신, 전립선 비대, 녹내장
- ♦ 항히스타민제
  - ● 씨클리진
    - ■ 예: 마레진

- 작용: 멀미를 완화하고, 수술 후 구토, 항히스타민제이다.
- 투여방법: 정제나 근육주사를 통해 투여될 수 있다.
- 주의사항/금기사항: 씨클리진에 대한 과민성, 쇼크

• 디멘히드리나트
- 예: 드라마민, 어린이의 드라마민
- 작용: 전정자극을 감소시킨다.
- 기능적 분류: 진토제, 항히스타민제, 항콜린작용 약물
- 투여방법: 정제는 삼키고, 씹고, 물에 타서 복용이 가능하며 근육주사 혹은 정맥주사를 통해 투여될 수 있다.
- 부작용: 졸음, 변비, 저혈압, 구강건조, 과민증, 두통, 어지러움증, 착란, 신경질, 저림, 현기증, 고혈압, 두근거림, 발진, 흐린 시력
- 주의사항/금기사항: 어린이, 심장리듬장애, 노인, 천식(asthma), 임신, 전립선 비대, 녹내장

• 다이펜하이드라민
- 예: 베나드릴
- 작용
  - ▶ 혈관, 위장관계 및 호흡기계에서 히스타민 작용을 차단한다.
  - ▶ 중추신경계 수준에서 진정제이다.
- 투여방법: 정제 혹은 물약
- 부작용: 어지러움증, 졸음, 발작, 요저류, 혈소판 감소증, 무과립구증 , 용혈성 빈혈, 피로, 불안, 감각이상, 신경염, 구강건조, 구역질, 흐린 시력
- 주의사항/금기사항: 녹내장, 심장상태, 신장상태, 전립선 비대, 천식, 발작장애, 임신

• 멜리자인
- 예: 안티버트, 보닌, 드라마민 II, 메니-D, 류-버트-M
- 작용: 구토를 감소시키기 위해 중앙집중적으로 작용하고 그 외 다른 약품보다 덜한 진정작용을 한다.
- 기능적 분류: 진토제, 항히스타민제, 항콜린작용 약물
- 투여방법: 정제는 삼키고, 씹고, 물에 타서 복용이 가능하다.
- 부작용: 졸음, 피로, 안절부절증, 두통, 불면증, 저혈압, 요저류, 구역질, 식욕부진
- 주의사항/금기사항: 어린이, 녹내장, 요저류, 전립선 비대, 천식

• 프로메타진
- 예: 에너겐 50[34]
- 작용: 혈관, 위장관계 및 호흡기계에서 히스타민 작용을 차단하며 CNS 수준에서 진정제이다.
- 투여방법: 정제, 물약 및 근육주사 혹은 정맥주사를 통해 투여될 수 있다.
- 부작용: 어지러움증, 졸음, 변비, 요저류, 혈소판 감소증, 피로, 안절부절 증, 두통, 불면증, 저혈압, 혈소판 감소증, 무과립구증, 용혈성 빈혈, 협동저하, 피로, 저혈압, 두근거림, 빈맥, 구강건조, 구역질, 식욕부진, 신생아, 유아 및 어린이 무호흡증
- 주의사항/금기사항: 녹내장, 심장상태, 신장상태, 전립선 비대, 기관지 천식, 발작장애, 임신

♦ 벤조디아제핀

• 디아제팜
- 예: 발륨, 디아제팜 인텐솔, 발릴라제, 저란
- 작용: 중추신경계 수준에서 진정제 작용을 하며, 전시냅스 억제를 증가시키며 GABA의 약효를 증가시킨다.
- 기능적 분류: 항불안
- 투여방법: 정제나 근육주사 혹은 정맥주사를 통해 투여될 수 있다.
- 부작용: 호중구감소증, 호흡억제, ECG 변화, 빠른 맥박, 어지러움증, 졸음, 흐린시력, OH
- 주의사항/금기사항: 녹내장, 노인, 쇠약, 간질환, 신장병, 임신, 잠재적인 마약중독

• 히드록시진
- 예: 비스타릴, 비스타진 50[34]
- 작용: 중추신경계 저하시킨다.
- 기능적 분류: 항불안, 항히스타민제, 진정제, 수면제
- 투여방법: 정제나 근육주사를 통해 투여될 수 있다.
- 부작용: 경련, 어지러움증, 졸음
- 주의사항/금기사항: 노인, 쇠약, 간질환, 신장병,

녹내장, 만성폐쇄성폐질환(COPD)

- 로라제팜
  - 예: 아티반
  - 작용: 중추신경계 수준에서 진정제 작용을 하며, GABA의 약효를 증가시키다.
  - 기능적 분류: 진정제, 수면제, 항불안
  - 투여방법: 정제나 근육주사 및 정맥주사를 통해 투여될 수 있다.
  - 부작용: ECG 변화, 빈맥, 어지러움증, 졸음, 흐린 시력, OH
  - 주의사항/금기사항: 녹내장, 노인, 쇠약, 간질환, 신장병, 임신, 잠재적인 마약중독

대체요법 (Alternative remedies)

- 생강뿌리
  - 라틴어 이름: Zingiber officinale roscoe
  - 작용: 멀미, 수술 후 구토를 완화하며, 그 외의 전도 진정제의 진정효과는 가지고 있지 않다.
    - 전정기관 장애로 인한 현기증 및 구역질에 대한 효과는 정립되어 있지 않다.
  - 부작용: 가슴쓰림
  - 주의사항/금기사항: 임신
- 버티고힐
  - 처방에 따라 이용 가능한 동종요법
  - 작용: 현기증, 불균형감각과 관련된 질환 및 구역질과 같은 관련증상

전정기관의 장애를 일으킬 수 있는 약품 (Medications that may cause vestibular dysfunction)

- 젠타마이신
  - 예: Garamycin IV piggyback
  - 작용: 심각한 조직의 감염에 사용되는 박테리아 단백질을 막아 결국엔 세포 사멸을 일으킨다.
  - 기능적 분류: 항감염성
  - 투여방법: 근육주사나 정맥주사를 통해 투여될 수 있다.
  - 부작용: 독성, 경련, 신경독성, 콩팥독성, 괴사
  - 주의사항/금기사항: 신생아, 가벼운 신장 질환, 임신, 청각장애, 중증근무력증, 노인, PD
  - 연구에서는 다음과 같이 약품이 다음을 유발할 수 있음을 나타낸다.
    - 3% 이상의 사람들에게서 보여지는 특이한 반응
    - 전정털세포에 의해 선택적 흡수에 의한 양쪽 전정계 기능 저하
      - 루프 이뇨제를 사용중이거나, 이전의 전정기능 소실로 인해 65세 이상의 신장 질환자의 10%에서 20%에게서 일어난다.
      - 신장투석을 앓고 있는 환자들의 20%에게서 일어난다.

사례 연구 #1:

손목굴증후군

Carpal tunnel syndrome

Joann Carpenter씨는 손목굴증후군으로 통증을 호소하며 종종 양 손의 마비로 간헐적인 저림을 앓고 있는 35세의 여성으로 외래환자로 물리치료를 의뢰받았다.

물리치료사 검진 PHYSICAL THERAPIST EXAMINATION

병력 HISTORY

- 일반적인 인구학: Carpenter씨는 영어를 사용하는 35세의 백인여성이다. 그녀는 오른손잡이이다. 그녀는 직장교육 컴퓨터 훈련으로 고등학교를 졸업하였다.
- 사회적 병력: Carpenter씨는 기혼자로 각각 7세와 9세의 두 아이를 두고 있다.
- 고용/일: 그녀는 주요 인터넷 우편 주문 회사에서 자료입력 키보드 오퍼레이터로 일하고 있으며 현재 직장으로부터 병가를 낸 상태이다.
- 생활 환경: 그녀는 남편 및 아이들과 함께 가정을 이루고 있다.
- 일반적인 건강 상태
  - 일반적인 건강 인식: Carpenter씨는 이 질환을 얻기 이전에는 건강이 매우 좋았다고 보고하고 있다.

- 신체적 기능: 현재 발병 중인 질환 이전에는 정상이었음.
- 심리적 기능: 그녀는 우울증에 걸려 있으며 직장 및 가족의 복지가 염려된다고 말한다.
- 역할 기능: 아내, 엄마, 키보드 오퍼레이터
- 사회적 기능: Carpenter씨는 아이들의 학교활동에 능동적으로 참여한다. 그녀는 종종 교회에서의 프로젝트 모금을 위해 미술공예를 만드는 데 자발적으로 참여한다.

♦ 사회/건강 습관: Carpenter씨는 흡연을 하지 않으며 자신을 한 주에 한두 잔의 술을 즐기는 사교적 음주가라고 생각한다.

♦ 가족력: 그녀의 모친께서는 당뇨병으로 인해 결국 무릎 위를 절단하셨고, 75세의 연세에 자연적 원인에 의해 사망하셨으며 부친께서는 69세의 연세에 울혈성 심부전증으로 사망하셨다.

♦ 의학/외과적 병력: 그녀는 두 번째 아이를 제왕절개로 낳았으며 현재 고혈압을 앓고 있다.

♦ 현재 상태/주호소: 그녀는 간헐적 저림, 팽창 및 손의 통증을 호소하고 있다. 그녀의 손은 마비되어 있다. 그녀는 종종 한 손 혹은 양손 및 손가락 통증으로 인해 밤중에 깨곤 한다. 그녀는 손을 부드럽게 문지르고, 꽉 쥐거나 흔들면 "통증이 완화"됨을 느낀다. 그녀는 일이 끝난 후 또는 뜨개질을 할 때 증상이 더 악화된다고 말한다. 현재 그녀는 증상악화로 인해 일을 할 수 없게 되었으며 직장으로부터 병가휴가에 있다. 그녀는 증상이 점점 증가되었으며 최근 4개월 동안 상태가 점점 악화되었다고 호소한다. 그녀는 최근 종종 물건을 떨어뜨리며 손과 손가락을 사용하여 병을 따고 뜨개질, 단추 채우기, 바느질, 및 피아노 연주 등과 같은 정교한 손끝동작을 할 때 어려움을 느낀다고 언급했다.

♦ 기능적인 상태와 활동 수준: 증상의 발병 이전 Carpenter씨는 모든 기본적인 일상생활동작(ADL) 및 도구적일상생활동작(IADL)을 스스로 할 수 있었다.

♦ 약물: 그녀는 현재 체액저류통제에는 이뇨제를, 고혈압에는 라미프릴을 또는 통증치료에 필요한 비스테로이드성 구강복용 소염진통제(NSAIDS)를 복용하고 있다. 그녀는 4개월 전 일시적 완화를 위해 손목에 데포메드롤주를 두 번(40 mg 및 80 mg) 국소주입 했다고 보고했다.

♦ 다른 임상적 검사
- 근전도(ENG): 정상
- 신경전도속도(NCV) 측정
  - 운동 신경전도 속도: 양성으로 운동신경 활동전위 폭이 감소되고, 먼쪽 잠복시가 연장된 것을 밝혀냈다(지연변경 전에 폭이 감소된다).
  - 감각 신경전도 속도: 양성으로 먼쪽 잠복시가 연장되고 폭이 감소되었다.
  - 운동 및 감각 신경전도 속도를 통해 CTS 임상진단을 확인하였다.

시스템 재검토 SYSTEMS REVIEW

♦ 심혈관/폐
- 혈압(BP): 항고혈압제 140/84 mmHg
- 부종
  - 액체유지
  - 손목관절과 양손의 손바닥 및 손등의 부종(2+)
  - 양 발등과 안쪽복사(내과, medial malleolus) 주변의 부종(2+)
- 심박수(HR): 78 bpm
- 호흡수(RR): 18 bpm

♦ 외피계
- 반흔형성 상태: 제왕절개 수술 반흔
- 피부색: 정상
- 피부 상태: 정상

♦ 근골격계
- 전체적인 관절가동범위
  - 양쪽 팔 및 다리 정상
  - 손목관절의 굽힘과 폄 및 양쪽 엄지 벌림(외전, abduction)에서의 최소한의 제한 사항
- 전체적인 근력: 손목관절의 굽힘과 폄 및 쥐기를 위한 손 기능에서 드러난 최소한의 제한 사항
- 전체적인 대칭: 정상
- 키: 5' 3" (1.6 m)
- 몸무게: 152 lbs (69 kg)

♦ 신경근계
- 균형: 정상

- 보행, 이동 그리고 변화: 정상
- ♦ 의사소통, 감정, 인지, 언어, 학습 유형
  - 의사소통, 감정, 인지: 정상
  - 학습 유형: 시각적 학습자

검사와 측정 TESTS AND MEASURES

- ♦ 유산소 용량/지구력: 정상
- ♦ 인체측정학적 특징
  - 신체 용적 지수=높이^{2}로 나눈 무게=69/2.56=26.95
  - Carpenter씨는 과다체중(정상체중=18.5에서 24.9; 과체중=25에서 29.9; 비만=30 이상에서 40 이하)
- ♦ 보조 및 적용 장치: 없음
- ♦ 뇌신경과 말초신경의 통합성
  - 두점 식별력
    - 낮은 역치(디스크-크리미네이터 사용)
    - 환자는 숫자 1에서 3의 숫자에 평균 12 mm를 식별해 냈다(보통 6 mm 미만)
    - 검사결과에서는 정교한 도구를 조작하는 데 어려움을 보였다.
  - 양 손의 손목 및 둘째손가락, 셋째손가락 및 끝에서 두번째 손가락에 감각 이상 및 저림으로 감각이 줄어들었다.
  - 10 테스트[90]
    - 임상적 감각을 위한 신속검사
    - 10이라고 정한 정상적인 신체부위를 살짝 부딪히고, 그 때 동시에 동일한 압력으로 비정상적인 영역을 부딪쳤으며 환자로 하여금 1에서 10(10=최고 감각)까지의 규모로 비교해 보길 요구한다.
    - 1에서 3까지의 수 위에 촉감이 감소되었다(5번째 숫자와 비교).
    - 1에서 3의 숫자=6
  - 전동 역치: 가랑이를 돌릴 때 반응에 의해 측정된 것과 같이 양 손바닥 및 손등에 정상
- ♦ 인체 공학과 신체 기전
  - 앉은 자세과 서있는 자세의 분석을 통해 어깨를 회전시키고 머리를 앞으로 내미는 가벼운 뒷굽음(후만, kyphosis)자세를 나타냈다.
- ♦ 근 수행력
  - 오른쪽 팔다리와 왼쪽 팔다리의 맨손근력검사를 통해 그녀의 손목관절과 손에서의 정상적인 편차로부터 다음의 편차를 보였다.
    - 오른쪽 손목관절굽힘=4-/5
    - 왼쪽 손목관절굽힘=4-/5
    - 오른쪽 손목관절폄=3-/5
    - 왼쪽 손목관절폄=4-/5
    - 오른쪽 엄지 벌림=4/5
    - 왼쪽 엄지 벌림=4/5
    - 오른쪽 엄지 맞섬=3-/5
    - 왼쪽 엄지 맞섬=3-/5
    - 오른쪽 엄지굽힘=3/5
    - 왼쪽 엄지굽힘=4-5
    - 오른손가락굽힘 첫번째와 두번째 손가락(벌레근 1-2)=3-/5
    - 왼손가락굽힘 첫번째와 두번째 손가락(벌레근 1-2)=3-/5
  - 두드러진 엄지두덩근은 근위축이 없다.
- ♦ 교정, 보호, 그리고 지지 장비
  - Carpenter씨는 밤에 잠이 들 때 양쪽의 장외(over-the-count) 손목부목을 착용한다.
- ♦ 통증
  - 보스톤 손목굴 척도 질문표의 증상의 심각정도
    - 11가지의 보스톤 손목굴 척도 질문표 SSS에서 야간통증 및 감각이상, 야간 불면증 빈도, 낮 시간 동안의 손과 손목의 통증, 손의 마비 혹은 약화 및 작은 사물을 다루는 데에 있어서의 어려움 등에 대한 중대성에 대해 이야기 한다.
    - 각 범위에서는 점수가 1에서 5까지 매겨지며 5가 가장 심각한 경우이다.
    - 모든 점수는 11로 추가 및 나누어지며 보고된 점수는 총 5 이하이다.
    - 환자의 기본점수는 3/5이었다.
  - CTS 유발 검사
    - 팔렌 검사
      - ▸ 절차: 양쪽 손등을 함께 맞대고 손가락과 손목의 최대각도를 중력을 이용하여 아래로 향하게 하여 대략 1분 동안 기다린다.

- ▶ 결과: 손목과 첫째에서 셋째손가락에서의 감각이상증상이 크게 증가한 양성검사
- ■ 역 팔렌 검사
  - ▶ 절차: 손목과 손가락을 펌하여 대략 2분간 서로 맞대고 누른다.
  - ▶ 결과: 양손의 손목 및첫째에서 셋째손가락에서이 감각이상증상이 증가된 양성검사
- ■ 손목관절의 압박검사
  - ▶ 절차: 검사자는 손목관절 몸쪽주름을 대략 30초간 엄지손가락으로 누른다.
  - ▶ 결과: 감각이상증상이 증가된 양성검사
- ■ 티넬 징후
  - ▶ 절차: 검사자는 손목관절 아래에 지나가는 정중신경 위를 가볍게 두드린다.
  - ▶ 결과: 손가락 셋 중 하나에 분포하는 정중신경을 따라 저림과 마비로 이어지는 양성검사
- ■ 제한된 정중신경스트레스 징후
  - ▶ 절차: 검사자는 검지와 손목을 앞팔을 뒤침하여 젖힘(과신전, hyperextension) 한다.
  - ▶ 결과: 앞 팔에 통증의 방사가 증가되는 양성검사.
- ■ 통증완화 징후
  - ▶ 절차: 환자는 손을 흔든다.
  - ▶ 결과: 통증완화로 이어지는 양성검사.
- ■ 몸쪽 정중신경 포착[92]
  - ▶ 절차: 팔꿉관절 최대 굽힘에서 저항하거나. 뒤침하여 저항한다. Struthers의 인대 및 널힘줄(섬유띠, lacertus)에서의 포착은 음성이다.
  - ▶ 앞팔 엎침의 저항: 둥근엎침근 압박
  - ▶ 가운데손가락굽힘 저항: 음성 얕은손가락굽힘근
- ● 환자는 NPS(0은 무통증을 의미하고 10에는 가장 통증이 심하다)에서 3-4/10의 통증을 보고했음.

♦ 자세
- ● 자세정렬 및 위치(정적 혹은 동적) 관찰
  - ■ 등뼈 뒤굽음증이 가볍게 증가되었음.
  - ■ 어깨가 둥글어졌음.
  - ■ 머리를 앞으로 내밈.

♦ 관절가동범위
- ● 각도계: 통증 호소/내성감소에 따른 불편으로 이차적으로 모든 제한된 ROM이 보고되었음.
  - ■ 앞팔엎침/엎침운동: 정상(85~90)
  - ■ 손목관절굽힘: R=0에서 60, L=0에서 65, 정상=80에서 90
  - ■ 손목관절폄: R=0에서 50, L=0에서 55, 정상=70에서 90
  - ■ 손목관절벌림/노쪽편향 R=0에서 10, L=0에서 10, 정상=-15
  - ■ 손목관절모음/자쪽편향 R=0에서 25, L=0에서 25, 정상=-30에서 45
  - ■ 첫번째와 두번째 손가락 손허리손가락관절(중수지관절, MCP) 굽힘: R=0에서 70, L=0에서 75, 정상=85에서 90
  - ■ 세 번째와 네 번째 손가락: 오른쪽 및 왼쪽 정상
  - ■ 엄지 손목뼈손허리관절(수근중수관절, CMC) 굽힘: R=0에서 40, L=0에서 40, 정상=-45에서 50
  - ■ 엄지 손허리손가락관절 굽힘: R=0에서 45, L=0에서 45, 정상=-50에서 55
  - ■ 엄지 벌림: R=0에서 50, L=0에서 55, 정상=-60에서 70
  - ■ 엄지 모음: 오른쪽 정상 및 왼쪽 정상(-30)

♦ 자가치료와 가정 관리
- ● 보스톤 손목굴 척도 질문표의 8가지 항목의 기능상태척도(FSS)는 쓰기, 버튼 누르기, 전화기 들기, 식료품 운반하기, 읽을 책들기, 병열기, 집안일, 및 목욕하기와 옷 입기와 같은 기능적 활동을 평가했다.
  - ■ 쓰기, 병열기, 목욕하기와 옷 입기 특히, 버튼 열기 또는 지퍼 열기, 신발끈 묶기 및 몸치장과 같은 평균적인 기능적 장애를 나타냈다.
  - ■ 게다가, Carpenter씨는 타이핑치기, 뜨개질하기와 요리, 자르기 및 음식준비, 병열기, 오븐에 음식을 집어넣고 빼기, 트위스트 전등 스위치 켜기, 창문 닦기, 욕조 및 샤워 문지르기, 세탁하기, 전화기 들기, 쓰기, 바느질하기, 식료품 옮기기, 및 작은 물건, 큰 물건 또는 무거운 물건을 들어 올리는 것에 어려움을 겪고 있다.
- ● 젭슨-테일러 손 기능 테스트는 쓰기, 카드 패 돌리기, 먹는 동작 및 작은 물건, 큰 물건 또는 무거운 물건 들

어올리기와 같은 일반적인 손기능의 시간 측정 테스트이다.

- ■ 위와 같이 관찰된 유사한 기능장애

- 자가치료 및 가정 관리 특히, 민첩성 및 몸치장, 버튼 누르기, 나머지 옷 입기, 자르기 및 음식준비를 포함한 활동들에서의 장애

♦ 일, 지역사회 그리고 여가 통합 또는 재통합

- Carpenter씨는 키보드 데이터 입력 오퍼레이터 일을 할 수 없었으며 현재 병가를 내고 있다.
- 그녀는 교회 미술공예 모금활동을 계속할 수 없다.
- 그녀의 여가활동 또한 감소되었다.

평가 EVALUATION

앞서 드러난 Carpenter씨의 위험요소들은 그녀가 간헐적 통증, 양손의 간헐적 마비로 인한 저림, 및 양손의 약화를 호소하고 있는 35세의 백인여성이다. 그녀는 양손을 흔들거나 마사지하여 해소되는 야간 통증을 호소하며 불편함을 해소하기 위해 잠자는 동안에는 손목/손의 부목을 사용하고 있다. 그녀는 키보드 오퍼레이터로서 현재는 손목굴증후군(수근관증후군, carpal tunnel syndrome, CTS)로 인해 병가를 낸 상태이다. Carpenter씨의 근육은 약해져 있으며 ROM이 감소되었고, 감각에 이상이 생겼다. 그녀는 ADL과 IADL에 제한을 받고 있다. 그녀는 반복적이고 움직임 및 민첩성을 요구하는 일을 수행하거나 유지하는 데 장애를 겪고 있다. 그녀는 현재 교회 및 학교를 위한 모금활동에 필요한 미술 공예물을 만들지 못하기 때문에 지역사회 의무를 지속할 수 없다.

진단 DIAGNOSIS

Carpenter씨는 양 손과 관련된 통증으로 CTS를 앓고 있는 환자이다. 그녀는 인체측정학적 특성, 뇌신경과 말초신경의 통합성성, 인체 공학과 신체 기전, 근 수행력, 자세 및 운동범위에 장애를 겪었다. 그녀는 기능적으로 자가치료 및 가정 관리 그리고 일, 지역사회 그리고 여가 통합 또는 재통합에서 제한되었다. 그녀에게는 장비 및 설비가 필요하다. 패턴 F의 배치로 이루어져 발견되었다: 말초신경 손상에 의한 말초신경 통합과 근수행력의 결함. 정의되어진 장애, 기능적 제한, 보조기 및 기구의 필요성이 예후와 치료계획을 결정하도록 할 것이다.

예후와 치료계획 PROGNOSIS AND PLAN OF CARE

방문과정을 통해 다음의 상호적으로 설정된 결과들이 결정되었다.

♦ 가정 관리활동의 수행력이 개선되었다.
♦ ADL을 포함한 신체적활동의 수행력이 개선되었다.
♦ 부종이 감소되었다.
♦ ADL 및 IADL에서의 기능적인 독립이 증가되었다.
♦ 근 수행력이 증가되었다.
♦ 통증이 감소되었다.
♦ 말초신경통합이 증가되었다.
♦ 신체적 기능이 개선되었다.
♦ 자세조절이 개선되었다.
♦ ROM이 개선되었다.
♦ 증상의 자가치료가 개선되었다.

이러한 결과를 얻기 위해서는 이 환자에게는 적당한 중재가 결정된다. 이러한 중재에는 협응, 의사소통 그리고 기록, 환자/고객-관련 교육, 치료적 운동, 자가치료 및 가정 관리에서의 기능적인 훈련, 일, 지역사회 그리고 여가 통합 또는 재통합에서의 기능적 훈련, 처방, 적용 그리고 알맞은 장비와 기구의 제조, 전기치료의 세부원칙, 그리고 물리적 요인 및 역학적인 세부원칙이 포함된다.

진단 및 예후에 따라, Carpenter씨는 8주라는 기간에 거쳐 20회에서 25회의 방문이 요구된다. Carpenter씨는 훌륭한 가족 및 사회지원이 있으며 그로 인해 가정에서의 운동 프로그램에 따를 것이다. 그녀는 보통 장애를 겪고 있는 것이며 일반적으로 건강하다.

중재 INTERVENTIONS

선택된 중재에 대한 근거 RATIONALE FOR SELECTED INTERVENTIONS

치료적 운동 (Therapeutic exercise)

염증 및 섬유의 구조적 변화들은 손목굴속에서의 신경 및 힘줄을 제한한다. 이것은 신경관류를 감소시키고 신경 기능을 제한시킨다. CTS 관리에서 운동치료의 혜택은 잘 정립되어 있으며 수많은 연구들에 의해 지지 받는다. 손목 관절압력을 측정하여 Seradge 및 그 외 동료들은 1분간의 손목관절과 손가락의 운동으로 간헐적 활동은 손목관절에서의 압력을 낮출 수 있다는 것을 보여 주었다. 힘줄 및 신경의 활주운동은 CTS의 보존적인 중재에 효과적임이 보고되어 왔다. 힘줄 및 신경섬유의 직접적인 스트레칭 및 정맥 환류 및 부종감소의 개선으로 유익한 효과들이 이루어졌다고 생각되었다. Seradge 및 그의 동료들은 힘줄 및 신경섬유의 활동과 관련된 손목관절 감압 및 손 운동으로 치료받고 있는 환자들에게서 보스톤의 손목굴 척도 질문표의 SSS 및 FSS에 관한 사후중재점수가 감소되었음을 발견하였다. 퍼티 또는 손 쥐기를 이용한 쥐기-스트레칭과 같은 운동기법들은 손목관절 내에서 압력을 증가시키곤 했으며 CTS에는 적당한 중재가 아니다.

보조기구와 장비의 적절한 처방, 적용 그리고 제작 (Prescription, application, and as appropriate, fabrication of devices and eqipment)

밤낮 혹은 밤 동안 맞춤형 손부목의 적용이 손목관절, 손 및 손가락의 불편함을 감소시키기 위해 추천되어 왔다. 부목을 사용하는 것에 대한 이론적 해석에는 손목 폄, 굽힘 및 자쪽과 노쪽 편위와 관련된 중립적(0°) 분석위치에 있을 때와 앞팔이 중립적 돌림에 있을 때, 감소된 압력에 바탕을 두고 있다. Carpenter씨는 자신에게 맞지 않는 장외부목을 착용하고 있었다. 연구 보고서에서는 맞춤형 열가소성 부목 또는 조정가능한 각도 바 혹은 삽입으로 사전에 적당히 맞춰진 부목이 CTS와 관련된 증상들의 보존적인 관리에서의 첫 번째 중재로서 추천되어 왔다. 부목의 혜택은 수많은 연구들에 의해 지지되었다. Seradge와 그의 동료들 및 Akalin 및 그의 동료들 역시 부목과 힘줄/신경 활주운동의 복합 프로그램에 대한 유익한 효과들을 보고하였다. 무작위로 통제된 실험에서 Manente와 coworkers는 보스톤 손목굴 척도 질문표 SSS 및 FSS 규격을 사용해 부목을 사용하지 않았던 제어대상으로 야간 스프린트의 결과점수를 비교하였다. 그들의 연구는 스프린트 그룹이 증상 및 기능의 개선을 나타내면서 SSS 및 FSS 점수에서 상당한 감소를 겪었음을 보여 주었다. 6개월 간 사용했던 스프린터는 CTS를 앓고 있던 환자들에게서 전 시간, 밤낮 동안의 스프린터 사용 결과에 대한 6주간의 야간사용결과를 비교했던 Walker 및 그의 동료들에 의한 연구에 의해 지지되었다. 연구에서는 증상, 기능 및 근전도 검사결과에서 개선을 보였다. 최적의 생리적 반응에 대해서 그들은 전 시간, 밤낮 동안 스프린터를 사용할 것을 추천하였다.

보조기와 기구의 필요성 또는 변경 역시 직장에서 중요하다. 손목관절에서의 정상 압력은 손목관절이 중립 위치에 있을 때에는 최소한으로 보고되어 있다. 압력은 손목관절이 굽힘 혹은 폄으로 움직일 때 크게 증가한다.

전기치료의 세부원칙 (Electrotherapeutic modalities)

전기치료는 전반적인 영향이 없는 손목관절에 대한 약물의 국소적 농도분포를 확산시키는 데 효과적이다. 덱사메타손 염화인은 효과적인 항염증제이며 전기치료는 약물을 수동적인 확산으로 인해 드러나는 훨씬 깊은 관통으로 표피에 침전시킨다. 덱사메타손 염화인의 전기치료는 CTS의 관리에 있어 효과적인 진통제 및 항염제가 된다고 보고되었다. Gokoglu 및 그의 동료들은 CTS 증상들을 완화시키는 데 있어 코스티코스테로이드 주사와 덱사메타손 염화인 전기치료효과의 결과를 비교하였다. 그들은 20분간 지속적으로 직류 40에서 45 mA로 적용되었던 0.4%의 덱사메타손 염화인 전기치료는 CTS를 완화시키는데 효과적이었다고 보고했다. 치료는 한 주 동안 격일로 이루어졌다. 주사와 비교하여, 전기치료는 섬유에 코르티코스테로이드를 전달하는데 덜 공격적인 수단을 제공하였다. 비록 코르티코스테로이드 주사에 의해 증상이 훨씬 더 완화되었지만, 비공격적인 전기치료의 적용이 공격적인 기술보다는 장점을 가지는 것으로 보여진다.

물리적 요인과 기계 종류 (Physical agents and mechanical modalities)

Ebenbichler와 그의 동료들은 CTS에서의 맥동초음파치료와 대조(무 초음파)치료의 사용을 비교하였다. 그들은 맥동초음파를 한 회에 15분 동안 4대 1의 맥동방식(의무주기 20%)에서 1.1 W/cm^{2}의 속도에 1 MHz의 주파수로 사용하였다. 맥동초음파는 총 20회 동안 5주를 통해 한 주에 두

번씩 하여 2주에 매일 적용되었다. 대조 치료와 비교하여 맥동초음파는 증상 및 통증호소를 상당히 감소시키고, 손 쥐기 및 손가락의 집는 힘을 크게 개선시켰음이 발견되었다. 초음파의 긍정적인 효과가 각각 2주에서 7주 그리고 8개월의 단기간 및 장기간에서 보여졌다. 치료된 범위에 대해 증가된 순환이 관찰된 개선에 대한 바탕이 된다고 생각되었다. 그 외의 연구들에서는 CTS에서 초음파 효력의 증거를 논의하였음을 나타내었다. 맥동초음파의 사용과는 대조적으로 Oztas와 동료들은 지속적인 초음파의 사용에는 지지가 없었음을 발견하였으며 지속적인 초음파가 조직과 열의 전압과 정중신경에서의 반작용에 따라 추천되지 않았음을 나타냈다.

협응, 의사소통 그리고 기록
COORDINATION, COMMUNICATION, AND DOCUMENTATION

의사소통은 Carpenter씨가 프로그램에 관한 지원을 만들어내기 위한 관리의 모든 요소들과 관련하여 발생한다. 관리는 외래환경에서 시작되어 직장, 지역사회 및 여가활동에의 복귀를 통해 가정에서 지속된다. 업무환경의 평가 및 업무 그리고 업무로의 이전과 관련된 추천이 이 경우를 관리하는 알맞은 개인에게 통신된다. 검사, 평가, 진단, 예후 및 중재를 포함하는 환자관리의 모든 요소들이 문서화된다.

환자/고객 관련 교육
PATIENT/CLIENT-RELATED INSTRUCTION

환자는 자신의 현재 상태, 장애 및 기능적 제한에 관해 충분히 교육받게 된다. 환자는 가정운동 프로그램으로 교육받으며 자신의 가정운동 프로그램 및 기대되는 결과의 중요성을 이해하게 된다. Carpenter씨는 자신의 추후상태에 대한 악화를 예방하기 위한 전략으로 교육을 받는다. 그녀는 가정과 직장에서의 업무환경을 변경하도록 교육받는다. Carpenter씨는 집과 직장에서 의자를 올리고 책상 및 팔걸이/지지대를 조정하도록 교육 받는다. 그녀는 손목관절을 최상의 중립위치에 배치하도록 교육 받는다. 그녀는 또한 어깨뼈(견갑골, scapular)를 올리지 않고 어깨를 안쪽 돌림하여 감소된 손목관절 움직임을 보완하도록 바른 어깨를 역학적으로 교육 받는다. 그녀의 변경된 어깨자세는 잠재적으로 어깨힘줄염의 부작용을 일으킬 수 있다. 그에 더하여, 그녀는 업무 동안 잦은 휴식시간을 갖도록 하고 스트레칭 운동을 실습하도록 교육받는다.

그녀는 올바른 자세, 신체역학과 손목위치를 사용하고 스트레칭 운동을 실행하고 업무에서 허용된 휴식시간을 자주 가지며, 부목을 착용하여 손목을 계속 중간위치에 놓는다. 그녀는 운동치료 및 가정운동 프로그램의 지속적인 교육/변경 및 진보를 받는다. 그녀는 수행, 건강, 건강관리, 및 건강관리 프로그램의 향상으로 교육을 받는다. 그녀는 또한 직장, 지역사회 및 여가활동으로의 복귀를 포함하는 관리계획에 대해 통보 받는다.

그녀의 여가공예활동은 그녀가 정확히 어떤 종류의 공예를 하는지를 구별하고 무엇을 하지 말고/말거나 변경 혹은 대안적인 공예로서 보완할지를 결정하도록 검토된다. Carpenter씨는 진로상담을 위해 임상심리학자 및 사회사업가에게 상담하고 직장에서의 보완 위치를 탐구한다. 그녀는 또한 식이요법 및 체중감소 개선을 위해 영양학자에게 상담한다.

치료적 운동 THERAPEUTIC EXERCISE

- ♦ 균형, 협응성, 그리고 민첩성 훈련
  - 민첩성 및 동전 줍기, 쓰기, 뒤섞기 및 카드 패를 고르기 등과 같은 정교한 움직임을 요구하는 손의 움직임의 실습
- ♦ 신체 기전과 자세 안정화
  - 자세조절훈련
    - 머리, 목뼈, 등뼈 및 어깨의 적당한 협응
    - 축(axial) 폄
    - 어깨뼈 뒤당김(후인, retraction) 및 내림(하강, depression)
  - 자세 안정 활동들
    - 폄 자세를 유지한 상태에서 손의 활동
    - 볼 위에서 앉아있을 때의 몸통 안정화
  - 자세 인지훈련
    - 머리, 목뼈 및 몸통을 똑바로 세우기 위해 올바른 자세로 앉기
- ♦ 유연성 운동
  - 스트레칭 운동은 준비운동 후 깊은 숨쉬기가 동반된

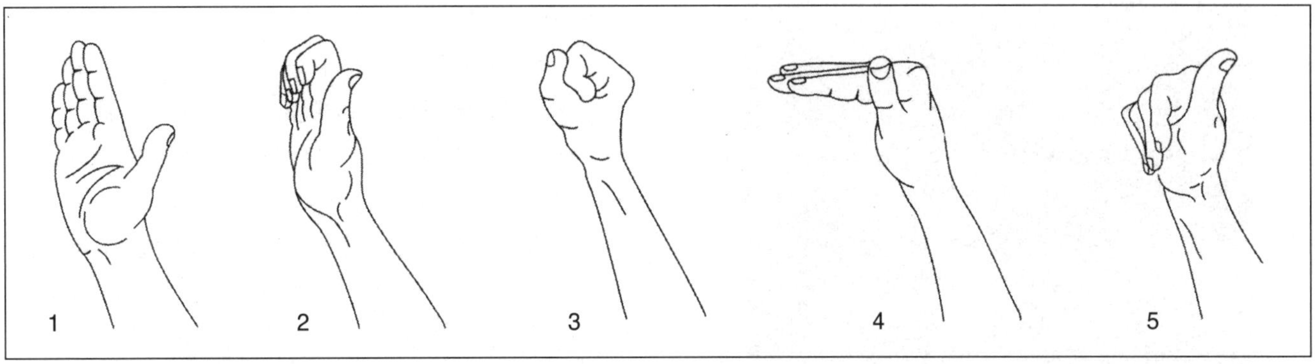

그림 6-9. 힘줄의 활주운동.

느리고 안정된 스트레칭으로 30초에서 60초까지 유지하여 이루어져야 한다.

- ■ 등세모근(승모근, trapezius), 마름근(능형근, rhomboid), 어깨올림근(견갑거근, levator scapular), 어깨세모근(삼각근, deltoid), 가시아래근(극하근, infraspinatus) 큰원근(대원근, teres major) 및 작은원근(소원근, teres minot)을 포함하는 어깨, 목뼈 및 팔의 연부조직과 근육을 스트레칭 한다.
- ■ 팔꿉관절(주관절, elbow) 굽힘/폄, 손목관절 굽힘/폄 및 뒤침/엎침에 대한 ROM

- 힘줄의 활주운동
  - ■ 5초 동안을 손과 손가락의 위치를 유지시킨다.
  - ■ 이 운동을 10번 반복한다.
  - ■ 4주 동안 매일 2회로 실행한다.
  - ■ 손과 손가락을 5위치에 배치시킨다(그림 6-9).
    - ▶ 수직(straight)
    - ▶ 갈고리
    - ▶ 주먹
    - ▶ 탁자위(tabletop)
    - ▶ 수직 주먹
- 정중신경의 활주운동
  - ■ 환자는 머리, 목과 어깨를 중립에 위치한 후 팔꿉관절은 90° 굽힘 그리고 손목관절은 뒤침한 다음 앉은 자세로 운동을 시작한다.
  - ■ 5초간 손과 손가락의 위치를 유지한다.
  - ■ 각 운동을 10번 반복한다.
  - ■ 4 주 동안 매일 2회 실행한다.
  - ■ 팔꿉관절을 굽힘하고 탁자 위에 놓은 뒤, 손목, 엄지손가락 및 그 외 손가락들을 다음의 6가지 위치에 놓는다(그림 6-10 참조)
    - ▶ 손목관절을 중립위치에 두고 손가락 및 엄지손가락을 굽힘(주먹)
    - ▶ 손목관절을 중립위치에 두고 손가락 및 엄지손가락을 폄
    - ▶ 손목관절과 손가락을 폄하고 엄지는 중립위치에 둔다.
    - ▶ 손목, 손가락 및 엄지손가락을 폄
    - ▶ 앞팔의 뒤침과 함께 손목, 손가락 및 엄지손가락을 폄
    - ▶ 손목, 손가락 및 엄지손가락을 폄 한뒤 반대손으로 엄지손가락에 부드러운 스트레칭을 적용한다.

♦ 근력, 힘 그리고 지구력 훈련

- 어깨 굽힘/폄, 벌림/모음, 가쪽돌림(외회전, external rotation)/안쪽돌림(내회전, internal rotation)과 팔꿈관절 굽힘/폄을 포함한 위팔에 대해 견딜수 있는 무게 및 탄력밴드를 사용한 점진적인 저항운동
- 여러 가지 모양 및 규격의 여러 가지 저항력을 갖추고 있는 탄력밴드를 사용한 손가락 및 손의 능동운동
- 블록, 플레잉 카드, 페그(pegs) 또는 종이클립을 사용한 손의 기능적 운동

자가치료와 가정 관리에서의 기능적인 훈련
FUNCTIONAL TRAINING IN SELF-CARE AND HOME MANAGEMENT

♦ 자가치료

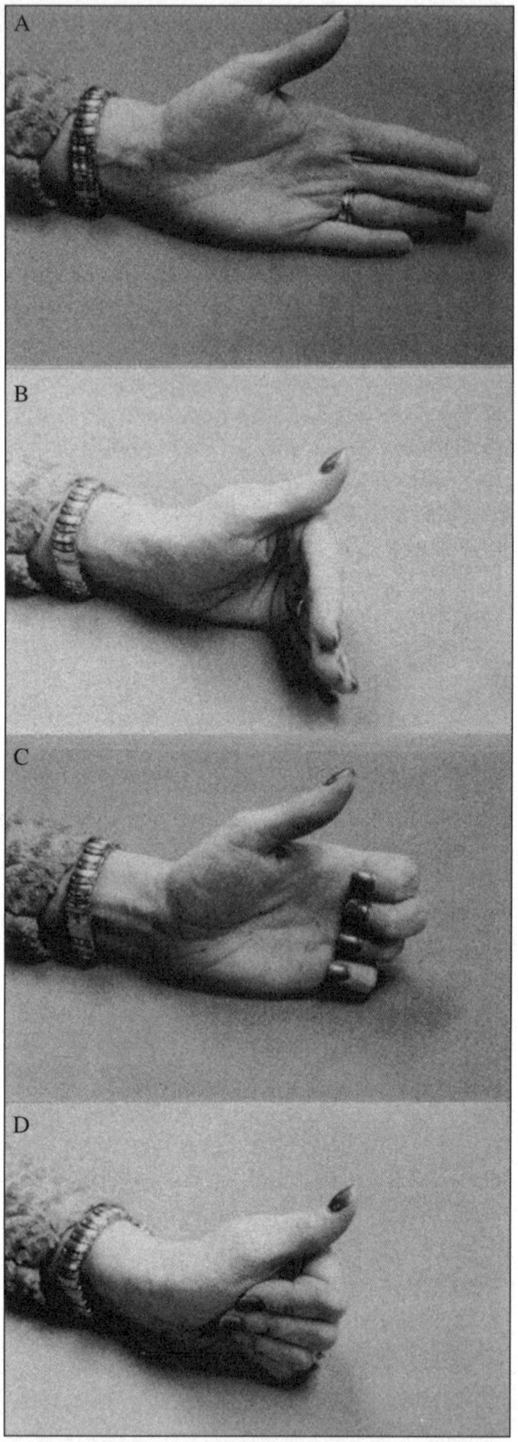

그림 6-10. 정중신경의 활주운동. (출처: Michlovitz SL. Conservative interventions for carpal tunnel syndrome. J Othop Sports Phys Ther. 2004;34(10):589-600. doi:10.2519/jospt.2004.1562, with permission of the Orthopedic Section and the Sports Physical Therapy Section of the American Physical Therapy Association.)

- 목욕, 몸치장, 먹이주기 및 옷 입기 특히 버튼 꿰기나 지퍼 올리기 및 신발 끈 매기 등을 포함한 자가치료 활동에서의 올바른 위치 및 적당한 훈련 검토
- 모든 활동에서의 시기에 맞는 기능적 훈련

♦ 가정 관리

- 필요하다면 적당한 장비를 갖추어 집안일, 요리, 자르기 및 음식준비, 쓰기, 전화기 들기, 식료품 운반하기, 작은 물건 혹은 큰 물건 또는 무거운 물건 들어올리기, 병뚜껑 열기, 오븐에 음식 놓기 및 빼기, 냄비 문지르기, 트위스트 라이트 켜기, 창문 청소, 욕조/샤워 문지르기, 및 세탁 등을 포함하는 가정 관리 활동에서의 올바른 위치 및 적당한 훈련을 검토한다.
- 위 모든 활동에서의 때에 맞는 기능적 훈련
- 손목 및 어깨가 휴식시에 중립위치에 있는지를 확인한다.

일, 지역사회 그리고 여가 통합 또는 재통합에서의 기능적 훈련

FUNCTIONAL TRAINING IN WORK, COMMUNITY, AND LEISURE INTEGRATION OR REINTEGRATION

♦ 직장

- 키보드 사용, 문서정리 및 가위의 사용을 포함한 업무 활동, 업무, 및 활동에서의 올바른 위치 및 적당한 훈련을 검토한다.
- 위 모든 활동에서의 때에 맞는 기능적 훈련
- 직장의 수정
  - 앉은 자세에서 머리, 목 및 위쪽등(upper back)의 정렬을 포함한 적당한 신체정렬에 대한 교육 및 실습
  - 업무책상이 올바른 팔 및 손 위치에 도움이 되도록 의자의 높이를 조정(어깨는 해부학적 위치, 팔꿈관절과 앞팔은 받쳐서)
  - 작업을 하는 동안 눈의 높이가 적당한 신체정렬 및 최상의 앉은자세를 유지하도록 타이핑된 자료의 적당한 위치를 결정한다.
  - 인간공학적인 컴퓨터 마우스의 필요성을 결정한다.
  - 손목이 최상의 중립위치에 있는지 앞팔은 팔 지지대에 의해 지탱되어 있는지를 확인한다.
  - 올바른 정렬을 확인하기 위해 앉아있는 동안 등 지

지대 및 작은 휴대용 발판을 사용한다.

- 낮 업무시간 동안에 고용인에 의해 허용된 최대기간으로 자주 휴식시간을 가져야 한다.
- 낮 시간 동안 스트레칭 운동을 실행한다.

♦ 지역사회

- 미술 공예를 포함한 지역사회 활동, 업무 및 활동에서의 올바른 위치 및 적당한 훈련을 검토한다.

♦ 여가

- 뜨개질, 카드 패 돌리기 및 게임 및 읽을 책 들기를 포함하는 여가활동, 업무, 및 활동에서의 올바른 위치 및 적당한 훈련을 검토한다.

보조기구와 장비의 적절한 처방, 적용 그리고 제작
PRESCRIPTION, APPLICATION, AND AS APPROPRIATE, FABRICATION OF DEVICES AND EQIPMENT

♦ 고객 맞춤형 보조기

- 손목은 손허리손가락관절의 높이에서 보조기에 의해 지탱된다.
- 낮과 밤 시간 동안 착용하기 시작하였거나 증상이 해소되고 난 후 6주 동안에 오직 밤에만 착용한다.

전기 치료 ELECTROTHERAPEUTIC MODALITIES

♦ 0.4%의 덱사메타손 염화인을 통한 전기치료

- 전극의 배치
  - 각 손목의 정중신경 위에 길게 적용된 덱사메타손으로 양성전극
  - 확산전극은 손등 위에 배치한다.
- 강도: 40에서 45 mA의 지속적인 직류전류
- 기간: 20분간
- 빈도: 2주 동안 매주 3회

물리적 요인과 기계 종류
PHYSICAL AGENTS AND MECHANICAL MODALITIES

♦ 맥동초음파

- 1회 투여량: 1.0 W/cm^2 1 MHz의 빈도
- 방식: 1:4(20%)의 의무 주기 맥동방식
- 기간: 15분의 세션이 매주 3회씩 2주 동안 그리고 매주 2회씩 5주 동안 총 20회

예상 목표와 기대 결과
ANTICIPATED GOALS AND EXPECTED OUTCOMES

♦ 병리학/병태생리학에 미치는 영향

- 신경압박이 감소되었다.
- 신경 및 연부조직의 부종 및 염증이 감소되었다.
- 통증이 감소되었다.
- 증상의 자가치료가 개선되었다.

♦ 손상에 미치는 영향

- 운동 및 감각기능, 근 수행력 및 자세조절이 개선되었다.
- 양 손목 및 손가락 펴기 및 굽히기를 할 때 ROM의 통증이 없어졌다.

♦ 기능적 제한에 미치는 영향

- 몸치장하기, 옷 입기와 같은 자가치료에서의 ADL/IADL관련 신체적활동 및 업무 및 음식준비 등의 가정 관리 활동에서의 신체활동 및 업무를 독립적으로 실행할 수 있는 능력이 정상으로 돌아옴.
- 타이핑 및 문서정리와 같은 업무관련 활동 및 미술공예 및 뜨개질 등과 같은 지역사회 활동에서의 신체적 활동 및 작업을 독립적으로 실행하는 능력이 정상으로 돌아옴.
- 양손을 기능적으로 사용하는 능력이 개선되었다.
- 손 기능 및 작업 실행에 요구되는 보조수준이 정상이다.
- 자가치료, 가정 관리, 일, 지역사회 그리고 여가 시간 동안의 안전이 개선되었다.

♦ 위험 감소/예방

- 인간공학과 직장환경이 수정되었다.
- 위험요소들 및 이차적인 장애요소가 감소되었다.

♦ 건강, 웰니스, 운동에 미치는 영향

- 건강한 습관, 관리 및 적응도를 장려하는 행동들이 습득되었다.
- 예방에 협조하는 행동들이 습득되었다.
- 건강 상태, 신체 능력, 신체 기능이 향상되었다.
- 건강, 관리 및 적응도의 필요성과 관련하여 결정 내리는 것이 증가되었다.

♦ 사회 자원에 대한 영향

- 이용 가능한 자원들이 최대한 사용되었다.

- 문서화는 환자의 관리를 통해 이루어지며 미국 물리치료사 협회의 물리 치료 문서화를 위한 가이드를 따른다.
- 물리치료 서비스가 최상적으로 사용되며 그것은 건강관리 비용을 효과적으로 사용하게 한다.
- 건강관리 서비스의 사용 및 비용은 감소되었다.

♦ 환자/고객 만족
- 가족 및 타 전문가들과 협조하여 관리를 받는다.
- 환자 및 가족들은 제공받은 접속, 이용가능성 및 서비스 그리고 물리치료사의 임상적인 숙련도 및 상호능력에 만족하고 있다.
- 환자 및 가족들의 진단, 예후, 개입, 예상 목표와 기대결과에 대한 인지 및 인식도가 증가되었다.

재검사 REEXAMINATION

재검사는 관리 에피소드를 통해 이루어졌다. 보스톤 손목굴 척도 질문표 SSS 및 FSS는 사후개입결과를 결정내리기 위해 사용되었다.

퇴원 DISCHARGE

Carpenter씨는 8주 동안 총 25회의 외래물리치료 세션을 마치고 목표 및 기대된 바를 획득하여 물리치료로부터 퇴원하였다. 이러한 세션들은 그녀의 모든 관리 에피소드를 포함한다. 그녀는 목표로 하던 기대결과를 획득하였으므로 퇴원하였다.

사례 연구 #2:

벨마비

Bell' s Palsy

Mrs. Pamela Rivera는 37살의 여성으로 이른 아침 이를 칫솔질하는 동안 입 조절이 어렵고, 그녀의 얼굴 오른쪽이 쳐진 것이 관찰되었으며, 그녀는 뇌졸중의 두려움을 가지고 있다.

물리치료사 검진 PHYSICAL THERAPIST EXAMINATION

병력 HISTORY

♦ 일반적인 인구학: Rivera씨는 스페인어를 원어로서 사용하지만, 영어를 잘 구사하는 37세의 스페인 계통의 여성이다. 그녀는 오른손잡이이다.

♦ 사회적 병력: 그녀는 남편 및 두 자녀 그리고 부모님을 모시고 산다. 그녀의 아이들은 둘 다 고등학교에 다니고 있다.

♦ 고용/일: Rivera씨는 초등학교 교사이다. 그녀의 남편은 투자 은행가이다.

♦ 생활 환경: 가족은 방 3개와 화장실 3개가 달린 단층 지붕달린 집을 소유하고 있다. 부모님께서는 그들의 침실에서 3개의 화장실 중 하나를 소유하고 계신다.

♦ 일반적인 건강 상태
- 일반적인 건강 인식: Rivera씨는 특이한 건강상태는 없으며 오늘날까지 건강했었다.
- 신체적 기능: 그녀는 대부분의 업무시간 동안 신체적으로 활동적이다. 그녀는 모든 ADL을 독립적으로 수행해 왔으며, 운전을 하고 가족쇼핑을 한다.
- 심리적 기능: 그녀는 자신의 급성증상에 관해 염려하고 있으며 뇌졸중을 겪게 될 것인지에 대해 불안해하고 있다. 그녀의 남편은 그녀가 원래 좀 불안해했었지만, 그녀 가족의 상호작용은 모두가 지지하고 긍정적이었다고 보고한다.
- 역할 기능: 아내, 엄마, 교사, 주부
- 사회적 기능: 그녀는 남편과 함께 사회적으로 활동적이다. Rivera씨는 아이들의 고등교육 및 자신의 현지 교회활동에서도 활동적인 인원이다.

♦ 사회/건강 습관: 그녀는 술, 담배를 하지 않는다.

♦ 가족력: 그녀의 부친 및 모친 모두 건강하시다.

♦ 의학/외과적 병력: 그녀는 질을 통해 정상적인 출산을 하였다.

♦ 이전에 존재하는 의학적 그리고 다른 건강과 관련된 상태: 그녀는 콜레스테롤 수치가 상승되어 현재 약품을 통해 치료받고 있다.

♦ 현재 상태/주호소: Rivera씨는 자신이 2년 전부터 오른

쪽 귀 통증을 느끼게 되었다고 말한다. 오늘 아침 기본적인 치아/얼굴세수를 수행하는 동안 그녀는 양치질 및 헹구기를 하고, 오른쪽 얼굴을 찡그리는데 어려움을 겪었으며 오른쪽 눈썹을 깜빡이지 못하고, 이맛살을 찌푸리고 얼굴을 오른쪽으로 돌리는데 어려움을 겪었다고 말한다. 그녀는 이것의 원인을 알고 싶어하며 뇌졸중에 걸려 있는지에 대해 의심하고 있다. 그녀의 남편은 매우 호의적이었으며 오늘 퇴근 후 그녀의 병원약속을 위해 운전을 해주었다.

- ♦ 기능적인 상태와 활동 수준: 오늘 이전 그녀는 아주 독립적이었으며 신체적 활동을 원하는 단계에서 수행하는데 제한이 없었다.
- ♦ 약물: 그녀는 현재 상승된 콜레스테롤 수치를 위해 리피토를 복용 중이다.
- ♦ 다른 임상적 검사
  - 완전한 혈액검사가 매해 모든 수치 특히, 고농도지단백질, 저농도지단백질 및 간 기능 등 이번에 정상(상승된 콜레스테롤을 위한 측정)에 보고된 것들을 체크하기 위해 이루어졌다.

시스템 재검토 SYSTEMS REVIEW

- ♦ 심혈관/폐
  - 혈압(BP): 125/85 mmHg
  - 부종: 정상
  - 심박수(HR): 73 bpm
  - 호흡수(RR): 14 bpm
- ♦ 외피계
  - 반흔형성 상태: 없음.
  - 피부색: 정상
  - 피부 상태: 정상
- ♦ 근골격계
  - 전체적인 관절가동범위: 정상
  - 전체적인 근력: 얼굴근육의 자발적이지 않은 최소한의 운동으로 오른쪽 얼굴의 심각한 약화
  - 전체적인 대칭: 얼굴신경(뇌신경 Ⅶ)의 모든 갈래를 나타내는 오른쪽 얼굴이 심하게 기울어져 있음.
  - 키: 5' 2" (1.57 m)
  - 몸무게: 135 lbs (61.2 kg)
- ♦ 신경근계
  - 균형: 정상
  - 보행, 이동 그리고 변화: 정상
- ♦ 의사소통, 감정, 인지, 언어, 학습 유형
  - 의사소통, 감정, 인지
    - ■ 손상된 구강운동조절능력으로 인해 말을 빨리 분명치 않게 한다.
    - ■ 단어의 발견, 인식 및 의사소통 능력이 모두 정상이다.
  - 원래 콘택트렌즈를 착용하지만 현재는 안경을 착용하고 있다.
  - 학습 유형: 시각적 학습자

검사와 측정 TESTS AND MEASURES

- ♦ 뇌신경과 말초신경 통합성
  - 모든 말초신경검사를 통해 감각과 운동이 손상되지 않고 정상.
  - 뇌신경검사결과는 표 6-3에 나와 있다.
    - ■ 일차평가에 바탕을 두고 House-Brackmann 얼굴신경수준계통를 사용하여 환자는 심각한 기능장애를 나타내는 V단계 수준에 있다.
    - ■ 눈감음 평가 동안 동일한 쪽에서 눈을 위로 움직임에 따라 반대면의 눈을 움직일 수 없었으며 이것을 벨 현상이라고 부른다.
  - 눈확(안와, orbit)의 검사를 통해 눈물의 생산이 감소되었으며 눈알 및 각막이 건조될 위험에 처해 있음을 알게 되었다.
  - 맛을 느끼는 감각이 손상되었다.
  - 소리를 들을 때 거의 통증을 느낀다고 한다.
- ♦ 피부의 통합성: 정상
  - 바깥귀길에서 피부의 침전 징후가 보이지 않는다.
- ♦ 근 수행력
  - 얼굴신경에 의해 신경을 분포시키는 모든 맘대로(수의적, voluntary)얼굴근육 및 목뼈 근육이 0에서 1+(표 6-4)로 되어 있다.
  - 입술을 오므리지 못하며, 눈꺼풀을 닫지 못하며 눈썹을 올리지 못한다.
  - 외래안근(외안근, extraocular): 정상

표 6-3 뇌신경 검사결과

뇌신경 번호	뇌신경 이름	주요 기능	감각 결정	운동 결정
I	후각신경(후신경, olfactory)	냄새	정상	-
II	시신경(optic)	시각	정상	-
III	눈돌림신경(동안신경, oculomotor)	외래안근	-	정상
IV	도르래신경(활차신경, trochlear)	외래안근	-	정상
V	삼차신경(trigeminal)	얼굴감각, 삼킴	정상	정상
VI	가돌림신경(외전신경, abducens)	외래안근	-	정상
VII	얼굴신경(안면신경, facial)	얼굴표정, 미각	혀의 앞쪽 2/3 미각의 상실	얼굴신경 가지: 관자 앞이마근: 1+ 광대 눈둘레근: 1+ 볼 볼근: 1 입둘레근: 1+ 아래턱 압꼬리내림근: 0 목 넓은목근: 0
VIII	속귀신경(전정와우신경, vestibulocochlear)	청각, 평형	정상	-
IX	혀인두(설인신경, glossopharyngeal)	미각, 삼키기	정상	정상
X	미주신경(vagus)	말하기, 삼키기, 가슴우리 및 배부분 내장	정상	정상
XI	더부신경(부신경, accessory)	운동-SCM과 등세모근	-	정상
XII	혀밑신경(설하신경, hypoglossal)	혀 움직임	-	정상

EOM = Extraocular movements.

(출처: Agur AMR, Dalley AF. *Grant's Atlas of Anatomy*. 11th ed. Philadelphia, PA: Lippincott Williams & Wilkins; 2005 and Nolte J. *The Human Brain*. 3rd ed. St. Louis, MO: Mosby Year Book; 1993. See p 602 of Agur and Dalley for samples of pictures of each muscle testing facial movement.)

- 그 외 골격근육: 정상

♦ 교정, 보호, 그리고 지지 장비: 이때 사용된 것이 없다.

♦ 통증

- NPS를 사용하여(0은 무통이며 10은 가장 통증이 심한 경우) 통증은 귀뒤부분에서 10분의 2로 평가되었다.

♦ 자세: 정상

♦ 관절가동범위: 정상

♦ 반사 통합성: 정상

♦ 자가치료와 가정 관리

- 환자는 액체를 마시고, 침을 삼키고 음식을 씹는데 장

표 6-4 수동근육검사결과 - 오른쪽

근육	MMT 등급
앞이마근	1+/5
눈썹주름근	1/5+
눈둘레근	1/5
코살근	0/5
큰광대근	1/5
작은광대근	0/5
위입술올림근	0/5
코근	0/5
볼근	1/5
입둘레근	1/5
입꼬리올림근	1/5
입꼬리당김근	1/5
입꼬리내림근	0/5
아래입술내림근	0/5
턱끝근	0/5
넓은목근	1/5

애를 갖고 있다고 보고한다.
  - 그녀는 모든 음식준비 및 자가치료를 스스로 해 나가고 있다.
- ♦ 감각 통합성: 맛을 느끼는 감각이 손상된 것을 제외하고는 정상임.
- ♦ 일, 지역사회 및 여가 통합 또는 재통합
  - 환자는 일 및 지역사회 활동으로의 복귀를 염려하고 있다.
  - 그녀는 업무 및 지역사회 활동 중에 자신의 얼굴 대칭 및 오른쪽 입술 가장자리가 쳐지는 것에 대해 매우 창피해 하고 있다.

평가 EVALUATION

Rivera씨의 병력 및 발견사항은 빠른 발병을 가진 벨마비라는 진단으로 이루어진다. 관련범위가 대부분 원인이 있는 청각신경종을 없애는 것을 돕는 청각신경의 먼쪽에 위치한다. 그녀의 눈물생산을 포함한 얼굴신경의 모든 갈래와 크게 관련이 있다. 신경전도 및 니들근전도와 같은 근전도 검사는 발병 후 최소한 10일에서 14일까지는 실행될 수 없다. 그녀는 모든 얼굴근육 및 무릎신경절 또는 얼굴신경관 범위에서 Ⅶ 뇌신경 관련 발견들과 관련이 있다. 그녀에게는 필요하다면 지원을 해줄 수 있는 가족이 있다.

진단 DIAGNOSIS

Rivera씨는 벨마비라고도 알려져 있는 오른쪽 귀뒷부분에 통증을 느끼는 특발성 얼굴신경 벨마비를 앓고 있는 것으로 보여진다. 그녀는 뇌신경과 말초신경 통합성, 근 수행력, 감각 통합성에서 손상을 입었다. 그녀는 일, 지역사회 및 여가활동, 업무 및 활동에서의 자가치료 및 가정 관리에서 기능적으로 제한을 받고 있다. 치료받지 않으면 실명할 수 있는 각막건조 및 염증으로 위험에 처해있다. 이러한 발견사항들은 말초신경 손상에 의한 말초신경 통합과 근수행력의 결함인 F 패턴으로 이루어져 있다. 증명된 손상, 기능적 제한과 위험이 예후와 치료계획을 결정하도록 할 것이다.

예후와 치료계획 PROGNOSIS AND PLAN OF CARE

방문과정을 통해 다음의 상호적으로 설정된 결과들이 결정되어 왔다.

- ♦ 자가치료, 눈관리, 얼굴 중재와 회복의 자가관찰의 수행력이 적절하게 되었다.
- ♦ 환자, 가족, 고용주, 의료팀 간의 의사소통이 적절하게 되었다.
- ♦ 얼굴신경 마비와 관련된 위험성에 대해 환자 및 가족들에게 교육이 이루어졌다.
- ♦ 운동수행능력이 증가되었다.
- ♦ 적절한 정상 신경근회복과 얼굴대칭을 위한 주의사항 및 금기사항이 환자로 하여금 매일의 일상에서 협조되었다.
- ♦ 감각의 통합성이 증가되었다.
- ♦ 치료상의 중재 및 약리학적 중재와 기능의 회복이 밀접하게 관리되었으며 환자와 건강관리팀에 의해 관찰되었다.

증명된 결과를 달성하기 위해 이 환자에게는 적당한 중재가 결정되었다. 이러한 중재에는 협응, 의사소통 그리고 기록, 환자/고객 관련 교육, 치료적 운동, 자가치료와 가정관리에서의 기능적인 훈련, 일, 지역사회 그리고 여가 통합 또는 재통합에서의 기능적 훈련, 보조기구와 장비의 적절한 처방, 적용 그리고 제작, 전기 치료도 포함된다.

진단 및 예후에 기초하여, Rivera씨는 다음의 4주라는 기간에 거쳐 7회의 방문이 요구된다. 개선이 기대된다면, 얼굴신경기능의 회복이 이 기간 내에 이루어질 것이며 그에 따라 어떤 남은 효력에 대한 차후의 자가치료에도 교육이 이루어져 퇴원을 하게 된다. 많은 요소들이 방문빈도 및 환자의 초기손상수준, 약리학적 중재의 이차적 신경기능의 반응, 치료적 운동을 올바르게 수행하기 위한 능력, 각막보호로 인한 수용상태, 오른쪽 얼굴의 근육/연부조직의 가동성과 어떤 증상의 재발을 포함한 물리치료 중재의 전 기간에 영향을 미칠 수 있다. Rivera씨는 의욕이 넘치며 예후가 좋다.

중재 INTERVENTIONS

선택된 중재에 대한 근거 RATIONALE FOR SELECTED INTERVENTIONS

손상된 부위의 보호와 신경/근육 기능의 회복을 위한 밀접한 관찰은 ROM의 소실, 분절조절의 소실과 협동운동과 같은 원하지 않는 부작용을 예방하기 위해 적절한 치료적 중재를 하는 동안 매우 중요하다.

치료적 운동 THERAPEUTIC EXERCISE

물리치료 중재 프로그램은 회복정도와 환자의 검사와 측정에 대한 반응에 근거를 두고 이루어진다. 이 환자는 근거 있는 치료 카테고리의 요약된 버전 및 Brach 및 Van Swearingen에 의해 묘사된 바와 같이 얼굴신경마비에 해당하는 치료적 접근을 경험하게 된다.

초기단계에는 PROM 혹은 AROM에 대한 교육을 통해 얼굴근육을 아래로 당기는 중력의 효과를 소개한다. 거울을 사용하여 환자로 하여금 자신의 손가락을 사용하여 이루어진 위쪽방향 운동의 범위를 보여준다. 그 외의 재활적인 접근을 적용하여 도움을 주게 된다. 맘대로(수의적, voluntary)조절을 어느 정도 보존하고 있는 근육에 대해 거울을 보며 얼굴 양쪽의 대칭적 움직임을 통해 근육의 기능을 향상시키고 그 외 얼굴근육의 흥분을 제한한다. 최소한의 맘대로 움직임이 발생할 때 표면근전도는 맘대로 운동단위 동원을 나타낸다. 맘대로 조절이 나타남에 따라 PROM을 이용하여 손상된 얼굴근육의 수동적인 위치를 단축된 범위로 유지하고, 그런 다음 차후에 등척성 수축을 통해 근육의 수축을 강화시킨다. 근육의 피로는 말초신경 또는 뇌신경 회복의 초기 단계에서는 피해야 한다.

더 많은 얼굴근육들에서 회복이 됨에 따라 활동적인 운동이 AROM을 대체한다. 대칭을 유지하고 그 외 근육에 대한 자극은 피해져야 한다. 원하지 않는 근육이 특정한 운동 중에 동원되었다면, 근전도의 바이오피드백을 이용하여 목표 근육을 관찰하고 원하지 않는 운동을 관찰하는 데 사용될 수 있다. 근동원을 하기 위한 전략에 기능적 운동과 함께 표면근전도가 포함될 수 있다. 거울 앞에서 양쪽의 기능적 움직임을 수행함으로써 환자에게 운동의 질과 대칭성에 피드백을 제공한다. 회복이 몇 주 내에 일어난다면, 병적 신경지배로 인한 공동운동의 가능성이 최소가 된다. 가정운동 프로그램으로 효과를 적정성을 기하기 위해서는 Rivera씨가 각각의 운동과 대부분의 중요한 근육손상에 최소한 유지되어야 할 운동의 수에 대한 이론적 해석을 아는 것이 중요하다.

지속적 회복이 됨에 따라, 물리치료운동 중재의 초점은 완전한 AROM 내에서의 기능적, 대칭적 움직임을 얻는 것이 된다. 목표 내에는 과도한 움직임 패턴의 억제, Bell's 현상의 충분한 제어, 및 휴식상태에서의 대칭성이 포함된다. 완전한 활동적 움직임에서의 나머지 결함들은 목표를 강화하여 제거하여야 한다. 손상된 근육에 대한 적당한 저항이 운동단위의 동원과 AROM을 개선시키는 데 효과적일 수 있다. 훈련전의 이러한 움직임에 관한 정신적 실습이 팔다리에 대한 효과적인 전략임이 증명되었으며 이 환자들에게도 효과적일 것이다.[120]

보조기구와 장비의 적절한 처방, 적용 그리고 제작 (Prescription, application, and as appropriate, fabrication of devices and eqipment)

눈꺼풀이 완전히 닫히지 않는 환자들에게 있어서 한 가지 중요한 점은 각막의 보호이다. 심지어 눈꺼풀이 완전히 닫혀지는 환자에 있어서도 각막의 건조 및 손상은 위험할 수 있다. 각막보호를 위한 아이패치가 종종 권해지지만, 눈알 찰과상의 위험이 있어 문헌적으로는 다른 중재를 지지한다. 각막 보호를 위해 인공눈물 및 윤활유 그리고 특수안경의 사용이 포함된다. 단기간의 중재를 위해서는 장비를 추천하지 않는다[4]

밤에 닫힌 눈꺼풀을 반창고로 붙이는 것이 효과적이며 각막에 찰과상을 일으키는 것으로 보여지는 아이패치를 하는 것보다는 훨씬 안전하다. 이 사례의 저자는 혼수상태에 있는 얼굴신경마비를 앓고 있는 그 어떤 환자에게라도 보호의 수단으로써 인공적으로 눈꺼풀을 닫는 것을 강력하게 추천하지 않는다. 혼수상태 중에 반창고가 붙여져 눈이 닫혀졌던 그러한 환자들과의 임상적인 경험으로 스트레스 반응을 증가(시각적 자극이 손실)시켜 눈꺼풀 반창고가 제거될 때까지 해결할 수 없는 내부출혈을 일으키게 되어 환자에게 시각적 자극의 감소로 이어지게 된다. 잠재적으로 장기간 토안(불완전하게 눈꺼풀이 닫힘)을 가진 환자들에게는 눈꺼풀 위쪽에 있는 일시적인 외부 눈꺼풀의 무게가 효과적인 개입으로 보여져왔다. 그것으로 눈을 깜빡거리는 동안 눈꺼풀을 완전히 닫게 하고 각막의 손상을 막도록 돕는다. 밤에는 반듯이 누워있는 위치로 인해 무게가 효과적이지 않다. 처방에 의해서만 구매가 가능한 특수 안경은 눈알건조를 예방하기 위해 조절된 환경과 연계하여 보호방패를 제공한다.

전기 치료 (Electrotherapeutic modalities)

일부 물리치료사에 의해 주장된 신경근육 전기치료는 벨마비에 대한 중재로는 연구 보고서에 의해 지지되지 않고 있다. Ohtake 및 그의 동료들은 전기치료를 사용한 통제된 시도는 거의 찾아볼 수 없었으며 그 중 누구도 전기자극이 도움이 되었다고 결론짓지 않았다. 환자가 특발성 얼굴신경마비를 앓고 있으며 관련된 뇌신경의 기능회복을 통해 회복이 기대된다면, 그 때에는 전기자극이 최선의 방법으로써 무용성위축의 효과를 감소시킨다. 그렇지만, 전기자극을 사용한 대부분의 보고된 치료적 중재는 맥동기간의 지속성, 근육당 수축 수 또는 그 외 관련근육의 바른 운동을 만들어 내고, 위축을 감소시킬 수 있는 변수를 명확하지 않다.

심한 신경손상이 일어났으며 얼굴신경이 완전히 재생되기를 기대할 수 없다면, 그 땐 외부신경(다름아닌 원래신경)에 의한 측부발아와 재신경지배로 인해 부분적으로만 회복이 된다. 재신경지배는 탈신경근의 표면 전체에 따라 아세티콜린 민감도가 증가함으로써 촉진된다. 전기자극은 이러한 아세티콜린 민감도를 감소시키고, 인접신경(외부신경)으로부터 신경의 재분포를 막으며 따라서 결국엔 환자의 적절한 회복을 감소시키게 된다고 보여져왔다. 표면 근전도 바이오피드백은 근 수행력을 자각하게 한다. 움직임이 시각적으로 관찰되기 전에도 외적인 근육활성화를 인지하게 해주며 환자에게 강력한 동기를 부여해 줄 수 있다.

원하지 않는 근육이 특정운동 동안 동원되었다면, 근전도의 바이오피드백을 사용하여 새로이 동원될 목표근육을 관찰하고 원하지 않는 움직임을 관찰할 수 있다. 기능적 움직임과 연계된 표면 근전도 역시 근육의 동원을 촉진할 수 있다.

협응, 의사소통 그리고 기록
COORDINATION, COMMUNICATION, AND DOCUMENTATION

의사소통은 환자가 최상의 안전 및 수용을 위해 가족구성들에게서 지원과 격려를 받으면서 일어난다. 직장으로 복귀하기로 되어 있다면, 학교인력과의 의사소통이 그들의 지원을 얻고 환자에게는 최상의 안전 및 편안함을 주도록 격려된다. Rivera씨의 자아상 및 그들의 또래들에 의한 수용성과 관련된 심리사회적 문제들이 그녀가 교실로 복귀하기 전에 발생될 것이며 위탁이 필요하다면 제공된다. 환자관리의 모든 요소들은 문서화 된다.

환자/고객 관련 교육
PATIENT/CLIENT-RELATED INSTRUCTION

환자 및 가족인원들은 자신의 눈알에 대한 적당한 보호 및 추천된 가정 프로그램을 실행하도록 교육 받는다. 각 얼굴근육에 의해 실행된 특정한 움직임을 나타내는 도표가 환자에게 제공된다(Grant' s Atlas of Anatomy 11 버전 602 페이지 참조). 콘텍트 렌즈의 사용은 완전히 자발적으로 눈꺼풀이 닫혀질 때까지 지속적인 사용은 피해야 한다. 장애에 대한 원인론이 분명히 묘사되어 모든 관련자들이 이해하게끔 한다. 감정적인 지원 및 물리적 지원을 제공하는데 있어서의 Rivera씨 가족의 역할이 검토된다. 가족 전원은 가정 프로그램 및 눈알보호의 각 부분의 중요성을 충분히 이해하지 않으면 안된다. 손상된 눈알이 무언가로 인해 덮혀져 있다면, 거리 감각이 손상될 수 있기 때문에 운전에 관한 안전 주의사항이 문제가 될 것이다.

치료적 운동 THERAPEUTIC EXERCISE

- 초기단계
  - 연관된 얼굴근육의 PROM 또는 AAROM은 손가락을 사용하여 움직임을 보조한다.
  - 거울을 사용하여 관련된 근육의 위쪽 움직임의 범위 및 방향을 보게 된다.
  - 일부 맘대로 조절되는 근육의 경우, 거울 앞에서의 양쪽 얼굴의 운동
  - 맘대로 조절이 나타날 때
    - PROM을 이용하여 손상된 얼굴근육 수동적으로 수축된 범위로 위치하고 근육의 등척성 수축을 유지한다.
  - 회복기 동안 근피로를 피한다.
- 더 많은 얼굴근육에 재신경 지배될 때
  - AAROM을 활동적인 운동으로 대체시킨다.
  - 대칭을 유지하고 그 외 자극을 피한다.
  - 표면근전도와 연계된 기능적 움직임으로 근육의 동원을 증가시킨다.
  - 거울 앞에서의 양쪽 기능적 움직임을 수행한다.
    - 입 가장자리를 올린다.
    - 윗입술을 올린다.
    - 사물을 아래로 바라보는 동안 눈꺼풀을 닫는다.
    - 입술을 다물고 내민다.
    - 입술을 계속 다물고 뺨을 부풀린다.
    - 눈썹을 올린다.
  - 손상되지 않은 반대쪽의 강력한 수축은 피한다.
  - 환자의 최소한의 적절성을 위해 하루도 빠지지 않고 특정한 운동수를 유지한다.
- 회복이 계속될 때
  - 완전한 AROM(위의 양쪽 기능적 운동 참조) 내에서의 기능적 대칭적인 운동을 충분히 만들어 낸다.
  - 과도한 운동패턴을 억제
  - Bell's 현상을 조절한다.
  - 휴식시에도 대칭을 달성한다.
  - 재평가에 의해 결정됨에 따른 잔여 결손 부위의 목표화된 강화
  - 손상된 근육에 적당한 저항운동을 사용한다.
    - 손가락을 사용하여 위의 목록에 있는 움직임을 저항한다.
    - 전체의 움직임을 방해하지 않는다.
    - 비교를 위해 손상되지 않은 반대편에 움직임을 사용한다.
  - 현재 운동 훈련전에 정신적 실습에 대해 소개한다.

자가치료와 가정 관리에서의 기능적인 훈련과 일, 지역사회 그리고 여가 통합 또는 재통합에서의 기능적인 훈련

FUNCTIONAL TRAINING IN SELF-CARE AND HOME MANAGEMENT AND FUNCTIONAL TRAINING IN WORK, COMMUNITY, AND LEISURE INTEGRATION OR REINTEGRATION

- 목욕, 상체 옷 입기, 몸치장 활동, 및 치아관리 동안 눈알보호를 위한 ADL 훈련
- 눈깜빡임반사의 결핍으로 인한 눈알보호를 위해 안경착용으로 인한 외출시 IADL 훈련
- 바람이 불고/바람이 불거나 먼지가 많은 환경 혹은 그 외 야외활동을 실행할 시에 눈알보호에 대한 교육
- 아이들 및 유아의 눈 보호를 위한 주의사항
- 전 시간 동안 보호차원에서 안경착용
- 문제가 지속되는 한 컨텍트 렌즈 착용하지 않음.

보조기구와 장비의 적절한 처방, 적용 그리고 제작

(Prescription, application, and as appropriate, fabrication of devices and eqipment)

- 밤 시간 동안에는 눈꺼풀을 닫아두는 테이핑 기술을 교육한다.
  - 종이테이프가 저녁 내내 그 자리에 부착되어 있는 것이 아니므로 수술용 테이프를 사용한다.
  - 거울 앞에 서 있는 동안 손으로 닫혀진 눈꺼풀 위에 수직으로 테이프를 적용한다.
- 눈알에 붙여지는 투명커버인 특수 안경은 눈알을 보호하는 또 다른 장비이다.

- 특수 안경은 안과의사에 의해 제공되어야 한다.
- 이것으로 인공눈물을 사용한 뒤에 수분을 유지시켜 준다.

♦ 필요하다면, 이중백업 접착제로 위 쌍꺼풀의 바깥쪽에 적용하는 일시적인 외부 쌍꺼풀 무게의 사용에 대해 교육을 제공한다.

전기 치료 ELECTROTHERAPEUTIC MODALITIES

♦ 근육의 활성화 심지어는 운동 전의 근육의 활성화에 대한 각성상태를 보여주는 표면 EMG가 시각적으로 관찰되며 맘대로 운동단위동원을 보여준다.
- 시청각 피드백 모드로 단일채널의 EMG 바이오피드백 단위를 사용한다.
- 환자에게 얼굴근육 도표를 사용하여 선택한 근육의 전극의 적용에 대해 교육한다.
- 환자에게 선택된 목표에 따라 목표근육에서의 신호를 올리는 것에 대해 교육한다.
- 매일 30분씩 1회로 거울의 보충적인 사용을 추천한다.
- 피로를 피하기 위해 10회 이하로 반복한다.

♦ 원하지 않는 모든 근육활동을 감소시키는 표면 EMG 바이오피드백
- 손상되지 않은 부분에서 얼굴근육의 강력한 활성화가 손상된 쪽의 활동이 보이지 않는 경우, 발생되고 있다면 두 채널의 EMG 단위를 사용한다.
- 환자에게 손상되지 않은 부분에서의 신호를 낮추고 손상쪽 목표근육으로부터의 신호를 높이도록 교육한다.
- 이러한 기술을 통해 잘못된 양성 EMG 피드백을 만들어낼 수 있는 볼륨전도를 감소시킨다.

♦ 맘대로 조절이 개선되므로 EMG 피드백의 사용은 공동운동이 일어날 때에만 지속할 수 있다.
- 근전도 전극은 비정상적으로 활동적인 근육(공동운동) 위에 배치되며 원하는 근육을 활성화시키는 동안 환자는 이러한 근육으로부터의 신호를 낮추려고 노력한다.

예상 목표와 기대 결과 ANTICIPATED GOALS AND EXPECTED OUTCOMES

♦ 병리학/병태생리학에 미치는 영향
- 각막의 완전한 보호가 이루어졌다.

♦ 손상에 미치는 영향
- 근육의 강도, 협응 및 지구력이 정상으로 되돌아간다.
- ROM 및 얼굴대칭이 정상으로 되돌아간다.

♦ 기능적 제한에 미치는 영향
- 얼굴 자가치료 및 입안자가관리가 제한 없이 독립적으로 이루어진다.
- 기능적인 독립성이 최상화 된다.

♦ 장애에 미치는 영향
- 각종 내부, 외부 및 업무활동을 다시 계속하는 능력이 습득된다.

♦ 위험 감소/예방
- 이차적인 장애의 위험이 감소된다.
- 각막보호에 대한 자가치료가 개선된다.

♦ 건강, 웰니스, 운동에 미치는 영향
- 신체복지가 개선된다.
- 자존심이 개선된다.

♦ 사회 자원에 대한 영향
- 문서화는 환자관리를 통해 이루어지고 있으며 물리치료의 문서화를 위한 미국 물리치료 협회의 가이드라인을 따른다.
- 물리 치료 서비스의 사용이 최상화 된다.

♦ 환자/고객 만족
- 환자 및 가족이 진단을 이해하지 못하고 관리에 대한 자신들의 역할을 보여준다.
- 환자의 교육 및 서비스의 이용 가능성은 환자에 의해 수용될 수 있는 것으로 평가된다.
- 복지의 의미가 개선된다.

재검사 REEXAMINATION

재검사는 전체적인 관리 에피소드를 통해 이루어진다.

퇴원 DISCHARGE

Rivera씨는 4주 동안 총 7회의 외래물리치료세션을 마치고, 목표 및 기대된 바를 획득하여 물리치료로부터 퇴원하였다. 그녀는 대부분의 목표 및 기대를 획득하였고 기대된

충분한 회복을 스스로 관찰할 수 있으므로 퇴원하였다.

사례 연구 #3A: 무용성 불균형

Disuse disequilibrium

Fern Peterson 부인은 어지러움을 호소하는 79세의 건강한 여성이다.

물리치료사 검진 PHYSICAL THERAPIST EXAMINATION

병력 HISTORY

- 일반적인 인구학: Peterson씨는 영어를 원어로 사용하는 79세의 백인여성이다. 그녀는 고등학교 졸업자이다.
- 사회적 병력: Peterson씨는 10년 전에 과부가 되었다. 그녀에게는 결혼해서 3명의 아이를 두고 있는 아들이 한 명이 있으며 그들 모두 그 곳에 거주하고 있다.
- 고용/일: 그녀는 사무직에서 퇴직하여 현재 적십자사에서 매주 한 번씩 자원 봉사자로서 사람들의 헌혈 이후에 다과를 제공하고 있다.
- 생활 환경: 그녀는 난간 없이 들어가야 하는 3층 집의 1층에 혼자 거주하고 있다.
- 일반적인 건강 상태
  - 일반적인 건강 인식: 그녀는 전처럼 활동적이진 않지만 대개 건강한 것으로 느껴진다. 그녀는 건강에는 그다지 걱정이 없다.
  - 신체적 기능: 일반적으로 좋을 때보다 어지러움으로 인해 운동하는 동안 자신에 대해 덜 확신한다. 그녀는 쓰러질까봐 걱정하고 있다.
  - 심리적 기능: 정상임.
  - 역할 기능: 엄마, 할머니, 친구, 자원 봉사자
  - 사회적 기능: Peterson씨는 매주 한 번씩 친구들과 함께 브릿지 게임을 하며 정규적으로 교회에 참석한다.
- 사회/건강 습관: 그녀는 흡연을 하지 않으며 술을 거의 마시지 않는다.
- 가족력: 비기여형.
- 의학/외과적 병력: 그녀는 40세에 접어들면서 맹장수술을 받았으며 55세에는 유방암으로 인해 왼쪽 유방 절제술을 받았다.
- 이전 입원: 그녀는 자신의 아들이 데려다 줘서 맹장수술 및 유방 절제술때문에 병원에 입원해 있었다.
- 이전에 존재하는 의학적 그리고 다른 건강과 관련된 상태: 그녀는 약품 없이는 관리가 되지 않는 가벼운 알레르기를 앓고 있다.
- 현재 상태/주호소: Peterson씨는 돌아다니는 것은 점점 더 어려워졌는데 주로 어지러움을 느끼고 있기 때문이라고 말한다. 그녀는 보조 장비를 사용하지 않고 있지만, 종종 가구들을 스스로 준비해 두기 시작한다. 그녀는 규칙적인 활동을 유지해 왔지만, 크게 불안정하게 느낀다면 계속해서 그 일을 할 수 있을지에 대해 확신하지 않고 있다. 그녀의 어지러움에 대해 훨씬 더 자세한 묘사를 부탁했을 때 그녀는 앉아 있을 때는 기분이 낫다고 말한다. 어지러움은 서 있거나 운동할 때에만 일어난다. 그녀는 머리에서 그렇게 느껴진다고 말한다. 그녀는 세상이 돌고 있다고 느끼지 않는다. 그녀는 어지러우며 균형감각을 잃는 것을 느낀다고 말하는 것 외에는 별다른 묘사를 하지 않는다.
- 기능적인 상태와 활동 수준: Peterson씨는 모든 ADL을 독립적으로 수행하고 있다. 그녀는 운전을 하지 않고 있으며 해본 적도 없다. 그녀는 자동차 운전을 친구들 및 가족들에게 의존하고 있으며 대중교통을 이용하고 있다.
- 약물: Peterson씨는 전에는 아무런 증상의 개선 없이 어지러움에 대해 멜리자인을 복용했었다. 그녀는 현재 매일 멀티 비타민제와 칼슘 영양 보충제를 복용하고 있다.
- 다른 임상적 검사: 과거에는 특정한 검사를 받지 못했다. 1달 전 받았던 병력검토 및 의사의 주의사항에서는 그녀의 심폐기능이 연세에 비해 정상이고, 점점 과체중이 되어가고 있으며 그 외에는 다른 심각한 것이 발견되지 않았다.

시스템 재검토 SYSTEMS REVIEW

- 심혈관/폐
  - 혈압(BP): 120/80 mmHg

- 부종: 언급되어 있지 않다.
- 심박수(HR): 78 bpm 및 정상
- 호흡수(RR): 15 bpm

♦ 외피계
- 반흔형성 상태: 이전 수술로 인한 자국이 잘 회복되었다.
- 피부색: 정상
- 피부 상태: 정상

♦ 근골격계
- 전체적인 관절가동범위: 정상
- 전체적인 근력: 모두 정상
- 전체적인 대칭: 정상
- 키: 5' 4" (1.63 m)
- 몸무게: 145 lbs (65.77 kg)

♦ 신경근계
- 이송과 이동: 독립적이지만 앉았다가 일어나는데 조금 더 노력해야 한다.
- 균형 및 이동: 어려움 없이 앞으로 걸어갈 수 있지만 방향을 전환할 때에는 느리다.

♦ 의사소통, 감정, 인지, 언어, 학습 유형
- 의사소통, 감정, 인지: 모두 정상
- 학습 유형: 구두와 쓰기방식을 포함한 혼합적인 스타일

검사와 측정 TESTS AND MEASURES

♦ 인체측정학적 특성
- 신체 용적 지수=높이^{2}에 의해 나누어진 무게=24.9
- Peterson씨는 정상에서 매우 높은 한계에 도달해 있다(정상=18.5에서 24.9까지, 과체중=25에서 29.9, 비만=30이상 40이하)

♦ 순환
- OH
  - 바로 누운 지 5분 뒤 그리고 일어나기 시작한 지 3분 뒤에 체크된 혈압
  - 바로 누울 때: 120/80 mmHg
  - 서 있을 때: 124/82 mmHg

♦ 뇌신경과 말초신경의 통합성(189–192페이지에 있는 다른 임상검사의 전정기관 장애 참조)
- 자세 허용량 검사
  - 앉았다가 눕기: 음성
  - 오른쪽으로 구르기와 왼쪽으로 구르기: 음성
  - 딕 홀파이크: 음성
- 시력검사
  - 부드러운 따라보기운동: 음성
  - 급속눈운동: 음성
  - VOR: 음성

♦ 보행, 이동 그리고 균형
- BBS[126]
  - 검사: 앉았다가 서기, 지지없이 서기, 지지없이 앉기, 섰다가 앉기, 이동, 눈감고 지지없이 서기, 발 모으고 지지없이 서기, 팔 뻗고 앞으로 가기, 바닥으로부터 물건 줍기, 뒤를 보며 돌기/왼쪽 및 오른쪽 어깨위, 360°로 돌기, 의자에 발 교대로 바꾸기, 한발은 앞에 둔 채 지지없이 서기, 한발로 서기
  - 그녀는 눈감고 좁은 바닥에서 한 다리로만 서서 앞으로 나가는 데 어려움을 겪었다.
  - 점수: 46/56
  - 그녀는 26%로 쓰러질 가능성이 있다.
- 그 외 보행/균형 활동
  - 장애물 뛰어넘기: 불안정하게 속도를 낮추지만 스스로 회복한다.
  - 머리를 돌리면서 걷기: 흔들면서 때로는 균형감각을 잃는다.
  - 걷는 방향: 난간 없이 일시에 오름 및 내림한다.
  - 두꺼운 폼에서 일어서기: 시도할 때 균형감각을 상실한다.
  - 환자는 균형감각을 시도하는 활동 중 특히, 비틀거리거나 균형감각을 잃을 때 여러 번 어지러움을 호소했다.
  - 질문이 던져졌을 때, 그녀는 머리에 어지러움을 느끼지 않는다는 것을 확인했으며 균형감각을 잃었을 때 "어지러움"이란 단어를 사용했다.

♦ 근 수행력
- 발등굽힘근(배측굴근, dorsiflexion): R=3/5, L=3/5
- 나머지 다리 근육: 4/5

♦ 자가치료와 가정 관리
- 그녀는 모든 ADL을 독립적으로 한다.

- 어지러움 척도설문지(DHI)[127]
  - Peterson씨는 환자의 주관적인 증상 및 일상생활에서의 효과에 대한 객관적인 검증인 DHI를 채워 넣었다.
  - 수가 높으면 높을수록 기능적 능력에 대한 장애 및 충격은 더욱 심해진다.
  - 환자는 DHI에서 100분의 48점을 받았다.

♦ 일, 지역사회 및 여가 통합 또는 재통합
- Peterson씨는 매주 1회 친구들과 브릿지 게임을 하며 정규적으로 교회에 참석하고 있지만 환자는 이러한 활동들에서 자신감이 감소되어 걷는다.

평가 EVALUATION

Peterson씨는 다리의 근력과 균형 감각이 약하게 손상된 건강한 노년의 여성이다. 그녀는 전정기관 장애는 보이지 않는다. 그녀가 말한 "어지러움" 호소는 실제로는 불균형감각으로 묘사되어야 한다. 그녀가 앓고 있는 불균형감각은 그녀가 가정에서 활동하고 지역사회, 낙상의 위험이 있는 장소에 참가하는 자신감과 능력에 영향을 미치고 있다.

진단 DIAGNOSIS

Peterson씨는 무용성 불균형감각을 앓고 있는 환자이다. 그녀는 보행, 이동 그리고 균형; 근 수행력이 손상되었다. 그녀는 자가치료와 가정 관리 활동, 작업 및 활동들에 있어서 기능적으로 좀 제한되어 있다. 진단참조의 결과로서, 그녀는 처음에는 말초신경 손상에 의한 말초신경 통합과 근 수행력의 결함인 패턴 F에 있었다. 그러나 물리치료사 검진 결과에서는 제1차 예방/균형소실과 낙상에 대한 위험성 줄이기의 패턴 A에 놓였다. 증명된 장애는 예후와 관리계획을 결정하게 한다.

예후와 치료계획 PROGNOSIS AND PLAN OF CARE

방문과정을 통해 다음의 상호적으로 설정된 결과들이 결정되어 왔다.

♦ 균형이 개선되었다.
♦ 보행 및 이동이 개선되었다.
♦ 근 수행력이 증가되었다.
♦ 일, 지역사회 및 여가활동, 작업 및 활동에서의 참여가 향상된다.
♦ ADL 및 IADL의 수행 능력이 개선된다.

이러한 결과를 달성하기 위해 이 환자에게는 적당한 중재가 결정된다. 중재에는 협응, 의사소통 그리고 기록, 환자/고객 관련 교육, 치료적 운동, 자가치료와 가정 관리에서의 기능적인 훈련, 일, 지역사회 그리고 여가 통합 또는 재통합에서의 기능적 훈련이 포함된다.

Peterson씨는 8주에서 12주라는 기간에 거쳐 6회에서 24회의 방문이 기대된다. 그녀는 훌륭한 사회지원으로 동기를 부여받으며 가정의 운동 프로그램을 따르게 된다. 낙상의 위험이 있을 때 심한 장애가 없으며 건강하다.

중재 INTERVENTIONS

균형의 소실과 낙상에 대해 추가된 이론적 해석 및 개입에 대해서는 제1차 예방/균형소실과 낙상에 대한 위험성 줄이기인 패턴 A를 참조한다.

선택된 중재에 대한 근거 RATIONALE FOR SELECTED INTERVENTIONS

치료적 운동 (Therapeutic exercise)

나이가 들어감에 따라 근력, 균형, 반사, 전정계는 약화된다. 목표된 근력증진, 균형과 보행 훈련을 위한 물리치료 프로그램 연구는 모든 영역의 개선을 보여준다. 개인들은 가능한 한 가장 높은 수준의 독립성으로 가동성을 더 잘 유지할 수 있으며 낙상의 위험이 더 감소되며 ADL 및 IADL를 실행하는 데 있어 더 큰 자신감을 갖게 된다.

협응, 의사소통 그리고 기록 COORDINATION, COMMUNICATION, AND DOCUMENTATION

의사소통은 Peterson씨가 구두와 쓰기형식으로 일어난다. 고객관리의 모든 요소들이 문서화된다. 또한 치료사가 물리치료검사 결과, 진단 및 관리계획의 정보를 임상가와 의사소통하게 된다.

환자/고객 관련 교육 PATIENT/CLIENT-RELATED INSTRUCTION

Peterson씨에게는 불균형감각에 기여하는 요소들에 관한 교육이 제공된다. 그녀에게는 낙상 위험 및 낙상을 예방하도록 도울 수 있는 측정에 대해 교육 받는다. 가정 운동 프로그램의 중요성과 지식을 모두 가진다면 예후는 더 나아질 것이다.

치료적 운동 THERAPEUTIC EXERCISE

- ♦ 균형, 협응성, 그리고 민첩성 훈련
  - 정적균형
    - 눈을 뜨고 감고서 점진적으로 좁아지는 지지면에 서기
    - 여러 가지 바닥들 위에 서기
    - 머리 회전이 없는 상태에서 서기
  - 동적균형
    - 장애물 뛰어넘기
    - 물체 들어올리기
    - 빨리 시작하기와 멈추기
    - 방향전환하기
    - 앞/뒤/옆으로의 런지
    - 앉아서 공놀이하기
    - 한 발을 스툴에 있는 전화번호부 위에 올려놓고 공놀이하기
    - 라인댄싱
    - 세탁기/탈수기에 옷을 넣고 빼기
    - 빨래줄에 빨래널기
    - 눈을 가리고 세탁물바구니를 옮기기
- ♦ 보행과 이동 훈련
  - 머리회전 및 머리회전 없이 여러 가지 바닥 위에서 걷기
  - 그림 8처럼 걷기
  - 앞/뒤/둥글게 걷기
- ♦ 근력, 힘 그리고 지구력 훈련
  - 양쪽 혹은 한쪽 다리 뒤꿈치 올리기
  - 발가락 올리기
  - 발 올리기
  - 발등굽힘근의 점진적 저항운동
  - 앉았다 일어서기의 반복

자가치료와 가정 관리에서의 기능적인 훈련 FUNCTIONAL TRAINING IN SELF-CARE AND HOME MANAGEMENT

- ♦ 가정 관리
  - 융단을 던져 옮기기
  - 야간등을 사용하거나 밤에 일어나 불 켜기
  - 바깥계단에 난간 추가하기

일, 지역사회 그리고 여가 통합 또는 재통합에서의 기능적인 훈련 FUNCTIONAL TRAINING IN WORK, COMMUNITY, AND LEISURE INTEGRATION OR REINTEGRATION

- ♦ 지역사회 및 여가
  - 계속해서 적십자사에서 자원봉사자로 일하고 있다.
  - 교회까지 걷고 걸어 돌아온다.
  - 계속해서 가족들 및 친구들과 함께 소풍을 간다.

예상 목표와 기대 결과 ANTICIPATED GOALS AND EXPECTED OUTCOMES

- ♦ 손상에 미치는 영향
  - 버그척도에 의해 측정된 것과 같이 균형감각은 감소의 위험을 감소시키기 위해 48/56 이상으로 증가한다.
  - 보행이 개선되며 Peterson씨는 걸을 때 균형의 소실 없이 머리를 회전할 수 있다.
  - Peterson씨는 발목의 근력을 증가시킨다.
- ♦ 기능적인 제한에 미치는 영향
  - 개인관리, 가정 관리, 일, 지역사회 및 여가와 관련된 활동들을 실행하는 능력이 개선된다.
  - 자신의 지역사회 활동 동안에 자신감이 증가된다.
  - 집에서 움직임을 가지는 데 있어 자신감이 증가된다.
  - Peterson씨는 계속해서 적십자사에서 자원봉사 활동을 할 수 있다.
  - DHI에서의 Peterson씨의 점수(48/100이하)가 감소된다.
  - 자가치료, 가정 관리, 직장, 지역사회 및 여가활동에

서의 수행력과 안전한 수준이 개선된다.

♦ 위험 감소/예방
  - 건강습관, 복지와 예방을 장려하는 행동.
  - 환자의 개인적 지식과 환경적 요소들의 연합된 조건은 증가된다.
  - 낙상위험 또는 손상이 BBS의 개선에 의해 증명된 것과 같이 감소된다.

♦ 건강, 웰니스, 운동에 미치는 영향
  - Peterson씨는 정규적으로 가정 프로그램에 참여한다.

♦ 사회 자원에 대한 영향
  - 의사소통은 위험감소 및 예방을 향상시킨다.
  - 문서화는 환자관리를 통해 발생하며 물리치료의 문서화를 위한 미국 물리치료사 협회의 가이드라인을 따른다.
  - 물리치료사는 환자의 목표 및 염려를 이해한다.

♦ 환자/고객 만족
  - Peterson씨와 가족들은 진단, 예후, 중재 및 선행적 목표와 예상된 결과에 대한 지식이 증가된다.
  - 복지의 의미가 개선된다.

재검사 REEXAMINATION

재검사는 전체적인 관리 에피소드를 통해 이루어진다.

퇴원 DISCHARGE

Peterson씨는 10주 동안 총 10회의 물리치료방문을 마치고 목표를 획득하여 물리치료로부터 퇴원하였다.

사례 연구 #3B:

메니에르 증후군

Meniere' s disease

Richards씨는 어지러움과 균형감소로 인해 물리치료를 찾게 되었던 메니에르 증후군을 호소하는 60세의 여성이다.

물리치료사 검진 PHYSICAL THERAPIST EXAMINATION

병력 HISTORY

♦ 일반적인 인구학: Richards씨는 영어를 원어로 사용하는 60세의 백인여성이다. 그녀는 오른손잡이이다. 그녀는 전문대학 졸업자이다.

♦ 사회적 병력: 그녀는 기혼자이지만 자녀는 없다.

♦ 고용/일: 그녀는 의무기록사 일에서 퇴직했다.

♦ 생활 환경: 계단이 없는 출입구의 단칸방에 살고 있다.

♦ 일반적인 건강 상태
  - 일반적인 건강 인식: Richards씨는 자신이 대개 건강하다고 말한다.
  - 신체적 기능: 그녀는 이러한 어지러움을 앓았을 때 몇 시간 동안이나 침대에 누워 있었지만 그 후 몇일 동안 아직 불균형감각을 느끼고 있다고 말한다.
  - 심리적 기능: Richards씨는 어지러움으로 인해 조금 당황된다고 말한다. 특히 친구들과 소풍을 가고, 집안일을 하고 춤을 출 때 그녀의 삶을 제한한다.
  - 역할 기능: 아내, 친구, 주부, 자원 봉사자
  - 사회적 기능: 남편 및 친구들과 함께 사회적으로 활동적이다. 그녀는 교회에서 활동적이며 오락댄싱을 좋아하고 영화를 보러 간다.

♦ 사회/건강 습관: Richards씨는 주말에 종종 술을 마시며 흡연을 하지 않는다.

♦ 가족력: 그녀는 자신의 숙모가 메니에르 증후군을 앓고 있다. 부모 모두 생존해 계시며 퇴직자 주택 지구에 거주한다. 84세의 그녀의 어머니는 골관절염, 골다공증 및 혈전용해약물로 치료 받았던 심근경색의 병력을 가지고 있다. 85세의 그녀의 아버지는 말초전정질환을 앓고 계시며 무릎관절대치술을 받으셨다.

♦ 의학/외과적 병력: 그녀는 20년 전에 진단 받았던 메니에르 증후군 외에는 별다른 심각한 병력이 없다고 말한다. 그녀는 어지러움과 함께 좀 더 낮은 주기로 왼쪽 귀에 난청을 가지고 있으며 점점 심해지는 것 같다고 말한다. 그녀는 큰 소리에 민감하며 이명(귀울림)을 가지고 있다고 말한다.

♦ 이전 입원: 없음.

♦ 이전에 존재하는 의학적 그리고 다른 건강과 관련된 상

태: 메니에르 증후군

- ♦ 현재 상태/주호소: Richards씨는 3주 전에 갑자기 어지러움(vertigo)이 발병되었으며 8/10의 비율로 어지러움이 더 심해지고 있다고 말한다. 그녀는 균형을 소실로 벽을 더듬지 않고는 걸을 수 없었으며 눈을 한점에만 맞추면서 누워 있을 때 기분이 더 나아졌다. 그녀가 침대에서 일어나야만 했을 때에는 어지러움이 증가되어 잠시 다시 눕고 싶게끔 만들었다. 그녀는 어지러움증상이 증가되지 않으면서 일어나기 하루종일 지속되었다고 말한다. 어지러움이 발생한 뒤 그 다음 몇일 동안 그녀는 균형감각을 잃어서 가구를 집거나, 천천히 움직이면서 조심스레 걸어야 했다. 자신의 균형 감각이 정상으로 되돌아가지 않고 있어 걱정하고 있다. 밤에 화장실까지 걸어가는 것이 힘이 들며 지금은 전기불을 켜 둔다고 말한다. 과거에는 그녀의 균형이 조금 더 빠르게 회복되었다.
- ♦ 기능적인 상태와 활동 수준: Richards씨는 때때로 한주의 5일 정도 매일 1에서 2마일을 걷는다. 현재 그녀는 혼자 걸을 수는 있지만, 종종 자신감을 갖기 위해 가구를 집으면서 걷는다. 그녀는 모든 이전 운동을 혼자 할 수 있다. 그녀는 교회로 돌아가 자원봉사자 일을 하고 있으며 친구들과 어울리고 있다. 그녀는 아직 춤은 추고 있지 않다.
- ♦ 약물: 멀티비타민제, 히드로클로로티아지드, 다이아제팜
- ♦ 다른 임상적 검사: 청력도 및 근전도를 통해 일 년 전에 재검했었다. 청력도는 훨씬 더 낮은 주기로 손상된 귀를 포함하여 한쪽 감각신경의 청각 소실을 드러냈다. 주의사항: 판별점수에서의 유동이 시간이 지남에 따라 낮은 점수를 향한 동향으로 보여진다. 왼쪽 귀에 열검사를 포함한 근전도에서 한쪽 전정 약화가 나타났다.

시스템 재검토 SYSTEMS REVIEW

- ♦ 심혈관/폐
  - 혈압(BP): 118/72 mmHg
  - 부종: 언급되어 있지 않다.
  - 심박수(HR): 68 bpm 및 정상
  - 호흡수(RR): 14 bpm
- ♦ 외피계
  - 반흔형성 상태: 없음.
  - 피부색: 정상
  - 피부 상태: 정상
- ♦ 근골격계
  - 전체적인 관절가동범위: 정상 및 목부분 ROM으로 어지러움이 없음.
  - 전체적인 근력: 정상
  - 전체적인 대칭: 대칭
  - 키: 5' 2" (1.575 m)
  - 몸무게: 30 lbs (69.68 kg)
- ♦ 신경근계
  - 균형: Richards씨는 균형을 상실하지 않고 독립적으로 걸어다니지만 넓은 지지기저면에 느리게 조심스러운 발걸음으로 걷는다.
  - 보행, 이동 그리고 변화: 정상적으로 보여진다.
- ♦ 의사소통, 감정, 인지, 언어, 학습 유형
  - 의사소통, 감정, 인지: 정상
  - 학습 유형: 혼합형

검사와 측정 TESTS AND MEASURES

- ♦ 유산소 능력과 지구력
  - 매주 5일 동안 1에서 2마일을 걷는다.
- ♦ 인체측정학적 특성
  - 신체 용적 지수=높이^{2}에 의해 나누어진 무게=26.95
  - Richards씨는 과체중이다(정상=18.5에서 24.9까지, 과체중=25에서 29.9, 비만=30 이상 40 이하).
- ♦ 보조 및 적용 장치
  - Richards씨는 보행을 도와주는 보조기를 사용하지 않았지만, 어지러움 또는 불균형감각을 느꼈을 때에는 가구나 벽을 짚는다.
  - 극한 어지러움 또는 불균형감각을 경험하였을 때 균형을 잡도록 도와주는 보조기가 추천된다.
- ♦ 뇌신경과 말초신경의 통합성
  - 위치 허용량 검사(189-192페이지에 있는 다른 임상검사의 전정기관 장애 참조)
    - ▪ 앉았다가 눕기: 음성
    - ▪ 누웠다가 앉기: VAS(0에서 10의 측정용 등급에서 0은 어지러움이 없고 10은 가장 심한 어지러움)에

서 2/10의 비율로 가벼운 어지러움이 눈떨림 없이 15초간 지속되지만, 속도현상으로 인해 증상이 증가된다.

- 오른쪽으로 구르기: 음성
- 왼쪽으로 구르기: 눈떨림 없이 5초간 2/10의 비율로 가벼운 어지러움이 생김.
- 오른쪽 딕 홀파이크(그림 6-8 참조): 음성
- 왼쪽 딕 홀파이크: 눈떨림 및 똑바로 서려는 움직임의 감각 없이 10초간 2/10의 비율로 가벼운 어지러움이 생김.
- 앉은자세에서의 굽힘과 폄: 음성

● 시력검사(189-192페이지에 있는 다른 임상검사의 전정기관 장애 참조)

- 부드러운 따라보기운동: 음성
- 급속눈운동: 음성
- VOR 해제: 음성
- 머리추력검사: 비정상적인 VOR을 나타내는 왼쪽 머리에 양성

♦ 보행, 이동 그리고 균형

● 이 분야에서 주요 검사는 버그검사[126](특히, 기능적 닿기의 구성, 한쪽 다리로 서기, 일렬로 서기), 전산화된 자세측정기와 에피소드 및 연장시간 사이의 균형을 관찰하기 위한 균형에 상호작용하는 감각의 임상적검사(CTSIB)이다.[38]

- BBS: 49/56(감소의 위험성이 적지만 최근 6개월 동안의 무감소 기록으로 감소능력이 아직도 14%임)[137,138]
- 전산화된 동적 자세측정
  ▸ 환자는 적절한 발목전략, 개시와 타이밍을 69%의 안정성한계에서 체중 이동을 할 수 있다.
- CTSIB
  ▸ 이 검사를 통해 장비를 이용할 수 없을 때 전산화된 자세측정을 묘사할 수 있다.
  ▸ CTSIB는 다음의 4가지 종목에서 기립균형을 검사한다: 눈 뜨고 견고한 바닥 위에 서기, 눈 감고 견고한 바닥 위에 서기, 눈 뜨고 스펀지(폼) 위에 서기, 및 눈 감고 스펀지(폼) 위에 서기 등이다.

● 보행

- 오른쪽과 왼쪽 머리 돌림과 굽힘, 폄
  ▸ 어지러움에는 양성으로 그녀는 모든 방향으로 3/10의 비율로 되었다.
  ▸ 왼쪽 머리에서 가벼운 균형을 상실한다.
- 명령에 따라 빠른 발걸음으로 빨리 멈추거나 돌기
  ▸ 천천히 돌고 천천히 명령을 예상한다.
  ▸ 검사 중에 더 빨리 걸어 줄 것을 요구 받았다면 그녀는 왼쪽으로 돌면서 가볍게 비틀거린다.

♦ 자가치료와 가정 관리

● 어지러움이 생길 때에는 몇시간 동안 침대에 누워 있어야 하므로 자가치료 또는 가정 관리가 불가능하다.

● 어지러움으로 인해 몇일 동안 불균형을 느끼게 되므로 집안일을 할 수 없다.

● 밤에 화장실로 걸어가려면 불을 켜야 한다.

♦ 일, 지역사회 및 여가 통합 또는 재통합

● 지역사회의 활동은 중지했지만, 지금은 교회에서 친구들과 어울려 자원봉사활동을 할 수 있다.

● 안전하게 느껴지질 않아서 운전하는 것을 멈추었다.

● 춤추는 것을 멈추었다.

평가 EVALUATION

Richards씨는 메니에르 증후군에 걸렸다는 진단을 받은 것 외에는 대개 건강한 여성이다. 그렇지만, 최근 그녀는 증후군으로 인해 균형이 감소되는 것을 경험하였다. 그녀의 시각과 몸통감각 정보의 변화가 상황에서의 균형에 어려움을 겪고 있다. 그녀는 딕 홀피크, 누웠다가 앉기 및 빨리 움직이기로 자세에 따른 증상을 갖고 있다. 그녀는 기능적인 운동(걷는 동안 머리회전으로 균형 소실, 빠른 운동시 균형소실, 좁은 지지기저면로 인한 균형 소실) 특히, 속도가 증가할 때 균형장애를 앓고 있다. 환자의 왼쪽 VOR는 검사에 따르면 비정상이다.

진단 DIAGNOSIS

Richards씨는 메니에르 증후군을 앓고 있다. 그녀는 뇌신경과 말초신경의 통합성과 보행, 이동, 균형감 손상을 입

었다. 직업, 지역사회와 여가, 과제와 활동, 자가치료와 가정 관리 활동들에 있어서 기능적으로 제한되어 있다. 그녀에게는 보조기나 기구가 필요하다. 물리치료사검사 결과에서는 메니에르 증후군의 말기에 일어날 수 있는 그녀의 왼쪽 전정기능의 점진적인 소실로 이루어진 평가결과를 나타낸다. 이러한 평가결과는 말초신경 손상에 의한 말초신경 통합과 근수행력의 결함인 패턴 F에 위치한다. 증명된 장애, 기능적 제한, 보조기와 기구의 필요성은 예후와 치료계획을 결정하게 한다.

예후와 치료계획 PROGNOSIS AND PLAN OF CARE

관리 에피소드 과정을 통해 다음의 상호적으로 설정된 결과들이 결정되어져 왔다.

- 자가치료, 가정 관리, 직업, 지역사회 및 여가와 관련된 신체적활동들의 수행능력이 개선된다.
- 균형이 개선된다.
- 적합성이 개선된다.
- 건강습관, 복지 및 예방을 장려하는 활동에 대한 인식이 증가된다.
- 신체적 수용능력이 개선된다.
- 위험요소들(신체적활동, 균형, ROM, 근 수행력이 감소됨)이 감소된다.

결과들의 달성을 위해 환자에게 적당한 중재가 결정된다. 중재에는 협응, 의사소통 그리고 기록, 환자/고객 관련 교육, 치료적 운동, 자가치료와 가정 관리에서의 기능적인 훈련, 일, 지역사회 그리고 여가 통합 또는 재통합에서의 기능적 훈련, 보조기구와 장비의 적절한 처방, 적용 그리고 제작이 포함된다.

Richards씨는 4주에서 6주라는 기간에 거쳐 메니에르 증후군과 관련된 증가되는 불균형의 치료를 위해 2회에서 8회의 방문이 요구된다.

중재 INTERVENTIONS

선택된 중재에 대한 근거
RATIONALE FOR SELECTED INTERVENTIONS

치료적 운동 (Therapeutic exercise)

과거에는 메니에르 증후군을 앓고 있는 사람들이 전정재활치료 대상자로서 생각되지 않았다. 그들은 이뇨제, 미로진정제, 가끔씩은 벤조디아제핀, 및 나트륨 및 당의 흡수를 조정하는 식이요법으로 관리 받는다. 질환이 진행되어 확장 간격을 조절할 수 없게 되었다면, 수술이 추천되어 진다. 최근 1990년부터 연구에서는 수술관리와 전정기관 재활치료를 선택한 사람들은 자세안정성의 개선을 보여주며 불균형감각의 지각이 감소되었지만, ADL 및 업무에 어려움을 가지는 수술 대상자는 치료되지 않았었다. Cohen과 그의 동료들은 메니에르 증후군을 앓아왔던 환자들 중 90%가 자가이동, 걷기, 목욕하기 및 옷입기를 할 수 있었다. 그렇지만, 병을 앓고 있는 동안에는 오직 10%만이 이동을, 5%가 걷기를, 15%를 스스로 목욕하기를 그리고 10%가 스스로 옷을 입을 수 있었다. 그들은 직장에서 어느 정도는 영향을 받았으며 직장을 바꿔야 했다.

일단 물리치료사에 의해 특이적 장애와 기능적 제한이 결정되면 가정운동 프로그램이 균형감각, 자세의 안정성 및 기능을 위해 환자의 필요성에 맞춰질 수 있다. 한쪽 전정상실에 대한 적응을 조절하기 위한 전정재활치료는 환자가 활동적인 에피소드를 경험하지 않았다면 이로울 수 있다. 몇몇 진행성 한쪽 전정계 저기능을 앓고 있는 환자들은 그들 스스로 적응하고 있다. 그외 환자들은 적응을 돕기 위해 전정재활을 필요로 한다. Whitney와 Metzinger는 최근 메니에르 증후군으로 진단 받았던 환자들이 질병진행과정, 지원그룹에 대한 교육을 위한 비활동적 수준동안 물리치료사의 검사 및 메니에르 증후군의 침범 동안의 감소예방을 위해 상담을 받도록 추천 받아왔다.

협응, 의사소통 그리고 기록
COORDINATION, COMMUNICATION, AND DOCUMENTATION

의사소통은 환자에게 있어 서면 및 구두형식으로 발생한다. 의사소통은 또한 계속적으로 치료사와도 이루어진다. 모든 환자관리의 요소들이 문서화된다.

환자/고객 관련 교육
PATIENT/CLIENT-RELATED INSTRUCTION

환자와 그녀의 남편에게는 메니에르 증후군에 관한 교육이 제공된다. 그들에게는 메니에르 증후군의 최근수준에서 일어나고 전정에서 기원하는 갑작스런 균형의 소실에 대한 가능성을 예측하도록 교육 받는다. 그들은 또한 균형의 소실이 어두운 환경, 피로 또는 Richards씨가 시각적으로 자극적인 상황에 노출되어 있을 때 더욱 문제가 될 것이라는 것을 이해한다.

Richards씨 부부에게는 질환의 심리학적 영향으로 인해 지원그룹에 대해보고 받는다. 지원그룹은 전정기관 장애협회의 웹 싸이트(www.vestibular.org/menieres)를 통해 찾아진다. 그녀는 식이요법 또는 수분제한과 관련된 그 어떤 질문이 생기면 치료사 또는 영양사에게 상담한다. 협회의 웹 사이트는 또한 식이수정과 그 외 메니에르 증후군과 관련된 사실들에 관한 정보들에 대해 소중한 자원이다.

Richards씨에게는 균형문제와 함께 어지러움을 겪는 동안 안전을 위해 보행보조기구의 혜택에 대한 정보가 제공된다.

치료적 운동 THERAPEUTIC EXERCISE

환자의 가정운동 프로그램에 대한 일반적인 규칙은 운동이 이루어진지 1시간 이상 동안 증상을 증가시키지 말아야 한다는 것이다.

- ♦ 유산소 능력/지구력 상태
  - 탈컨디션으로 인한 건강이 손상되는 것을 예방하도록 도와주고, 자세조절을 장려하며 그녀가 즐기고 있는 활동으로 되돌아가도록 도와주기 위해 계속해서 걷기 프로그램을 지속한다.
- ♦ 균형, 협응성, 그리고 민첩성 훈련
  - 정적균형
    - ■ 팔의 지지하여 한다리 서기에서 팔의 지지없이 한다리 서기로 진행(SLS)
      - ▶ 한다리서기의 다양성: 뜬눈, 감은눈, 앞, 뒤로 30° 기울여진 머리위치, 오른쪽/왼쪽으로 돌린 머리, 오른쪽/왼쪽으로 기울어진 머리
      - ▶ 훨씬 도전적이 되도록 눈과 머리를 다양한 위치에 두어 기립하며 바닥을 바꾼다.
    - ■ 일렬 지지기/강렬한 롬버그.
      - ▶ 다양한 환경, 시각적 입력, 몸통감각 입력 및 머리위치변화에 따른 전정정보
  - 동적균형활동
    - ■ 머리돌리기를 하면서 이동
      - ▶ 옆에서 옆으로 시선을 응시하며 걷는 동안 작고 느린 머리돌리기로 진행한다.
      - ▶ 개선됨에 따라 머리 또는 눈의 움직임 속도를 변경하고, 지지기저면을 수정하거나, 눈 또는 머리의 움직임 방향을 변경한다.
    - ■ 머리를 앞으로 기울이고, 뒤로 기울이고 옆으로 기울여서 걷기
    - ■ 180°와 360°로 회전하면서 걷기
      - ▶ 눈을 뜨고 감은채로 빠른 방향전환으로 진행한다.
    - ■ 쉬운 댄스 스텝 연습하기
      - ▶ 회전하지 않고 시작하고 회전하기
      - ▶ 불을 켜고 시작하기와 희미한 빛으로 진행하기
      - ▶ 천천히 시작하고 발걸음을 증가시키기
  - 전정훈련
    - ■ 적응도를 위해 VOR를 향상시키기 위한 운동
      - ▶ 전정자극운동[32]
        - ○ 환자는 편평한 배경으로 벽을 마주보며 앉아 분명하게 보여지거나 읽혀지는 벽에 붙여진 목표물에 초점을 맞춘다.
        - ○ 환자는 30초 동안 머리를 옆에서 옆으로 돌리며 목표물에 계속 초점을 맞추면서 머리회전 시간을 2분으로 점점 늘린다.
        - ○ 개선됨에 따라 머리 방향전환속도를 증가시키고, 그 목표물을 빨리 돌아가는 배경에 놓거나 머리를 돌리는 동안 서거나 걸으면서 운동을 촉진한다.
        - ○ 운동은 또한 머리의 움직임을 위와 아래로 하면서도 이루어질 수 있다.
      - ▶ 전정의 상호작용[32]
        - ○ 환자는 편평한 배경으로 벽을 마주하면서 앉아 읽을 수 있는 명함과 같은 목표물을 주시한다.

- ○ 그녀는 그 목표물을 옮기고 머리를 30초 동안 맞춰진 고정된 목표물의 반대방향으로 세로로 뒤와 앞으로 움직이며 점점 그 지속 시간을 2분으로 진행한다.
- ○ 차후의 진행은 전정자극운동에서와 같다.

■ 세가지 습관적 운동들
- ▶ 구르기, 누웠다가 앉기와 앉았다가 서기
- ▶ 매일 3~4번 실행하기
- ▶ 3~5번 반복하기

■ 모든 전정운동중에 자세조절을 장려한다.

♦ 보행과 이동 훈련
- 동적인 균형감각 활동을 참조한다.

자가치료와 가정 관리에서의 기능적인 훈련
FUNCTIONAL TRAINING IN SELF-CARE AND HOME MANAGEMENT

♦ 가정 관리
- 나이트 라이트를 사용하거나 밤에 일어나면 불을 켠다.
- 전기가 나갔을 경우엔 비상조명을 사용한다.
- 화장실로 가는 통로에 융단, 가구 또는 그 외 장애물이 없는지를 확인한다.

일, 지역사회 그리고 여가 통합 또는 재통합에서의 기능적 훈련
FUNCTIONAL TRAINING IN WORK, COMMUNITY, AND LEISURE INTEGRATION OR REINTEGRATION

♦ 여가
- 밤에 밖을 걸어 다닐 때 밝은 불빛을 사용한다.
- 흐릿한 빛에서 걸어 다닐 때에는 곧은길을 선택한다.
- 지역사회 환경에서 쉬운 댄스동작을 연습한다.

보조기구와 장비의 적절한 처방, 적용 그리고 제작
PRESCRIPTION, APPLICATION, AND AS APPROPRIATE, FABRICATION OF DEVICES AND EQUIPMENT

♦ 보조장비
- Richards씨에게는 극도의 어지러움 또는 불균형감각을 경험할 때, 지팡이가 제공된다.

예상 목표와 기대 결과
ANTICIPATED GOALS AND EXPECTED OUTCOMES

♦ 병리학/병태생리학에 미치는 영향
- 어지러움은 0-1/10으로 감소된다.

♦ 손상에 미치는 영향
- 3주에서 6주까지 증상 없이 머리를 그렇다 아니다로 흔들면서 목표물에 초점을 맞춘다.
- 변화된 몸통감각 또는 시각정보와 함께 균형을 유지시킨다.
- 머리를 방향전환하는 동안 주시 안정성이 개선된다.
- 2주에서 3주 내에 증상 없이 머리를 돌리는 동안 독립적인 보행이 직립으로 이루어진다(예, 걷는 동안 식료품점 통로에서 뭔가를 조사함).
- 2~4주 내에 20~30초 동안 좁은 지지기저면에서 독립적 서기가 가능해진다.
- 어지러움 없이 위치가 변경된다.

♦ 기능적인 제한에 미치는 영향
- 자가치료, 가정 관리, 직업, 지역사회 및 여가와 관련된 활동들을 실행하는 능력이 개선된다.
- 2~4주 내에 밤에 야간의 희미한 불빛으로 양탄자 위로 화장실까지 걸어갈 때 균형이 유지된다.
- 어지러움 없이 2~3주 내에 누웠다가 앉기, 왼쪽으로 구르기 및 앉았다가 서기를 빨리 할 수 있다.
- 최소한의 어지러움으로 자가치료와 가정 관리 활동(ADL 및 IADL)이 이루어진다.

♦ 장애에 미치는 영향
- 원하는 지역사회 활동에의 참여가 이루어진다.

♦ 위험 감소/예방
- 낙상위험 또는 손상의 위험이 감소된다.
- 자가치료, 가정 관리, 직업, 지역사회, 및 여가활동, 과제나 활동을 하는 동안 안전한 기법이 보여진다.

♦ 건강, 웰니스, 운동에 미치는 영향
- 신체적 기능이 개선되며 계속해서 개선된다.

♦ 사회 자원에 대한 영향
- 이용가능한 자원이 최대한 사용된다.
- 문서화는 환자관리를 통해 발생하며 물리치료의 문서화를 위한 미국 물리치료사 협회의 가이드라인을 따른다.

- 물리치료서비스의 이용이 적정화된다.

♦ 환자/고객 만족
- 관리 에피소드를 통해 본 사례가 관리된다.
- 예측된 목표 및 기대했던 결과에 대한 환자 및 가족의 이해가 증가된다.
- 환자 및 가족은 진단, 예후, 중재 및 예측된 목표 및 기대했던 결과에 대한 인식을 언어로 표현한다.
- 환자는 지역사회 관련 자원을 식별할 수 있다.
- 복지의 의미가 개선된다.

재검사 REEXAMINATION

재검사는 전체 사례의 에피소드를 통해 이루어진다. 이러한 패턴에 놓여진 환자는 평생 다양한 에피소드의 사례를 필요로 할 것이다. 정규적인 재검 및 새로운 에피소드의 사례개시가 환자로 하여금 신체적 상태, 환경, 또는 과제요구에서의 그 어떤 변화에도 계속해서 안전하고 효과적으로 적응해 나가도록 이루어져야 한다.

퇴원 DISCHARGE

Richards씨는 5주 동안 총 8회의 물리치료방문을 마치고 목표를 획득하여 물리치료로부터 퇴원하였다. Richards씨가 전체수명을 통해 다양한 에피소드의 관리를 필요로 하는 상황이기 때문에 그녀와 그녀의 남편은 물리치료사의 재평가와 새로운 에피소드의 물리치료관리를 위한 요소들과 관련된 교육을 받았다.

심리적인 면 PSYCHOLOGICAL ASPECTS

메니에르 증후군을 앓고 있는 환자는 운동중재 동안 어지러움, 구역질 및 불균형감각의 증상을 만들어 내는 것이 중요하다는 것을 이해하지 않으면 안된다. 환자가 자신을 어지럽고 구역질나게 만들 수 있는 위치로 이동하게 하는 것은 어려울 수 있으며 지원과 장려를 필요로 한다. 물리치료사들은 두려움이 중재에 있어 큰 장애물이 될 수 있을 것이라는 것을 이해할 필요가 있다.

> **사례 연구 #3C:**
> **양성 발작성 두위변환성 어지럼증**
> Benign paroxysmal positional vertigo
>
> Jones씨는 1주 동안 지금까지 어지러움을 호소하고 있는 55세의 여성이다.

물리치료사 검진 PHYSICAL THERAPIST EXAMINATION

병력 HISTORY

♦ 일반적인 인구학: Jones씨는 영어를 원어로 사용하는 55세의 백인여성이다. 그녀는 고등학교 졸업자이다.

♦ 사회적 병력: Jones씨는 기혼자이며 사무실 직원관리자이며 4명의 청소년 자녀의 어머니이다.

♦ 고용/일: 그녀는 장식을 도우며 사다리 위에서 자주 오르락내리락 해야 하는 소매점에서 시간제로 일하고 있다. 그녀는 아이들을 차에 태우고 연습실 및 그 외 학교, 경기장, 및 행사로 나르느라 매우 바쁘다. 그녀는 대부분 집안일을 하고 있다.

♦ 생활 환경: 그녀는 지하가 딸린 2층 집에 살고 있다. 모든 층마다 가로대가 놓여져 있다. 창고로부터는 층계가 두 개 밖에 없어 가로대 없이 들어갈 수 있다.

♦ 일반적인 건강 상태
- 일반적인 건강 인식: Jones씨는 자신이 대개 건강하다고 말한다.
- 신체적 기능: 정상
- 심리적 기능: 정상
- 역할 기능: 아내, 엄마, 운전사, 이웃, 근로자
- 사회적 기능: 그녀는 아이들의 활동에 매우 연관되어 있으며 이웃의 기능 및 활동에도 매우 활동적이다. 그녀는 피아노 치기와 책 읽기를 매우 좋아한다.

♦ 사회/건강 습관: Jones씨는 10년 전에 금연을 했다. 그녀는 그 이전에는 하루에 한 갑을 피웠었다. 그녀는 오직 와인만을 마시는 사교적 음주가이다.

♦ 가족력: 없음

♦ 의학/외과적 병력: 특이한 병력은 없다. 그녀는 청력문

제 및 목뼈 또는 등의 문제는 없다고 부정한다.

♦ 이전 입원: 그녀는 자신의 네 명의 아이를 병원에 데려다 주느라 입원해 있었다.
♦ 이전에 존재하는 의학적 그리고 다른 건강과 관련된 상태: 없음.
♦ 현재 상태/주호소: 한 주 전에 그녀는 침대로부터 나와서(오른쪽으로 구른다), 4/10의 비율로 어지러움을 경험했다(VAS에서 0=어지러움 없음 그리고 10은 어지러움이 가장 심함). 그녀는 대략 40초 동안 회전감각을 느꼈다고 말했다. 어지러움이 지나고 그녀는 주말까지는 증상이 없었다. 그 때 그녀는 더 심각한 다른 회전감각을 갖게 되었을 때는 높은 선반에 까지 닿을 수 있었지만, 이 때 약 1분 동안 8/10의 비율이었다. 그녀는 만약 잠재기였다면 자신 없어 했을 것이다. "오히려 빠른 것 같다" Jones씨는 자신이 집과 직장에서 둘 다 정기적으로 유사한 에피소드를 겪었다고 했다. 그녀는 또한 바닥으로부터 지갑 및 그 외 물건을 집어 들으려고 몸을 숙였을 때 어지러움이 일어났다고 말했다. 그녀는 이 모든 발병으로 인해 눈을 감고 가만히 앉음으로써 감각을 멈출 수 있었다고 했다. 그녀는 지금은 위를 쳐다보지 않고 오른쪽으로 구르는 것을 피하고 있으며 침대에서 일어나기 위해 매우 천천히 움직인다고 말했다. Jones씨는 이것이 심해지지 않았으면 좋겠으며 그녀와 그녀의 가족들은 그녀가 일하는 도중에서 사다리에 있을 때 발생할까봐 두려워하고 있다.
♦ 기능적인 상태와 활동 수준: Jones씨는 운동을 하지 않지만 ADL 및 IADL에는 매우 활동적이다. 그녀는 한 주에 한 번씩 마사지를 받는다.
♦ 약물: Jones씨는 멀티비타민제와 칼슘 보충제를 복용한다. 그녀는 또한 치료사로부터 멜리자인을 처방 받아왔지만 "어지러움 발작"이 없어지기 시작하고부터는 복용하지 않았다.
♦ 다른 임상적 검사: Jones씨의 온라인 치료사 검토 주의사항에서는 기립정수압 검사에서 음성을 나타내었으며 혈압이나 심장증상의 병력에 대해서는 염려하지 않았다. 이러한 환자에게는 그 외 임상검사가 이루어지지 않았다.

시스템 재검토 SYSTEMS REVIEW

♦ 심혈관/폐
  - 혈압(BP): 128/70 mmHg
  - 부종: 없음.
  - 심박수(HR): 72 bpm
  - 호흡수(RR): 13 bpm

♦ 외피계
  - 반흔형성 상태: 없음.
  - 피부색: 정상
  - 피부 상태: 정상

♦ 근골격계
  - 전체적인 관절가동범위
    - 정상
    - 일부방향으로의 경부 ROM 검사로 인해 어지러움으로 이어졌다(검사와 측정 참조)
  - 전체적인 근력: 정상
  - 전체적인 대칭: 대칭
  - 키: 5' 6" (1.68 m)
  - 몸무게: 140 lbs (63.50 kg)

♦ 신경근계
  - 균형: 오른쪽으로 볼 때 조금 비틀거린다.
  - 이동, 이송 및 이전
    - 물리치료실에서 독립적으로 이동한다.
    - 독립적 이동 운동이 이루어지지만 어떤 운동을 통해서는 어지러움이 생긴다.

♦ 의사소통, 감정, 인지, 언어, 학습 유형
  - 의사소통, 감정, 인지: 모두 정상
  - 학습 유형: 복합형

검사와 측정 TESTS AND MEASURES

♦ 인체측정학적 특성
  - 신체 용적 지수=높이^{2}에 의해 나누어진 무게=22.6
  - Jones씨는 정상체중이다(정상=18.5에서 24.9까지, 과체중=25에서 29.9, 비만=30 이상 40 이하).

♦ 뇌신경과 말초신경의 통합성
  - 위치 검사(189-192페이지에 있는 다른 임상검사의 전정기관 장애 참조)

- 주의사항: 시각고정을 예방하기 위해 프렌젤 안경이나 적외선 고글과 같은 장비를 이용할 수 없다면, 눈떨림이 보이지 않거나 눈이 잠시 동안 튀어나와 보일 수도 있다. 이런 사례를 겪고 있다면, 환자는 아직 증상에 따라 치료 받을 수 있다.
- 왼쪽으로의 목돌림: 음성
- 오른쪽으로의 목돌림: 3초 이하로 지속되는 1/10 비율로의 가벼운 어지러움
- 목굽힘: 음성
- 목폄: 5초 동안의 잠재해 있다가 35초 동안 4/10의 비율로 회전감각이 양성이었음.
- 앉았다가 눕기: 음성
- 왼쪽으로 구르기: 음성
- 오른쪽으로 구르기: 5초 동안의 잠재해 있다가 40초 동안 5/10의 비율로 회전감각이 양성이었음.
- 누웠다가 앉기: 8초 동안의 잠재해 있다가 38초 동안 5/10의 비율로 회전감각이 양성이었음.

● 딕 홀피크(그 외 임상검사, 전정기관 장애 참조)(그림 6-8 참조)

- 주의사항: 검사 이전에 항상 목뼈를 바로 하고 환자로 하여금 머리를 위치하도록 교육한다.
- 왼쪽: 음성
- 오른쪽
  - 5초 동안의 잠재해 있다가 45초 동안 8/10의 비율로 회전감각이 양성이었음.
  - 눈떨림에는 양성
- 누웠다가 앉자 그녀는 3초 동안 잠재해 있다가 15초 동안 3/10의 비율로 양성 어지러움을 경험하였다(그림 6-8 참조)

♦ 보행, 이동 그리고 균형

● 걷는 동안 오른쪽으로 바라볼 때 조금 비틀거린다.

♦ 자가치료와 가정 관리

● 위를 보지 않고 오른쪽으로 구르기.

● 침대에서 나와 천천히 움직인다.

♦ 일, 지역사회 및 여가 통합 또는 재통합

● 직장에서 위를 보고 몸을 숙이는 것을 피한다.

평가 EVALUATION

Richards씨는 바쁜 삶의 방식을 가진 건강한 여성이다. 그녀는 관계되어진 외상의 병력외상이 핑 도는 것같은 것으로 묘사되는 갑작스런 어지러움을 발병하였다. 어지러움은 누웠다가 일어설 때, 오른쪽으로 구를 때, 위를 볼 때와 몸을 굽힐 때 발생했다. 이것들은 BPPV의 일부 고전적 쪽으로이다. 그녀는 BPPV으로 진단된 양성 오른쪽 딕 홀피크를 가지다가 일. 그녀는 오른쪽으로 구르기와 위를 보는 것을 피하고 있으며 침대에서 나올 때 천천히 움직인다.

진단 DIAGNOSIS

Jones씨는 어지러움 진단으로 상담을 받았으며 나중에는 BPPV를 앓고 있는 것으로 진단되었다. 그녀는 뇌신경과 말초신경의 통합성, 보행, 이동, 및 균형에 손상을 입었다. 그녀는 직장, 지역사회, 여가활동, 자가치료와 가정 관리활동, 과제 활동들에 있어서 기능적 제한이 있다. 이러한 발견은 말초신경 손상에 의한 말초신경 통합과 근수행력의 결함인 패턴 F에 놓여있다. 증명된 장애, 기능적 제한 및 보조기 및 기구 필요성은 예후와 치료계획을 결정하게 한다.

예후와 치료계획 PROGNOSIS AND PLAN OF CARE

관리 에피소드 과정을 통해 다음의 상호적으로 설정된 결과들이 결정되어 왔다.

♦ 자가치료, 가정 관리, 직업, 지역사회 및 여가와 관련된 신체적 활동들을 실행하는 능력이 개선된다.

♦ 균형이 개선된다.

♦ 예방을 장려하는 행동에 대한 인식이 증가된다.

이렇게 결과를 얻기 위해서 이 환자에게는 적당한 중재가 결정된다. 중재에는 협응, 의사소통 그리고 기록, 환자/고객 관련 교육, 치료적 운동, 자가치료 및 가정 관리에서의 기능적인 훈련이 포함된다.

BPPV라는 분명한 진단을 받았던 Jones씨는 2주에서 4주라는 기간에 거쳐 2회에서 8회의 방문이 요구된다고 예

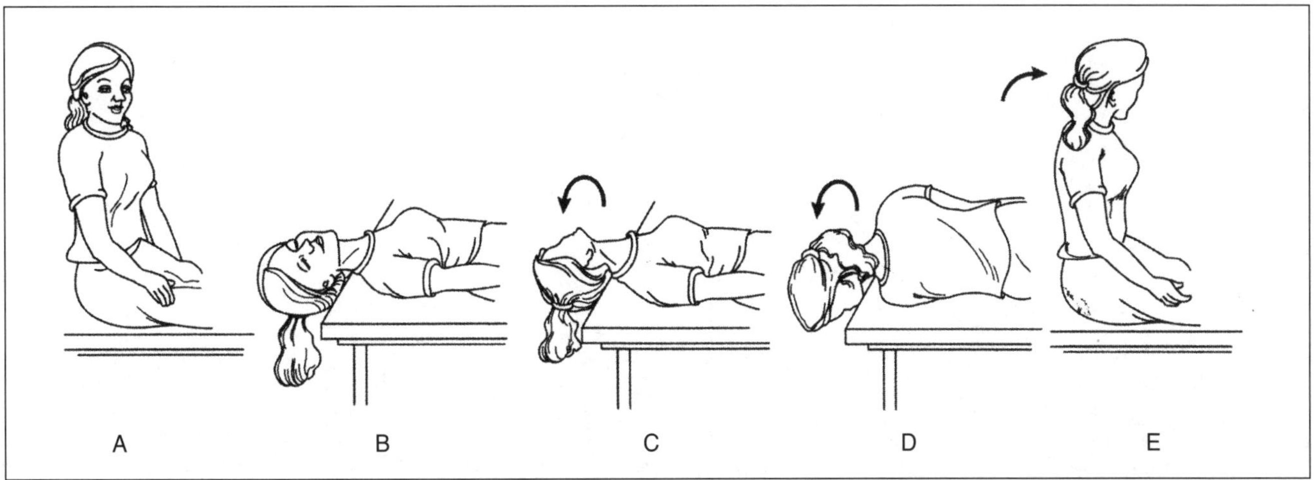

그림 6-11. 오른쪽 뒤반고리관과 관련된 양성 발작성 두위변환성 어지럼증에 대한 체위성 눈떨림교정치료. (A) 환자는 머리를 대략 45° 로 오른쪽(손상된 부위)으로 회전하여 탁자/초석 위에 오래 앉아 있어야 한다. (B) 환자는 손상된 쪽의 귀를 아래로 내려서 재빨리 딕 홀파이크 위치로 움직인다. 환자는 이 위치에서 대략 20초 혹은 어지러움이 멈출 때까지 더 오랫동안 머물러야 한다. (C) 환자는 목을 신장하여 머리를 반대쪽 귀가 내려오도록 반대쪽으로 머리를 회전한다. 환자는 이 위치에서 대략 20초 혹은 어지러움이 멈출 때까지 더 오랫동안 머물러야 한다. (D) 환자로 하여금 머리를 같은 위치로 놓아 환자가 바닥에 반쯤 혹은 아래쪽으로 바라보게끔 왼쪽으로 구르게 한다. 환자는 이 위치에서 대략 20초 혹은 어지러움이 멈출 때까지 더 오랫동안 머물러야 한다. (E) 환자를 도와 앉히고 머리를 왼쪽으로 회전하게끔 한다. 일단 환자가 일어나면 그녀는 그 머리를 세우게 된다. (출처: Herdman SJ. Treament of benign paroxysmal positional vertigo. *Phys Ther*. 1990;70(6): 384, with permission of the American Physical Therapy Association. This material is copyrighted, and any further reproduction or distribution is prohibited. Original figure first published in *Arch Otolaryngol*. 1980:106:484-485. Copyright©1980, American Medical Association. All right reserved.)

측되었다. Jones씨는 건강하며 훌륭한 사회적 지원을 가지고 있으며 크게 동기가 부여되었다.

중재 INTERVENTIONS

선택된 중재에 대한 근거 RATIONALE FOR SELECTED INTERVENTIONS

이 환자에게는 체위성 눈떨림 교정치료와 Brandt-Daroff 운동이라는 두 가지 치료가 존재한다. 뒤반고리관에서의 이석의 자유부유는 뒤반고리관을 중력에 민감하게 만드는 타원주머니로부터 옮겨진 것이라고 믿어진다. BPPV로 진단된 90% 이상의 환자들이 이석을 반고리관으로부터 타원주머니로 옮기는 체위성 눈떨림교정 치료로 성공적으로 치료받을 수 있다(그림 6-11).

가벼운 구역질이나 지속된 불균형감각의 느낌은 체위성 눈떨림교정치료를 받은 지 24시간에서 48시간 동안 지속될 수 있으며 이런 현상이 일어나서 눈은 전략의 성공 또는 실패를 나타내지는 않는다. 이 전략이 처음으로 발달되었을 때 그 눈은 이석이 반고리관으로 되돌려 보내는 움직임의 제한을 막기 위해 필요하다고 느껴졌다. 이러한 운동의 제한에는 하루 동안 자신의 머리를 위로 유지정치, 밤에는 그 외의 준비된 여분의 베개를 사용하여 잠을 자고 손상된 쪽으로 누워 자는 것을 피하는 것이 포함되었다.

연구에서는 체위성눈떨림교정치료 이후의 움직임의 제한이 주어졌던 환자들 및 그렇지 않았던 환자들에 대한 결과에서 별 차이를 보이지 않았다.

Brandt-Daroff 운동(그림 6-12)은 체위성 눈떨림교정치료가 증상을 충분히 감소시키거나 제거하는데 성공하지 않았을 때 사용되었다.

습관적 운동이 눈떨림과 어지러움을 감소시키는 이유에는 두 가지 이론이 있을 수 있다. 하나는 Brandt-Daroff 운동이 이석을 팽대마루로부터 이동시켜 머리운동 동안에 더 이상 이러한 효과를 갖지 않도록 한다는 것이다. 두 번째 가능성은 중추신경계 안에서의 적응이 뒤관으로부터 나오는 신호

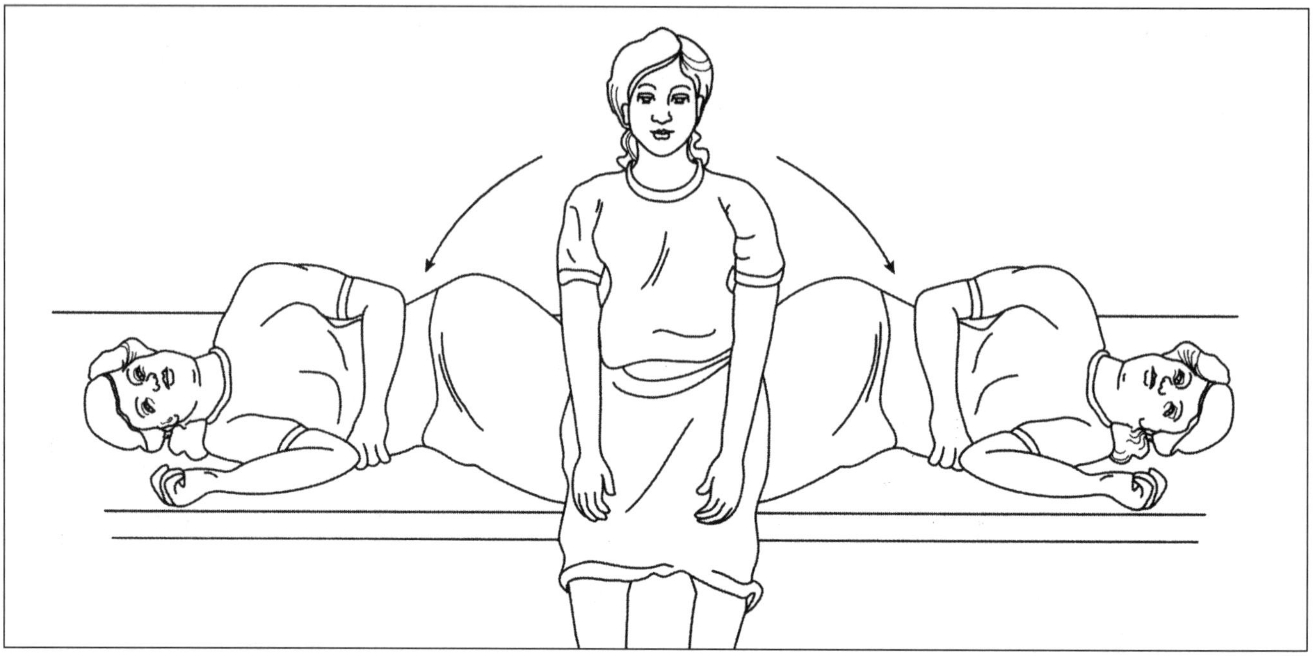

그림 6-12. Brandt-Daroff 운동. (출처: Herdman SJ. Treament of benign paroxysmal positional vertigo. *Phys Ther*. 1997;77:612, with permission of the American Physical Therapy Association. This material is copyrighted, and any further reproduction or distribution is prohibited. Original figure first published in *Arch Otolaryngol*. 1996:122:281-286. Copyright©1996, American Medical Association. All right reserved.)

에 대한 신경계의 응답을 감소시키면서 발생한다는 것이다.

BPPV의 재발률은 40%에서 50%이다. 그것은 또한 양성 BPPV 이전 또는 가로축의 반고리관의 기능이상 및 전정의 기능저하가 동시에 일어날 수 있다는 것이다. 모두 일어난다면, BPPV가 처음으로 치료된다.

협응, 의사소통 그리고 기록 COORDINATION, COMMUNICATION, AND DOCUMENTATION

의사소통은 환자에게 있어 서면 및 구두형식으로 발생한다. 의사소통은 또한 진단 및 관리계획과 관련하여 치료사와도 이루어진다. 모든 환자관리의 요소들이 문서화된다.

환자/고객 관련 교육 PATIENT/CLIENT-RELATED INSTRUCTION

Jones씨에게는 분석학, 생리학, 병리학 및 BPPV의 고전적인 증상들 및 그 기능에의 영향에 관한 정보가 제공된다. 환자와 가족들에게는 만약 증상들이 재발된다면 체위성눈떨림교정치료가 교육된다. 그 어떤 주어진 습관화 운동이라도, 그림과 함께 서면으로 된 완전한 교육으로 가정운동 프로그램에 제공된다.

Jones씨와 그녀의 가족에게는 그녀가 질문이나 염려가 있거나 필요하다면, 약속을 잡기 위해서 물리치료사를 소통하도록 교육 받는다.

치료적 운동 THERAPEUTIC EXERCISE

- 1 세션
  - 오른쪽 내이에 체위성눈떨림교정치료(그림 6-11 참조)
- 2 세션
  - 환자가 가벼운 구역질이나 지속적으로 불균형감각을 느낀 지 48시간 뒤
  - 환자에게 증상이 없을 때
    - 딕 홀파이크를 수행한다.
    - 음성이라면, 환자를 중지시킨다.
  - 환자에게서 증상이 지속될 때
    - 딕 홀파이크를 수행한다.
    - 양성이라면, 체위성 눈떨림교정치료를 다시 수행한다.
    - 환자로 하여금 48시간 뒤에 그 외 세션을 위해 회

전하게 한다.

- ♦ 3 세션
  - 환자에게 증상이 없을 때
    - 딕 홀파이크를 수행한다.
    - 음성이라면, 환자를 중지시킨다.
  - 환자가 오른쪽 BPPV를 가만히 가리키면서 증상이 지속될 때 Brandt–Daroff 운동을 시작한다(그림 6–12 참조)
    - 각 회당 세 번에서 5번 매일 3, 4회 수행한다.
    - 증상이 있는 동안 혹은 다음 운동으로 이동하기 30초 동안 각 운동을 실행한다.
    - 환자가 아무런 증상 없이 2일 동안 버틸 때까지 운동이 지속된다.
    - 증상이 사라지는 2주 동안 이루어져야 한다.
  - 양성 위치검사를 목표로 삼는 습관화 운동을 시작한다.
    - 어지러움을 유발시켰던 위치변화가 포함된다.
    - 환자는 Brandt–Daroff 운동과 같이 동일한 주기 및 지속기간으로 위치변화를 실행한다.
    - 이 사례에서는 오른쪽으로 구르기와 누웠다가 앉는 것이 된다.
- ♦ 4 세션
  - 세 번째 임무로부터 1주 혹은 그 이상
    - 딕 홀파이크를 수행한다.
    - 음성이라면, 환자를 중지시킨다.
  - 환자에게서 증상이 지속되었다면, 오른쪽 속귀에 대해 체위성 눈떨림교정치료를 수행한다.
  - 주의사항: BPPV를 앓고 있는 환자가 자세의 불안정을 호소하면, 즉각적인 어지러움을 해결하지 않고 지속적인 전정재활치료를 요구될 수 있다.

자가치료와 가정 관리에서의 기능적인 훈련
FUNCTIONAL TRAINING IN SELF-CARE AND HOME MANAGEMENT

- ♦ 가정 관리
  - 환자를 첫 세션으로 혹은 첫 세션으로부터 차로 데려다 주는 안전 주의사항으로써 추천된다.

예상 목표와 기대 결과
ANTICIPATED GOALS AND EXPECTED OUTCOMES

- ♦ 병리학/병태생리학에 미치는 영향
  - 오른쪽 속귀에서 이석 파편이 재위치되어졌다.
- ♦ 손상에 미치는 영향
  - 활동을 수행하는 동안 위를 볼 때나 아래를 볼 때 어지러움이 1주에서 2주 내에 0–2/10로 감소된다.
  - ADL 및 IADL 실행할 때 어지러움이 2주에서 4주 내에 제거된다.
  - 오른쪽으로 구를 때 어지러움은 1주에서 2주 내에 제거된다.
  - 누웠다가 앉을 때 어지러움이 1주 내에 0–2/10로 감소된다.
- ♦ 기능적 제한에 미치는 영향
  - 신체적활동, 과제와 활동을 수행하는 능력이 개선된다.
- ♦ 위험 감소/예방
  - 안전성이 개선된다.
- ♦ 사회 자원에 대한 영향
  - 문서화는 환자관리를 통해 발생하며 물리치료의 문서화를 위한 미국 물리치료협회의 가이드라인을 따른다.
- ♦ 환자/고객 만족
  - 진단, 예후, 중재 및 예측된 목표 및 기대했던 결과에 대한 환자 및 가족들의 인지 및 인식이 증가된다.
  - 복지의 의미가 개선된다.

재검사 REEXAMINATION

재검사는 전체사례의 에피소드를 통해 이루어진다. 중재계획은 환자에 의해 보고된 증상들에서의 변화 및 각각의 방문에서 전정의 재검결과에 따라 변경된다.

퇴원 DISCHARGE

Jones씨는 BPPV의 2주 동안 총 2회의 물리치료로부터 퇴원하였다. 습관화 운동이 필요하였다면, 6회의 물리치료 방문이 목표달성을 위해 필요하여질 수 있다. Jones씨는 물리치료관리 동안 그녀의 물리치료사에 대한 소통을 유발시키는 요소들과 관련된 교육을 받았다.

심리적인 면 PSYCHOLOGICAL ASPECTS

환자와 물리치료사는 운동이 증상, 현기증, 구역질 및 또는 불균형감각을 재생산해야 한다는 것을 이해하는 것이 전정재활치료와 함께 중요하다. 환자가 자신을 어지럽고 구역질나게 만들 수 있는 위치로 이동하게 하는 것은 어려울 수 있으며 지원과 장려를 필요로 한다. 물리치료사들은 두려움이 중재에 있어 큰 장애물이 될 수 있을 것이라는 것을 이해할 필요가 있다.

사례 연구 #3D:

한쪽 말초성 기능저하

Unilateral peripheral hypofunction

Susie Smith씨는 현재 어지러움과 불균형감각을 느껴왔던 40세의 여성이다.

물리치료사 검진 PHYSICAL THERAPIST EXAMINATION

병력 HISTORY

- 일반적인 인구학: Susie Smith씨는 영어를 원어로 사용하는 40세의 백인여성이다. 그녀는 전문 대학교 석사 졸업자이다.
- 사회적 병력: Susie씨는 5세 여아를 자녀로 둔 독신 어머니이다.
- 고용/일: 그녀는 초등학교 1학년 교사이다.
- 생활 환경: Susie씨는 딸 한 명과 고양이 두 마리와 함께 1층 집에 거주하고 있다. 출입구는 핸드레일이 있는 계단이 두 개가 있다.
- 일반적인 건강 상태
  - 일반적인 건강 인식: Susie씨는 위호흡통로(상기도, upper respiratory) 감염이 발생했던 4주 전까지 자신이 대개 건강하다고 말한다.
  - 신체적 기능: 나이에 비해 정상임.
  - 심리적 기능: 정상.
  - 역할 기능: 엄마, 교사
  - 사회적 기능: 그녀는 매달 한두번 현지 동물 애호협회와 여름 배구 팀에서 자원 봉사자로서 일하고 있다. 그녀는 정기적으로 산책하는 것을 좋아하며 그녀가 딸을 돌보는 베이비 시스터를 가지고 있다면, 현지 건강관리 클럽에 나가 일하고 있다.
- 사회/건강 습관: Susie씨는 한때 흡연을 했었지만, 딸을 임신하기 이전에 금연을 했다고 한다. 그녀는 15년 동안 매일 반 갑을 피웠다.
- 가족력: 67세의 그녀의 부친은 혈압으로 관리되어 왔던 관상동맥질환 및 콜레스테롤 강하제의 병력을 갖고 있다. 63세의 그녀의 모친은 알려지지 않은 병력을 가지고 있는 건강한 여성이다.
- 의학/외과적 병력: 심각한 병력 및 수술이력이 없다.
- 이전에 존재하는 의학적 그리고 다른 건강과 관련된 상태: Susie씨는 2주 전에 어지러움을 앓기 시작했고 "끝을 넘지" 않고는 침대에서 내려올 수 없었다. 그녀 역시 그 때 구역질을 보고했다. 이러한 증상들은 4일 정도 되었을 때 나아지긴 했지만, 계속해서 불균형감각을 경험했으며 모든 이전의 활동들을 다시 할 수 없었다.
- 기능적인 상태와 활동 수준: 그녀는 계속해서 가르치고 있었지만, 배구를 하는 데 참여할 수 없었고 가끔씩은 불균형감각을 느낌으로써 딸과 함께 운동하며 분투해왔다. 빠른 회전이 대부분의 불안정성을 일으키는 것으로 보여진다.
- 약물: 현재 그녀는 아무런 약품도 복용하고 있지 않다.
- 다른 임상적 검사
  - 그녀의 뇌에 대한 MRI 검사는 정상이었다.
  - 열적(caloric) 검사에서는 그녀의 오른쪽 귀에서의 반응도가 감소되었음을 나타내었다.

시스템 재검토 SYSTEMS REVIEW

- 심혈관/폐
  - 혈압(BP): 110/64 mmHg
  - 부종: 아무것도 관찰되지 않았음.
  - 심박수(HR): 65 bpm
  - 호흡수(RR): 13 bpm
- 외피계
  - 반흔형성 상태: 없음.

- 피부색: 정상임.
- 피부 상태: 손상되지 않았음.

♦ 근골격계
- 전체적인 관절가동범위: 정상임.
- 전체적인 근력: 괜찮음.
- 전체적인 대칭: 정상임.
- 키: 5' 10" (1.78 m)
- 몸무게: 145 lbs (65.77 kg)

♦ 신경근계
- 균형: 조금 손상되었음.
- 보행, 이동 그리고 변화: 보조장비 없이 걷지만 회전할 때와 관중들로 찬 홀에 있을 때는 멈칫한다.

♦ 의사소통, 감정, 인지, 언어, 학습 유형
- 의사소통, 감정, 인지: 정상
- 그녀는 자신이 시각적 학습자라고 말한다.

검사와 측정 TESTS AND MEASURES

검사와 측정을 시작하기 전에 증상들을 만들어내기 위해서는 전정검사가 중요하다는 것을 환자와 의사소통한다.

♦ 유산소 능력/지구력
- 그녀는 매일 10분에서 25분 동안 17마일 정도를 걸어왔다.

♦ 보조 및 적용 장치: 없음.

♦ 인체측정학적 특성
- 신체 용적 지수=높이^{2}에 의해 나누어진 무게=22.6
- Susie씨는 정상체중이다(정상=18.5에서 24.9까지, 과체중=25에서 29.9, 비만=30 이상 40 이하).

♦ 순환
- 누워있거나 서 있을 때 혈압에는 변화가 없다.

♦ 뇌신경과 말초신경의 통합성
- 시력검사(189-192페이지에 있는 다른 임상검사의 전정기관 장애 참조)
  - 시력검사는 Susie씨가 앞을 똑바로 바라봤을 때 눈떨림이 나타나지 않았다.
  - 그녀는 Susie씨에게 처음 어지러움이 발병했을 때 "저의 의사 선생님께서는 제 눈이 움직이는 것을 보셨어요"라고 말했다.
  - 급속눈운동: 손상되지 않았음.
  - 부드러운 따라보기운동: 손상되지 않았음.
  - VOR/머리추력검사: 비정상적인 VOR를 나타내는 오른쪽에서 양성
  - VOR 해제: 정상
- 위치허용량 검사(189-192페이지에 있는 다른 임상검사의 전정기관 장애 참조)
  - 모든 위치허용량 검사가 완료되었으며 눈떨림은 나타나지 않았다.
  - 앉았다가 눕는 것만 제외하고는 모든 위치변화에 대해 환자에 의해 매우 가벼운 어지러움이 표시되었다.
  - 2/10의 비율로 앉았다가 눕는다.

♦ 보행, 이동 그리고 균형
- 눈을 뜨고 가볍게 롬버그를 실행할 수 있다.
- 눈을 감고 롬버그를 실행할 때 균형 감각이 상실된다.
- 동적인 보행 표시: 20/24[32,137,163]
- 자기회복으로 인해 보조장비 없이 스스로 걷지만 종종 가벼운 균형감각을 상실한다.
- 머리를 회전하면서 걷지 않으려고 했다.

♦ 근 수행력: 근력은 팔다리에서 모두 정상.

♦ 자가치료와 가정 관리
- DHI: 40/100로 점수가 매겨진다.

♦ 일, 지역사회 그리고 여가 통합 또는 재통합
- 일터에서 위를 보고 몸을 숙이는 것을 피한다.
- 일터에서 사다리를 오르는 데 두려움을 갖고 있다.

평가 EVALUATION

Susie씨는 4주 전 위호흡통로 감염을 앓기 시작했던 건강한 여성이다. 2주 후 그녀에게는 어지러움과 불균형감각이 발생되었다. 그녀의 주요결함은 눈을 감으며 더 악화되고, 머리를 회전할 때 악화되는 불안정한 걸음이다. 그녀는 VOR이 손상되었음을 보인다. 이러한 장애로 인해, Susie씨는 삶의 방식을 변경시켰다. 그녀는 계속해서 일을 하고는 있지만, 그 외의 활동에는 덜 참여하는 것으로 보여진다.

진단 DIAGNOSIS

Susie씨는 오른쪽 귀의 보상되지 않은 한쪽 말초성 기능저하증으로 이루어진 증상을 가지고 있다. 그녀는 뇌신경과 말초신경의 통합성, 보행, 이동 그리고 균형에 손상을 입었다. 그녀는 일, 지역사회, 여가활동, 자가치료와 가정 관리활동, 과제와 활동들에 있어서 기능적 제한이 있다. 이러한 결과는 말초신경 손상에 의한 말초신경 통합과 근수행력의 결합인 패턴 F에 놓인다. 증명된 장애, 기능적 제한 및 보조기와 기구의 필요성은 예후와 치료계획을 결정하게 한다.

예후와 치료계획 PROGNOSIS AND PLAN OF CARE

관리 에피소드 과정을 통해 다음의 상호적으로 설정된 결과들이 결정되어 왔다.

- ♦ 보행 및 균형이 개선된다.
- ♦ 이전의 활동수준으로의 회복이 이루어진다.
- ♦ 낙상의 위험성이 감소된다.
- ♦ 안전의식이 개선된다.
- ♦ 균형 감각이 개선된다.
- ♦ 예측된 목표 및 결과에 대한 이해가 증가된다.

이렇게 결과를 얻기 위해서 이 환자에게는 적당한 중재가 결정된다. 중재에는 협응, 의사소통 그리고 기록, 환자/고객 관련 교육, 치료적 운동, 자기관리 및 가정 관리에서의 기능적인 훈련, 일, 지역사회 그리고 여가 통합 또는 재통합에서의 기능적 훈련이 포함된다.

Susie씨는 3개월이라는 기간에 거쳐 8회에서 12회의 방문이 요구된다고 기대된다. 그녀는 훌륭한 사회지원을 가지고 있으며, 동기부여를 받아 가정운동 프로그램에 따른다. 그녀의 건강은 크게 손상을 받지 않았으며 건강하다.

중재 INTERVENTIONS

선택된 중재에 대한 근거 RATIONALE FOR SELECTED INTERVENTIONS

전정계의 말초성 요소들에 대한 손상 이후에 개인에게는 어지러움, 불균형, 구역질의 증상까지 생긴다. 이 환자가 경험하는 증상들은 감각의 불일치에 의해 생겨난다. 이러한 증상들에 따라 개인은 우울증, 불안증 및 공포를 포함하는 정신심리증상이 발병하게 된다. 여러 번 이러한 정신심리증상들 및 신체증상들을 통해 개인의 감소되는 사회기능적인 활동들에 기여할 수 있다.

일방적인 기능저하 진단을 가지고 있는 환자는 전정재활치료에 맞는 대상자인데 적응, 대체 및 습관화(기능저하의 병리생리학에 묘사되어 있는 것과 같음)의 3가지 수단을 통해 증상들을 개선하는 것을 목표로 삼는다. 이러한 환자에 대한 재활치료 프로그램의 또 다른 실마리 요소는 감소된 활동수준에 반작용하는 걷기 프로그램의 개시이다. 일방적인 기능저하를 앓고 있는 많은 환자들은 재활치료 이후에 모든 이전의 활동들에 복귀할 수 있게 된다.

중재의 결과에서는 환자가 가정운동 프로그램을 수행하고, 발병 이후에 빠른 중재를 받고, 자극을 제한하지 않으며 초기 전정결함이 작다면, 더 좋아진다고 나타났다.

협응, 의사소통 그리고 기록 COORDINATION, COMMUNICATION, AND DOCUMENTATION

의사소통은 환자에게 있어 서면 및 구두형식으로 발생한다. 의사소통은 또한 진단 및 관리계획과 관련하여 치료사와도 이루어진다. 모든 환자관리의 요소들이 문서화된다.

환자/고객 관련 교육 PATIENT/CLIENT-RELATED INSTRUCTION

Susie씨는 현재 상황지수에 대해 교육을 받는다. 그녀는 관리계획에 대해 이해하게 된다. 그녀는 가정운동 프로그램에 대해 구두와 서면으로 교육받는다. Susie씨에게는 또한 밤에 일어나면 불을 켜도록 교육 받는다.

치료적 운동 THERAPEUTIC EXERCISE

- ♦ 유산소 능력/지구력 상태
  - 매일 20분 동안 걷기 프로그램을 개시한다.
- ♦ 균형, 협응성, 그리고 민첩성 훈련
  - 머리회전 활동
    - ▪ 정상적인 지지대를 붙잡고 서 있는 동안 머리를 돌림하기 시작한다.

- 걸으면서 머리를 흔드는 활동으로 진행시킨다.
- 작업이 더 쉬워지고 덜 도전적이 되기 때문에 머리 속도 및 회전방향이 옆면 머리돌림에서 가로머리 돌림으로 다양해진다.
- 머리를 자극적인 환경(예, 가게)에서 방향전환을 하려고 노력한다.

- 기립활동
  - 30초 동안을 목표로 눈을 감고 단단한 바닥 위에 기립자세(그 외 안전성에 대한 개인검토)
  - 진행
    - 좁은 지지기저면에서 서기
    - 부드러운 바닥에서 서기

♦ 전정훈련: 적응력을 위해 VOR를 향상시키는 운동

- 전정자극운동[32]
  - 편평한 배경의 벽을 마주하고 앉아서 분명하게 보고, 읽을 수 있는 벽에 붙여져 있는 목표물에 초점을 맞춘다.
  - 30초 동안 옆으로 머리를 회전하고 목표물에 아직 초점을 맞추면서 머리돌림 지속시간을 점점 2분으로 진행시킨다.
  - 머리돌림속도를 증가시키고 복잡한 배경에 목표물을 놓거나 머리를 돌림하면서 서거나 걸으면서 운동을 진행시킨다.
- 시각 전정의 상호작용
  - 편평한 배경으로 되어 있는 벽을 마주보고 앉아서 명함과 같은 목표물이 잘 보이도록 잡는다.
  - 30초 동안 목표물에 초점을 맞추는 반대방향으로 목표물을 옮기고 머리의 뒤와 앞, 가로방향으로 이동하며 점점 그 지속시간을 2분으로 진행시킨다.
  - 차후의 진행은 전정자극운동에서와 같이 된다.

♦ 습관화 운동

- 앉았다가 눕는다.
- 매일 3, 4회 실행한다.
- 5번씩 반복한다.

자가치료와 가정 관리에서의 기능적인 훈련
FUNCTIONAL TRAINING IN SELF-CARE AND HOME MANAGEMENT

♦ 자가치료와 가정 관리

- 기능적 작업(예, 어두운 장소에서 불 켜기) 동안 안전인식 훈련

일, 지역사회 그리고 여가 통합 또는 재통합에서의 기능적 훈련
FUNCTIONAL TRAINING IN WORK, COMMUNITY, AND LEISURE INTEGRATION OR REINTEGRATION

♦ 직장

- 교실 주변에서의 운동을 증가시킨다.
- 휴식시간 동안 어린이들을 관찰한다.

♦ 여가

- 배구시합을 모두 지켜본다.
- 한 명과 배구를 한다.
- 배구게임의 일부로써 참여한다.

예상 목표와 기대 결과
ANTICIPATED GOALS AND EXPECTED OUTCOMES

♦ 손상에 미치는 영향

- 운동과제를 실행하는 능력이 개선된다.
- 균형이 일상작업으로 된 기준선에 복귀되며 그녀는 30초 동안 눈을 감고, 롬버그를 실행할 수 있다.
- 동적보행 색인점수는 24/24.
- 머리를 돌림하면서 균형을 상실하지 않고 달성된 증상으로 완만한 속도로 복도를 걸을 수 있게 된다.

♦ 기능적 제한에 미치는 영향

- 이전의 자가치료와 가정 관리 활동수준으로 복귀하게 된다.
- 증상 없이 이전의 배구활동 및 딸과의 경기가 가능해진다.

♦ 장애에 미치는 영향

- 주관적 불균형의 느낌과 삶에서의 영향력이 감소된 DHI점수에서 나타난 것과 같이 감소된다.

♦ 위험 감소/예방

- 안전인식이 개선된다.
- 증상에 대한 자기관리가 개선된다.

♦ 건강, 웰니스, 운동에 미치는 영향

- 건강한 습관, 복지 및 예방을 장려하는 행위가 얻어

진다.

- 사회 자원에 대한 영향
  - 필요하다면 협조 및 협동이 발생한다.
  - 문서화는 환자 전체의 관리를 통해 발생하며 미국 물리치료사 협회의 물리치료 문서화에 대한 가이드라인을 따른다.
- 환자/고객 만족
  - 진단, 예후, 중재 및 예측된 목표 및 기대했던 결과에 대한 환자 및 가족들의 인지 및 인식이 증가된다.
  - 예상된 목표 및 기대했던 결과에 대한 환자의 이해가 증가된다.
  - 환자는 스스로 가정운동프로그램을 실행한다.

재검사 REEXAMINATION

재검사는 전체관리의 에피소드를 통해 이루어지며, 개입계획은 환자에 의해 보고된 증상들에서의 변화와 각각의 방문에서의 전정의 재검사결과에 따라 변경된다.

퇴원 DISCHARGE

Susie씨는 한쪽말초성기능저하로 인해 3달 동안 총 14회의 물리치료로부터 퇴원하였다. 그녀는 새로운 검사나 새로운 에피소드의 물리치료 관리로 인해 물리치료사에 대한 소통을 발생시키는 요소들과 관련된 교육을 받았다.

심리적인 면 PSYCHOLOGICAL ASPECTS

이 환자에 대한 심리적인 고려에 대해서는 사례연구 #3C를 참조한다.

사례 연구 #3E:

양쪽 전정계 기능저하

Bilateral vestibular hypofunction

John Miller씨는 어지러움과 주시이동을 호소하는 건강한 52세 남성이다.

물리치료사 검진 PHYSICAL THERAPIST EXAMINATION

병력 HISTORY

- 일반적인 인구학: Miller씨는 건강한 52세의 백인남성이다. 그는 영어를 말하며 전문대학 졸업자이다.
- 사회적 병력: Miller씨는 기혼자로 두 명의 큰 자녀들이 있다.
- 고용/일: 그는 출판사에서 중등교육에서 근무한다. 그가 우선 탁자 위에 앉아 있다 하더라도, 사무실과 건물 쪽으로 움직인다.
- 생활 환경: 그는 출입을 위한 4단계의 계단과 2층으로 가는 계단 전체 하나가 있는데 둘 다 핸드레일이 달려있는 2층 집에 거주하고 있다.
- 일반적인 건강 상태
  - 일반적인 건강 인식: 그는 큰 병 없이 건강하다고 말한다.
  - 신체적 기능: 그의 기능은 청력에 기록된 변화 없이 정상이다. 그는 이러한 증상의 발병에 앞서 아무런 특정한 병이 없었다.
  - 심리적 기능: 정상
  - 역할 기능: 남편, 아버지, 관리자, 야외스포츠 애호가
  - 사회적 기능: Miller씨는 보트타기, 캠핑하기 및 정원일을 즐긴다.
- 사회/건강 습관: Miller씨는 종종 술을 마시지만 비흡연가이다.
- 가족력: 가족에서 어지러움과 유사한 문제들 및 별다른 가족력을 지니고 있지 않다고 말한다.
- 의학/외과적 병력: 심각한 병력, 특히 심장이나 혈압에는 문제가 없다고 한다.
- 이전 입원: 없음
- 이전에 존재하는 의학적 그리고 다른 건강과 관련된 상태: 도움되지 않음
- 현재 상태/주호소: Miller씨는 대부분의 시간동안 어지러움을 느끼며 특히, 머리를 움직일 때 그러하다. 이 문제는 1달 전에 시작되었다. 그는 걸을 때 균형이 끊어짐을 느낀다. 그는 밤에 걸을 때 장애를 갖는다. 그는 직장에서 사무실 근처를 걸어 다닐 때 불편함을 느끼며 어지러움으로 인해 일을 그만둬야 했다고 말한다. 걷는 동안

그는 자신이 마치 비디오를 찍는 사람이 카메라를 아직 들고 있지 않았던 가정 무비를 보는 것과 같이 느껴진다. 그가 컴퓨터로부터 탁자 위에 있는 물건들을 바라볼 때 사물들이 움직이는 것 같고, 이것으로 하여금 어지러움을 만든다. 자신이 겪고 있는 어지러움과 예후를 이해하고 싶어한다. 또한 모든 증상들을 제거하고 싶어한다.

- ♦ 기능적인 상태와 활동 수준: 그는 모든 ADL를 독립적으로 한다. 증상들의 발병이 있고부터 그는 대부분의 활동을 더욱 어렵다고 느끼며 피곤을 느꼈다.
- ♦ 약물: 없음
- ♦ 다른 임상적 검사: 물리치료 이전의 의사의 방문으로부터의 기록검토에서는 심혈관, 폐 또는 신경근육을 포함한 그 어떤 조직에서도 비정상적인 것이 보여지지 않았다.

시스템 재검토 SYSTEMS REVIEW

- ♦ 심혈관/폐
  - 혈압(BP): 110/64 mmHg
  - 부종: 아무것도 관찰되지 않았음.
  - 심박수(HR): 65 bpm
  - 호흡수(RR): 13 bpm
- ♦ 외피계
  - 반흔형성 상태: 없음
  - 피부색: 정상임
  - 피부 상태: 정상
- ♦ 근골격계
  - 전체적인 관절가동범위: 정상
  - 전체적인 근력: 정상
  - 전체적인 대칭: 대칭적
  - 키: 5' 10" (1.77 m)
  - 몸무게: 170 lbs(77.112 kg)
- ♦ 신경근계
  - 이송: 독립적임
  - 이동: 넓은 지지기저면으로 걷고 보행을 멈추며 회전속도를 늦춘다.
- ♦ 의사소통, 감정, 인지, 언어, 학습 유형
  - 의사소통, 감정, 인지: 정상
  - 학습 유형: 시청각

검사와 측정 TESTS AND MEASURES

- ♦ 인체측정학적 특성
  - 신체 용적 지수=높이에 의해 나누어진 무게=24.4
  - Miller씨는 정상체중이다(정상=18.5에서 24.9까지, 과체중=25에서 29.9, 비만=30 이상 40 이하).
- ♦ 뇌신경과 말초신경의 통합성
  - 주의사항: 전정검사 이전에는 항상 목뼈 척추뼈동맥 압박에 대해 명확히 하고, 환자에게 치료사가 자신의 머리를 옆으로 돌림할 것임을 알려준다.
  - 자발적 눈떨림: 눈의 그 어느 위치에서도 발견되지 않았다.
  - 시각적 추적(189–192페이지에 있는 다른 임상검사의 전정기관 장애 참조)
    - ■ 따라보기운동: 정상
    - ■ VOR 해제: 정상
    - ■ VOR
      - ▶ 머리추력검사: 오른쪽과 왼쪽에 양성
    - ■ 급속눈운동: 정상임.
  - 위치허용량 검사(189–192페이지에 있는 다른 임상검사의 전정기관 장애 참조)
    - ■ 딕 홀파이크: 가벼운 어지러움을 호소하지만 눈떨림은 보이지 않는다.
    - ■ 보행, 이동 및 균형
  - BBS 점수는 50/56을 밝혀주는 데 12%의 감소 가능성을 지니고 있음을 나타냈다.
  - 보행 분석
    - ■ 약간 넓은 지지기저면의 보행.
    - ■ 머리를 돌림하며 걸을 때 비틀거리며 요동치고 보행을 늦춘다.
    - ■ 어지러움 증상의 비율이 10을 최악으로 4/10의 비율로 된다.
    - ■ 레일없이 층계를 오르락내리락거리며 균형 감각상실 없이 3인치의 장애물을 뛰어 넘는다.
  - 일렬서기: 일렬지지기 및 직선보행을 실행할 수 없다.
  - 눈을 뜨고 롬버그: 정상
  - 눈을 감고 롬버그: 10초 후 균형상실
  - 수정된 표면: 애를 써서 노력하면 눈을 뜨고 5인치의 두꺼운 폼 위에 설 수 있으나, 눈을 감으면 균형감각

을 상실한다.

- ♦ 자가치료와 가정 관리와 일, 지역사회 그리고 여가 통합 또는 재통합
  - DHI[127]: 56/100로 점수가 매겨지며 기능적 활동에서 장애를 나타냈다.

평가 EVALUATION

Miller씨는 현재 하루 종일 어지러움을 경험하고 있는 건강한 남성이다. 균형은 가볍게 변화되었는데 특히, 감소된 시각적 입력(visual input)/또는 감소된 고유수용성입력의 조건에서 그렇다. VOR은 양쪽으로 손상되어 결국엔 머리돌림동안 안정성 주시 능력이 감소된다. 그 결과 그는 취미생활에 참여하는 것과 직장 및 가정에서의 업무를 수행하는 데 장애를 가진다.

진단 DIAGNOSIS

Miller씨는 양쪽전정기능저하의 증상을 가진 환자이다. 그는 뇌신경과 말초신경의 통합성, 보행, 이동에 손상을 가지고 있다. 일, 지역사회, 여가활동, 자기관리 및 가정 관리 활동, 과제와 활동들에 있어서 기능적 제한이 되어있다. 이러한 결과는 말초신경 손상에 의한 말초신경 통합과 근수행력의 결함인 패턴 F에 놓인다. 증명된 장애, 기능적 제한, 보조기 및 기구의 필요성은 예후와 치료계획을 결정하게 한다.

예후와 치료계획 PROGNOSIS AND PLAN OF CARE

관리 에피소드 과정을 통해 다음의 상호적으로 설정된 결과들이 결정되어 왔다.

- ♦ 균형이 개선된다.
- ♦ 보행 및 이동이 개선된다.
- ♦ 직장, 지역사회 및 여가활동, 작업 및 활동에서의 참여가 향상된다.
- ♦ ADL 및 IADL의 실행이 개선된다.

이렇게 결과를 얻기 위해서 이 환자에게는 적당한 중재가 결정된다. 중재에는 협응, 의사소통 그리고 기록, 환자/고객 관련 교육, 치료적 운동, 자가치료와 가정 관리에서의 기능적인 훈련, 직장, 지역사회, 및 여가의 통합 또는 재통합에서의 기능적 훈련이 포함된다.

Miller씨는 8주에서 10주라는 기간에 거쳐 6회에서 10회의 방문이 요구된다고 기대된다. 그녀는 훌륭한 사회지원을 가지고 있으며, 동기부여를 받아 가정운동 프로그램에 따른다. 가벼운 감소의 위험에서 그의 건강은 크게 손상을 받지 않았으며 건강하다.

중재 INTERVENTIONS

선택된 중재에 대한 근거 RATIONALE FOR SELECTED INTERVENTIONS

양쪽 전정기능저하 혹은 양쪽 전정소실을 가진 환자들에게는 낙상의 위험이 증가되어있다. 양쪽 전정 소실을 가진 모든 환자들 중 21%가 다양한 낙상을 보이고 있다. 65세 이하의 환자들 중 70%가 낙상이 있다고 말한다. 65세에서 74세의 환자들 중 57%가 낙상되었다고 말하며 75세 이상의 환자들 중 18%가 낙상이 경험했다고 말한다. 나이가 증가됨에 따라 감소되는 낙상의 수는 활동 중에 보조장비를 더 많이 사용하는 것과 더 주의를 기울이는 것 때문이라고 생각된다. 물리치료는 보조장비에 대한 필요성을 결정하고고, 평형재훈련을 공급하고 또한 환자들로 하여금 낙상에 대한 위험에 처하게 되는 상황들에 관해 교육할 수 있다. 게다가 환자들로 하여금 시각적 정보보다는 몸통감각 입력에 더욱 의존하는 것을 배우게 할 수 있다.

전정재활치료에서는 남아있는 전정기능을 개선시켜서 자세안정성을 개선시키고 불균형의 신호를 감소되었다고 나타났다. 주시회복 및 자세안정성은 인간들에게 있어서 긴장성(tonic) 신경활동의 재조정을 통한 전정계의 결합, VOR/VSR 적응, 또는 보상전략으로 잘 문서화되어 있다. 적응은 머리의 움직임에 대한 신경반응에서의 장기간 가소성변화를 만들어내는 전정계의 수용력이다. 이러한 적응은 머리의 운동동안 망막성(retinal) 미끄러짐을 감소시키며, 자세안정성을 증가시키고 증상을 감소시키도록 돕는다. 보상은 상실된 기능 또는 손상된 기능을 보상하기 위한 보상적 전략을 가르치는 것을 포함한다. 보상성 눈알운동에 대

한 중추신경계의 재프로그램 과정은 예측작업에의 주시 안정성을 유지시키는 데 도움을 준다.

환자들에게는 보상적인 바닥(편평하지 않은 바닥, 고른 바닥 및 비탈진 바닥)에 감소된 균형감각, 어두운 장소에서 감소된 균형감각, 물속에서 스스로를 이끄는 매우 작은 능력, 운동에서 제한된 참여능력 및 운전하는 능력에서의 제한을 포함하는 양쪽전정기능장애 때문에 영구적인 위험성에 대해 보상할 수 있는 전략에 대해 교육 받아야 한다.

협응, 의사소통 그리고 기록 COORDINATION, COMMUNICATION, AND DOCUMENTATION

의사소통은 환자에게 있어 서면 및 구두형식으로 발생한다. 의사소통은 또한 진단 및 관리계획과 관련하여 치료사와도 이루어진다. 모든 환자관리의 요소들이 문서화된다.

환자/고객 관련 교육 PATIENT/CLIENT-RELATED INSTRUCTION

환자는 양쪽 전정계의 기능장애에 대한 기능적인 결과에 대해 교육 받게 된다. 균형에서의 전정의 역할 및 운동감각을 교육받게 된다. 환자에게는 또한 보상적인 바닥(편평하지 않은 바닥, 고른 바닥 및 비탈진 바닥)에 감소된 균형감각, 어두운 장소에서 감소된 균형감각, 물속에서 스스로를 이끄는 매우 작은 능력을 포함하는 양쪽전정기능장애 때문에 영구적인 위험성에 대한 정보가 제공된다.

치료적 운동 THERAPEUTIC EXERCISE

- ♦ 균형, 협응성, 그리고 민첩성 훈련
  - 균형 훈련
    - ■ 일렬로 될 때까지 점진적으로 좁아지는 지지기저면을 이용하는 정적균형
    - ■ 한다리서기 시간(SLS)
    - ■ 다양한 바닥으로의 진행
    - ■ 눈을 뜨고, 감고 머리를 돌림한다.
  - 전정훈련
    - ■ VOR은 만약 남은 전정기능이 있다면, 적응을 위해 운동하고 목눈알반사를 최대한으로 활용하기 위해 운동한다.
      - ▸ 30초 동안 편평한 배경의 한 곳에 초점을 맞추고 있는 환자와 함께 앉기 시작한다.
      - ▸ 30초 동안 목표물에 초점을 맞추면서 왼쪽에서 오른쪽으로 머리를 천천히 돌림시킨다.
      - ▸ 장기 목표를 참아왔던 것에 비례하여 시간을 2분으로 증가시킨다.
      - ▸ 운동의 과정
        - ○ 머리돌림의 속도를 다양하게 한다.
        - ○ 앉았다가 일어선다.
        - ○ 자극을 더 제공하기 위해 배경을 변경한다.
        - ○ 제자리에서 걷는다.
        - ○ 목표물을 향해 걷고 그 곳에서부터 걷는다.
    - ■ 대체를 위한 보상적인 급속눈운동
      - ▸ 두 개의 목표물을 대략 48인치 간격으로 벽 위에 놓는다.
      - ▸ 환자는 두 눈과 머리를 한 개의 목표물 쪽으로 돌리기 시작하고, 그 다음 두 눈을 머리를 회전하면서 다른 한 개의 목표물로 향하게 한다.
      - ▸ 30초 동안 반복하여 2분 동안 진행한다.
      - ▸ 일단 운동을 수행할 수 있게 되면, 그 활동을 매일의 기능적인 활동에까지 미치게 한다.
    - ■ 중추신경계의 재프로그램 과정을 위한 이미지 표적운동
      - ▸ 환자는 두 개의 목표물을 골라 대략 48인치 간격으로 벽 위에 놓고, 두 눈과 머리를 한 목표물 쪽으로 향하게 한다.
      - ▸ 환자는 두 눈을 감고 있는 동안 또 다른 목표물 쪽으로 두 눈을 돌리고, 그런 다음 눈을 떠서 자신이 정확하게 목표물의 배치를 추정했는지를 확인한다.
      - ▸ 그런 다음 머리를 목표물을 향하게 한다.
      - ▸ 마지막으로 환자는 두 눈을 다시 감고 그 활동을 처음 목표물에 반복한다.
      - ▸ 30초 동안 실행하고 점점 2분간으로 진행한다.
- ♦ 보행과 이동 훈련
  - 보행속도의 다양성
  - 머리를 돌림하면서 걷기
  - 직선보행

- 180° 회전 및 360° 회전하여 보행하고, 그림 8에 따라 보행한다.
- 장애물 뛰어넘기

자가치료와 가정 관리에서의 기능적인 훈련
FUNCTIONAL TRAINING IN SELF-CARE AND HOME MANAGEMENT

♦ 가정 관리
- 약한 불빛을 사용하거나 밤에 일어나서 불을 켠다.
- 정전인 경우, 비상조명

일, 지역사회 그리고 여가 통합 또는 재통합에서의 기능적 훈련
FUNCTIONAL TRAINING IN WORK, COMMUNITY, AND LEISURE INTEGRATION OR REINTEGRATION

♦ 직장
- 주시를 더 잘 안정시키기 위해 사무실에서 컴퓨터와 그 외 물건 사이를 바라볼 때 보상적 급속눈운동을 사용한다.

♦ 여가
- 캠핑 시 밤에 바깥으로 걸을 때 플래시 라이트와 헤드 램프를 사용한다.
- 흐릿한 빛 또는 어둠 속을 걸을 때에는 고르지 않은 바닥 대신에 곧은길을 선택한다.
- 물속에서는 항상 개인 부양 기구를 사용한다.
- 운전
  - 불완전한 양쪽 전정의 기능이상으로 밤에 운전하는 것이 가능할 수 있다.
  - 완전한 양쪽 상실로 밤에 운전하거나 하는 것은 불가능할 수 있다.
  - 그가 밤에 운전하는 것이 가능할 것이라고 예측되었다.

예상 목표와 기대 결과
ANTICIPATED GOALS AND EXPECTED OUTCOMES

♦ 손상에 미치는 영향
- 보행 및 균형이 개선된다.
- 10초 동안 눈 뜬 상태에서 일렬 자세를 갖게 된다.
- 오직 가벼운 증상(2/10)으로만 균형의 상실 없이 걷고 머리를 회전하는 것이 가능해진다.

♦ 기능적 제한에 미치는 영향
- 자가치료, 가정 관리, 직장, 지역사회 및 여가와 관련된 활동들을 수행하는 능력이 개선된다.
- 자가치료, 가정 관리, 직장, 지역사회 및 여가활동에서의 수행능력 및 안전수준이 개선된다.
- 최소한의 증상으로 8시간의 노동시간으로의 복귀가 가능해진다.
- 활동들에 대한 지구력이 증가된다.

♦ 장애에 미치는 영향
- 개선된 DHI 점수로 인해 보여진 것과 같이 주관적인 어지러움의 느낌이 감소된다.

♦ 위험 감소/예방
- 결함 및 안전 주의사항에 대한 인식이 언어로 나타났다.
- 낙상 또는 손상에 대한 위험성이 감소되었다.
- 이차 장애에 대한 위험성이 감소되었으며 모든 ADL 및 IADL의 수행 동안 안전이 개선된다.
- 안전이 개선된다.

♦ 건강, 웰니스, 운동에 미치는 영향
- 건강한 습관, 복지 및 예방을 장려하는 행위가 얻어진다.
- 상태와 관련된 개인적 요소들 및 환경적 요소들에 대한 환자의 인식이 증가된다.
- 신체적 기능이 개선된다.

♦ 사회 자원에 대한 영향
- 문서화는 환자 전체의 관리를 통해 발생하며 미국 물리치료사 협회의 물리치료 문서화를 위한 가이드라인을 따른다.
- 자원들은 비용절감적인 방법으로 사용된다.

♦ 환자/고객 만족
- 진단, 예후, 중재 및 예측된 목표 및 기대했던 결과에 대한 인식 및 인지가 증가된다.
- 복지에 대한 의미가 개선된다.
- 예상된 목표 및 기대했던 결과에 대한 이해가 증가된다.

재검사 REEXAMINATION

재검사는 전체관리의 에피소드를 통해 이루어진다.

퇴원 DISCHARGE

Miller씨는 10주 동안 총 9회의 물리치료를 방문하고 목표를 획득한 이후, 물리치료로부터 퇴원하였다. Miller씨는 새로운 검사 및 새로운 에피소드의 물리치료 관리로 인해 물리치료사에 대한 소통을 발생시키는 요소들과 관련된 교육을 받았다.

참고문헌 REFERENCES

1. Moore KL, Dalley AF. *Clinically Oriented Anatomy.* 4th ed. Philadelphia, PA: Lippincott Williams & Williams; 1999.
2. Singhi P, Jain V. Bell's palsy in children. *Semin Pediatr Neurol.* 2003; 10(4):289-297.
3. Ulug T, Ulubil SA. Management of facial paralysis in temporal bone fractures: a prospective study analyzing 11 operated fractures. *American Journal of Otolaryngology—Head and Neck Medicine and Surgery.* 2005:26:230-238.
4. Rahman I, Sadiq SA. Ophthalmic management of facial nerve palsy: a review. *Surv Ophthalmol.* 2007;52(2):121-144.
5. Agur A, Dalley AF. *Grant's Atlas of Anatomy.* 11th ed. Philadelphia, PA: Lippincott Williams & Wilkins; 2005.
6. Gill-Body KM. Current concepts in the management of patients with vestibular dysfunction. *PT-Magazine of Physical Therapy.* 2001;9(12);40-56.
7. Herdman SJ. *Vestibular Rehabilitation.* Philadelphia, PA: FA Davis; 1994.
8. Baloh RW. *Dizziness, Hearing Loss, and Tinnitus: The Essentials of Neurotology.* Philadelphia, PA: FA Davis Co; 1984.
9. Adams GL, Boies LR, Hilger P. *Boies Fundamentals of Otolaryngology.* Philadelphia, PA: WB Saunders Co; 1989.
10. Barr ML, Kiernan JA. *The Human Nervous System: An Anatomical Viewpoint.* Philadelphia, PA: Harper and Row; 1983.
11. Herdman SJ. Physical therapy management of vestibular disorders in older patients. *Phys Ther.* 1992;1(1):77-87.
12. Nashner LM. A model describing vestibular detection of body sway motion. *Acta Otolaryngol.* 1971;72:429-436.
13. Szabo RM, Chidgey LK. Stress carpal tunnel pressures in patients with carpal tunnel syndrome and normal patients. *J Hand Surg (Am).* 1989;14:624-627.
14. Campbell WW. Diagnosis and management of common compression and entrapment neuropathies. *Neurol Clin.* 1997; 15:549-567.
15. Gelberman G, Hergenroeder PT, Hargens AR, et al, The carpal tunnel syndrome. A study of carpal canal pressures. *J Bone Joint Surg Am.* 1981;63:380-383.
16. Tanaka S, Wild D, Seligman P, et al. The US prevalence of self reported carpal tunnel syndrome: 1988 national health interview survey data. *Am J Public Health.* 1994;84:1846-1848.
17. MacKinnon SE. Pathophysiology of nerve compression. *Hand Clin.* 2002;18:231-241.
18. Lee MJ, LaStayo PC. Pronator syndrome and other nerve compressions that mimic carpal tunnel syndrome. *J Orthop Sports Phys Ther.* 2004;34:601-609.
19. Eversmann WW. Proximal median nerve compression. *Hand Clin.* 1992;8:307-315.
20. Rehak DC. Pronator syndrome. *Clin Sports Med.* 2001;20:531-540.
21. Nadler SF. Distal upper-extremity nerve injuries. In: Feinberg JH, Spielholz NI, eds. *Peripheral Nerve Injuries in the Athlete.* Champaign, IL: Human Kinetics; 2003.
22. Peitersen E. Bell's palsy: the spontaneous course in 2500 peripheral facial nerve palsies of different aetiologies. *Acta Otolaryngol.* 2002;549(Suppl):S4-S30.
23. Gurwood AS, Drake J. Guillain-Barre syndrome. *Optometry.* 2006;77:540-546.
24. Ulku CH, Uyar Y, Acar O, et al. Facial nerve schwannomas: a report of four cases and a review of the literature. *Am J Otolaryngol.* 2004;25(6):426-431.
25. Napoli AM, Panagos P. Delayed presentation of traumatic facial nerve paralysis. *J Emerg Med.* 2005;29(2):421-424.
26. Evans AK, Licameli G, Brietzke S, et al. Pediatric facial nerve paralysis: patients, management and outcomes. *Int J Pediatr Otorhinolaryngol.* 2005;69:1521-1528.
27. Murakami S, Mizobuchi M, Nakashiro Y, et al. Bell palsy and herpes simplex virus: identification of viral DNA in endoneurial fluid and muscle. *Ann Intern Med.* 1996;124:27-30.
28. Quinn F. Facial nerve paralysis. *Otolaryngol.* 1996;1:1-13.
29. Bergstralh MS, Erik J, Wiederhold WC, et al. Incidence, clinical features and prognosis in Bell's palsy. *Ann Neurol.* 1986;20(5):622-627.
30. Seddon H. *Surgical Disorders of the Peripheral Nerve.* 2nd ed. New York, NY: Churchill Livingstone; 1975.
31. Sunderland S. *Nerves and Nerve Injuries.* 2nd ed. New York, NY: Churchill Livingstone; 1978.
32. Herdman SJ. *Vestibular Rehabilitation.* Philadelphia, PA: FA Davis; 2000.
33. Dix MR, Hallpike CS. Pathology, symptomatology and diagnosis of certain disorders of the vestibular system. *Proceedings of the Royal Society of Medicine.* 1952;45:341.
34. Eply JM. New dimensions of benign paroxysmal positional vertigo. *Otolaryngol Head Neck Surg.* 1980;88:599-605.
35. Parnes LS, Agrawal SK, Atlas J. Diagnosis and management of benign paroxysmal positional vertigo (BPPV). *CMAJ.* 2003; 169(7):1-21.
36. Washko NL, Gilbert J. *Balance Retraining: A Comprehensive Approach to Treatment of Patients with Dizziness and Imbalance.* New York, NY: Thieme Medical Publishers; 1991.
37. Zee D. The management of patients with vestibular disorders. In: Barber H, Sharp JA, eds. *Vestibular Disorders.* Chicago, IL: Year Book Medical Publishers; 1988.
38. Shumway-Cook A, Horak FB. Rehabilitation strategies for patients with vestibular deficits. *Neurol Clin.* 1990;8:441-457.
39. Norre ME, De Weerdt W. Treatment of vertigo based on habituation. 1. Physio-pathological basis. *J Laryngol Otol.*

1980;94:689-696.
40. Herdman SJ. Assessment and treatment of balance disorders in the vestibular-deficient patient. In: Duncan P, ed. *Balance: Proceedings of the APTA Forum.* Alexandria, VA: American Physical Therapy Association; 1990:87-94.
41. Herdman SJ, Clendaniel RA, Mattox DE, et al. Vestibular adaptation exercises and recovery: acute stage after acoustic neuroma resection. *Otolaryngol Head Neck Surg.* 1995;113:77-87.
42. Cohen H, Ewell CR, Jenkins HA. Disability in Meniere's disease. *Archives of Otolaryngology.* 1995;121:29-33.
43. Gibson W, Arenberg IK. Pathophysiologic theories in the etiology of Meniere's disease. *Otolaryngol Clin North Am.* 1997;30(6):961-967.
44. Slattery WH, Fayad JN. Medical treatment of Meniere's disease. *Otolaryngol Clin North Am.* 1997;30(6):1027-1037.
45. Silverstein H, Rosenberg S, Arruda J, Isaacson JE. Surgical ablation of the vestibular system in the treatment of Meniere's disease. *Otolaryngol Clin North Am.* 1997;30(6):1075-1095.
46. Hoffer ME, Balough B, Henderson J, et al. Use of sustained release vehicles in the treatment of Meniere's disease. *Otolaryngol Clin North Am.* 1997;30(6):1159-1166.
47. Katsarkas A. Benign paroxysmal positional vertigo (BPPV): idiopathic versus post-traumatic. *Acta Otolaryngol.* 1999; 119(7):745-749.
48. Mizukoshi K, Watanabe Y, Shojaku H, et al. Epidemiological studies on benign paroxysmal positional vertigo in Japan. *Acta Otolaryngol Suppl.* 1988;447:67-72.
49. Oas JG. Benign paroxysmal positional vertigo: a clinician's perspective. *Ann N Y Acad Sci.* 2001;942:201-209.
50. Uno A, Moriwaki K, Kato T, et al. Clinical features of benign paroxysmal positional vertigo. *Nippon Jibiinkoka Gakkai Kaiho.* 2001;104:9-16.
51. Wrisley DM, Sparto PJ, Whitney SL, Furman JM. Cervicogenic dizziness: a review of diagnosis and treatment. *J Orthop Sports Phys Ther.* 2000;30:755-766.
52. Murphy TP. Mal de debarquement syndrome: a forgotten entity? *Otolaryngol Head Neck Surg.* 1993;109:10-13.
53. Bikhazi P, Jackson C, Ruckenstein MJ. Efficacy of antimigrainous therapy in the treatment of migraine-associated dizziness. *Am J Otolaryngol.* 1997;18:350.
54. Johnson GD. Medical management of migraine-related dizziness and vertigo. *Laryngoscope.* 1998;108:1-28.
55. Jacob RG, Furman JM, Durrant JD, Turner SM. Panic, agoraphobia, and vestibular dysfunction. *Am J Psychiatry.* 1996; 153:503-512.
56. Stein MB, Asmundson GJ, Ireland D, Walker JR. Panic disorder in patients attending a clinic for vestibular disorders. *Am J Psychiatry.* 1994;151:1697-1700.
57. Asmundson GJG, Larsen DK, Stein MB. Panic disorder and vestibular disturbance: an overview of empirical findings and clinical implications. *J Psychosom Res.* 1998;44:107-120.
58. Watson D, Clark LA, Carey G. Positive and negative affectivity and their relations to anxiety and depressive disorders. *J Abnorm Psychol.* 1988;97:346-353.
59. Jenkins HA, Furman JM, Gulya AJ, Honrubia R, Linthicum FH, Mirka A. Dysequilibrium of aging. *Otolaryngol Head Neck Surg.* 1989;100:272-282.
60. Ross MD, Peacor D, Johnsson LG, Allard LF. Observations on normal and degenerating human otoconia. *Ann Otol Rhinol* normal and degenerating human otoconia. *Ann Otol Rhinol Laryngol.* 1976;85:310-326.
61. Baloh RW, Spain S, Socotch TM, Jacobson KM, Bell TS. Posturography and balance problems in older people. *J Am Geriatr Soc.* 1995;43:638-644.
62. Chang H, Krebs DE. Dynamic balance control in elders: gait initiation assessment as a screening tool. *Arch Phys Med Rehabil.* 1999;80:490-494.
63. Kensalo DR. Age changes in touch, vibration, temperature, kinesthesia and pain sensitivity. In: Birren JE, Schaie KW, eds. *Handbook of the Psychology of Aging.* New York, NY: Van Notrand Reinhold; 1977:562-579.
64. Lord SR, Ward JA. Age-associated differences in sensori-motor function and balance in community dwelling women. *Age Ageing.* 1996;25:292-299.
65. Kumar A, Mafee MF, Mason T. Value of imaging in disorders of the facial nerve. *Top Magn Reson Imaging.* 2000;11:38-51.
66. Van den Hauwe L, Bernaerts A, Van Goethem JW, et al. Imaging in patients with vertigo. *JBR-BTR.* 1999;82:241-244.
67. Keles I, Kendi ATK, Aydin G, et al. Diagnostic precision of ultrasonography in patients with carpal tunnel syndrome. *Am J Phys Med Rehabil.* 2005;84:443-450.
68. Jordan R, Carter T, Cummins C. A systemic review of the utility of electrodiagnositic testing in carpal tunnel syndrome. *Br J Gen Pract.* 2002;52:670-673.
69. May M, Harvey JE, Marovitz WF, et al. The prognostic accuracy of the maximal stimulation test compared with that of the nerve excitability test in Bell's palsy. *Laryngoscope.* 1971; 81:931-938.
70. Kimura J. *Electrodiagnosis in Diseases of Nerve and Muscle.* 3rd ed. New York, NY: Oxford University Press; 2001.
71. Coker NJ, Fordice JO, Moore S. Correlation of the nerve excitability test and electroneurography in acute facial paralysis. *Am J Otolaryngol.* 1992;13:127-133.
72. Overholt SM. Bell's palsy. Grand rounds presentation Baylor College of Medicine, July 20, 1995. Available at: http://www.bcm.edu/oto/grand/72095.html. Accessed August 21, 2007.
73. Sittel C, Stennert E. Prognostic value of electromyography in acute peripheral facial nerve palsy. *Otol Neurotol.* 2001;22:100-104.
74. Huffman MD, Baker RS, Stava MW, et al. Kinematic analysis of eyelid movements in patients recovering from unilateral facial nerve palsy. *Neurology.* 1996;46:1079-1085.
75. Ruckenstein MJ, Shepard NT. Balance function testing, a rational approach. *Otolaryngol Clin North Am.* 2000;33:3:507-517.
76. Monsell EM, Furman JM, Herdman SJ, et al. Computerized dynamic platform posturography. *Otolaryngol Head Neck Surg.* 1997;117:394.
77. Della Santina CC, Cremer PD, Carey JP, Minor LB. Comparison of head thrust test with head autorotation test reveals that the vestibulo-ocular reflex is enhanced during voluntary head movements. *Arch Otolaryngol Head Neck Surg.* 2002;128:1044-1054.
78. Adour KK, Ruboyianes JM, Von Doersten PG, et al. Bell's palsy treatment with acyclovir and prednisone compared with prednisone alone: a double-blind, randomized, controlled trial. *Ann Otol Rhinol Laryngol.* 1996;105:371-378.

79. Takahashi H, Hato N, Honda N, et al. Effects of acyclovir on facial nerve paralysis induced by herpes simplex virus type 1 in mice. *Auris Nasus Larynx*. 2003;30:1-5.
80. Kinishi M, Amatsu M, Mohri M, et al. Acyclovir improves recovery rate of facial nerve palsy in Ramsay Hunt syndrome. *Auris Nasus Larynx*. 2001;28:223-226.
81. Hato N, Matsumoto S, Kisaki H, et al. Efficacy of early treatment of Bell's palsy with oral acyclovir and prednisolone. *Otol Neurotol*. 2003;24:948-951.
82. Zuccaro TA. Pharmacological management of vertigo. *Journal of Neurologic Physical Therapy*. 2003;27(3):118-121.
83. *Mosby's Nursing Drug Reference*. St. Louis, MO: Mosby Inc; 2001.
84. Thomson Healthcare Inc. *Physician's Desk Reference*. 59th ed. Montvale, NJ: Thomson PDR; 2005.
85. Rice GPA, Ebers GC. Ondansetron for intractable vertigo complicating acute brainstem disorders. *Lancet*. 1995;345:1182-1183.
86. Macleod A. Ondansetron in multiple sclerosis. *J Pain Symptom Manage*. 2000;20(5):388-391.
87. Black FO, Pesznecker SC, Stallings V. Permanent gentamicin vestibulotoxicity. *Otol Neurotol*. 2004;25(4):559-569.
88. Minor LB. Gentamicin–induced bilateral vestibular hypofunction. *JAMA*. 1998;279(7):541-544.
89. Callahan AD. Sensibility testing. In: Hunter J, Schneider LH, Jackin EJ, Callahan AD, eds. *Rehabilitation of the Hand: Surgery and Therapy*. St. Louis, MO: CV Mosby; 1990.
90. Strauch B, Lang A, Ferder M, et al. The ten test. *Plast Reconstr Surg*. 1997:99(4):1074-1078.
91. Levin DW, Simmons BP, Koris MJ, et al. A self-administered questionnaire for the assessment of severity of symptoms in functional status in carpal tunnel syndrome. *J Bone Joint Surg Am*. 1993;75:1585-1592.
92. Nadler S. Distal upper extremity nerve injuries. In: Feinberg JH, Spielholtz NI, eds. *Peripheral Nerve Injuries in the Athlete*. Champaign, IL: Human Kinetics; 2003.
93. Jensen MP, Karoly P, Braver S. The measurement of clinical pain intensity: a comparison of six methods. *Pain*. 1986;27(1): 117-126.
94. Magee D. *Orthopedic Physical Assessment*. 3rd ed. Philadelphia, PA: WB Saunders Co; 1997.
95. Jebsen RH, Taylor N, Trieschmann RB, et al. An objective and standardized test of hand function. *Arch Phys Med Rehabil*. 1969;50:311-319.
96. Burke FD, Ellis J, McKenna H, Bradley MJ. Primary care management of carpal tunnel syndrome. *Postgrad Med J*. 2003; 79;433-437.
97. Seradge H, Jia YC, Owens W. In vivo measurement of carpal tunnel pressure in the functioning hand. *J Hand Surg (Am)*. 1995;20:855-859.
98. Akalin E, El O, Peker O, et al. Treatment of carpal tunnel syndrome with nerve and tendon gliding exercises. *Am J Phys Med Rehabil*. 2002;81:108-113.
99. Rozmaryn LM, Dovelle S, Rothman ER, et al, Nerve and tendon gliding exercises and the conservative management of carpal tunnel syndrome. *J Hand Ther*. 1998;11:171-179.
100. Seradge H, Bear C, Bithell D. Preventing carpal tunnel syndrome and cumulative trauma disorder: effect of carpal tunnel decompression exercises: an Oklahoma experience. *J Okla State Med Assoc*. 2000;93:150-153.
101. Seradge H, Parker W, Baer C, et al. Conservative treatment of carpal tunnel syndrome: an outcome study of adjunct exercises. *J Okla State Med Assoc*. 2002;95:7-14.
102. Michlovitz S. Conservative interventions for carpal tunnel syndrome. *J Orthop Sports Phys Ther*. 2004;34:589-600.
103. Gerristen AA, de Vet HC, Scholten RJ, et al. Splinting vs surgery in the treatment of carpal tunnel syndrome: a randomized controlled trial. *JAMA*. 2002;288:1245-1251.
104. Werner RA, Franzblau A, Gell N. Randomized controlled trial of nocturnal splinting for active workers with symptoms of carpal tunnel syndrome. *Arch Phys Med Rehabil*. 2005;86:1-7.
105. Manente G, Torrieri F, DiBlasio F, et al. An innovative hand brace for carpal tunnel syndrome: a randomized controlled trial. *Muscle Nerve*. 2001;24:1020-1025.
106. Walker WC. Mettzler M, Cifu DX, Swarth Z. Neutral wrist splinting in carpal tunnel syndrome: a comparison of night-only versus full-time wear instructions. *Arch Phys Med Rehabil*. 2000;81:424-429.
107. Gokoglu F, Fndkoglu G, Yorgancoglu ZR, et al. Evaluation of iontophoresis and local corticosteroid injection in the treatment of carpal tunnel syndrome. *Am J Phys Med Rehabil*. 2005;84(2):92-96.
108. Ebenbichler GR, Resch KL, Nicolakis P, et al. Ultrasound treatment for treating the carpal tunnel syndrome: randomized "sham" controlled trial. *BMJ*. 1988;316:731-735.
109. Oztas O, Turan B, Bora I, Karakaya MK. Ultrasound therapy effect in carpal tunnel syndrome. *Arch Phys Med Rehabil*. 1988; 79:1540-1544.
110. American Physical Therapy Association. Guide to physical therapist practice. 2nd ed. *Phys Ther*. 2001;81:9-744.
111. House JW, Brackmann DE. Facial nerve grading system. *Otolaryngol Head Neck Surg*. 1985;93:146-147.
112. Ho K, Spence J, Murphy MF. Review of pain management tools. *Ann Emerg Med*. 1996;27:427-432.
113. Brach JS, VanSwearingen JM. Physical therapy for facial paralysis: a tailored treatment approach. *Phys Ther*. 1999;79:397-404.
114. Krasilovsky G. Biofeedback. In: Hecox B, Mehreteab TA, Weisberg J, Sanko J, eds. *Integrating Physical Agents in Rehabilitation*. 2nd ed. Upper Saddle River, NJ: Pearson Prentice Hall; 2006:459-481.
115. Carr J, Shepherd R. *Movement Science, Foundations for Physical Therapy in Rehabilitation*. 2nd ed. Gaithersburg, MD: Aspen; 2000.
116. Kisner C, Colby LA. *Therapeutic Exercise*. 5th ed. Philadelphia, PA: FA Davis; 2007.
117. Cronin GW, Steenerson RL. The effectiveness of neuromuscular facial retraining combined with electromyography in facial paralysis rehabilitation. *Otolaryngol Head Neck Surg*. 2003;128:534-538.
118. Basmajian JV, ed. *Biofeedback, Principles and Practice for Clinicians*. 3rd ed. Baltimore, MD: Williams & Wilkins; 1989.
119. Adler SS, Beckers D, Buck M. *PNF in Practice: An Illustrated Guide*. Berlin, Germany: Springer-Verlag; 2000.
120. Rogers RG. Mental practice and acquisition of motor skills:

examples from sports training and surgical education. *Obstet Gynecol Clin North Am.* 2006;33(2):297-304.
121. Seiff SR. Surgical management of seventh nerve paralysis and floppy eyelid syndrome. *Curr Opin Ophthalmol.* 1999;10:242-246.
122. Zwick O, Seiff S. Supportive care of facial nerve palsy with temporary external eyelid weights. *Optometry.* 2006;77:340-342.
123. Ohtake PJ, Zafron ML, Poranki LG, Fish DR. Does electrical stimulation improve motor recovery in patients with idiopathic facial palsy? *Phys Ther.* 2006;86(11):1558-1564.
124. Jansen J, Lomo T, Nicolaysen K, Westgaard R. Hyperinnervation of skeletal muscle fibers: dependence on muscle activity. *Science.* 1973;181:559-561.
125. Lomo T. The role of activity in the control of membrane and contractile properties of skeletal muscle. In: Thesleff S, ed. *Motor Innervation of Muscle.* New York, NY: Academic Press; 1976:289-321.
126. Berg KO, Wood-Dauphinee SL, Williams JI, Maki B. Measuring balance in the elderly: validation of an instrument. *Can J Public Health.* 1992;(Suppl 2):S7-S11.
127. Jacobson GP, Newman CW. The development of the Dizziness Handicap Inventory. *Arch Otolaryngol Head Neck Surg.* 1990; 116:424-427.
128. Judge JO, Lindsey C, Underwood M, Winsemius D. Balance improvements in older women: effects of exercise training. *Phys Ther.* 1993;73:254-262.
129. Hauer K, Rost B, Rutschle K, et al. Exercise training for rehabilitation and secondary prevention of falls in geriatric patients with a history of injurious falls. *J Am Geriatr Soc.* 2001;49:10-20.
130. Schlicht J, Camaione DN, Owen SV. Effect of intense strength training on standing balance, walking speed, and sit-to-stand performance in older adults. *J Gerontol A Biol Sci Med Sci.* 2001;56:M281-M286.
131. Williams GN, Higgins MJ, Lewek MD. Aging skeletal muscle: physiologic changes and the effects of training. *Phys Ther.* 2002;82:62-68.
132. Shumway-Cook A, Gruber W, Baldwin M, Liao S. The effect of multidimensional exercises on balance, mobility, and fall risk in community-dwelling older individuals. *Phys Ther.* 1997;77:46-57.
133. Yardley L, Beech S, Zander L, Evans T, Weinman J. A randomized controlled trial of exercise therapy for dizziness and vertigo in primary care. *Br J Gen Pract.* 1998;48:1136-1140.
134. Rizzo JA, Baker DI, McAvay G, Tinetti ME. The cost-effectiveness of a multifactorial targeted prevention program for falls among community elderly persons. *Med Care.* 1996; 34:954-969.
135. Day L, Fildes B, Gordon I, et al. Randomized factorial trial of falls prevention among older people living in their own homes. *BMJ.* 2002;325(7356):128-131.
136. Campbell AJ, Robertson MC, Gardner MM, et al. Falls prevention over 2 years: a randomized controlled trial in women 80 years and older. *Age Ageing.* 1999;28:513-518.
137. Shumway-Cook A, Baldwin M, Polissar NL, Gruber W. Predicting the probability for falls in community dwelling older adults. *Phys Ther.* 1997;77:812-819.
138. Thorbahn LD, Newton RA. Use of the Berg Balance test to predict falls in elderly persons. *Phys Ther.* 1996;76(6):576-583.
139. Whitney SL, Metzinger RM. Efficacy of vestibular rehabilitation. *Otolaryngol Clin North Am.* 2000;33(3):659-672.
140. Meissner I. Natural history of drop attacks. *Neurology.* 1986; 36:1029-1986.
141. Yardley L, Kirby S. Eval of booklet-based self management of symptoms in Meniere's disease: a randomized controlled trial. *Psychosom Med.* 2006;68:762-769.
142. Herdman SJ. Treatment of benign paroxysmal positional vertigo. *Phys Ther.* 1990;70(6):381-388.
143. Eply JM. The canalith repositioning procedure: for treatment of benign paroxysmal positional vertigo. *Otolaryngol Head Neck Surg.* 1992;107:399-404.
144. Nuti D, Nati C, Passali D. Treatment of benign paroxysmal positional vertigo: no need for post-maneuver restrictions. *Otolaryngol Head Neck Surg.* 2000;122:440-444.
145. Massoud EA, Ireland DJ. Post-treatment instructions in the non-surgical management of benign paroxysmal positional vertigo. *J Otolaryngol.* 1996;25:121-125.
146. Brandt T, Daroff RB. Physical therapy for benign paroxysmal positional vertigo. *Arch Otolaryngol.* 1980;106:484-485.
147. Atlas JT, Parnes LS. Benign paroxysmal positional vertigo: mechanism and management. *Curr Opin Otolaryngol Head Neck Surg.* 2001;9:284-289.
148. Parnes LS, Price-Jones RG. Particle repositioning maneuver for benign paroxysmal positional vertigo. *Ann Otol Rhinol Laryngol.* 1993;102:325-331.
149. Parnes LS, Robichaud J. Further observations during the particle repositioning maneuver for benign paroxysmal positional vertigo. *Otolaryngol Head Neck Surg.* 1997;116:238-243.
150. LeLiever WC. Comparative repositioning maneuvers for benign paroxysmal positional vertigo. Proceedings from the COSM meeting, Palm Beach, Florida, May 7-13; 1994. From Furman JM, Cass SP. *Balance Disorders. A Case Study Approach.* Philadelphia, PA: FA Davis; 1996.
151. Pollak L, Davies RA, Luxon LL. Effectiveness of the particle repositioning maneuver in benign paroxysmal positional vertigo with and without additional vestibular pathology. *Otol Neurotol.* 2002;23:79-83.
152. Fung K, Hall SF. Particle repositioning maneuver: effective treatment for benign paroxysmal positional vertigo. *J Otolaryngol.* 1996;25:243-248.
153. O'Reilly RC, Elford B, Slater R. Effectiveness of the particle repositioning maneuver in subtypes of benign paroxysmal positional vertigo. *Laryngoscope.* 2000;110:1385-1388.
154. Korres SG, Balatsouras DG, Papoullakos S, Ferekidis E. Benign PPV and its management. *Med Sci Monit.* 2007;13(6): CR275-CR282.
155. Simoceli L, Moreira Bittar RS, Greters ME. Posture restrictions do not interfere in results of canalith repositioning maneuver. *Revista Brasileira de Otorrinolaringologia.* 2005;71(1):55-59.
156. Roberts R, Gans R, Deboodt J, Lister J. Treatment of benign paroxysmal positional vertigo: necessity of postmaneuver patient restrictions. *J Am Acad Audiol.* 2005;16:357-366.
157. Marciano E, Marcelli V. Postural restrictions in labyrintholithiasis. *Eur Arch Otorhinolaryngol.* 2002;259:262-265.
158. Ireland D. *The Semont Maneuver.* Proceedings of the XVIth Barany Society Meeting, Prague, Czechoslovakia; 1994:367-

370.

159. Gordon CR, Gadoth N. Repeated vs single physical maneuver in benign paroxysmal positional vertigo. *Acta Neurol Scand.* 2004;110:166-169.
160. Seo T, Miyamoto A, Saka N, et al. Immediate efficacy of the canalith repositioning procedure for the treatment of benign paroxysmal positional vertigo. *Otol Neurol.* 2007;28(7):917-919.
161. Shepard NT, Telian SA. Programmatic vestibular rehabilitation. *Otolaryngol Head Neck Surg;* 1995;112:173-182.
162. Rahko T. The test and treatment methods of benign paroxysmal positional vertigo and an addition to the management of vertigo due to the superior vestibular canal (BPPV-SC). *Clin Otolaryngol.* 2002;27:392-395.
163. Whitney SL, Hudak MT, Marchetti GF. The dynamic gait index relates to self-reporting fall history in individuals with vestibular dysfunction. *J Vestib Res.* 2000;10:99-105.
164. Herdman SJ, Blatt P, Schubert MC, Tusa RJ. Falls in patients with vestibular deficits. *American Journal of Otology.* 2000;21(6):847-851.
165. Gillespie MD, Minor LB. Prognosis in bilateral vestibular hypofunction. *Laryngoscope.* 1999;109:35-41.
166. Krebs DE, Gill-Body KM, Riley PO, Parker SW. Double-blind, placebo-controlled trial of rehabilitation for bilateral vestibular hypofunction: preliminary report. *Otolaryngol Head Neck Surg.* 1993;109:735-741.
167. Cohen H. Vestibular rehabilitation reduces functional disability. *Otolaryngol Head Neck Surg.* 1992;107:638.
168. Cass SP, Borello-France D, Furman JM. Functional outcome of vestibular rehabilitation in patients with abnormal sensory organization testing. *American Journal of Otology.* 1996;17:581-594.
169. Horak FB, Jones-Rycewicz C, Black FO, Shumway-Cook A. Effects of vestibular rehabilitation on dizziness and imbalance. *Otolaryngol Head Neck Surg.* 1992;106:175-180.
170. Szturm T, Ireland DJ, Lessing-Turner M. Comparison of different exercise programs in the rehabilitation of patients with chronic peripheral vestibular dysfunction. *J Vestib Res.* 1994;4:461-479.
171. Shepard NT, Smith-Wheelock M, Telian S, Raj A. Vestibular and balance rehabilitation therapy. *Ann Otol Rhinol Laryngol.* 1993;102:198-205.
172. Herdman SJ. Advances in the treatment of vestibular disorders. *Phys Ther.* 1997;77:602.
173. Goebel J, Highstein S. Strategies for balance rehabiliation. *The Vestibularlabyrinth in Health and Disease.* 2001;942:394-412.

제 7 장 급성, 만성 다발성신경병과 관련된 운동기능과 감각 손상 (패턴 G)

Impaired Motor Function and Sensory Integrity Associated With Acute or Chronic Polyneuropathies (Pattern G)

해부학 ANATOMY

말초신경계(PNS)는 두개골(cranium)과 척주(vertebral column)에서 나가는 모든 신경계 구조와 뇌신경(cranial nerve)과 척수신경(spinal nerve)을 포함한다. 이들 신경원(neuron)의 세포체(cell body)는 변두리(periphery)〔예, 자율신경절(autonomic ganglia)〕, 척주(뒤뿌리절, dorsal root ganglia)에 있는 감각신경원과 척수에 있는 운동신경원), 혹은 뇌간(brain stem)(뇌신경)에 있다. 말초신경계의 운동신경원은 골격근(뇌신경과 척수신경을 통해)과 내장근(자율신경절과 자율신경을 통해)을 지배한다. 피부, 관절, 근육, 그리고 내장기관 같은 말초구조에서 오는 감각정보는 말초신경을 따라 전달되고, 이 신경원들은 감각신경절/감각신경핵(nuclei)에 세포체가 위치한다.

말초 축삭(axon)은 순수하게 감각축삭과 운동축삭이 신경 다발을 이루고 있다. 축삭은 아교세포(glia)로 불리는 지지세포를 가지고 있어 축삭을 보호하고 기능을 증진시킨다. 말초신경계에서, 슈반세포(Schwann cells)는 아교세포이다. 연속된 많은 슈반세포는 수초(myelin sheath)를 형성하여 각각의 축삭을 감싼다. 일부 축삭은 슈반세포에 의해 적게 둘러싸여져 있는데, 이를 무수축삭(unmyelinated axon)이라고 한다. 다른 축삭들은 슈반세포막의 수 많은 층이 감싸고 있어 유수축삭(myelinated axon)이라고 부른다. 수초 형성에 있어 각각의 축삭에 있는 작은 틈은 연속된 슈반세포 사이에 형성된다. 마이엘린이 싸고 있지 않은 이 작은 틈을 랭비어결절(node of Ranvier)이라고 한다. 랭비어결절은 전기적 전도를 방해하는 것이 아니라, 전기신호를 재생산하며, 완벽하게 보호되지 않은 축삭의 큰 분절은 전기 전도를 방해하고, 신경전달을 억제할 수 있다.

Kandel 등[1] 연구자들은 한 개의 신경원의 기능에 필요한 슈반세포의 수를 설명하였다. 넙다리신경(대퇴신경, femoral nerve)에서 신장반사를 중개하는 감각축삭은 0.5 m의 길이고, 각 감각축삭은 적어도 500개 정도의 분절을 가지고 있다. 한 개의 슈반세포가 한 개의 분절을 담당하는 것으로 보아 한개의 축삭에는 적어도 500개의 슈반세포가 감싸고 있음을 알 수 있다.

생리학 PHYSIOLOGY

신경전달의 기본은 각 신경세포가 전기 전위(electrical potential)를 빠르게 변화시켜 진행하는 능력과 이런 변화를 축삭을 따라 전도하는데 있다. 전하를 갖는 이온들이 뉴런의 세포막을 사이에 두고 다르게 배치되어 있어 전위차를 만들어낸다. 건강한 안정막 전위(resting potential)은 약 -65 mV이다.[1] 뉴런 세포막안에 이온채널(ion channel)은 open과 close를 통해 세포의 안전막전위를 변화시킨다. 채널이 열리면, 이온 세포막을 가로질러 이동하고 농도와 전기적 경사(concentration and electrical gradiants)에 따라

세포를 흥분(excitation)시키거나 〔탈분극(depolarization)〕 억제(inhibition) 〔과분극(hyperpolarization)〕시킨다.

이온채널은 초기에 modality-gated channel이나 ligand-gated channel의 활성에 의해 열린다. Modality-gated channel은 감각뉴런에 특이하게 존재하고, 기계적(touch, pressure) 자극, 온도, 화학적 자극에 반응하여 열린다. ligand-gated channel은 근접한 뉴런에서 신경전달물질(neurotransmitter)의 분비로 목표 뉴런의 신경전달물질 수용체(receptor)와 상호 작용하여 열린다. 이것은 뉴런 상호간 연접(interneuronal synapse)에서 전기 신호를 유도하는 기전이다(예, 감각뉴런에 의한 알파운동뉴런의 흥분).

Ligand-gated channel이나 modality-gated channel에 의해 일단 전기신호가 발생하면, 이 신호는 수동적으로 축삭둔덕(axon hillock)으로 퍼져나가 세포막이 충분히 탈분극할 정도의 전압의존성 채널(voltage-gated channel)이 열리면, 이 지점에서 활동전압(action potential)을 만들어낸다. 활동전압은 축삭의 수초화된 부분을 따라 수동적으로 전파된다. 각각의 랭비어결절에 모여있는 전압의존성 채널이 수동적으로 전파되어온 탈분극에 맞추어 열리면 활동전압이 이 결절에서 재생산된다. 활동전압이 축삭의 끝이나 연접부에 다다르면 전기신호는 화학적 신호로 변환된다. 전기적 탈분극은 연접전뉴런(pre-synaptic neuron)에 신경전달물질을 분비하게 하고, 신경전달물질은 연접틈새(synaptic cleft)를 가로질러 연접후뉴런(post-synaptic neuron)으로 확산된다. 신경전달물질은 연접후세포에 ligand-gated channel과 상호작용하여 신호를 다시 전달하게 된다. 이러한 방법으로 정보는 전기적인 신호로 축삭을 따라 이동하고 화학적 신호를 통해 다른 뉴런으로 전달된다.

축삭의 수초화(myelination) 정도는 활동전압의 전파에 매우 중요하다. 무수축삭(예, C-fiber nociceptors)이라 불리는 일부 축삭도 슈반세포에 의해 싸여 있으나 단단하게 수초를 형성하지 못할 뿐이다.[2] 근육이나 관절의 수용체로부터 나오는 축삭이나 알파 운동뉴런과 같은 축삭들은 슈반세포에 의해 여러 겹으로 싸여있다. 마이엘린 코팅은 절연체처럼 축삭을 싸고 있어 세포막으로 이온이 누출되어 활동전압의 크기가 줄어드는 것을 방지한다. 마이엘린 코팅이 두꺼운 축삭은 활동전위를 재생산하는데 필요한 시간이 더 적게 걸리고, 빠른 속도로 활동전압을 전파할 수 있다. 수초로 싸여있지 않은 축삭은 활동전위가 축삭의 모든 지점을 통과하여 전파되므로 시간이 많이 걸리고 그만큼 전달 속도도 감소된다. 활동전압의 자세한 세부사항과 뉴런에서의 전기적 신호에 대하여 더 알고자 한다면 Kandel, Schwartz, Jessell's Principles of Neural Science를 참고하기 바란다.[1]

병태생리학 PATHOPHYSIOLOGY

말초다발성신경병증(peripheral polyneuropathies)은 대사질환, 감염질환, 독소질환, 자가면역질환 등에 의해 뉴런이나 수초가 방해될 때 발생한다.[3,4] 단일신경다발손상(mononeuropathy)은 주로 압박이나 외상에 의해 단일 신경 다발에 일어나며, 이와 대조적으로 말초다발성신경병증은 여러 신경 다발에서 동시에 대칭적으로 나타난다. 수초의 단독 손상은 슈반세포에 의해 재수초화가 빠르게 일어난다.[5] 말초 축삭의 손상은 손상되지 않은 세포체와 축삭으로부터 재생이나 발아(sprouting)를 통하여 회복하고, 수개월이 걸리며, 회복이 불완전할 수 있다.[1] 만일 말초뉴런의 세포체가 회복할 수 없는 손상을 입게 되면, 세포의 재생은 일어나지 않는다.[6] 말초다발성신경병증을 야기하는 몇 가지 원인을 보면, 당뇨, 알코올성 신경병증, 화학요법유발말초신경병증(chemotherapy-induced peripheralneuropathy)(CIPN), 소아마비후 증후군(post-polio syndrome), 반사교감성이영양증(reflex sympathetic dystrophy(RSD), 요즘은 〔complex regional pain syndrome(CRPS)이라 부름〕, Guillian-Barre syndrome이 있다. 자세한 내용은 Musculoskeletal Essential: Applying the Preferred Physical Therapist Practice Patterns 3장 4장을 참고하기 바란다. 이 장에서는 말초다발성신경병증을 위한 평가와 중재에 대해서 설명하고, GBS와 CIPN에 대해서 논의할 것이다.

길리안 바레 증후군 GUILLIAN-BARRÉ SYNDROME

GBS는 급성 다발성신경병증(acute polyneuropath)으로 바이러스나 박테리아 감염에 의한 자가면역질환(autoimmune disease)이다.[8] 현재 소아마비 감염은 백신접종으로 뚜렷하게 감소하고 있고, GBS가 개발도산국에서 가장 흔한 급성이완성 마비(acute flaccid paralysis)의 원인이다.[9,10] GBS의 발병률은 100,000명당 0.4~4.0명 사이이고 1.3명이 중간값이다.[10,11] 이 조사는 약간의 변수는 있지만 전세계의 지리적으로 다양한 지역에서 완성한 것이며, 발병률과 특정지역 사이에서의 관계는 없다.

GBS는 손상정도(severity)의 범위가 넓고, 다양한 임상증례가 보고되고 있다.[12] 다양한 임상소견을 통해 다양한 발병기전을 가지는 GBS종류를 확인해 오고 있다.[8,13] 서양에서 가장 흔한 형태의 GBS는 급성 염증성 탈수초성 다발성 신경병증(acute inflammatory demyelinating polyneuropathy)(AIDP)이다.[14] AIDP는 말초 축삭의 슈반세포가 면역시스템에 의해 공격을 받아 탈수초화가 되는 자가면역관련질환이다. 가장 일반적으로 운동과 감각의 기능이 침범된다. 급성 운동 축삭 신경병증(acute motor axonal neuropathy)(AMAN)은 유럽이나 북아메리카에서는 적으나, 중국이나 일본에서 많이 발생하는 GBS의 한 종류이다.[8] 병태생리학과 전기진단연구에서 AMAN은 축삭변성(axonal degeneration)을 뚜렷한 특징으로 하는 자가면역질환으로 설명하고 있다.[15] 발생빈도가 낮은 급성 운동, 감각 축삭 신경병증(acute motor and sensory axonal neuropathy)(AMSAN)과 Miller-Fisher syndrome(a triad of ophthaloplegia, ataxia, areflexia) 같은 GBS의 종류도 보고되고 있다.[15,16]

GBS환자들의 2/3는 과거에 주로 상기도나 위장관에 바이러스나 박테리아로 인한 감염을 경험한 적이 있었다. 가장 많은 감염체는 Campylobacter jejuni, Epstein-Barr virus, Cytomegalovirus가 있다.[13,17,18] GBS의 탈수초화 형태에서, 처음 감염시에 유도된 antiganglioside 항체가 뉴런 파괴를 시작한다고 생각하고 있다. 항체는 원래 감염이 퍼지는 것을 막기 위한 것으로 수초의 표면에 부착해서, 염증반응을 일으킨다. 대식세포는 수초 층에 침입하고, 수초 층을 파괴하고 탐식한다.[19] 축삭의 탈수초화는 활동전위의 전파를 느리게 하고, 탈수초화된 부위가 광범위하다면 모든 활동전압의 전도는 정지될 것이다.[20] 탈수초화의 초기 증상은 신경전도검사(NCV)에서 느린 전도 속도로 나오며 감각약화나 비정상이 보인다. 슈반세포가 세포분열하고 수초를 회복시킬 때 결절의 수는 손상 이전보다 증가되어 전도속도를 회복한다.[21]

축삭의 손상은 탈수초화 이후 이차적으로 나타나지만, AMAN같은 경우는 탈수초화가 없이 축삭 손상이 발생한다고 생각된다. 건강한 축삭에서 발생된 단순한 전도장애는 빠르게 회복되지만 면역체계는 세포막을 목표로 공격하기 때문에 축삭변성이 일어나고, 장시간의 기능이상을 초래한다. AMAN의 전기진단검사에서 전도속도(conduction velocity)의 변화가 보이지 않았지만, 복합근육활동전압(compound muscle action potentials)에서 전도장애나 축삭변성을 시사하는 결과를 보였다.[14,22] 말초신경의 변성된 축삭들은 발아(sprouting)나 재성장(regrowth)를 통해 회복하지만 종종 완전하지 않다.[1] 독자는 3장의 Impaired Muscle Performance in Musculoskeletal Essentials: Applying the Preferred Physical Therapist Practice Pattern에 있는 근육과 운동단위의 해부학, 생리학, 병태생리학 부분을 참고하길 바란다.

임상적 증상으로 상행성진행마비(ascending progressive paralysis), 무반사(areflexia), 원위감각손상(distal sensory impairment)을 보인다. 종종 급격히 진행되는 양상을 보이며, 2~3일 기간에 이완성마비로 침상에 눕게 되고, 양손과 양발에 무감각(numbness)이나 저린(tingling) 경험을 보이는 극소수의 증례가 있었다.[23] 심한 경우에는 외부호흡장치가 필요하고, 약 10% 정도가 이 질병으로 사망한다.[24] 초기 며칠 동안에 병이 진행되는데, 환자는 전형적인 대칭성 하지 약화를 보이며, 상지와 얼굴로 진행된다. 그리고 심부건반사가 소실되거나 감소한다. 감각이상(paresthesia)이 흔한 증상이나 임상감각검사에서 종종 정상을 보이기도 한다. 통증과 피로 또한 흔하고 오래 지속된다. 자율신경기능장애로 고혈압이나 저혈압, 빈맥(tachycardia)이나 서맥(bradycardia), 발한(diaphoresis)이 생긴다. 일반적으로 병의 진행은 최고조에 다다르기 전까지 10~12일 동안 지속되고, 12주 안에 회복이 된다.[25]

화학요법 유발 말초 신경병증
CHEMOTHERAPY-INDUCED PERIPHERAL NEUROPATHY

CIPN은 신경독소(neurotoxic)로 알려진 화학요법약물(chemotherapeutic agent)를 사용하는 환자에서 보이는 말초신경의 질병이다. 암치료의 목적은 암세포의 성장을 억제하거나 죽이는데 있지만, 잠재적으로 중요한 장기의 기능을 방해하거나 손상을 준다. 심폐계, 신장계 등 다양한 계통이 화학요법 약물에 의해 손상될 수 있지만, 특히 말초 신경은 화학요법의 독성효과에 손상 받기 쉽다.

세포손상 기전은 뉴런 안에 대사구조(metabolic structure)가 화학물질과 상호작용하여 손상을 받는 것으로 알려져 있다. 예를 들면, Flatterd와 Bennett[26]는 비소세포암종(Non-Small Cell carcinoma), 유방암, 난소암에 흔히 사용되는 약제인 paclitaxel에 의해 말초 신경 안에 미토콘드리아의 기능장애를 설명하였다. 또 다른 흔한 약제인 vincristine은 축삭부종(axonal swelling)을 유발하여 역행(retrograde)이나 정행 축삭수송(anterograde axonal transport)에 손상을 주는 것으로 밝혀졌다.[27] 축삭에 대사작용이 일어나지 않으면 신경섬유는 변성되어 신경병증(neuropathy)이 된다.

대부분 이러한 신경병증의 변화는 손이나 발에 있는 신경같이 말초신경계의 원위부에서 먼저 일어난다. 화학요법 시작과 증상의 발현 사이에 약간의 지연이 있을 수 있다. 게다가 신경병증과 화학요법약물 사용 사이에 용량에 따른 관련이 있어 신경병증의 악화가 약물을 사용하는데 특별한 누적허용치(cumulative threshold)에 다다르게 할 수도 있다.[28] CIPN의 발병률은 알콜 중독이나 당뇨 같은 신경질환이 있는 환자에서 많이 나타났다.[28]

특별한 화학요법 약제는 말초신경병증과 관련이 있다. 표 7-1에서 신경병증과 연관이 있는 일반적인 약제를 보여주고 있고, 각각의 약제가 보여주는 증상을 분류하였다. 임상적으로 신경병증이 발견될 발생률은 환자의 4%에서 74%로 다양하지만, 일부 장시간의 추적연구에서 증상의 발생율과 잠재적인 회복을 조사하였다.

영상 IMAGING

화학요법 유발 말초신경병증 CHEMOTHERAPY-INDUCED PERIPHERAL NEUROPATHY

CIPN이 있는 환자의 뇌와 척수의 영상은 중추신경계나 말초신경계에 악성종양의 침투결과로 생긴 신경학적 변화로 생긴 것이 아니다.

다른 임상적 검사 OTHER CLINICAL TESTS

길리안 바레 증후군 GUILLIAN-BARRÉ SYNDROME

근전도 검사(Electromyography)

길리안 바레 증후군에서 가장 민감하고 특이한 결과는 일련의 전기진단 검사에서 발견할 수 있다. 길리안 바레 증후군의 탈수초화를 설명하는 특별한 기준이 발표되었다. 제시된 기준에 따르면 다음의 조건 4개중 3개에 해당되어

표 7-1 신경병증과 증상에 관련된 화학약제

약제	감각 증상	운동 증상	다른 효과
Taxanes Paclitaxel[26] Docetaxel	경증이나 중간 정도의 무감각(numbness)과 저림(tingling) 작열감, 찌르는 듯(burning, stabbing)한 통증	원위 근육의 약화	호중성구감소증(neutropenia), 빈혈, 근육통, 관절통, 매스꺼움, 탈모증(alopecia)
Vinca alkaloids Vincristine[33] Vinorelbine	경증이나 중간 정도의 무감각과 저림 작열감, 찌르는 듯(burning, stabbing)한 통증	원위 근육의 약화, 심부건 반사의 감소, 발처짐	과립백혈구감소증(granulocytopenia), 백혈구감소증(leukocytopenia), 빈혈, 피로, 매스꺼움, 탈모증
Platinum compounds Caboplatin[34] Oxaliplatin[35] Cisplatin[36]	경증이나 중간 정도의 무감각과 저림	약화는 드물다.	귀독성(ototoxicity), 전정계독성(vestibular toxicity), 중성구감소증, 백혈구감소증, 빈혈, 매스꺼움, 혈소판감소(thrombocytopenia)

야 한다.

1. 2개나 그 이상의 신경이 NCV의 감소
2. 1개나 그 이상의 운동 신경에서 전도 차단이나 비정상적인 시간적 분산(temporal dispersion)
3. 2개나 그 이상의 신경에서 길어진 원위부 잠복시(distal latencies).
4. 2개나 그 이상의 운동 신경에서 F파가 길게 나타나거나 나타나지 않는다.[37]

Gordon과 Wilbourn[38]은 길리안 바레 증후군인 환자의 전기진단연구의 향후 분석을 발표하였다. 초기 길리안 바레 증후군 환자들에게 전기진단 측정한 결과 H-반사의 부재가 가장 두드러지게 나타났다. 축삭이 손상되었다면, 마비된 근육에 EMG 기록에서 세동전위(fibrillation potential)와 양성예파(positive sharp waves)가 나타날 수 있다.[39] 증상에 따른 탈수초화 형태에서 대략 환자의 반정도는 전기진단 연구에 의해 명확한 진단이 가능하다. 하지만 발병 이후 5일까지는 관찰할 수 없다.[38]

뇌척수액검사 (Cerebrospinal fluid)

뇌척수액을 검사하면 길리안 바레 증후군의 잠재성 여부를 검사할 수 있다. 길리안 바레 증후군의 진단 시 나타나는 일관된 결과는 정상적인 압력과 없거나 드문 세포(few to no cell), 단백질 농축의 증가이다.[40]

약리학 PHARMACOLOGY

길리안 바레 증후군
GUILLIAN-BARRÉ SYNDROME

길리안 바레 증후군의 의학적 중재는 신경계에서 면역체계가 받는 공격을 감소시키기 위해 IVIg와 혈장 교환[plasma exchange(PE)]이 도입되어 개선되어왔다. PE와 IVIg 둘 다 독립적인 보행으로 돌아가는데 도움이 된다.[41-43] PE가 큰 병원에서 주로 환자에게 제공되는 반면에, IVIg는 집중치료실(ICU)이 있는 대부분의 병원에서 사용하고, 병원에 따라 다르다.[44] 선택하는 치료가 무엇이든간에 빠른 치료가 회복을 개선한다.[43,45]

코르티코스테로이드 치료(Corticosteroid therapy)는 길리안 바레 환자들의 장애를 예방하는데 효과적이지 않고, 단독 약물치료로는 더 이상 추천하지 않는다.[46] 일부 의사들은 여전히 잠재적인 양성 연합 효과를 위해 다른 중재 방법인 methyprednisone를 보조치료로 사용한다.[12] 회복이 있음에도 불구하고, 길리안 바레 증후군은 여전히 심각한 장애를 줄 수 있는 질병이다. 다른 약리학과 의학적 치료로는 interferon, cyclooxygenase-2 억제제, 그리고 뇌척수액의 여과법을 포함하며 많은 연구가 계속되고 있다.[12]

통증은 길리안 바레 증후군의 특징 중 하나이며, 다양한 약물을 사용하고 있다. Gabapentin은 뇌의 비정상적인 흥분을 감소시키고 통증 감소 특히, 작열통(burning), 찌르는 듯한 통증을 감소시키는 약물이다. 약의 부작용은 졸음, 두통, 매스꺼움, 변비 등이나 관절 통증, 발진(rash), 가려움(itching)이 있다. Fentanyl은 통증을 경감하기 위해 중추신경계에 작용하는 아편계마약성약물(opioid narcotic drug)중의 하나이다. 이 약의 부작용은 어지러움, 현기증(lightheadedness), 불안(anxiety) 등이 있다.

환자들은 병적인 상태를 치료하기 위해 또는 두통이나 변비 같은 부작용과 관련된 치료를 위해 다른 약을 먹을 수도 있다.

화학요법 유발 말초신경병증
CHEMOTHERAPY-INDUCED PERIPHERAL NEUROPATHY

말초신경 병증은 화학요법의 약제 때문에 발생하는 부작용을 최소화하기 때문에, 최근의 연구는 신경을 보호하는 약물에 초점을 맞추고 있다. 다양한 물질은 화학적 약제를 사용하는 동안에 산화부담(Oxidative stress)으로부터 신경계를 보호하기 위한 능력을 계속 연구하고 있다. 임상에서 시도하는 약물은 비타민E, 글루타민, glutathione, amofostine, neurotrophic factor이다.[47]

신경병성 통증(neuropathic pain)을 경험한 환자의 증상은 tricyclic antidepressants, anticonvulsants(gabapentin같은), opioid 약물로 치료한다. 환자들에게 사용하는 약물들은 아래에 세부적으로 설명하였다.

♦ Cyclobenzaprine
- 작용: 근육이완과 통증 경감
- 투여: 경구

- 부작용: 졸음, 어지러움, 구강건조, 복통

♦ Gabapentin

- 작용: 환자의 통증인지에 변화로 생긴 신경통(neuralgia)의 경감
- 투여: 경구
- 부작용: 졸음, 어지러움, 두통, 피로, 시각흐림이나 복시(blurred or double vision), 현기증(unsteadiness), 불안, 매스꺼움, 체중 증가, 설사

♦ Oxycodone

- 작용: 중간에서 심한 정도의 통증 경감
- 투여: 경구
- 부작용: 복통, 변비, 구강건조, 빠른 심장 박동, 발진

환자는 증상의 중복이환(comorbid)에 따라 다른 약물을 함께 복용하기도 한다.

사례 연구 #1:

길리안 바레 증후군

Guillian-Barré syndrome

Thomas Stone씨는 길리안 바레 증후군을 앓고 있는 57세의 남성이다. 급성 염증성 탈수초화 다발성 신경증이며, 아급성 재활 시설로 들어왔다.

물리치료사 검진 PHYSICAL THERAPIST EXAMINATION

병력 HISTORY

♦ 일반적인 인구학: Stone씨는 57세의 백인 남성이며, 모국어는 영어이다. 그는 오른손잡이 이며, 전문대를 졸업하였다.

♦ 사회적 병력: Stone씨는 결혼하였고 각각 30살, 34살인 2명의 딸의 아빠이다. 그의 딸들은 근처에 살고 있다.

♦ 고용/일: 금융계에서 일하고 있다.

♦ 생활 환경: 그는 농장 스타일의 단층집에서 부인과 함께 살고 있다. 그의 집 현관까지 가려면 손잡이 레일이 있는 3개의 계단을 올라가야 한다. 차고에서 부엌까지는 손잡이 레일이 없으며 1개의 계단이 있다. 지하실에서 거실로 가는 통로에는 손잡이 레일이 있고 한 줄로 이어진 계단이 있다.

♦ 일반적인 건강 상태

- 일반적인 건강 인식: 그의 건강은 대체로 좋았으나, 그는 현재 그에게 일어난 일들로 인해 걱정하고 불안해하고 있다.
- 신체적 기능: 그의 나이에 비해 정상적이다.
- 심리적 기능: 특별히 문제될만한 사항은 없다.
- 역할 기능: 그는 남편, 아버지, 할아버지, 은행원, 자원봉사자로서의 역할
- 사회적 기능: 그는 교회를 다니고 있고, 기분전환으로 골프를 즐기고 있었으며, 몇 개의 지역사회 조직에서 멤버로서 활동하고 있다.

♦ 사회/건강 습관: 비흡연자이고 경우에 따라 음주는 한다.

♦ 가족력: 그의 어머니는 심근경색으로, 아버지는 자연사로 돌아가셨다.

♦ 의학/외과적 병력: 그는 과거에 특별한 약물을 복용했거나 수술을 했던 적은 없다.

♦ 이전 입원: 없음

♦ 이전에 존재하는 의학적 그리고 다른 건강과 관련된 상태: 특이사항 없음

♦ 현재 상태/주호소: Stone씨는 그의 발에 약간의 무딤과 쑤시는 감각을 느끼기 시작한 11일 전까지는 건강했었다. 이 증상(무딤, 쑤심)은 빠르게 발로 퍼지고, 손에서도 나타나기 시작했다. 그는 또한 손, 발, 다리가 약해졌으며, 극심한 피로를 느끼고 있었다. 그는 도움 없이는 걸을 수 없었고, 자가치료에 어려움이 있었으며, 일을 할 수 없었다. Stone씨는 약화와 피로의 초기 진행이 최고조된 시기인 10일 전에 입원하였다. 입원 중에, 그는 치료적 혈장분리교환술(therapeutic plasmapheresis)을 5번을 받았다(혈액을 맑게 하기 위해 손상된 항체를 혈액로부터 여과하고, 혈구세포는 혈액 기능을 유지하기 위해 환자의 몸으로 돌아간다. 환자의 신체는 제거된 액체를 회복하기 위해 혈장을 만들어낸다).

♦ 기능적인 상태와 활동 수준: 그는 약화으로 인하여 이동을 독립적으로 할 수 없다. 또한 가벼운 허리의 통증과 양발의 통증을 호소하였다. Stone씨는 ADL, IADL을

정상적으로 수행할 수 없다.

- 약물
  - 입원전: 통증 감소를 위한 타이레놀
  - 현재 입원후
    - Prednison(첫 주에 40 mg/day 투약하고, 앞으로 4주 더 지속될 것이다)
    - 고용량 IVIg, 현재 완료
    - 장과 식도의 기능을 위한 약물: Colace 100 하루 두 번, 경구 투여로 하루에 2번 Senokot 2~4정, Protonix 40 mg 하루 한번.
    - 통증 관리를 위한 약물: 필요에 따라 Gabapentin, Tylenol, fentanyl
    - 환자는 설파제(sulfa drug)에 알레르기 반응이 있다.
- 다른 임상적 검사
  - 요추 천자(lumbar puncture)로 감염성 경로의 증거를 찾으려 했으나, 실패하였다. 뇌척수 액의 Oligoclonal band는 뇌척수액검사에서 모든 Band처럼 음성이다. 뇌척수 액 안의 높아진 단백질은 정상적인 것으로 보고되었다.
  - 신경적 변화를 찾기 위해 EMG를 시행하였고, 특히 원위 상, 하지 근육단위전압, 복합적인 근육의 동원력 감소의 증거를 찾는다.

시스템 재검토 SYSTEMS REVIEW

- 심혈관/폐
  - 혈압(BP): 138/69 mmHg
  - 부종(edema): 없음
  - 심박수(HR): 80 bpm
  - 호흡율(RR): 18 bpm
- 외피계
  - 반흔형성 상태: 없음
  - 피부색: 정상
  - 피부 상태: 정상
- 근골격계
  - 전체적인 관절가동범위: 수동적으로 정상기능범위(WFL); 능동적 관절가동범위 중간정도 제한
  - 전체적인 근력: 양쪽 상 · 하지에서 근위보다는 원위에서 감소
  - 전체적인 대칭: 비대칭 없음
  - 키: 1.78 m
  - 몸무게: 76.2 kg
- 신경근계
  - 균형: 앉은 자세와 선자세에서 균형감소가 보임
  - 보행, 이동 그리고 변화: 보조없이는 보행이 불가능하고, 자세전환도 안된다.
  - 손, 발의 원위부에 감각이상(dysaesthesia)이 있다.
- 의사소통, 감정, 인지, 언어, 학습 유형
  - 의사소통, 감정, 인지: 정상기능범위(WFL)
  - 선호하는 학습: 시각을 이용하여 배움(visual learner)

검사와 측정 TESTS AND MEASURES

- 유산소 용량/지구력
  - 지구력은 현재 평가하기 어렵고, 활동 중에 지구력을 제한하는 기능적 활동을 검사한다.
  - Fatigue Severity Scale[49]에서는 5.2/7.0으로 심각한 피로를 보여준다.
- 인체측정학적 특징
  - BMI = 705 × [체중(lbs)/신장^2(inch)]
  - Stone씨는 BMI = 24.17, 정상범위(WNL)[50]
- 각성, 집중, 그리고 인식
  - 지남력×3 (oriented×3)이지만 기면(lethargic)
  - 2단계의 구두 명령을 따라 할 수 있다.
  - 협조적이고, 의욕적이다.
- 보조 및 적용 장치
  - 현재 사용은 없다.
  - 보행을 위한 보조 도구가 필요할 것이다.
  - ADL을 위하여 보조나 적응장비가 필요할 것이다.
- 뇌신경과 말초신경의 통합성
  - 양측 발목이나 손목에 온도감각이 감소되어 있다.
  - 양측 발, 발목, 하지와 손에 가벼운 촉각은 약간 손상되어 있다.
  - 이전 EMG검사에서 원위 상, 하지 근육단위전압, 복합적인 근육의 동원력이 감소된 것으로 나타났다.
- 환경, 가정, 직장에서 장애물
  - 집의 입구 앞까지 가기 위해서는 손잡이가 있는 난간과 함께 3개의 계단을 올라가야 하고, 뒤쪽 입구로 들

어가기 위해서는 손잡이 없는 1개의 계단을 올라야 한다. 지하실에서 거실로 가는 통로에는 난간이 있고 한줄로 이어진 계단이 있다.
- 실내바닥은 대부분 카펫이 깔려 있다.
- 큰 SUV 차를 소유하고 있다.
- 환자의 직장 공간에는 큰 자동문과 엘리베이터가 있다.

♦ 보행, 이동 그리고 균형
- 앉은 자세 균형: 허리나 상지의 지지 없이 균형을 유지하기 위해 보조자 한 명의 도움이 필요하다.
- 5분 이상 앉은자세에서 왼쪽으로 기울어짐이 증가하는 것으로 보아 환자의 피로가 보이고, 자각할 수 없고 스스로 교정하기 어렵다.
- 이동과 자세전환
  - 누운 자세에서 앉기나 앉은 자세에서 눕기: 한명의 약간의 도움이 하지에 필요하다.
  - 앉은 자세에서 서기나 선자세에서 앉기: 하지의 안정성과 균형을 위해 한명의 보조자가 중간 정도의 도움을 주어야 수행할 수 있다.
  - 침대에서 휠체어 이동이나 휠체어에서 침대 이동: 하지의 안정성과 균형을 위해 한명의 보조자가 중간 정도의 도움을 주어야 수행할 수 있다.
- 서기 균형
  - 정적 균형을 유지하기 위해 한명의 보조자가 중간 정도의 도움을 주어야 한다.
  - 주저앉는 것을 예방하기 위해 환자의 무릎에 지지를 제공해 주어야 한다.
- 낮은(poor) 균형과 약화 때문에 환자 보행을 할 수 없다.

♦ 외피계의 통합성
- 엉치뼈(천골, sacrum), 발뒤꿈치, 어깨뼈, 팔꿈치, 후두 부위에 압력이 증가된 흔적은 없다.

♦ 운동 기능
- 손으로 잡기가 어렵다.
- 상지의 섬세한 운동 기술은 약화때문에 심각한 제한이 있다.
- 약화로 인해 하지의 협조성에 제한이 있다.
- 약화로 인해 상지의 협조성에 제한이 있다.

♦ 근 수행력
- 다음은 MMT의 측정 결과로 정상과 차이를 보였다.
  - 어깨관절 굽힘: 양측 3/5
  - 어깨관절 외전: 양측 3/5
  - 위팔 굽힘: 양측 3-/5
  - 위팔 폄: 양측 3-/5
  - 손목 굽힘: 양측 2/5
  - 손목 폄: 양측 2/5
  - 손가락 굽힘: 양측 1/5
  - 손가락 폄: 양측 1/5
  - 엉덩관절 굽힘: 양측 3-/5
  - 엉덩관절 폄: 양측 3-/5
  - 무릎관절 굽힘: 양측 3/5
  - 무릎관절 폄: 양측 3/5
  - 발목관절 굽힘: 양측 1/5
  - 발목관절 폄: 양측 1/5
  - 외반: 양측 0/5
  - 내반: 양측 0/5
  - 몸통 굽힘: 3/5
  - 몸통 폄: 3/5

♦ 교정, 보호, 그리고 지지 장비
- 안정부목(resting splints)나 손, 발 보조기가 필요한지 관찰이 필요하다.
- 복대나 지지 스타킹이 필요한지 관찰이 필요하다.

♦ 통증
- 초기에는 NPS상에서 허벅지뒤쪽과 허리에서 휴식 시에도 3-4/10 정도의 통증을 호소하였다. 0 = no pain, 10 = worst possible pain.
- Gabapentin을 처방 후에는 1-2/10으로 통증의 정도가 낮아졌다.
- 하지의 신장이나 체위 변경(repositioning)이 용이해졌다.

♦ 자세
- 혼자서 설 수 없다.
- 보조없이는 왼쪽으로 기대서 앉는다.

♦ 관절가동범위
- PROM: 양쪽 상 · 하지에서 정상기능범위(WFL)
- 양쪽 뒤네갈래근의 약간의 긴장이 있다.

♦ 반사 통합성

- 심부 건 반사(DTR)
  - 양측 발목에서 반사 소실
  - 양측 무릎뼈 힘줄에서 (1+/4)로 감소되어 있다.
  - 양측의 위팔두갈래근과 위팔세갈래근은 정상.
- Babinski reflex: 양쪽 정상

♦ 자가치료와 가정 관리
- 머리빗질과 칫솔질을 할 수 없다.
- 모든 다른 자가치료는 보조가 필요하다.

♦ 감각 통합성
- 양쪽 손과 손목의 진동감각 소실
- 양쪽 발목과 엄지발가락에 관절 위치 감각 저하.

♦ 환기와 호흡/가스 교환
- 기침 평가: 기침이 약하다.
- 산소 포화도: 휴식 시 98%, 앉은 자세에서 97%
- 흉곽 운동
  - 환자의 흉곽은 양측이 대칭으로 움직인다.
  - 심호흡시 흉곽의 확장이 감소되었다.
- 폐음: 모든 폐 구역은 청진기로 검사 시 깨끗한 소리가 들렸다.

♦ 일, 지역사회 그리고 여가 통합 또는 재통합
- 어떤 작업활동도 할 수 없을 땐 병가를 낸다.
- 직장으로 가기 위해 운전하거나, 공원을 산책하거나, 5층에 위치한 사무실로 가기 위한 능력이 필요하다.
- 직업의 참여: 컴퓨터 앞에서 긴 시간 동안 일하기 위해 앉아 있어야 하고, 자료를 검색하고, 전화로 사람들과 의사소통을 하여야 하며, 직원들과 업무적인 교류, 잦은 회의, 그리고, 하루에 8시간에서 12시간 동안 일을 할 수 있어야 한다.

평가 EVALUATION

Stone씨는 활동적이고, 오른손잡이인 남성이며, 현재의 증상이 최근에 발병하였다. 그는 양쪽 손과 발에서 감각무딤, 감각이상, 약화를 느낀 시점인 10일 전에 입원하였고, 길리안 바레 증후군(GBS)이라고 진단을 받았다. 아급성기의 재활을 위한 시설로 입원했을 당시만 해도, 그는 모든 자기 관리 활동에서 전반적으로 독립적이었지만, 약화로 인해 이동은 혼자서 할 수 없었다. 그는 스스로 호흡을 할 수 있었지만 기침을 하는 것을 어려워했다. 환자는 일을 더 이상 할 수 없고 병가상태이다. 그는 근력과 지구력, 피부감각, 고유수용감각, 그리고 근위부보다는 원위가, 상지보다는 하지에 균형감각이 감소하였다.

그는 도움 없이 서거나 앉기, 독립적 이동을 할 수 없었으며, 자기 관리나 침상운동, 이동 등 모든 동작시에 도움이 필요하다. Stone씨는 넘어지는 것에 대한 위험도가 높아졌기 때문에 항상 안전에 대하여 신경을 써야 한다. 초기에 운동치료를 시작하지 않으면, 피부 손상이나 감각이상 같은 다른 합병증이 발생할 것이다. 환자는 그가 이전에 교회와 지역사회에서 수행하였던 역할에 대한 독립적인 참여와 관리 역시 할 수 없게 되었다.

진단 DIAGNOSIS

Stone씨는 통증을 동반한 AIDP유형의 길리안 바레 증후군(GBS)이다. 그가 가진 손상: 유산소 용량/지구력; 뇌신경과 말초신경의 통합성; 보행, 이동 그리고 균형; 운동 기능; 근 수행력; 자세; 반사 통합성; 감각 통합성; 그리고, 환기과 호흡/가스 교환. 또한, 자가치료와 가정 관리, 일, 지역사회, 여가, 여러 가지의 임무나 활동에서 기능적으로 제한이 있다. 그는 환경, 직장, 가정에 장애물이 있다. 환자는 보조, 적응, 보조기, 보호나 지지 장비가 필요할 것이다. 이러한 소견은 7장에 기술되어 있다. 손상의 정도 인식, 기능적 제한, 장애, 그리고 도구나 장비는 치료 계획과 예후를 결정하는데 중요한 요소로 작용한다.

예후와 치료계획 PROGNOSIS AND PLAN OF CARE

치료과정 중에 다음의 결정된 목표를 유기적으로 계획한다:

♦ 균형 개선
♦ 기침 개선
♦ 지구력 개선
♦ ADL과 IADL의 기능적인 독립성이 증가
♦ 보행, 이동, 그리고, 균형 개선
♦ 적절한 보조장비를 이용하여 독립적인 보행, 계단 오르기 가능

- 운동 기능은 증가
- 근 수행력의 증가
- 통증의 감소나 제거
- 자가치료의 수행 능력은 개선
- 신체적인 능력(capacity)의 개선
- 신체적인 기능의 개선
- 자세 조절 개선
- 퇴원 후 치료받을 수 있는 적절한 지역사회 자원의 확인
- 위험 요소가 감소
- 체중 부하상태 개선
- 직장, 지역사회, 여가활동의 재개

이러한 목표를 달성하기 위해선 환자에게 적절한 중재가 필요하다. 다음을 포함한다; 협응, 의사소통 그리고 기록; 환자/고객 관련 교육; 치료적 운동; 일상생활동작과 가정 관리를 위한 기능적 훈련; 일, 지역사회, 여가 통합 또는 재통합에서의 기능적 훈련; 보조기구와 장비의 적절한 처방, 적용 그리고 제작; 전기 치료; 기도 청결 기술.

진단과 예후를 기초로, Stone씨는 앞으로 3~6개월 동안 20~24번의 치료가 예상된다. 그는 아급성기의 재활시설을 통해 기능적인 독립성을 다시 회복할 것으로 예상되며, 가정 관리와 외래환자를 위한 물리치료관리를 받기 위해 집으로 돌아갈 것이다. 그의 증상 치료 계획은 위의 목표에 모두 포함되어 있다.

환자의 초기 손상 정도, 환자의 운동치료에 대한 반응, 증상의 재발, 중재 계획의 적합성 같은 많은 요인들이 물리치료 중재의 빈도와 기간에 영향을 준다. Stone씨는 매우 의욕적이며, 재활의 예후 역시 좋다.

중재 INTERVENTIONS

중재 선택의 이론적 배경 RATIONALE FOR SELECTED INTERVENTIONS

길리안 바레 증후군(GBS) 환자들을 대상으로 하는 연구에는 재활 후의 호전[53-55]에 대하여 명시하고 있다. 긴 시간 동안의 장애에도 불구하고, 몇몇의 사례에서 호전은 나타나고 있다.[56] 치료 후, 가장 흔하게 남는 잔여 손상은 피로, 근력의 감소, 약간의 감각소실 정도이다.[57-59]

치료적 운동 (Therapeutic exercise)

길리안 바레 증후군(GBS) 환자들에게서 나타나는 보편적인 증상은 근위 보다는 원위쪽에서 상지와 하지의 근력 감소,[53,58,60,61] 심호흡계의 기능의 감소를 들 수 있다.[61] 피로는 근력과 지구력의 감소와 관련하여 나타나는 추가적인 손상이다.[61] 유산소와 근력운동은 근력과 지구력을 증가시키는데 선호되는 방법이지만, 일부 운동치료가 손상된 신경원의 회복을 억제할 수도 있다는 의견도 있다.[62] 한 동물 연구는 신경 재지배가 일어나는 초기 단계에 강도 높은 운동을 수행하면 신경발아(sprouting)를 억제할 수도 있다고 보고하였다.[63] 그렇지만 다른 연구에서는 효과가 없거나, 효과가 있다는 상반된 연구결과가 있었다.[66,67] 그러므로, 운동치료의 역효과에 대한 환자반응을 관찰하면서 사용하면 길리안 바레증후군(GBS) 환자의 회복 초기단계에서 도움이 된다. 길리안 바레증후군(GBS)의 초기, 급성단계이라도, PROM운동은 근육의 길이와 관절의 건강을 유지하기 위해 시작해야만 한다. 일단 신경학적인 상태가 안정되면, 운동치료는 피로의 증가나 증상의 악화를 정밀하게 관찰하여 시작한다.

운동치료는 근력과 지구력에 효과가 오래 지속될 수 있기 때문에 길리안 바레 증후군(GBS) 회복의 마지막 단계에서 적용한다. 길리안 바레 증후군 회복의 만성기에는 소규모운동(small scale exercise) 시도를 해서 완성한다. 12주 동안 자전거 동력운동계(ergometry) 프로그램은 심호흡계 기능, 등속성 근력, 피로 등에서 상당한 향상을 보였고,[61] 프로그램을 중단할 정도의 일시적인 부작용은 없었다. 이런 결과는 자전거 동력운동계 프로그램으로 중증의 길리안 바레 증후군 환자들의 근력과 지구력을 향상시킨 이전의 회복 사례와 일치한다.[68] 길리안 바레 증후군 환자들이 건강인 보다는 낮은 수준이지만, 자전거 동력운동계 운동으로 길리안 바레환자들의 기능적 향상이 있음을 36-Item Short Form Health Survey(SF-36)통해 Garssen과 동료들이 증명하였다.

보조 도구를 사용하는 보상 전략의 초점은 기능적인 재신경지배의 회복과 중심신경회로(central neural circuit) 보존을 하는 것이다. Tuckey와 Greenwood는 체중지지를 이용한 보행훈련이 기능적인 재훈련에 도움이 된다고 보고하

였다.[69] 이와 같은 훈련은 보행을 위한 기능적인 신경재지배와 중추신경기전에 이론적으로 도움되고, 손상된 신경과 근육의 과도한 피로를 예방한다. 환자의 기능적인 운동성은 전동휠체어 같은 보조장비의 사용으로 회복단계 동안에 도움을 줄 수 있다.

자가치료와 가정 관리에서의 기능적인 훈련 (Functional training in self-care and home management)

환자의 기능적 목표 달성과 퇴원 욕구와 관련된 다양한 상황에서 훈련하는 것은 환자에게 스트레스가 될 것이다. 손상된 근육에 피로가 증가될 수 있으므로 활동의 조율이 필요하다. 기능적인 신경지배가 회복됨에 따라, 보조 장비의 사용감소는 신경계의 회복을 최대한 자극하는 것을 돕는다.

일, 지역사회 그리고 여가 통합 또는 재통합에서의 기능적인 훈련 (Functional training in work, community, and leisure integration or reintegration)

직장, 지역사회, 여가활동으로의 복귀는 과도한 피로를 느끼지 않은 한도 내에서 환자의 참여도나 성취감을 증가시켜 단계적으로 실행한다. 길리안 바레 증후군의 장기간에 걸친 영향 때문에 건강교육이나 건강발달, 웰니스, 운동계획은 중요하다.[54-57] 이런 계획의 일환으로 환자는 선호하는 활동이나 지역사회 자원을 확인할 필요가 있다.

보조 장비의 적절한 처방, 적용과 제작 (Prescription, and as appropriate, fabrication of devices and equipment)

길리안 바레 증후군의 환자는 근력, 감각, 지구력의 감소와 균형의 손상, 보행, 유산소 용량의 감소가 나타나기 때문에, 회복 기간동안 보조, 적응, 보조기, 보호대, 혹은 지지장비가 필요할 수 있다. 운동과 감각의 기능을 회복하기에 앞서 움직임을 향상시키는 것이 중요하다. 그래서 긴 거리를 이동할 시에는 전동휠체어가 에너지 절약과 집과 지역사회로의 접근을 위해 단기적으로 필요하다.

기도 청결 기술 (Airway clearance techniques)

상지와 하지의 기능적인 근력의 손실 때문에, 몸통 근육 또한 영향을 받게 되고, 동적인 폐 용량(dynamic lung volumes)도 감소한다. 몸통 근육의 근력감소는 호흡불안의 위험을 증가시키는 것과 연관이 있다.[70] 입원기간 동안에 기계적환기(mechanical ventilation)의 사용은 폐 감염의 위험성을 더 증가시킨다. 기계적환기를 필요로 하는 환자의 25%는 폐렴으로 발전될 가능성이 높다.[40] 기계적환기를 사용하지 않은 환자는 올바른 기도청결능력을 위해 기침을 평가해야 한다. 자세유지와 호흡운동은 효과적으로 기침을 잘 할 수 있도록 도와주고 다른 합병증을 예방한다. 복대(abdomal binder)와 같은 지지 도구는 초기 단계 동안에 필요하다.

전기 치료 (Electrotherapeutic modalities)

통증은 길리안 바레 증후군(GBS)과 관련된 주된 증상이다.[71] 약물을 통한 통증의 관리는 지속적으로 제시되어 왔다.[8,72,73] 물리치료사는 길리안 바레 증후군(GBS)으로 인한 신경병증의 특징과 비활동으로 인한 근육 긴장으로 발생한 일반적인 통증의 가능성 둘 다를 잘 알고 있어야 한다. 이런 통증은 스트레칭과 전기치료와 같은 방법으로 중재할 수 있다. 한 사례 연구에서, 부가적인 TENS의 사용이 길리안 바레 증후군(GBS)의 환자의 통증관리에 효과가 있었음을 보고하였다.[74]

협응, 의사소통 그리고 기록 COORDINATION, COMMUNICATION, AND DOCUMENTATION

제휴된 모든 재활팀과 환자, 환자가족들 사이 많은 대화가 필요하다. 여러 분야의 팀웍은 환자와 가족의 회의와 환자치료회진(round)을 통해 이루어진다. 가족은 아급성기 관리에서 가정 관리와 외래 환자의 서비스로의 변경된 정보를 제공 받을 것이다. 지역사회자원 또한, 환자와 가족들에게 제공 될 것이다. 환자 관리에 대한 모든 내용은 문서화 될 것이다.

환자/고객 관련 교육 PATIENT/CLIENT-RELATED INSTRUCTION

환자와 가족은 현재 질환과 후유증, 현재 손상의 이유, 장애, 기능적 제한, 위험요인을 설명받거나 교육받을 것이다. 그는 피부질환을 예방하기 위한 체위변경의 필요성을 배울 것이다. 그는 또한, 정상피부에 온도검사와 피부에 자극이 될 수 있는 신발과 피부를 검사하는 법을 배운다.

환자와 가족은 또한, 추가적인 도움을 받을 수 있도록 지역사회자원에 대한 정보도 제공받을 것이다. Stone씨와 가족은 관리 계획을 세우기 위한 상담을 받게 될 것이며, 환자의 독립적인 기능과 활동을 향상하기 위한 기술을 배우게 될 것이다.

치료적 운동 THERAPEUTIC EXERCISE

- ♦ 유산소 용량/지구력 상태
  - ● 심혈관계와 호흡계의 기능 향상을 위하여 마지막 단계에서 시작한다.
  - ● 방법
    - ▪ 자전거 동력운동계(ergometry)는 일단 환자가 견딜 수 있을 때, 사이훈련(interval training)으로 시작한다.
      - ▶ 앉은 자세에서 상지 동력운동계
      - ▶ 앉은 자세에서 하지 동력운동계
      - ▶ 자전거 동력운동계
  - ● 강도: 60% MHR
  - ● 기간: 20~25분 동안 쉬지 않고 운동
  - ● 빈도: 일주일에 3~4번
- ♦ 균형, 협응성, 그리고 민첩성 훈련
  - ● 앉은 자세에서 정적 균형 운동
    - ▪ 훈련은 환자의 균형과 하지 근력의 결손 때문에 앉은 자세에서 보조와 함께 시작될 것이다.
    - ▪ 지구력을 증가시키기 위해 정적인 앉은 자세 동안에 몸의 안정성을 유지한다.
    - ▪ 상지의 지지나 지지없이 단단한 의자에서 불편한 의자까지 참을 수 있을 만큼 앉은자세를 유지한다.
  - ● 동적인 균형 운동(dynamic balance exercise)
    - ▪ 머리 돌리기
    - ▪ 모든 면으로 체중 이동
    - ▪ 몸통에서 율동적 안정화
    - ▪ 기저면 밖으로 팔 뻗는 활동
  - ● 정적인 선 자세 균형(static standing balance)
    - ▪ 이동용 벨트를 하고 안정성을 위하여 평행봉에서 시작
    - ▪ 엉덩관절과 무릎관절을 편 상태로 바르게 기립자세 유지
    - ▪ 휴식시간을 감소시키고 선 자세를 유지하는 시간을 늘린다.
    - ▪ 보조도구를 이용하여 선 자세 유지하고 자가치료를 포함한 기능적인 활동을 수행하기
    - ▪ 상지 지지없이 동적인 선 자세 균형 운동
    - ▪ 머리 돌리기
    - ▪ 모든 면으로 체중이동
    - ▪ 율동적 안정화
    - ▪ 팔 뻗기 훈련
    - ▪ 걸음걸이 활동
    - ▪ 보조도구 사용으로 진행
    - ▪ 이동이나 자가치료 같은 기능적인 활동 동안에 연습하기
- ♦ 유연성 운동
  - ● 모든 움직임은 통증이 없는 범위에서 수행한다.
  - ● PROM에서 시작하여 AAROM으로 진행
  - ● 스트레칭
    - ▪ 초기 스트레칭 운동은 천천히 그리고 안정되게 하며, 마지막 범위에서 30~60초 정도 유지한다.
    - ▪ 환자는 스트레칭 운동에 참여할 수 있으며, 피로를 느낀다면 기능적인 활동 또는 치료활동을 한 후나 준비운동을 한 후에 스트레칭을 해야한다.
      - ▶ 하지에 있는 발목 배측굴근, 무릎 폄근, 뒤넙다리근(hamstring)과 엉덩관절 굽힘근들은 적절하게 관찰하고 신장을 한다.
  - ● 근육의 신장을 위한 자세변경
    - ▪ 자세변경 계획은 적당한 때에 직원이나 가족에 의해 시행되고, 엎드린 자세, 바로 누운자세, 옆으로 눕기, 앉은 자세 순으로 한다.
    - ▪ 안정 부목(resting splint)은 발목 저측굴근을 장시간 동안 신장하기 위하여 사용한다.
    - ▪ 선 자세를 유지하는 경사 침대는 체중 지지된 자세로 장시간 동안 신장시키기 위해 사용한다.
- ♦ 보행과 이동 훈련
  - ● 병원, 아급성 간호시설, 집에서 초기상태에 수동이나

전동휠체어를 안전하고 올바르게 사용하는 방법에 대한 교육과 훈련, 직장 또는 지역사회 상황에서 후기단계에 에너지 보존을 위한 방법 교육과 훈련.

- 보행교육은 위에 언급한 것처럼 서기 균형과제와 같이 시작하고, 체중 이동훈련을 결합하여 수행한다.
- 앞, 뒤 스텝연습은 서기에서 앉기로 자세를 변경할 때 안전성을 주기 위해 교육한다.
- Body weight supported treadmill training (BWSTT)는 위의 방법들과 결합하여 재활과정의 초기에 이용될 것이다.
- 환자가 평행봉에서 밖으로 나갈 준비가 되면 적절한 보조장비의 사용이 시작된다.

♦ 근력, 힘 그리고 지구력 훈련
- 초기에 지구력훈련은 기능적 훈련과 근력훈련 동안 쉬는 시간을 줄임으로써 수행될 수 있다.
  - 침대에서 앉아있는 시간을 늘리는 것으로 시작해서, 팔받침이 있는 의자로 진행한다.
  - 의자에 앉아 있는 동안 한팔 또는 양팔의 사용하는 활동을 수행한다.
  - 앉아있는 동안 기능적 과제와 자가치료를 수행한다.
  - 서기 활동으로 진행한다.
  - 활동들 사이의 쉬는 시간을 줄이고, 활동을 늘린다.
- 좀더 체계화된 근력과 지구력 운동 프로그램은 Stone씨의 증상과 기능적 독립성이 안정화될 때 추가해서 시작한다.
  - AAROM에서 AROM으로 진행하면서 체중을 이용한 근력강화를 시작하고, 견갑대와 골반대와 몸통같은 근위근육에 초점을 두면서 안정성을 증진시킨다.
  - 중력을 감소시키거나 제거할 수 있는 면에서 시작해서 근력이 증가함에 따라 중력에 저항하는 운동으로 진행한다.
  - 저항(resistance)은 도수저항, 낮은 무게, 탄력밴드 순으로 서서히 늘려간다.
  - 운동중과 후에 피로 정도를 관찰하여 추후 운동 후 회복률을 결정하는 것은 중요하다.
  - 일상활동동안 기본적인 에너지소비량과 운동량을 인지하는 것이 필요하다.
  - 낮은 무게의 가변성저항(variable-resistance)과 기계의 사용은 근력강화는 물론 운동로(motor pathway)의 재훈련에 도움을 준다.
  - 태극권 또는 요가는 Stone씨의 장기간 건강, 웰니스, 체력프로그램의 일부분으로서 고려할 수 있다.

자가치료와 가정 관리에서의 기능적인 훈련
FUNCTIONAL TRAINING IN SELF-CARE AND HOME MANAGEMENT

♦ 자가치료와 가정 관리
- 앞에서 기술된 치료훈련의 대부분은 ADL훈련(즉, 서기와 앉기에서 뻗기 운동은 화장이나 개인위생에 도움이 될 것이다)을 유지하는데 도움을 줄 것이다.
- 환자와 가족들이 가정 관리를 준비할 수 있게 가정에서의 이상적인 과제지향평가(task-specific assessment)가 필요하다.
- 환자의 회복기 동안에 휠체어를 사용하여 기능적 운동성을 보상한다.
- 손상된 근육의 피로도가 증가하기 때문에 활동의 속도 조절을 고려해야 한다.
- 기능적인 신경지배가 회복됨에 따라, 자가치료나 가정 관리를 위한 적응이나 보조장비의 사용을 줄여준다.

♦ 손상 예방 또는 감소
- Stone씨와 가족들은 기능회복 동안에 안전하게 보행과 이동을 보조하는 방법을 교육받게 될 것이다.
- 가정복귀 후 손상을 예방/감소하기 위해 환자주택의 보행지면, 계단, 욕실을 치료실과 똑같이 과제지향적 환경으로 만들게 될 것이다.

♦ Stone씨가 일상활동을 완수할 수 있도록 하기 위해, 에너지 보전을 할 수 있는 에너지 관리계획을 수립한다.
- 높은 에너지를 필요로 하는 활동과 낮은 에너지 활동을 구분한다.
- 하루 중 언제 높은/낮은 에너지가 필요한지 구분한다.
- 휴식시간을 구분한다.
- 가정내 일상생활중에 높은/낮은 에너지 활동을 구분한다.
- 일상적인 한 주동안에 활동과 휴식계획을 수립한다.

일, 지역사회 그리고 여가 통합 또는 재통합에서의 기능적인 훈련
FUNCTIONAL TRAINING IN WORK, COMMUNITY, AND LEISURE INTEGRATION OR REINTEGRATION

- ♦ 장비와 도구 사용과 훈련
  - 전동휠체어나 스쿠터는 지역사회에서 활동의 필요성과 환자의 에너지수준에 기초해서 초기에 사용한다.
  - 근력이 증가함에 따라, 피로도가 줄어들고 에너지 수준이 증가함으로 수동 휠체어로 진행이 가능할 것이다.
  - 자동차 개조의 필요성을 결정하기 위해 운전 평가를 한다.
- ♦ IADL 훈련
  - 그의 직장으로의 복귀는 단계적 방법으로 참여와 동기를 증가시키고 과도한 피로는 방지해야 된다.
  - 운전시 안전과 보조장비를 결정하기 위해 운전평가가 요구된다.
  - 그의 직장에 물리치료사가 방문하여 직업에 필요한 도구와 잠재적 환경장애를 평가한다.
- ♦ 손상 예방이나 감소
  - 손상 예방을 위해 그의 직장, 지역사회활동, 레저에서 어떻게 안전할 수 있는지 교육한다.
- ♦ 에너지 보존을 위한 에너지관리계획은 Stone씨가 직장과 지역사회 활동을 완성할 수 있게 도와준다.
  - 하루 일상에서 높은 에너지활동과 낮은 에너지활동을 확인한다.
- ♦ 레저와 놀이
  - 지역사회와 레저활동의 복귀는 단계적 방법으로 참여와 동기를 증가시키고 과도한 피로는 방지해야 된다.

보조기구와 장비의 적절한 처방, 적용 그리고 제작
PRESCRIPTION,APPLICATION, AND, AS APPROPRIATE, FABRICATION OF DEVICES AND EQUIPMENT

- ♦ 보조장비(assistive devices)
  - 보행기(walker)나 지팡이(cane)는 근력과 지구력이 개선될 때까지 사용하고, 독립적 보행이 가능하도록 한다.
    - ▪ 운동성을 위한 보행기나 지팡이의 사용은 가정과 지역사회에서 환자의 독립성과 수행능력을 강화하고, 운동성과 안전성을 증가시키고, 낙상의 위험을 줄인다.
    - ▪ 장비의 사용과 관리를 교육한다.
- ♦ 보호장비(protective devices)
  - 피부에 손상(욕창 같은)을 예방하기 위한 압력제거 장비를 침대나 휠체어에 사용한다.
- ♦ 지지장비(supportive devices)
  - 복대(abdomal binder)는 호흡, 기침, 일반적인 몸통 지지에 도움이 된다.

기도 청결 기술
AIRWAY CLEARANCE TECHNIQUES

- ♦ 호흡 전략(breathing stratergies)
  - 호흡운동은 기침을 효과적으로 개선하고 합병증을 예방한다.
  - 흡기시 몸통이 폄과 호기시 몸통이 조화를 이룬다.
  - 횡격막 호흡(diaphragmatic breathing)을 바로누운자세, 앉기, 서기 등 다양한 자세에서 수행하여 근력과 지구력을 증가시킬 수 있다.
  - 기침동안에 치료사가 복부를 지지해 주는 능동 보조 기침기술(active assistive technique)
  - 자기보조기침기술(self-assisted cough techniques)
- ♦ 수동적/기계적 기술(패턴 C를 참고)
  - 체위배담(pulmonary postural drainage)과 함께 흉곽 진동법(chest percussion), 흔들기(shaking), 진동법(vibration)을 복합하여 실시.
  - 호기시에 진동과 양성호기압(positive expiratory pressure)을 주어 기도청결을 돕기 위해 아카펠라장비(Acapella device)를 사용한다.
- ♦ 자세
  - 호흡과 기침을 돕기 위한 자세의 중요성을 교육한다.
  - 환자의 필요성에 기초하여 흡기시 몸통 폄과 호기시 몸통 굽힘을 잘 일어나게 한다.
  - 능동적인 횡격막의 움직임을 사용하기 위해 환자가 흡기능력이나 중력을 사용하는 자세를 교육한다.
  - 호흡을 돕는 좋은 자세를 교육한다.

전기 치료 ELECTROTHERAPEUTIC MODALITIES

- 전기 자극(Electrical stimulation)
  - 만약 비활동성과 관련하여 생긴 근긴장성 통증의 관리가 gabapentin이나 fentanyl으로 효과적이지 않으면, TENS가 시도될 수 있다.

예상목표와 기대결과 ANTICIPATED GOALS AND EXPECTED OUTCOMES

- 병리학/병태생리학에 미치는 영향
  - 통증은 휴식시와 활동시 0–1/10으로 감소된다.
  - 증가된 산소 요구도에 생리적 반응이 개선된다.
- 손상에 미치는 영향
  - 균형 조절은 독립적인 정적, 동적 앉기 균형의 개선을 통해 개선되고, 또한 보조장비를 이용한 정적인 서기에서도 개선이 된다.
  - 피로가 발생 전까지 15~20분의 활동으로 심장혈관계와 근지구력은 증가한다.
  - 작업당 에너지 소비량이 감소한다.
  - 피로한 증세가 나타나지 않게 피로도가 3.0보다 낮은 점수가 된다.
  - 근육 수행력은 상지, 하지 그리고 몸통이 기능범위내(WFL)에서 증가된다.
  - 통증은 스스로 관리가 가능하다.
  - 자세 조절은 ADL을 위한 동적인 활동 동안에 독립적인 앉기 조절을 통해 개선된다.
- 기능제한에 미치는 영향
  - 보조 장비와 치료사의 보조를 이용한 보행은 다양한 방법으로 수행된다.
  - 침상 이동은 독립적으로 수행된다.
  - 한 명의 최소한의 도움으로 다양한 높이의 턱(curb)을 오르고 내릴 수 있다.
  - ADL과 LADL에서 기능적 독립성을 증가시킨다.
  - 자가치료와 가정 관리 활동은 최소의 보조나 감독으로 수행하거나 적절한 보조장비로 사용한다.
  - 전체 계단을 오르내릴 때 최소한의 보조로 손잡이와 지팡이(single cane)만으로 수행할 수 있다.
  - 개인치장을 하기 위해 한 손을 지지하고 5분 정도 혼자서 설 수 있다.
  - 침대와 의자 사이에 이동은 감독하에 할 수 있다.
  - 독립적인 개인위생이나 ADL 과제를 수행할 수 있게 30분 정도 혼자서 앉기가 가능하다.
  - 휠체어 이동은 감독없이 집에서 안전하게 이동할 수 있다.
- 장애에 미치는 영향
  - 선호하는 지역사회활동에 참여한다.
  - 은행 매니저의 역할로 돌아가 업무를 수행한다.
  - 남편, 아빠, 할아버지, 자원봉사자의 역할로 복귀한다.
- 위험 감소/예방
  - 운동성과 감각의 손실로 인한 피부 손상의 위험을 완전히 이해한다.
  - 환자의 자가치료, 이동, 지역사회활동을 보조할 때 필요한 안전기술을 배운다.
  - 보행이나 계단오르기를 보조할 때 안전기술을 환자와 가족의 교육을 통해 개선한다.
- 건강, 웰니스, 운동에 미치는 영향
  - 매일 일상에 운동과 활동을 증가시킨다.
  - 체력과 건강이 개선된다.
  - 신체능력(physical capacity)이 개선된다.
  - 신체 기능이 지속적으로 개선된다.
- 사회 자원에 대한 영향
  - 이용가능한 사회자원은 최대한 활용한다.
  - 전체 환자관리에 관한 내용은 문서화하고 APTA's *Guidelines for Physical Therapy Documentation*.[78]을 따른다.
  - 물리치료서비스의 이용을 최적화한다.
- 환자/고객 만족
  - 입원 자료나 퇴원/치료종료 계획은 완벽해야 한다.
  - 치료는 환자와 가족 그리고 다른 전문가와 협력한다.
  - 퇴원은 신중히 결정한다.
  - 환자치료 회진 가족회의를 통해 제휴된 팀들이 협력한다.
  - 환자와 가족은 예상목표와 기대결과를 충분히 이해한다.
  - 환자와 가족은 진단, 예후, 중재, 예상목표/기대결과의 중요성에 대해 인식한다.

- 퇴원 후 필요한 지역사회 자원을 확인한다.
- 필요할 때라면 언제라도 기타전문가에게 의뢰할 수 있다.

재검사 REEXAMINATION

재검사는 치료의 전과정에 걸쳐서 수행되고, 특히 의학적 상태 변화나 가정치료나 외래물리치료로 변화가 있을 때 한다. 또한, 환자의 기능적 제한이나 손상의 주기적인 재검사는 환자의 목표를 관찰해 가면서 이루어진다. GBS 환자가 매우 빠르게 상태가 변하기 때문에 매우 중요하다.

퇴원 DISCHARGE

Stone씨는 5개월간 급성, 아급성, 외래치료로 22회의 물리치료를 받았으며 그 중에 8회는 아급성치료였다. 환자의 목표를 달성하여 퇴원/치료를 종료하였다. 향후에 Stone씨의 기능에 GBS의 후유증이 영향을 미칠 수 있기 때문에, 새로운 증상이 생기면 물리치료사의 재검사를 받을 수 있게 방문을 요청하는 방법을 교육받는다. 환자는 치료목표 달성을 확인하고 물리치료예방을 교육받은 뒤 퇴원하였다. 물리치료예방은 환자의 건강, 웰니스, 체력프로그램에 중점을 두고, 그의 기능상태변화를 관찰하는 것이다. 환자는 신경재지배가 계속되고 기능적인 개선이 지속되기 때문에, 물리치료사와 주기적인 만남을 통해 변화를 검사받고 필요하다면 추가적인 재검사를 한다.

사례 연구 #2:

화학요법유발말초신경병증

Chemotherapy-induced peripheral neuropathy

Jone Fredrick은 49세 여성으로 6개월 전에 유방암으로 치료를 받았다. 그녀는 4개월 전 보행시 불안정한 느낌이 들기 시작하였고, 화학치료 종료 후에도 문제가 해결되지 않아서 외래 물리치료를 시작하였다.

물리치료사 검진 PHYSICAL THERAPIST EXAMINATION

병력 HISTORY

- 일반적인 인구학: 환자는 49세 여성이다. 그녀는 MBA 대학 교육을 받았고, 영국과 독일 혈통이다.
- 사회적 병력: 환자는 미혼이고, 주로 두 마리 개와 함께 혼자 산다. 자매와는 같은 동네 살고 암치료 동안 자매의 가족과 함께 살았다.
- 고용/일: 그녀는 컨설팅 회사를 운영한다. 그녀의 직업은 앉아서 컴퓨터로 하는 일이 주를 이룬다. 8명의 직원이 있다. 사무 복합단지내 1층에 있고, 그녀는 차로 출퇴근을 한다.
- 생활 환경: 그녀는 분양아파트단지에 살고 엘리베이터가 있는 4층이다. 빌딩으로 들어가기 위해 손잡이 레일이 있는 2개의 계단을 지나야 한다. 빌딩 뒤쪽에 입구가 있다. 화학치료를 받고 1주일 후부터 그녀는 그녀의 자매의 도움을 받으며 같이 살고 있다. 자매의 집은 2층이고, Ms. Fredrick은 1층에 있는 욕실과 침실을 사용한다. 집에 들어가기 위해 손잡이 레일이 있는 3개의 계단이 있다.
- 일반적인 건강 상태
  - 일반적인 건강 인식: 암 진단 전에, 그녀의 건강이슈에 대해서 긍정적이었다.
  - 신체적 기능: 암 진단 전에, 그녀는 모든 활동에서 독립적이었지만, 현재는 가족의 도움을 최소한으로 받고 있다.
  - 심리적 기능: 가족과 암지원그룹의 도움으로 잘 지내고 있다고 느낀다.
  - 역할 기능: 화학치료를 시작한 이후로 작업의 75%를 줄였다. 그녀는 사업가로서 역할을 완수할 수 없다고 말한다.
  - 사회적 기능: 발병하기 전에, 그녀는 애견경연대회에 활동적으로 참여하였다. 현재 불안감으로 더 이상 개를 훈련시키는게 힘들다고 말한다.
- 사회/건강 습관: 그녀는 일을 너무 많이 하고, 운동량은 적다. 진단받기 전에 그녀는 일주일에 한두번씩 조깅을 하였고, 일주일에 4~5번의 애견복종훈련을 하였지만,

치료가 시작된 후 운동을 할 수가 없었다. 그녀는 비흡연자고 일주일에 한 두번 음주를 한다. 그녀는 당뇨병이 적절히 조절되었지만, 화학치료동안 혈당 조절에 문제가 있다고 말한다.

♦ 가족력: 암의 가족력은 없지만, 그녀의 아버지와 자매는 고혈압과 2형 당뇨병을 가지고 있다.

♦ 과거병력: 그녀는 식사와 약으로 조절하는 2형 당뇨병을 15년 동안 가지고 있다. 그녀도 고혈압과 고콜레스테롤혈증(hypercholesterolemia)을 가지고 있고 둘다 약물로 치료했다.

♦ 현재 암치료 병력(history of current cancer treatment): 환자는 6개월 전에 바늘 생검(needle biopsy)을 통해 왼쪽가슴에서 침습관상암종(invasive ductal carcinoma)을 발견하였고, 임상3단계(clinic stage3)로 진단받았다. MRI를 통해서 5.5×5.2×6.7 cm 크기의 덩어리와 액와림프절병증(axillary lymphadenopathy)을 확인했다. 그녀의 뼈스캔(bone scan)은 음성이였다. 화학치료는 수술전에 시행되었고 AC/T protocol(Adriamycin[doxorubicin] and cyclophosphamide followed by taxane[docetaxel or paclitaxel])로 구성되었다. 신보강화학요법(Neoadjuvant chemotherapy)은 2단계로 구성되었다: 1단계 — 12주 동안 doxorubicin과 cyclophosphamide을 4 사이클(cycle). 2단계 — 12주 동안 3주마다 docetaxel을 1 사이클. 환자는 docetacel을 시작한지 2주만에 무감각(numness)과 저림(tingling)을 느꼈지만, 이 시기에 증상은 일시적이었다. 24주의 화학치료 후에 환자는 암제거 수술을 시행했고, 림프절을 절개했다. 수술 후 환자는 하지통증과 절개 통증을 호소했고 oxycodone과 gabapentin 치료로 통증이 경감되었다. 수술 후 2주가 지나서 약물은 oxycodone, gabapentin, hydrocodone/acetaminophen, cyclobenzaprine으로 변경되었다. 약물로 추가적인 통증은 경감되었지만, 환자는 계속 불안정감을 호소했다. 3주 후 환자는 외래물리 치료 처방을 받았다.

♦ 약물: Gabapentin, oxycodone, cyclobenzaprine, captopril, glyburide, lovastatin

♦ 다른 임상적 검사: 뇌와 척추의 CT 스캔은 음성이었다.

시스템 재검토 SYSTEMS REVIEW

♦ 심혈관/폐
- 혈압(BP): 110/84 mmHg
- 부종: 없음
- 심박수(HR): 86 bpm
- 호흡수(RR): 18 bpm

♦ 외피계
- 반흔 형성 상태: 왼쪽 가슴에 치료된 절개 상처
- 피부색: 정상
- 피부 상태: 정상

♦ 근골격계
- 전체적인 관절가동범위
  - 전체 하지와 오른쪽 상지 AROM이 정상기능범위(WFL)
  - 왼쪽 어깨 굽힘과 벌림이 약간 감소
- 전체적인 근력: 양쪽에 상지와 하지에서 약간 감소
- 전체적인 대칭: 정상
- 키: 5' 6" (1.68 m)
- 몸무게: 158 lbs(71.67 kg)

♦ 신경근계
- 균형
  - 앉기 균형은 정상
  - 서기 균형은 손상
- 보행, 이동 그리고 변화
  - 앉기에서 서기는 손의 보조가 필요하고, 보행은 독립적이다.
  - 물건을 단단히 잡지 못하고 불안정하다.
- 손과 발의 원위부에서 감각이상과 무감각.

♦ 의사소통, 감정, 인지, 언어, 학습 유형
- 대화, 감정, 인지: 정상기능범위(WFL)
- 선호하는 학습: 시각을 이용하여 배움(visual learner)

검사와 측정 TESTS AND MEASURES

♦ 유산소 용량과 지구력
- 이번에 지구력은 공식적으로 평가되지 않았고, 활동시 지구력 한계를 검사할 목적으로 기능적 활동을 검사하였다.

- Fatigue Severity Scale[49]이 3.6/7.0으로 경미한 피로를 보였다.

♦ 인체측정학적 특징
- BMI=705×〔체중(lbs)/신장^2(inch)〕
- 환자의 BMI=25.5로 과체중

♦ 각성, 집중, 그리고 인식
- 지남력 정상(oriented×3)
- 3단계의 구두명령을 따라 할 수 있다.
- 환자는 협조적이고 의지가 있다.

♦ 보조 및 적용 장치
- 현재 사용하기 않는다.
- 안전한 보행을 위해 보조장비가 필요할 수도 있다.

♦ 뇌신경과 말초신경의 통합성
- 양쪽 발목과 손목에 온도 감각이 감소
- 가벼운 촉각(light touch) 감각이 양쪽 발, 발목, 하지, 손에서 약간 손상되었지만, 5.07 Semmes-Weinstein monofilament로 검사시 보호감각(protective sensation)은 정상이다.
- 시야 정상(visual field screening intact)
- 청각장애(auditory disturbance) 없음
- 시각 추적(visual tacking) 정상

♦ 환경, 가정, 직장에서 장애물
- 집은 현관에 들어가기 위해 손잡이 레일이 있는 2개의 계단을 지나고, 엘리베이터는 그녀의 4층 집까지 연결된다.
- 욕실을 제외하고는 나무바닥이다.
- 출근시 중형 세단을 이용하고, 주차 접근성이 떨어진다.
- 환자의 사무실은 접근성이 좋지만, 주차장에서 한 블록을 걸어야 하고, 오르내리는 턱(curb)이 있다.

♦ 보행, 이동 그리고 균형
- 앉기균형(sitting balance): 정적과 동적 검사에서 독립적이다.
- 이동/자세전환(transfers/transitions)
  - 누운 자세에서 앉기나 앉은 자세에서 눕기(sit to/from supine): 독립적
  - 앉은 자세에서 서기나 선자세에서 앉기(sit to/from stand): 손을 사용하여 독립적으로 가능하고, 손을 사용하지 않을 때는 최소의 보조가 필요
- 서기균형(standing balance)
  - 정적인 균형은 25초간 유지하지만, 눈을 감으면 5초간 유지.
  - 선자세에서 뻗기(standing reach) 4 인치
- 버그균형척도(BBS[78]): 39/56으로 낙상의 위험이 높다.

♦ 외피계 통합성
- 발과 손의 피부는 정상
- 왼쪽 앞 가슴과 액와에 잘 아문 상처

♦ 운동 기능
- 협조성
  - Heel-shin slide: 잘 협조되어 부드러운 움직임
  - Finger-nose: 정상 속도로 정확하고 부드러운 움직임

♦ 근 수행력
- MMT 측정
  - 어깨관절 굽힘=4+/5 R, 4/5 L
  - 어깨관절 벌림=4+/5 R, 4/5 L
  - 팔꿉관절 굽힘=4+/5 bilateral
  - 팔꿉관절 폄=4+/5 bilateral
  - 손목관절 굽힘=5/5 bilateral
  - 손목관절 폄=5/5 bilateral
  - 손가락관절 굽힘=5/5 bilateral
  - 손가락관절 폄=5/5 bilateral
  - 엉덩관절 굽힘=4+/5 bilateral
  - 엉덩관절 폄=5/5 bilateral
  - 무릎관절 굽힘=4+/5 bilateral
  - 무릎관절 폄=5/5 bilateral
  - 발목관절 발등굽힘=4/5 bilateral
  - 발목관절 발바닥굽힘=4+/5 bilateral
  - 악력(grip strength)
    - R=67 lbs and L=55 lbs
    - 나이와 성별에서 정상범위(WNL)[79]

♦ 교정, 보호, 그리고 지지 장비
- 없음

♦ 통증
- Gabapentin과 oxycodone 치료를 행한 이후 현재 양쪽 발에 1-2/10 의 통증(10 가장 심한 통증)[51]

- 자세
  - 특이사항 없음
- 관절가동범위(ROM)
  - PROM: 오른쪽 상지(RUE)와 양쪽 하지 정상기능범위(WFL)
  - 왼쪽 상지: 다음을 제외하고 정상기능범위(WNL)
    - 어깨관절 굽힘=108°
    - 어깨관절 벌림=110°
    - 어깨관절 외회전=70°
    - 어깨관절 내회전=60°
- 반사 통합성
  - 심부건반사(deep tendon reflex)
    - 양쪽 발목에서 소실
    - 양쪽 슬개건(patellar tendon): 정상
    - 양쪽 위팔두갈래근, 위팔노근, 위팔세갈래근(biceps, brachioradialis, triceps): 정상
  - Babinski 반사: 정상
- 자가치료와 가정 관리
  - 의자나 변기의 사용과 함께 목욕이나 옷 입는 것 같은 자가치료가 독립적으로 가능
  - 세탁과 식사준비는 여동생이 보조한다.
- 감각 통합성
  - 양쪽 손목, 손, 발목, 발의 진동감각 감소[80]
  - 양쪽 발목과 엄지발가락에서 관절 위치 감각 감소[80]
  - Michigan Neuropathy Score81: 26/46 중간 정도의 신경병증
  - 양성발작체위성어지럼증(benign paroxysmal positional vertigo, BPPV)[82] 위한 Dix-Hallpike maneuver에 음성반응
- 환기와 호흡/가스교환
  - 호흡곤란이나 기침의 불편함 없음
- 일, 지역사회 그리고 여가 통합 또는 재통합
  - 피로가 있으면 어렵기는 하지만, 작업활동에 약 75% 정도를 완수할 수 있다.
  - 운전하여 출근은 가능하지만, 주차장에서 걷는 것은 힘들다.
  - 전화로 고객들을 대하고, 직원들을 관리하며, 회의를 하고, 추가 근무 시간에 책상에 앉아 있는 일을 매일 8~12시간 정도한다.
  - 애견을 복종 훈련시키는 레저 활동에 참여할 수 없다.

평가 EVALUATION

Fredrick은 오른손잡이이며 암진단과 치료전에 활동적인 여성이었다. 그녀는 경미한 피로와 균형 이상을 가져온 화학치료의 결과로 말초신경병변의 증상(감각증상이 운동증상보다 크다)을 가지고 있다. 환자는 일부 가사활동에 보조가 필요하고 낙상의 위험도 증가되었다. 그녀는 풀타임에서 약 75% 정도로 일을 줄였다. 환자는 피부감각, 고유수용감각, 근력, ROM, 균형에 손상을 가지고 있고 상지보다는 하지가, 근위보다는 원위가 심하다. 독립적으로 이동이 가능하지만 손잡이 레일이 없으면 턱(curb)이나 계단에서 보조가 필요하다. 손과 발에 피부손상의 위험이 있고, 손상된 감각과 비활동 때문에 기타 합병증이 생길 수 있다. 독립적으로 가사활동을 할 수 없고, 이전에 지역사회 역할에 참여할 수 없다.

진단 DIAGNOSIS

Fredrick은 양발에 통증과 함께 화학요법유발말초신경병증(CIPN)을 가지고 있다. 그녀가 가진 손상: 유산소 용량/지구력; 뇌신경과 말초신경의 통합성; 보행, 이동 그리고 균형; 근 수행력; 관절가동범위; 반사 통합성; 그리고, 감각 통합성. 그녀는 자가치료나 가정 관리, 직장, 지역사회, 여가활동, 작업 활동에서 기능적으로 제한이 있다. 보조나 적응장비가 필요할 것이다. 이러한 소견은 패턴 G와 연관이 있다. 확인된 손상, 기능제한, 장애물, 그리고 장비나 도구는 예후나 치료계획을 결정하는데 잘 설명될 것이다.

예후와 치료계획 PROGNOSIS AND PLAN OF CARE

치료과정 중에 다음의 결정된 목표를 유기적으로 계획한다:

- 균형의 개선
- ADL, IADL에서 기능적 독립성 증가
- 보행, 이동, 균형 개선

- 독립적인 보행과 적절한 보조장비를 사용한 계단 오르기
- 통증의 제거나 감소
- 자가치료 수행 수준의 개선
- 신체적인 능력(capacity) 개선
- 신체적 기능 개선
- 퇴원 후 치료받을 수 있는 적절한 지역사회 자원의 확인
- 위험요소 감소
- 직장, 지역사회, 여가활동의 재개

이러한 목표를 달성하기 위해선 환자에게 적절한 중재가 필요하다. 다음을 포함한다; 협응, 의사소통 그리고 기록; 환자/고객 관련 교육; 치료적 운동; 일상생활동작과 가정 관리를 위한 기능적 훈련; 직장, 지역사회, 여가 통합 또는 재통합에서의 기능적 훈련; 보조 장비의 적절한 처방, 적용과 제작; 그리고 전기 치료.

진단과 예후를 기초로 Fredrick은 2~3개월간 5~10번의 치료가 필요할 것으로 예상된다. 환자는 기능적인 독립을 다시 얻을 것으로 기대되고, 자신의 집에서 독립적인 생활이 가능할 것으로 보인다.

환자의 초기 손상 정도, 환자의 운동치료에 대한 반응, 증상의 재발, 중재 계획의 적합성 같은 많은 요인들이 물리치료 중재의 빈도와 기간에 영향을 준다. Fredrick은 매우 의욕적이며, 재활의 예후 역시 좋다.

중재 INTERVENTIONS

중재 선택의 이론적 배경
RATIONALE FOR SELECTED INTERVENTIONS

치료적 운동 (Therapeutic exercise)

화학요법으로 인한 말초신경병변을 가진 환자에 대한 연구는 드물다. 비록 장기간 손상이 잔존할 지도 모르지만, 재활 후 개선에 대한 사례연구가 보고되어왔다.[83]

저항이나 지구력 운동은 대사성 혹은 독성 말초신경병증 환자의 근력과 균형을 이론적으로 개선할 수 있다. 이론상으로 지구력 운동을 통한 순환 향상은 신경재생이 진행된다면 감각 기능이 개선될 수 있다. 불행하게도, 독성이나 대사성 신경병증에 운동의 효과에 대한 임상연구는 거의 없다.[62] 보상전략(compensation strategies)(적응이나 보조장비의 사용)에 초점을 두어 신체 시스템에서 기능적 신경재지배나 적응의 변화가 잘 일어날 수 있도록 한다.

환자의 균형 시스템을 도와줄 전정기관이나 시각을 잘 활용하여 부족한 체성감각정보를 보상한다. 발과 발목에서 전달되는 체성감각 정보의 감소는 일시적이거나 영구적일 수도 있으므로 정상적인 감각을 중추신경계의 운동계획에 적응시켜 균형을 개선해야 한다. 이러한 적응은 반복적으로 균형과제를 수행하고, 기능적인 변화를 주면서 얻어질 수 있다.

Fridrick의 피로는 약증이지만, 이것이 그녀의 가정, 직장, 레저 활동에 참여하는 것을 막을 수도 있다. 암-관련 피로(cancer-related fatigue)[85]는 "암과 암치료에 관련되어 일반적 기능을 방해하고, 지속적이고 주관적인 피곤함"으로 정의된다.[84] 중간 정도의 유산소운동은 암-관련피로의 선택치료(treatment of choice)로 연구되어 왔다.[85] 유산소운동은 유방암치료 후에 피로를 줄이는데 도움을 줄 수 있다.[86]

자가치료와 가정 관리에서의 기능적인 훈련 (Functions training in self-care and home management)

가정 관리를 위한 기능적인 훈련은 Fredrick이 가정에서 독립적으로 생활할 수 있게 도와주는 중요한 요소가 된다. 운동치료로 향상된 균형은 이런 시도에 도움을 줄 수 있지만, 가정환경과 똑같은 시설에서 훈련하는 것이 중요하다. 특히, 그녀는 식사준비, 세탁, 애완견 돌보기를 포함한 다양한 균형을 관리할 전략이 필요하다. 아래에 논의 될 보조장비는 이러한 기능 훈련에 아주 중요하다.

피로는 환자의 암치료 후 자주 발견되고, 이것은 그녀가 가정으로 복귀하는데 방해를 할 것이다. 환자가 가정 관리를 독립적으로 할 수 있기 전에 환자에게 활동의 완급을 조절하는 방법을 교육한다. 추가적인 장비(로봇청소기 같은)나 도우미는 가정 관리를 도와줄 것이다.

일, 지역사회 그리고 여가 통합 또는 재통합에서의 기능적인 훈련 (Functional training in work, community, and leisure integration or reintegration)

Fredrick은 일을 계속하고 있지만 현재 정기적인 레저 활동은 참여하지 못하고 있다. 직장에서 낙상을 줄이고 기능

을 강화하기 위한 적응이 필요하다. 물리치료사가 직장에 방문하여 직장환경 개선에 도움을 줄 수 있다. 취미 생활인 애견훈련은 보조장비를 사용하여 다시 시작 할 수 있을 것이다(아래 참조).

보조 장비의 적절한 처방, 적용과 제작 (Prescription, application, and as appropriate, fabrication of devices and equipment)

환자의 감각이상, 근력과 균형 감소, 보행 손상과 피로로 환자는 보조, 적응장비나 보조기 혹은 지지장비가 필요하다. 균형기능이 회복되기 전에 운동성을 개선하는 것은 중요하다. Fredrick은 조기에 운동성 회복을 위해 지팡이를 사용하고, 균형이 개선되어 안정감이 생기면 지팡이에 대한 의존을 줄인다. 피로가 증가되거나 애견과 산책하는 등 새로운 환경에서는 지속적으로 지팡이를 사용해야 할 수도 있다.

전기치료 (Electrotherapeutic modalities)

일부 CIPN 환자에서 보이는 신경병성 통증은 이론적으로 TENS와 같은 전기치료기구로 도움을 받을 수 있다. 실제로 당뇨병성 신경병증 환자에서 TENS가 도움이 되었다. 암환자의 경우 전기치료기구나 심부열 적용은 주의깊게 고려해야 한다. 전기적 자극과 같은 물리적 모달리티의 치료방법들은 비정상적인 세포의 막을 파괴하여 전이를 일으킬 잠재적 위험이 크다.[87] 환자의 상태가 아급성기이기 때문에, 만약에 다른 통증감소방법이 유용하다면, 모달리티의 사용은 고위험군에 속하고, 전기치료나 심부열은 금기이다.[87]

협응, 의사소통 그리고 기록 COORDINATION, COMMUNICATION, AND DOCUMENTATION

제휴된 모든 재활팀과 환자, 환자가족들 사이 많은 대화가 필요하다. 여러 분야의 팀웍은 다른 팀원들과의 협조와 대화로 이루어진다. 지역사회자원에 관한 정보도 환자에게 제공 될 것이다. 환자 관리에 대한 모든 내용은 문서화 될 것이다.

환자/고객 관련 교육 PATIENT/CLIENT-RELATED INSTRUCTION

환자는 현재 상태나 잠재적인 합병증에 대하여 교육을 받는다. 그녀의 현재 손상정도, 기능적 제한, 장애, 그리고 위험 요소에 대한 원인을 배울 것이다. 보호감각이 떨어져 손과 발의 피부손상 위험을 예방하는 법을 배운다. 습관과 환경을 조정하여 낙상의 위험을 줄이는 안전 교육을 받는다.

추가적인 지원을 받을 수 있는 지역사회 자원에 관한 정보를 받는다. 환자에게 치료계획이 처방되고, 독립적인 기능을 강화시킬 기술들을 배울 것이다.

치료적 운동 THERAPEUTIC EXERCISE

- 유산소 능력/지구력 상태
  - 심혈관계/폐 기능의 개선과 피로를 줄이는 것부터 시작
  - 방법
    - 자전거 동력측정계(ergometry)
    - 수영
  - 강도: 중간 강도
  - 기간: 주운동으로 30분
  - 빈도: 일주일에 3~5번
- 균형, 협응성, 그리고 민첩성 훈련
  - 정적이나 동적인 선 자세 균형
    - 상지의 지지나 지지없이 동적인 선자세 균형 운동
    - 머리 돌리기
    - 모든 면으로 체중 이동
    - 몸통에서 율동적 안정화
    - 뻗기 활동
    - 걷기 활동
    - 보조 장비의 사용으로 진행
    - 자가치료나 가사활동 같은 기능적인 과제 연습
    - 태극권 또는 요가는 Fredrick의 장기간 건강, 웰니스, 체력프로그램의 일부분으로서 고려할 수 있다.
- 유연성 운동
  - 준비운동(warming up) 후에 신장운동을 실시하고, 심호흡과 30~60초간 유지를 통해 천천히 안전하게 수행한다.
  - 왼쪽 어깨의 flexion, abduction, internal rotation, external rotation 의 ROM을 증가시키는 점진적인 신장운동(gentle stretching)을 실시한다.

- 보행과 이동 훈련
  - 보행 훈련은 위에서 설명한대로 서기균형과제와 함께 시작하고 체중이동을 결합한다.
  - 전방이나 후방 걷기를 교육해서 안전하게 선 자세에서 앉은 자세로 자세전환을 할 수 있게 도와준다.
  - 기능적인 보행 시 지팡이의 사용을 교육한다.
- 근력, 힘 그리고 지구력 훈련
  - 운동기간 중에 환자의 피로를 방지하기 위해 낮은 빈도로 운동을 실시한다.
  - 왼쪽 어깨와 팔꿈치에 저빈도 근력운동을 강조한 능동운동
  - 기능적인 하지 근력강화[예, 앉기에서 서기, 발뒤꿈치나 발끝으로 서기, 벽에 기대어 무릎 굽히기 운동(wall slider)]

자가치료와 가정 관리에서의 기능적 훈련
FUNCTIONAL TRAINING IN SELF-CARE AND HOME MANAGEMENT

- 자가치료와 가정 관리
  - 이전에 설명된 많은 운동치료가 ADL훈련을 보조하는데 도움을 줄 것이다(즉, 선자세에서 뻗기 운동은 가사활동을 도울 것이다).
  - 환자가 가정 관리를 준비할 수 있게 가정에서의 이상적인 과제지향평가(task-specific assessment)가 필요하다.
  - 감각 기능의 회복과 보상전략을 이용하면서, 환자는 자가치료와 가정 관리에 적응장비나 보조장비의 사용을 줄일 것이다.
- 손상 예방이나 감소
  - 가정복귀 후 손상을 예방/감소하기 위해 환자주택의 보행지면, 계단, 욕실을 치료실과 똑같이 과제지향적 환경으로 만들게 될 것이다.
- 에너지 관리
  - 피로가 환자의 일상에 영향을 미친다면, 에너지 보존을 위한 에너지관리 계획이 필요하다.

일, 지역사회 그리고 여가 통합 또는 재통합에서의 기능적인 훈련
FUNCTIONAL TRAINING IN WORK, COMMUNITY, AND LEISURE INTEGRATION OR REINTEGRATION

- IADL 훈련
  - 그녀의 직장복귀를 위한 재통합 활동은 단계적 방법으로 환자의 독립성을 증가시키고 직업으로 복귀를 돕는다.
  - 그녀의 직장에 물리치료사가 방문하여 직업에 필요한 도구와 잠재적 환경장애를 평가한다.
- 손상 예방이나 감소
  - 손상 예방을 위해 그녀의 직장, 지역사회, 레저에서 어떻게 안전할 수 있는지 교육한다.
- 에너지 관리
  - 피로가 환자의 직장이나 지역사회활동에 영향을 미친다면, 에너지 보존을 위한 에너지 관리 계획이 필요하다.
- 레저와 놀이
  - 지역사회와 레저활동의 재통합은 단계적 방법으로 참여와 동기를 증가시킨다.

보조 장비의 적절한 처방, 적용과 제작
PRESCRIPTION,APPLICATION, AND, AS APPROPRIATE, FABRICATION OF DEVICES AND EQUIPMENT

- 보조 장비(assistive devices)
  - 지팡이와 같은 보조 장비는 그녀의 감각 손상이 개선되든 되지 않던 간에 사용될 것이다.
    - 운동성을 위한 지팡이의 사용은 가정과 지역사회에서 환자의 독립성과 수행력을 강화시키고, 낙상의 위험을 줄이고 안정성과 운동성을 증가시킨다.
    - 장비의 사용과 관리를 교육한다.
- 지지 장비(supportive devices)
  - 그녀의 독립적인 운동성의 개선이 있기 전까지 장애인전용주차장을 사용하여 직장에 접근성을 강화한다.

전기 치료 ELECTROTHERAPEUTIC MODALITIES

- 전기 자극
  - Fredrick의 현재 gabapentin과 아편계약물(opioid) 요

법이 하지 통증에 효과적이지 않으면, 암의 전이가 없고, 잠재적인 위험이 사라진 뒤에 환자와 논의 후 TENS를 시도할 수 있을 것이다.

예상목표와 기대결과
ANTICIPATED GOALS AND EXPECTED OUTCOMES

- ◆ 병리학/병태생리학에 미치는 영향
  - Michigan Neuropathy Scale을 개선하여, 말초신경기능을 향상한다.
- ◆ 손상에 미치는 영향
  - 피로는 Fatigue Severity Scale에서 2.0/7.0로 감소한다.
- ◆ 기능적인 제한에 미치는 영향
  - 독립적이고 안전한 지역사회 보행이 가능하다.
  - 손을 사용하지 않고 독립적으로 의자에서 앉기와 서기로 자세전환이 가능하다.
- ◆ 장애에 미치는 영향
  - 독립적인 생활이 가능하다.
  - 식사준비와 세탁을 독립적으로 수행한다.
- ◆ 위험 감소/예방
  - BBS 점수가 >45/56이 될 수 있게 해서 낙상의 위험을 줄인다.
- ◆ 건강, 웰니스, 운동에 미치는 영향
  - 체력과 건강이 개선된다.
  - 신체능력(physical capacity)이 개선된다.
  - 신체 기능이 지속적으로 개선된다.
  - 걷기 또는 강아지를 훈련시키는 능동적인 여과활동으로 돌아온다.
- ◆ 사회자원에 대한 영향
  - 이용가능한 사회자원은 최대한 활용한다.
  - 전체 환자관리에 관한 내용은 문서화하고 APTA's *GuidelinesforPhysicalTherapyDocumentation*.[78]을 따른다.
  - 물리치료서비스의 이용을 최적화 한다.
- ◆ 환자/고객 만족
  - 환자와 가족은 예상목표와 기대회복을 충분히 이해한다.

재검사 REEXAMINATION

재검사는 치료의 전과정에 걸쳐서 수행되고, 특히 의학적 상태 변화나 치료의 이동이 있을 때 한다. 또한, 환자의 기능적 제한이나 손상의 주기적인 재검사는 환자의 목표를 관찰해 가면서 이루어진다.

퇴원 DISCHARGE

Fredrick은 3개월간 외래치료로 8회의 물리치료를 받았으며 환자의 목표를 달성하여 퇴원/치료를 종료하였다. 향후에 Fredrick의 기능에 CIPN의 후유증이 영향을 미칠 수 있기 때문에, 새로운 증상이 생기면 물리치료사의 재검사을 받을 수 있게 방문을 요청하는 방법을 교육받는다. 환자는 치료목표 달성을 확인하고 물리치료예방을 교육받은 뒤 퇴원/치료종료하였다. 물리치료예방은 환자의 건강, 웰니스, 체력프로그램에 중점을 두고, 그의 기능상태의 변화를 관찰하는 것이다.

참고문헌 REFERENCES

1. Kandel ER, Schwartz JH, Jessell TM. *Principles of Neural Science*. 4th ed. New York, NY: McGraw Hill; 2000.
2. Kiernan JA. *Barr's The Human Nervous System: An Anatomical Viewpoint*. 8th ed. Philadelphia, PA: Lippincott Williams & Wilkins; 2005.
3. England JD, Asbury AK. Peripheral neuropathy. *Lancet*. 2004;363:2151-2161.
4. Younger DS. Peripheral nerve disorders. *Primary Care: Clinics in Office Practice*. 2004;31:67-83.
5. Waxman SG, Degroot J. *Correlative Neuroanatomy*. 22nd ed. Norwalk, CT: Appleton and Lange; 1995.
6. Nadeau SE, Ferguson TS, Valenstein E, et al. *Medical Neuroscience*. Philadelphia, PA: Saunders; 2004.
7. Moffat M, Rosen E, Rusnak-Smith S, eds. *Musculoskeletal Essentials: Applying the Preferred Physical Therapist Practice Patterns.*SM Thorofare, NJ: SLACK Incorporated; 2006.
8. Kuwabara S. Guillain-Barre syndrome: epidemiology, pathophysiology, and management. *Drugs*. 2004;64:597-610.
9. Olive JM, Castillo C, Castro RG et al. Epidemiologic study of Guillain-Barre syndrome in children < 15 years in Latin America. *J Infect Dis*. 1997;175(Suppl 1):S160-S164.
10. Hahn AF. Guillain-Barre syndrome. *Lancet*. 1998;352:635-641.
11. Hughes RA, Rees JH. Clinical and epidemiologic features of Guillain-Barre syndrome. *J Infect Dis*. 1997;176(Suppl 2):S92-S98.
12. Van Doorn P. Treatment of Guillain-Barre syndrome and CIDP. *J Peripher Nerv Syst*. 2005;10:113-127.

13. Hughes RA, Hadden RDM, Gregson NA, Smith KJ. Pathogenesis of Guillain-Barre syndrome. *J Neuroimmunol.* 1999;100:74-97.
14. Hadden RD, Cornblath DR, Hughes RA, et al. Electrophysiological classification of Guillain-Barre syndrome: clinical associations and outcomes: plasma exchange/ Sandglobulin Guillain-Barre syndrome trial group. *Ann Neurol.* 1998;44:780-788.
15. Griffin JW, Li CY, Macko C, et al. Early nodal changes in the acute motor axonal neuropathy pattern of Guillain-Barre syndrome. *J Neurocytol.* 1996;25:33-51.
16. Fisher CM. An unusual variant of acute idiopathic polyneuritis (syndrome of ophthalmoplegia, ataxia, and areflexia). *N Engl J Med.* 1956;225:57-75.
17. Jacobs BC, Rothbarth PH, van der Meche FG, et al. The spectrum of antecedent infections in Guillain-Barre syndrome: a case control study. *Neurology.* 1998;51:1110-1115.
18. Ogawara K, Kuwabara S, Mori M, et al. Axonal Guillain-Barre syndrome: relation to anti-ganglioside antibodies and Campylobacter jejuni infection in Japan. *Ann Neurol.* 2000;48:624-631.
19. Prineas JW. Acute idiopathic polyneuritis. An electromicroscope study. *Lab Invest.* 1972;26:133-147.
20. Hafer-Macko C, Hsieh ST, Li CY, et al. Acute motor axonal neuropathy: an antibody mediated attack on axolemma. *Ann Neurol.* 1996;40:635-644.
21. Smith KJ, Hall SM. Nerve conduction during peripheral demyelination and remyelination. *J Neurol Sci.* 1980;48:201-219.
22. Ho TW, Mishu B, Li CY, et al. Guillain-Barre syndrome in northern China: relationship to Campylobacter jejuni infection and anti-glycolipid antibodies. *Brain.* 1995;118:597-605.
23. Meythaler JM. Rehabilitation of Guillain-Barre syndrome. *Arch Phys Med Rehabil.* 1997;78:872-879.
24. Winer JB, Hughes RAC, Osmond C. A prospective study of acute idiopathic neuropathy: clinical features and prognostic value. *J Neurol Neurosurg Psychiatry.* 1988;51:605-612.
25. Alter M. The epidemiology of Guillain-Barre syndrome. *Ann Neurol.* 1990;27:S7-S12.
26. Flatters SJL, Bennett GJ. Studies of peripheral sensory nerves in paclitaxel-induced painful peripheral neuropathy: evidence for mitochondrial dysfunction. *Pain.* 2006:122:245-57.
27. Tanner KD, Levine JD, Topp KS. Microtubule disorientation and axonal swelling in unmyelinated sensory axons during vincristine-induced painful neuropathy in the rat. *J Comp Neurol.* 1998;395:481-492.
28. Visovsky C. Chemotherapy-induced peripheral neuropathy. *Cancer Invest.* 2003;21(3):439-451.
29. Taxol prescribing information. Bristol Myers Squibb. Available at: www.accessdata.fda.gov/scripts/cder/onctools/labels.cfm?GN=paclitaxel. Accessed February 2, 2007.
30. Taxotere prescribing information. Aventis. Available at: www.adventis-us.com/Pis/taxotere TXT.html. Accessed February 2, 2007.
31. Abraxane prescribing information. Abraxis. Available at: www.fda.gov/cder/foi/label/2005/021660lbl.pdf. Accessed February 2, 2007.
32. Navelbine prescribing information. GalaxoSmithKline. Available at: www.accessdata.fda.gov./scripts/cder/onctools/labels.cfm?GN=vinorelbine. Accessed February 2, 2007.
33. Vincristine prescribing information. Eli Lilly. Available at: www.accessdata.fda.gov/scripts/cder/onctools/labels.cfm?GN=vincristine. Accessed February 2, 2007.
34. Carboplatin prescribing information. Bristol Myers Squibb. Available at: www.accessdata.fda.gov/scripts/cder/onctools/labels.cfm?GN=carboplatin. Accessed February 2, 2007.
35. Oxaliplatin prescribing information. Sanfi Sythelabo Onc. Available at: www.accessdata.fda.gov/scripts/cder/onctools/labels.cfm?GN=oxaliplatin. Accessed February 2, 2007.
36. Cisplatin prescribing information. Bristol Myers Squibb. Available at: www.accessdata.fda.gov/scripts/cder/onctools/labels.cfm?GN=cisplatin. Accessed February 2, 2007.
37. Asbury AK, Cornblath DR. Assessment of current diagnostic criteria for Guillain-Barre syndrome. *Ann Neurol.* 1990;27(Suppl):S21-S24.
38. Gordon PH, Wilbourn AJ. Early electrodiagnostic findings in Guillain-Barre syndrome. *Arch Neurol.* 2001;58:913-917.
39. Miller RG, Peterson GW, Daube JR, Albers JW. Prognostic value of electrodiagnosis in Guillain-Barre syndrome. *Muscle Nerve.* 1988;11:769-774.
40. Ropper AH. The Guillain-Barre syndrome. *N Engl J Med.* 1992;326:1130-1136.
41. The Guillain-Barre Study Group. Plasmapheresis and acute Guillain-Barre syndrome. *Neurology.* 1985;35:1096-1104.
42. Plasma Exchange/Sandoglobulin Guillain-Barre Syndrome Trial Group. Randomised trial of plasma exchange, intravenous immunoglobulin, and combined treatments in Guillain-Barre syndrome. *Lancet.* 1997;349:225-230.
43. Hughes RA, Raphael JC, Swan AV, Doorn PA. Intravenous immunoglobulin for Guillian-Barre syndrome. *Cochrane Database Syst Rev.* 2004;CD002063.
44. Van Koningsveld R, van Doorn PA, Schmitz PI, van der Meche FG. Changes in referral pattern and its effect on outcome in patients with Guillain-Barre syndrome. *Neurology.* 2001;56:564-566.
45. Hughes RA, Wijdicks EF, Baron R, et al: Quality Standards Subcommittee of the American Academy of Neurology. Practice Parameter: immunotherapy for Guillain-Barre syndrome—report of the quality standards subcommittee of the American Academy of Neurology. *Neurology.* 2003;61:736-740.
46. Guillian-Barre Syndrome Steroid Trial Group. Double-blind trial of intravenous methylprednisone in Guillain-Barre syndrome. *Lancet.* 1993;341:586-590.
47. Albers J, Chaudry V, Cavaletti G, Donehower R. Interventions for preventing neuropathy caused by cisplatin and related compounds. *Cochrane Database Syst Rev.* 2007;Jan 24(1): CD005228.
48. Cavaletti G, Zanna C. Current status and future prospects for the treatment of chemotherapy-induced peripheral neurotoxicity. *Eur J Cancer.* 2002;38(14):1832-1837.
49. Krupp LB, LaRocca NG, Muir-Nash J, Steinberg AD. The fatigue severity scale. Applications to patients with multiple sclerosis and systemic lupus erythematous. *Arch Neurol.* 1989;46:1121-1123.
50. *ACSM's Guidelines for Exercise Testing and Prescription.* 6th ed. Philadelphia, PA: American College of Sports Medicine; 2000.
51. Jensen MP, Karoly P, Braver S. The measurement of clinical pain intensity: a comparison of six methods. *Pain.* 1986;27(1):117-

126.
52. Foster EC, Mulroy SJ. Muscle belly tenderness, functional mobility, and length of hospital stay in the acute rehabilitation of individuals with Guillain-Barre syndrome. *Journal of Neurologic Physical Therapy*. 2004;28:154-160.
53. Meythaler JM, DeVivo MJ, Braswell WC. Rehabilitation outcomes of patients who have developed Guillain-Barre syndrome. *Am J Phys Med Rehabil.* 1997;76:411-419.
54. Nichols R, Playford ED, Thompson AJ. A retrospective analysis of outcome in severe Guillain-Barre syndrome following combined neurological and rehabilitation management. *Disabil Rehabil.* 2000;22:451-455.
55. Prasad R, Hellawell DJ, Pentland B. Usefulness of the Functional Independence Measure (FIM), its subscales and individual items as outcome measures in Guillain-Barre syndrome. *Int J Rehabil Res.* 2001;24:59-64.
56. Bersano A, Carpo M, Allaria S, et al. Long term disability and social status change after Guillain-Barre syndrome. *J Neurol.* 2005 (E-pub).
57. Bernsen RA, de Jager AE, Schmitz PI, van der Meche FG. Long-term sensory deficit after Guillain-Barre syndrome. *J Neurol.* 2001;248:483-486.
58. Forsberg A, Press R, Einarsson U, Pedro-Cuesta J, Holmqvist LW, Network Members of the Swedish Epidemiological Study Group. Impairment in Guillain-Barre syndrome during the first 2 years after onset: a prospective study. *J Neurol Sci.* 2004;227:131-138.
59. Vajsar J, Fehlings D, Stephens D. Long-term outcomes in children with Guillain-Barre syndrome. *J Pediatr.* 2003;142:305-309.
60. Fehlings D, Vajsar J, Wilk B, Stephens D, Bar-Or O. Anaerobic muscle performance of children after long-term recovery from Guillain-Barre syndrome. *Dev Med Child Neurol.* 2004;46:689-693.
61. Garssen MP, Bussman JB, Schmitz PI, et al. Physical training and fatigue, fitness, and quality of life in Guillain-Barre syndrome and CIDP. *Neurology*. 2004;63:2393-2395.
62. White CM, Pritchard J, Turner-Stokes L. Exercise for people with peripheral neuropathy. *Cochrane Database Syst Rev.* 2004;4:CD003904.pub2. DOI:10.1002/14651858.CD003904.pub2.
63. Tam SL, Archibald V, Jassar B, et al. Increased neuromuscular activity reduces sprouting in partially denervated muscles. *J Neurosci.* 2001;21:654-657.
64. Gardiner PF, Faltus RE. Contractile responses of rat plantaris muscles following partial denervation and the influence of daily exercise. *Pfleugers Arch.* 1986;406:51-56.
65. Sebum KL, Gardiner PF. Properties of sprouted motor units: effect of period of enlargement and activity level. *Muscle Nerve.* 1996;19:1100-1109.
66. Einseidel LF, Ruff AR. Activity and motor unit size in partially denervated rat medial gastrocnemius. *J Appl Physiol.* 1994;76(6):2663-2671.
67. Ribchester RR. Activity-dependent and -independent synaptic interactions during reinnervation of partially denervated rat muscle. *J Physiol.* 1988;401:53-75.
68. Pietti K, Barrett PJ, Abbas D. Endurance exercise training in Guillain-Barre syndrome. *Arch Phys Med Rehabil.* 1993;74:761-765.
69. Tuckey J, Greenwood R. Rehabilitation after severe Guillian-Barre syndrome: the use of partial body weight support. *Physiother Res Int.* 2004;9:96-103.
70. Hillegass EA, Sadowsky HS. *Essentials of Cardiopulmonary Physical Therapy*. 2nd ed. Philadelphia, PA: WB Saunders Co; 2001.
71. Ropper AH, Shahani BT. Pain in Guillain Barre syndrome. *Arch Neurol.* 1984;41:511-514.
72. Hughes RA, Wijdicks EF, Benson E, et al. Multidisciplinary Consensus Group. Supportive care for patients with Guillain-Barre syndrome. *Arch Neurol.* 2005;62:1194-1198.
73. Pandey CK, Raza M, Tripathi M, et al. The comparative evaluation of gabapentin and carbamazepine for pain management in Guillain-Barre syndrome patients in the intensive care unit. *Anesth Analg.* 2005;101:220-225.
74. McCarthy JA, Zigenfus RW. Transcutaneous electrical nerve stimulation: an adjunct in the pain management of Guillain-Barre syndrome. *Phys Ther.* 1978;58(1):23-24.
75. Stackowicz DM, Moffat M, Frownfelter D, Butler McNamara SM. Impaired ventilation, respiration/gas exchange, and aerobic capacity/endurance associated with airway clearance dysfunction (pattern C). In: Moffat M, Frownfelter D, eds. *Cardiovascular/Pulmonary Essentials: Applying the Preferred Physical Therapist Practice Patterns.SM* Thorofare, NJ: SLACK Incorporated; 2007:83-112.
76. American Physical Therapy Association. Guide to physical therapist practice. 2nd ed. *Phys Ther.* 2001;81:9-744.
77. Shy ME, Frohman EM, So YT, et al. Quantitative sensory testing: report of the Therapeutics and Technology Assessment Subcommittee of the American Academy of Neurology. *Neurology.* 2003;6:898-904.
78. Berg K, Wood-Dauphinee S, Williams JI, Maki B. Measuring balance in the elderly: validation of an instrument. *Can J Public Health.* 1992;2(Suppl):S7-S11.
79. Mathiowetz V. Grip and pinch strength: normative data for adults. *Arch Phys Med Rehabil.* 1985;66:69-74.
80. Reese N. *Muscle and Sensory Testing.* 2nd ed. St. Louis, MO: Elsevier Saunders; 2005.
81. Feldman EL, Stevens MJ, Thomas PK, et al. A practical two-step quantitative clinical and electrophysiological assessment for the diagnosis and staging of diabetic neuropathy. *Diabetes Care.* 1994;17:1281-1289.
82. Shumway-Cook A, Woollacott MH. *Motor Control: Translating Research into Clinical Practice.* 3rd ed. Philadelphia, PA: Lippincott Williams & Wilkins; 2007.
83. Wampler MA, Hamolsky D, Hamel K, et al. Case report: painful peripheral neuropathy following treatment with docetaxel for breast cancer. *Clin J Oncol Nurs.* 2005;9(2):189-193.
84. Mock V, Atkinson A, Barsevick A, et al. Cancer-related fatigue clinical practice guidelines in oncology. *J Natl Comp Cancer Network.* 2003;1(3):308-331.
85. Watson T, Mock V. Exercise as an intervention for cancer-related fatigue. *Phys Ther.* 2004;84(8):736-743.
86. Mock V, Fragakis C, Davidson NE, et al. Exercise manages fatigue during breast cancer treatment: a randomized controlled trail. *Psychooncology.* 2005;14(6):464-477.
87. Goodman CC, Boissonault WF, Fuller KS. *Pathology: Implications for the Physical Therapist.* 2nd ed. Philadelphia, PA: Elsevier Saunders; 2003.

제 8 장 척수의 비진행성 장애와 관련된 운동기능, 말초신경 통합성, 그리고 감각 통합성 손상 (패턴 H)

Impaired Motor Function, Peripheral Nerve Integrity, and Sensory Integrity Associated With Nonprogressive Disorders of the Spinal Cord (Pattern H)

해부학 ANATOMY

척수(spinal cord)는 신체 중 최고 위층인 뇌영역으로 정보를 전달하고, 그에 대한 신호를 전도 받아 운동과 자율기능을 조절한다. 척수반사(spinal reflex)는 신체의 다양한 기능을 조절하는 수의적 반사궁의 일부로 척수에서 통합적으로 일어난다. 척수는 척주(vertebral column)로 감싸여져 있고 보호되며, 연수에서 시작하여 요추 2번째에서 끝이 난다. 척수를 횡단면으로 절단하여 보면, 신경 세포체가 포함된 중심부에 회색질(gray matter)과 이를 감싸고 있는 백질(white matter)로 이루어져 있다. 한 쌍의 척수신경은 31개의 각 척수 분절(경수 8, 흉수 12, 요수 5, 천수 5와 미수 1)의 척추사이구멍(추간공, intervertebral foramina)을 통하여 척수에서 빠져 나온다. 각각의 척수신경은 신체로부터 감각정보(피부절 dermatome)를 운반하는 들섬유(구심성섬유, afferent fiber)의 뒤뿌리(후근, dorsal root)와 근육군을 신경지배하기 위한 날섬유(원심성섬유, efferent fiber)의 앞뿌리(전근, ventral root)로 구성되어 있다. 척수는 목뼈부분이 확대되어 있고 섬유들은 상지를 지배하는 팔신경얼기(상완신경총, brachial plexus)가 이 부분에서 시작된다. 허리뼈부분도 유사하게 확대되어 있고, 하지를 지배하는 허리신경얼기(요신경총, lumbar plexus)로 섬유들을 보낸다. 자율신경계도 뇌에서 척수를 거쳐서 그리고 척주의 양 측면에 놓여있는 교감신경절 전 · 후신경(sympathetic pre-and post-ganglionic neuron)을 통하여 뇌로 정보를 전달한다. 부교감 신경절(parasympathetic ganglion)은 지배하는 기관 내 또는 다음에 위치한다. 척수의 혈액공급은 목의 척추동맥(vertebral artery)에서 기원하는 전 그리고 두 번째 후척수동맥에서 주로 담당하고, 가슴대동맥(흉대동맥, thoracic aorta)과 배대동맥(복부대동맥, abdominal aorta)에서 기원하는 신경근 동맥(radicular arteries)에서 분절되어 공급된다.[1]

생리학 PHYSIOLOGY

척수는 뇌로 감각정보를 전달하고 그 이후에 운동과 자율기능을 조절하기 위해 신경 신호를 전달한다. 척수에서 신경순회는 몸통과 팔다리의 수의적 움직임을 조절한다. 겉질척수로〔피질척수로(corticospinal tract), 피라밋로(pyramidal tract)〕는 수의적 운동 조절을 담당하는 하행 운동로이다. 이러한 신경은 대뇌겉질(cerebral cortex)의 운동영역에서 기원하고 척수 분절에 하행되기 전, 숨뇌(연수, medulla)에서 교차한다. 그 후 자극은 직접 가로무늬근(횡문근, striated muscle)을 지배하는 하위 운동신경으로 전달된다. 척수반사는 다양한 신체 기능을 촉진하기 위하여 척수를 이용하기도 한다. 척수반사는 감각수용기, 들신경 또는 감각신경, 가능한 사이신경원, 반사중추, 날신경, 그리고 날(원심성) 기관을 포함한 자극에 대한 불수의적 반응이다. 자율신경계는 신체의 항상성을 유지하기 위하여 도관과 같은 척수를 이용하기도 한다. 교감신경계의 자극은 "싸우느냐 도망치느냐(fight or flight)"의 반응을 유발한다. 부교감신경계는 이러한 반응에 균형을 유지하는 반대 효과를 유발한다.[1]

보조 세포 SUPPORT CELLS

척수는 CNS가 연속된 부분이고 이것의 기능을 지지해주는 수많은 세포가 있다. 신경아교세포(glial cell)는 말이집(수초, myelin)을 생성하고, 신경세포의 이동을 안내하고, 손상에 반응하고, 그리고 척수의 내부 환경을 보조한다. 척수에서 혈관을 감싸고 있는 세포는 순환계를 통한 침입을 제한하고 유해한 물질로부터 척수를 보호하는 "혈관-척수 장벽(blood-spinal cord barrier)"을 형성한다.

이동의 신경 조절 NEURAL CONTROL OF LOCOMOTION

척수는 대뇌, 소뇌와 뇌줄기(brain stem)에서 시작하는 상위척수 신경로로 부터 투사를 받는다. 이러한 신경로는 이동의 시작, 변경과 조절을 위하여 자극이 입력된다. 이것은 척수 연결망 또는 척수 임상실습안내, 중추 패턴발생이라 믿고 있으며, 상위척수의 자극 없이 리듬감 있는 걸음을 유발할 수 있는 영역이 척수에 존재하고 있다.[2] 동물 모델 연구는 조화로운 보행 움직임을 유발하여 척수에 존재하는 CPGs의 개념을 지지해준다. 소아에 CPGs가 존재하는 확실한 증거는 무뇌증(anecephaly) 소아의 보행 움직임을 관찰하여 알 수 있다.[3] 척수 CPGs는 보행을 시작하기 위한 자극에 따라 나타난다. 척수 CPGs에 척수 상부의 자극이 없다면 들 자극에 반응하여 보행을 시작할 수 있다[4,5] 이러한 활동-의존 가소성은 하지의 부하와 엉덩관절 폄근의 신장으로 인한 특정한 들 자극 입력에 반응하여 나타난다.[2,6,7]

병태생리학 PATHOPHYSIOLOGY

척수손상(spinal cord injury: SCI)은 연간 약 11,000건의 사례가 발생한다.[8] 2006년 6월 말까지, 국제 척수손상 통계센터(National Spinal Cord Injury Statistical Center: NSCISC) 자료에 따르면,[9] 환자의 77.8%가 남성이고, 평균 나이는 28.7세였다. 2000년 이후 척수손상은 63%가 백인, 22.7%가 흑인 그리고 11.89%가 히스파닉계이다. 운동기능 손상과 감각통합의 붕괴를 유발하는 SCI에는 많은 원인이 있다. SCI는 외상성 또는 비외상성 병인이 있을 수 있다. 외상성 SCI는 자동차 사고(46.9%), 낙상(23.7%), 총상 또는 자상의 폭행(13.7%), 스포츠 손상(8.7%)으로 유발된다. 모든 사례의 대부분인 외상성 SCI는 매년 NSCISC에 등록된다.

비외상성 SCI는 다음과 같은 다양한 병인[10,11]으로 나눌 수 있다:

- 척수 동정맥 기형(arteriovenous malformation: AVM), 혈전증, 동맥류(aneurysm), 그리고 출혈을 포함한 혈관 병변에 의한 이차적 허혈
- 염증성 말이집탈락(demyelinating) 진행, 방사, 영양결핍, 독성을 포함한 다양한 원인의 척수장애(myelopathy)
- 척수 협착증, 감염 또는 종양으로 유발되는 척수 압박

NSCISC자료[8]에 따르면, 퇴원 시 가장 많은 SCI유형은 불완전성 사지마비(34.1%)였다. 다른 유형은 완전성 양하지 마비(23.0%), 완전성 사지마비(18.3%), 그리고 불완전성 양하지 마비(18.5%)이다. 2000년 이후, 퇴원 시 손상이 전 수준으로 완전히 회복되는 경우는 1% 미만이었다.

손상 후 첫 18시간 내에 주요 손상이 유발된다.[5] 이차적인 병리학적 변화는 손상 다음날과 다음 주가 지나 유발된다.[5,12] 이차적 손상은 면역반응, 산소 손상 그리고 흥분독성(excitotoxicity)으로도 유발될 수 있다. 손상 후 한 시간 내에, 세포손상과 세포죽음은 부종을 포함한 여러 부위 출혈과 감염성 변화로 유발된다. 세포손상은 수초 상실 또는 축삭의 변성으로 나타난다. 세포죽음은 세포파열로 인해 세포 구성물이 방출된 부위가 괴사 또는 죽음으로 진행될 때 나타나는 세포자살(apoptosis)을 통해서 유발될 수 있다. 괴사는 독성이 될 수 있는 세포 구성물의 방출로 인하여 근접 세포의 죽음을 증가시킬 가능성이 있고, 세포 자살은 세포파열이 되지 않아 이러한 가능성은 없다.

급성 척수손상의 의학적 관리 MEDICAL MANAGEMENT OF ACUTE SPINAL CORD INJURY

급성 SCI의 의학적 치료는 면역계 반응, 감염으로 인하

여 진행되는 이차적 손상을 예방하는 것이 목적이다. 손상 후 8시간 내에 메틸프레드리솔론, 스테로이드를 투여하여 신경의 이차적 손상과 병변의 크기가 감소되는 것을 확인하였다.[5,13] 수술 또는 비수술적 고정기술은 뼈의 구조적 정렬을 회복하고, 척수의 압박을 완화시키기 위하여 사용한다.[14]

척수손상의 분류
CLASSIFICATION OF SPINAL CORD INJURY

SCI의 분류는 구조적 손상 평가와 신경학적 체계의 기능적 제한으로 결정된다. 척주(spinal column)의 분절은 신경학적 손상 정도와 손상 유형을 결정하는데 사용된다. 사지마비(tetraplegia)는 8개 경수 분절 중 하나가 손상된 것이고, 양하지마비(paraplegia)는 나머지 분절(흉수, 요수와 천수)이 손상된 것이다. 구조적 손상은 척추 기둥과 끊어진 부위의 손상이다. 기능적 제한은 손상뿐만 아니라, 감각과 운동 손상의 정도를 평가하는 것이다.

구조적 분류 (Structrual classification)

Denis의 척추 안정성의 세 부위 척주(구역) 개념은 척주의 구조적 손상에 대한 등급을 평가하는데 이용할 수 있다.[15] 척주는 다음과 같은 세 구역으로 나눌 수 있다.

1. 전방 구역(구역 A), 앞세로인대(전종인대, anterior longitudinal ligament)와 섬유륜의 전방 부분 그리고 추체의 전방벽으로 형성된다.
2. 중간 구역(구역 B), 뒤세로인대(후종인대, posterior longitudinal ligament), 섬유륜의 후방 부분, 그리고 추체의 후방벽으로 형성된다.
3. 후방 구역(구역 C), 신경궁 후방 뼈와 후방 인대 복합으로 형성된다.

골성인대 복합과 중간구역은 구조적 척수손상의 유형을 결정한다. 절단되지 않았다면, 수술적 고정은 거의 사용하지 않는다. 다음의 5가지 방사선학적 징후는 불안정의 진단을 결정하는데 사용된다.

1. 중요한 인대와 관절 구조의 손상을 의미하는 변위(displacement)
2. 후방 인대구조와 돌기사이관절(후관절, facet joint)의 손상을 의미하는 추궁내부의 공간 확장
3. 후방 인대구조의 손상을 의미하는 돌기사이관절의 확장
4. 시상면에서 전체 척추의 손상을 의미하는 척추사이구멍의 확장
5. 뼈의 전방과 후방인대의 붕괴와 파열 손상을 의미하는 후방 척추뼈 몸통선 붕괴(표 8-1)[15]

기능적 분류 (Functional classification)

SCI의 기능적 등급을 평가하기 위한 임상적 방법은 미국척수손상협회(American Spinal Injury Association: ASIA)가 고안한 척수손상의 신경학적 분류를 위한 국제 기준을 이용한다.[16] 신경학적 검사는 손상의 완전성처럼 감각, 운동, 신경학적 수준을 결정할 수 있는 운동검사와 감각검사로 구성된다.

운동수준은 오른쪽과 왼쪽 근절을 10으로 하여 중요한 근육을 검사하고, 0(전체 마비)에서 5(정상)의 척도로 등급을 결정한다. 운동수준은 신체 양쪽에 척수의 꼬리쪽 부분에 중요한 근육에서 3/5 등급으로, 다음 머리쪽 중요 근육의 대부분 5/5등급으로 결정한다. 표 8-2는 임상에서 쉽게 검사하는 중요 근육군과 관련된 근절의 개론을 설명한 것이다. 임상에서는 C1-C4, T2-L1, 그리고 S2-S5를 포함한 MMT로 수준을 쉽게 검사할 수 없고, 이러한 수준은 오직 감각 수준을 판단하는 검사를 한다.

감각수준은 대부분 신체의 양측에 정상 감각기능으로 척수의 머리분절처럼 결정한다. 이것은 0(없음)에서 2(정상)의 척도로 바늘로 찌르고 가벼운 접촉으로 민감도를 위하여 신체의 각 측면의 피부분절 내 28개 중요한 감각 지점을 각각 검사하여 결정한다. 피부분절은 C2〔뒤통수융기(occipital protuberance)에서 검사〕에서부터 상지, 몸통과 하지, S4-S5(항문주변에서 검사)까지 전체적으로 실시한다. 표 8-3에서는 검사되는 ASIA의 중요한 감각 수준을 설명하였다.

손상의 완전성은 가장 낮은 천수분절에서 감각과 운동기능의 있고 또는 없음으로 결정한다. ASIA 손상 척도는 표 8-4에 목록으로 만들어 손상의 정도를 등급화 하였다. 불완전성을 분류하는 것(ASIA B~E)은 환자가 완전성(ASIA A)으로 분류되지 않고, S4-S5에 약간의 감각과 운동기능

표 8-1 단절된 구역을 결정하는 5가지 방사선학적 징후

방사선학적 징후	단절된 구역
변위	Zones A, M, P
추궁내부 공간 확장	Zones M, P
돌기사이관절 확장	Zones M, P
척추관 확장	Zones A, M, P
후방 척추뼈몸통선 붕괴	Zones A, M

A=앞구역, M=중간 구역, P=뒤구역

Kirshblum S, Campagnolo Dl, Delisa JA, eds. Spinal Cord Medicine. Philadelphia, PA: Lippincott Williams & Wilkins; 2002:33-34.를 인용하여 인쇄

이 있어야 한다. 그 후 신경학적 수준은 신체의 양측에 정상적인 운동과 감각기능으로 척수의 꼬리 부위에서 결정한다.[16]

표 8-5는 외상성 손상 1년 후 운동의 완전성 손상을 근거로 하여 각 척수 수준에서의 기능적 결과를 예측하여 요약한 것이다. 활동 능력은 매우 개인적이긴 하지만, 이러한 예측은 환자와 일을 할 때 시작되는 구조를 제공할 것이다. 더 자세한 것은 독자는 척수 의료 임상실습 가이드의 외상성 척수손상 후 결과: 건강-관리전문가를 위한 임상 실습 가이드[17]로 평가하는 것을 권장한다.

이차 손상 SECONDARY IMPAIRMENTS

SCI와 관련된 이차 손상은 많지만, 대부분 예방할 수 있다. 손상에는 자율신경 과반사(autonomic dysreflexia: AD), 심혈관 손상, 심부정맥혈전증(deep vein thrombosis: DVT), 우울증, 딴곳뼈되기(이소성골화증, heterotopic ossification: HO), 근육변화,[18] 신경성 통증, 경직, 기립성저혈압(OH), 뼈엉성증(골다공증), 호흡기 합병증, 피부 손상, 그리고 요로감염(urinary tract infections: UTIs)이 있다. 이차 손상은 AD, HO와 기립성저혈압이며, 이 3가지에 대한 설명은 다음과 같다.

자율신경 과반사 (Autonomic dysreflexia, AD)

AD는 혈압이 갑작스럽게 상승하여 생명에 위협을 줄 수 있다. 이 증상은 T6 부위 또는 그 이상의 SCI환자에서 유발될 수 있지만, T8아래 병변에서도 유발된다고 보고되고 있다.[19,20] AD는 병변부위아래 부분의 교감성 과활동이 유해한 자극으로 인해 활성화되어 유발된다. 가장 일반적인 자극은 방광 또는 대장 문제와 관련된다. 그러나 자극은 욕창 또는 하지의 심한 스트레칭과 같이 신체에 어떠한 자극으로도 될 수 있다.

미국의 마비된 군인들은 AD의 급성관리를 위한 임상 지침을 발달시켰다. 확인된 AD의 증상은 갑작스럽고, 수축기 혈압과 이완기 혈압 모두 확실하게 증가하며(수축기 혈압이 성인에서 20-40 mmHg 이상, 청소년에서 15-20 mmHg, 아이들에서 15 mmHg 증가), 심한 두통, 빈맥, 병변 부위의 심한 발한, 털이 서거나 닭살이 돋고, 심장 부정맥, 병변 위 피부의 홍조, 흐려진 시각, 시야(visual field)에 반점, 구강울혈, 신체문제를 방해하는 걱정 또는 불안감, 또는 확실하게 혈압이 상승되었음에도 증상이 없거나 최소인 상태(조용한 AD) 등이었다. 이러한 증상은 하나 또는 그 이상이 나타날 수 있고 즉각적인 중재를 필요로 한다. 혈압이 상승했을 때, 치료는 즉시 앉게 하고, 옷 또는 조이는 보조기는 느슨하게 하며, 혈압과 맥박을 관찰하고, 신장계에 자극이 되는 것이 있는지 확인하여 제거하는 것을 포함한다. 자극 원인을 즉시 발견하지 못하였다면, 약품 투여를 포함한 의학적 관리를 시작하여야 한다.[21]

딴곳뼈되기증(이소골화) (Heterotopic Ossification, HO)

표 8-2 운동수준의 결정에 사용되는 근절과 근육

근육분절	검사하는 주요 근육
C5	팔꿉관절 굽힘근(주관절 굴곡근)[위팔두갈래근(상완이두근), 위팔근(상완근)]
C6	손목 폄근(긴 그리고 짧은 오른손 목 폄근)
C7	팔꿉 폄근[위팔세갈래근(상완삼두근)]
C8	손가락 굽힘근[깊은 손가락 굽힘근(심지굴근)]
T1	다섯번째 손가락 벌림근[새끼 벌림근(소지외전근)]
L2	엉덩굽힘근[엉덩허리근(장요근)]
L3	무릎 폄근[넙다리네갈래근(대퇴사두근)]
L4	발목 발등굽힘근[앞정강근(전경골근)]
L5	긴발가락 폄근[긴엄지폄근(장무지신근)]
S1	발목 발가락젖힘근[장딴지근(비복근), 가자미근]

HO는 SCI후 가장 흔한 정형외과적 합병증이며, SCI 성인 환자의 50% 이상에서 유발된다. HO는 정상적 부위가 아닌 곳에 뼈가 형성되는 것으로 엉덩관절에 가장 많이 유발되며 무릎, 팔꿈치 또는 어깨에도 가끔 유발된다. 이와 같은 뼈 형성을 유발하는 원인으로 외상, 경직, 조직 저산소증, 그리고 괴사 등이 있다. 초기 증상은 손상된 사지에 열감, 관절 부종, 통증 그리고 부종이며 손상후 1주 이내, 10-20% 환자에서 관절 가동성이 확실하게 감소한다.[22]

의학적 목표는 원인을 밝혀내고 광물질을 함유한 조직이 형성되기 전 epidronate로 초기 치료하는 것이다. 관절 외부에 뼈가 형성되고 기능적 가동성을 제한하게 되면, 수술적 절제를 선택할 수 있다.

기립성 저혈압 (Orthostatic hypotension, OH)

OH는 신체자세를 직립자세로 변화시킬 때, 혈압이 감소되는 것이다. 이러한 이차 손상은 SCI 후 첫 몇 주에 가장 많이 나타나고, 특히 상위 경수 완전성 손상이 있는 사람에게서 많이 나타난다. 이것은 하지와 내부 장기에 혈액의 정체에 의해 유발되며, 교감성 동맥혈관수축 손상과 함께 나타난다. OH는 반복적인 자세변화가 도움을 줄 수 있다. 게다가, 복대, 탄력 스타킹, 다리 감싸기, 적절한 수화작용, 소금 정제, 그리고 그 밖의 약물적 중재는 특히 이러한 상태를 확인하여 처방한다.[23] Elokda와 동료들[24]은 급성 SCI 환자가 직립자세를 취할 때, 신경근 자극이 OH를 감소시키는데 효과적이라고 보고하였다.

영상 IMAGING

다양한 영상기술은 손상된 부위의 척수와 이를 감싸고 있는 구조를 확인하기 위하여 사용한다. 다음과 같은 것이 포함된다.

- CT
  - 방사선 사진으로 확인하기 어려울 수 있는 미세한 골절을 발견하는데 효과적
- MRI
  - 비침습성
  - 연부조직의 영상과 관절 주위조직의 추가 정보를 확인하는데 이용
- 방사선 사진(X-선 또는 단순 X-선 사진)
  - 가장 보편화된 방법으로서, 흔히 골격계 병변을 평가하는데 가장 먼저 이용
- 척수 혈관촬영
  - 혈액흐름, 기형의 크기, 부위 또는 형상 확인

각 영상기술은 평가하는데 효과적이다. 특히, MRI는 SCI 유형과 회복 예후을 포함한 진행을 평가하는데 가장 좋은 기술이다.

약물학 PHARMACOLOGY

다음의 약물은 각각의 기능으로 분류하였고, SCI환자 관

표 8-3 미국척수손상협회에서 검사하는 주요감각 레벨

C2	뒤통수뼈융기(후두융기, occipital protuberance)
C3	빗장위오목(쇄골상와, supraclavicular fossa)
C4	위봉우리빗장관절(상견봉쇄골관절, superior acromioclavicular joint)
C5	팔 오금의 가쪽면(lateral side of the antecubital fossa)
C6	엄지손가락 (그리고 집게 손가락) [thumb(and index finger)]
C7	가운데 손가락(middle finger)
C8	새끼손가락(little finger)
T1	팔오목 위관절융기의 안쪽면[medial (ulnar) side of antecubital epicondyle]
T2	겨드랑이 꼭대기(apex of axilla)
T3	세번째 IS(third IS)
T4	젖꼭지선 – 네번째 IS(nipple line – fourth IS)
T5	다섯번째 IS(fifth IS)
T6	칼돌기–6번째 IS(xiphoid – sixth IS)
T7	7번째 IS(seventh IS)
T8	8번째 IS(eighth IS)
T9	T8과 T10 사이 중간 – 9번째 IS(midway between T8 and T10 – ninth IS)
T10	배꼽 – 10번째 IS(umbilla – Third IS)
T11	11번째 IS(IS(eleventh IS))
T12	샅고랑인대의 중간 지점(inguinal ligament at midpoint)
L1	T12과 L2 사이 중간(Half the distance between T12 and L2)
L2	안쪽 - 앞쪽 허벅지(mid-anterior thigh)
L3	안쪽 넙다리돌기(medial femoral condyle)
L4	안쪽복사뼈(medial malleolus)
L5	발등의 세번째 MTP 관절(dorsum of foot at third MTP joint)
S1	가쪽 뒤꿈치(lateral heel)
S2	다리오금 중간(popliteal fossa in the midline)
S3	궁둥이뼈 결절(ischial tuberosity)
S4/S5	항문주위 (하나의 레벨 선택) [perianal area (taken as one level)

IS = 갈비사이공간(추간공, intercostal space)

리에 이용[25-27]

- ♦ 진통제, 항-염증제
  - 예: NSAIDs, ibuprofen(Advil, Mortin)
  - 작용: 진통, 항-염증
  - 부작용: 두통, 구역질, 식욕감퇴, 담즙정체성 간염(cholestatic hepatitis), 신독성(nephrotoxicity), 혈액질환(blood dyscrasias)
- ♦ 항혈액응고제
  - 헤파린
    - 예: 와파린(Coumadin)
    - 작용: 응고 작용을 좌우하는 비타민 K의 합성 억제
    - 부작용: 구역질, 간염, 혈뇨, 홍조, 발열, 출혈, 과립세포 감소증(agranulocytosis), 백혈구 감소증(leukopenia), 호산구 증가증(eosinophilia)
  - 저분자량 헤파린
    - 예: 델테파린(Fragmin)
      - 작용: 항트롬핀Ⅲ의 억제 효과를 증진시킨다고 믿고 있음
      - 부작용: 두개내 출혈, 출혈, 과민증(anaphylaxis), 혈소판 감소증(thrombocytopenia)
    - 예: 에녹사파린(Lovenox)
      - 작용: 항트롬핀Ⅲ의 억제 효과를 증진시킨다고 믿고 있음
      - 부작용: 혈색소 감소 빈혈(hypochromic anemia)
- ♦ 항우울제[28] (이러한 약물을 노인, 간 또는 신장 부전, 그리고 중추신경계 손상이 있는 환자에게 처방할 때는 주의)
  - 선택적 세로토닌 재흡수 억제제(selective serotonine reuptake inhibitors: SSRIs)
    - 예: 플록세틴, 파로세틴, 세트랄린
    - 작용: 세로토닌 그리고/또는 노르에피네프린의 신경전달 촉진
    - 부작용: 항콜린성 부작용과 안정과 SCI로 인한 기립성저혈압에 삼환계 항우울제보다 위험성이 더 큼
  - 삼환계 항우울제(Tricylclic antidepressant, TCAs)
    - 예: 아미트립틸린, 데시프라민, 도세핀, 이미프라민, 노르트립틸린, 프로드립틸린, 트리미프라민
    - 작용: 세로토닌 그리고/또는 노르에피네프린의 신

표 8-4 미국 척수손상협회 손상분류 척도

A=완전	엉치뼈 분절 S4-5에 보존된 감각과 운동기능 없음
B=불완전	엉치뼈 분절 S4-S5를 포함하고 신경학적 레벨 아래에 감각은 있으나 보존된 운동은 없음
C=불완전	신경학적 레벨 아래에 보존된 운동기능은 있고, 신경학적 레벨 아래 중요 근육 절반 이상의 근육등급이 3보다 낮다.
D=불완전	신경학적 레벨 아래에 보존된 운동기능은 있고, 신경학적 레벨 아래 중요 근육 절반 이상의 근육등급은 3 이상이거나 3 정도이다.
E=정상	감각과 운동기능은 정상이다.

American Spinal Injury Association: International Standards for Neurological Classification of Spinal Cord Injury, revised 2002; Chicago, IL, American Spinal Injury Association, 2002.를 인용하여 재인쇄

표 8-5 손상레벨에 근거하여 예측되는 기능 결과

레벨	이동	휠체어 추진	보행	하루에 요구되는 개인의 도움
C1-C4	의존	전동 w/c: 독립	적용 안됨	24시간 관리
C5	전체 보조에서 약간	전동 w/c: 독립 수동 w/c: 실내에서 약간의 도움, 실외에서는 전체적인 도움	적용 안됨	개인관리: 10시간 가정관리: 6시간
C6	레벨 이동: 독립적인 것에 약간 도움 불규칙한 지면: 전체 도움	전동 w/c: 독립 수동 w/c: 실내에서 독립, 실외에서는 전체적 도움	적용 안됨	개인관리: 6시간 가정관리: 4시간
C7-C8	레벨 이동: 독립 불규칙한 지면: 약간의 도움이 필요한 독립	수동 w/c: 실내에서 독립, 실외 불규칙한 지면에서는 약간 도움	적용 안됨	개인관리: 6시간 가정관리: 2시간
T1-T9	독립	수동 w/c: 모든 지면에서 독립	기능적이지 않음	가사: 3시간
T10-L1	독립	수동 w/c: 모든 지면에서 독립	기능: 약간의 도움을 받아 독립	가사: 2시간
L2-S5	독립	수동 w/c: 모든 지면에서 독립	기능: 약간의 도움을 받아 독립	가사: 0-1시간

w/c = 휠체어

Consotium for Spinal Cord Medicine Clinical Practice Guidelines. *Outcomes Following Traumatic Spinal Cord Injury: Clinical Practice Guidelines for Health Care Professionals*. Washington, DC: Paralyzed Veterans of America; Julyu 1999:13-20.에서 인용.

경전달 촉진
  - 부작용: 항콜린성 부작용과 안정과 SCI가 원인으로 기립성저혈압을 위한 삼환계 항우울제보다 위험성이 더 큼
- 그 밖의 항우울제
  - 예: 아목사핀, 부프로피온, 마프로틀린, 네파조돈, 트라조돈, 벤라파신
  - 작용: 세로토닌 그리고/또는 노르에피네프린의 신경 전달 촉진
  - 부작용: 진정작용, 기립성 저혈압의 가벼운 위험

♦ 항고혈압제
- 예: 크로니딘
- 작용: 혈압, 맥박, 그리고 심박출 감소로 인한 교감성 혈관운동 중추 억제
- 부작용: 울혈성 심부전, 기립성 저혈압, 심계항진, 졸음, 진정, 두통, 피로, 구역질, 구토, 불쾌감, 발기부전, 빈뇨증(nocturia), 다뇨증(polyuria), 발진
- 연구: 급성기에는 효과가 있지만 만성기에서 이동능력을 손상시키는 것과 같이[4] 이동 능력에서 클로니딘의 영향에 대한 결과와 상반됨[2]

♦ 자율신경 과반사(혈압 상승)의 급성 관리
- 예: 니페디닌
- 작용: 민무늬근(평활근, smooth muscle)에 칼슘이온의 유입이동을 억제시키고, 관상동맥 민무늬근 이완 및 관상동맥과 말초동맥 확장
- 부작용: 울혈성 심부전, 심근경색, 폐부종, 빈뇨증, 다뇨증

♦ 방광 관리
- 예: 염화 옥시부티닌(Ditropan)
  - 작용: 후신경절 부위에 아세틸콜린의 재흡수 억제에 의하여 방광근육의 이완
  - 부작용: 걱정, 불안함, 현기증, 발작, 심계항진, 동빈맥(sinus tachycardia), 구역질, 구토, 식욕감퇴
- 예: Tamsulosin(Flomax)
  - 작용: 아드레날린 수용체 차단에 의한 방광 민무늬근의 이완
  - 부작용: 가슴부위 통증, 현기증, 두통, 구역질, 설사

♦ 대장관리
- 예: Senna(Senokot), docusate calcium(Colace), bisacodyl(Dulcolax 좌약, Dulcolax 알약)
- 작용: 연동운동 자극, 변 연화, 수분 증가
- 부작용: 구역질, 구토, 식욕감퇴, 경련, 근육 강직성 경련

♦ 관상동맥 혈관확장
- 예: Topical nitroglycerin ointment 2%
- 작용: 관상동맥의 혈관 민무늬근 이완, 관상동맥과 말초동맥 확장
- 부작용: 자세성 저혈압, 쇠약, 두통, 홍조, 현기증

♦ 딴곳뼈되기증(이소골화, Heterotopic ossification, HO)
- 예: Etidronate disodium(Didronel)
- 작용: 딴곳뼈되기증 예방, 뼈 재흡수 감소와 새로운 뼈의 형성
- 부작용: 졸림과 현기증

♦ 신경성 통증[29]
- 예: Gabapentin(Neurontin)
  - 작용: 밝혀진 작용의 기전 없음
  - 부작용: 졸음과 현기증
- 예: Amitriptyline
  - 작용: TCA는, 특히 세로토닌과 같은 다양한 신경전달물질의 재흡수 차단
  - 부작용: 습관성 복용과 과용량 복용은 신장과 간 손상을 유발시킬 수 있고 골수 생성에 영향을 미치며, 알코올과 함께 복용 금물

♦ 기립성 저혈압
- 예: Ephedrine sulfate
  - 작용: 심장의 수축성 증가와 혈관의 수축을 증가시키기 위하여 알파와 베타 수용체에 작용
  - 부작용: 뇌출혈, 진전, 불안, 현기증, 심계항진, 율동부정(dysrhythmias), 식욕감퇴, 구역질, 구토, 호흡곤란
- 예: Fludrocortisan
  - 작용: 신장 관으로부터 나트륨을 재흡수하며, 칼륨, 수분, 수소의 손실을 증가시키는 작용
  - 부작용: 순환계 쇠약, 혈전성 정맥염(thrombophlebitis), 색전증, 발한, HTN
- 예: Midodrine

- 작용: 혈관 긴장과 혈압을 상승시키기 위하여 알파 아드레날린성 수용기에 작용
- 부작용: 감각이상, 통증

♦ 폐관리
- 예: Albuterol sulfate(Proventil nebulizer 또는 다중 투여량 흡입기〔multi dose inhaler〕)
  - 작용: 민무늬근을 이완시키는 폐 수용기에 작용하여 기관지 확장
  - 부작용: 폐부종, 저혈압, 불규칙성 맥박, 빈맥
- 예: Ipratropium〔atrovent nebulizer 또는 정량식 분무제(metered dose inhaler: MDI)〕
  - 작용: 수용기 부위에 아세틸콜린의 작용을 억제하여 기관지 확장
  - 부작용: 구강건조, 변비, 폐뇨(urinary retention), 소변 정체, 현기증, 마비성 장폐색(paralytic ileus)
- 예: Salmeterol(Serevent MDI Diskus)
  - 작용: 민무늬근을 이완시키는 폐 수용기에 작용하여 기관지 확장
  - 부작용: 기관지 경련, 진전, 불안, 구강건조
- 예: Fluticasone propionate와 salmeterol(Advair MDI Diskus)
  - 작용: 민무늬근을 이완시키는 폐 수용기에 작용하여 기관지 확장, 코티코스테로이드는 폐의 염증 감소
  - 부작용: 기관지 경련, 진전, 불안, 구강건조, 혈압 상승, 빠르거나 불규칙한 심박동, 가슴통증, 두통, 골밀도 저하

♦ 경직(spasticity)
- 예: Baclofen
  - 작용: GABA의 감소에 의한 연접 반응 억제
  - 부작용: 간질, 현기증, 약화, 피로, 졸음, 방향감각 상실, 구역질, 구토
- 예: Dantrolene 나트륨(Dantrium)
  - 작용: 칼슘의 세포내 방출을 방해하여 근육의 수축 억제
  - 부작용: 간질, 호산구 증가증, 간 손상, 저혈압, 현기증, 약화, 피로, 졸음, 빈뇨, 구역질
- 예: Diazepam(Valium)
  - 작용: 연접전 신경을 억제하여 운동신경에 작용
  - 부작용: UTI 감염, 빈뇨, 현기증, 말 병변, 운동장애

♦ 페놀, 알코올 또는 보툴리누스 독소(보톡스) 주사로 인한 화학적 탈신경
- 예: Phenol
  - 작용: 화학적 탈신경제 또는 신경근육 차단요소는 경직을 감소시키기 위하여 단백질을 파괴
  - 부작용: 일시적 이상감각과 무감각, 정맥 내 주사로 인한 혈종, 전신 효과는 근육 진전, 발작 그리고 심장 활동, 혈압과 호흡의 저하
- 예: 보툴리누스 독소 유형A(Botox, Dysport), 보툴리누스 독소 유형B(Myobloc)
  - 작용: 화학적 탈신경제는 특정 근육군에 경직을 감소시키고자 신경근 연접 부위에 아세틸콜린의 방출 차단[30]
  - 부작용: 주사로 인한 통증, 혈종, 일시적 피로, 구역질[31]

사례 연구 #1:
목뼈 척수손상
Cervical spinal Cord Injury

John Smith는 17세 건강한 남성으로 2주전 교통사고로 인해, 미국척수손상 A로 C5수준의 운동과 감각이 소실된 사지마비 척수손상 환자이다.

물리치료사 검진 PHYSICAL THERAPIST EXAMINATION

병력 HISTORY

♦ 일반적인 인구학: John Smith는 17세의 백인 남성으로 주로 영어를 사용하며, 오른손잡이이다. 고등학교 최고 학년이다.

♦ 사회적 병력: 여자 친구와 많은 친구들이 있다. 학교에서는 스포츠와 그 밖의 활동에 참여했었다.

♦ 고용/일: 고등학교의 최고학년으로 수업에 빠지지 않았으며, 주말에는 작은 레스토랑에서 보조웨이터로 일하며 축구와 야구 대표팀 선수였다.

- 생활 환경: 한 줄 난간이 있는 6계단을 올라가면 입구가 나오고, 두 줄 난간의 8계단을 올라 침실과 욕실로 갈 수 있는 2층 집에 살고 있다. 그의 부모는 재활 후 퇴원을 준비하여 집을 개조할 계획이다.
- 일반적인 건강 상태
  - 일반적인 건강 인식: 운동을 할 수 있을 정도로 건강이 좋은 상태라고 하였다.
  - 신체적 기능: 신체 기능은 동일 연령대와 비교하여 정상이라고 하였다.
  - 심리적 기능: 부모는 사고 후 불안하고 우울한 것처럼 보인다고 하였다.
  - 역할 기능: 고등학교 명예 학생, 아들, 남자친구, 축구와 야구 대표팀 선수, 드라마 클럽 회원, 종업원
  - 사회적 기능: 스포츠 대표팀, 드라마 클럽, 그리고 국제 명예협회와 같은 고등학교 활동에 참여했었다. 가을에 대학진학을 위한 준비를 하고 있었고 친구들과 함께 사회활동을 좋아했다.
- 사회/건강 습관: 추가적으로 스키와 달리기를 즐겼다. 흡연 또는 마약은 하지 않았으며, 학교 파티에선 술을 마셨다.
- 가족력: 아버지는 5년 전 심근경색을 앓았고, 어머니와 여동생은 건강하다.
- 의학/외과적 병력: John은 2년 전 왼쪽 무릎에 앞십자인대를 재건하였고, 근시로 인하여 콘택트렌즈를 착용하였다.
- 이전 입원: 2년 전 앞십자인대 재건때문에 입원하였다.
- 이전에 존재하는 의학적 그리고 다른 건강과 관련된 상태: 관련 없음
- 현재 상태/주호소: John은 2주 전 일어난 MVA에서 앞좌석에 승객으로 앉아 있었다. MRI결과 C5-C6 양측 돌기사이관절이 겹쳐져 있고, C5 감각과 운동이 척수손상 A로 진단되었다. 왼쪽 엉덩뼈(iliac bone)를 이식하고 전방/후방을 금속으로 입혀 C5-C7을 융합한 상태이다. 하부 대정맥에 우산형 여과기(greenfield filter)와 Foley 요도카테터를 삽입하였고, 목에 칼라를 착용하였다. 목표는 다시 걷는 것과 가을에 대학에 가는 것이다. 부모는 불안과 우울한 상태로 그를 긍정적으로 지켜보고, 아들이 "정상으로 회복될 것"이라 기대하고 있다.
- 기능적인 상태와 활동 수준: John은 사고 전 ADL과 IADL을 포함한 모든 기능적 활동이 독립적이었다. 사고 후 현재 ADL과 IADL은 의존적이고 하루에 1~2시간 정도 50° 각도의 휠체어에 앉아 있을 수 있다. 45° 경사 테이블에서 15분 동안 견뎌낸다. 휠체어 움직임, 관리, 체중이동, 이동과 침대 이동을 포함한 이동성은 의존적이다.
- 약물: John이 매일 복용하는 약물은 다음과 같다: Percocet, 헤파린 5, Colace, Ducolax 좌약, Senokot, Pepcid, Ativan.
- 다른 임상적 검사
  - 하지 도플러스캔에서 심부정맥혈전 음성
  - 비디오 형광투시법 삼키기 관찰에서는 삼키기에 어려움이 없다는 것을 확인
  - 엉덩관절 X-선에서 딴곳뼈되기증 음성
  - 소변검사와 소변 세균 배양에서 요로감염 음성
  - 기준 혈액 수준 정상
  - 바로누운자세에서 폐활량은 정상 수치인 4리터(4000 cc)에 비해 낮은 수준인 0.9리터(900cc)

시스템 재검토 SYSTEMS REVIEW

- 심혈관/폐: 모든 측정은 John이 복대와 압박 스타킹을 착용하고, 휠체어에 기대어 앉아 있을 때 수행
  - 혈압(BP): 100/60 mmHg
  - 부종: 압박스타킹을 착용하는 동안의 기록은 없음
  - 심박수(HR): 70 bpm
  - 호흡수(RR): 16 bpm
- 외피계
  - 반흔형성 상태
    - Sterstrips 특수테이프, 건조하고 손상되지 않은 전방과 후방 목 수술 부위
    - Sterstrips 특수테이프, 건조하고 손상되지 않은 왼쪽 엉덩뼈능선(장골릉, iliac crest) 반흔
    - Sterstrips 특수테이프, 건조하고 손상되지 않은 복부 수술 반흔
    - 이전 앞십자인대 재건으로 왼쪽 무릎에 수술 절개
  - 피부색: 정상범주 내

- 피부 상태: 엉치뼈 궤양과 양측 후방 뒤꿈치뼈 궤양 존재

♦ 근골격계
- 전체적인 관절가동범위
  - 목뼈는 약물 처방과 딱딱한 칼라로 인해 이차적 검사는 없었음
  - 상지와 하지 정상범주 내
- 전체적인 근력: 어깨와 팔꿉관절은 제한되며, 손목, 손가락, 몸통, 하지에는 없음
- 전체적인 대칭: 지지되지 않은 상태에서 대칭
- 키: 6'1"(1.85 m)
- 몸무게: 180 lbs(81.648 kg)

♦ 신경근계
- 균형: 지지 없이 앉은 자세와 선 자세에서 독립성은 없음
- 보행, 이동 그리고 변화: 의존

♦ 의사소통, 감정, 인지, 언어, 학습 유형
- 의사소통, 감정, 인지: 정상범주 내지만, 미래에 대한 걱정
- 선호하는 학습: John은 시각 도구를 이용하여 최대로 학습한다고 보고됨

검사와 측정 TESTS AND MEASURES

♦ 유산소 능력/지구력
- 머리를 안정시키고 50°로 기울인 휠체어에 앉은 상태에서만 견딜 수 있음
- 15분 동안 45° 경사판에 서있는 상태로만 견딜 수 있음
- 이동, 앉기, 서기와 자기관리의 작업으로 호흡이 짧아짐

♦ 보조 및 적용 장치
- 다음은 현재 사용하는 보조기와 장비이다.
  - 다리를 편안하게 올리고, 머리를 편안하게 하여 기울인 휠체어, 특수 휠체어 방석은 젤을 주입하고, 엉치뼈 부위는 제거한 스펀지(폼) 등 쿠션, 그리고 무릎 트레이
  - 병실 침대에 특수 공기 매트리스
  - 경사 샤워 의자
  - 이동 보드
  - 피부 관찰 거울

♦ 순환
- 딴곳뼈되기증을 예방하기 위하여 복대와 압박 스타킹 사용
- 생체징후(복대와 압박스타킹을 착용하는 동안 측정)
  - 휠체어에 앉은 자세: BP 100/60 mmHg, HR 70 bpm, RR 16 bpm
  - 45° 경사테이블: BP 90/55 mmHg, HR 72 bpm, RR 18 bpm
- John은 Foley 요로카테너 차단으로 BP 200/110 mmHg, HR 60 bpm, RR 18 bpm인 자율신경 과반사가 있었고, 카테터 차단을 해결한 후 BP가 100/60으로 회복

♦ 뇌신경과 말초신경의 통합성
- 비디오 형광투시법 삼키기 관찰
- ASIA기준에 따라, 완전성한 C5 ASIA A 감각분류로 인해 오른쪽과 왼쪽의 C5 피절 아래 바늘과 가벼운 접촉에 대한 감각이 없고, S4-S5 피절에 감각 없음[16]
- ASIA 기준에 따라, 완전 성한 C5 ASIA A운동 분류로 인해 오른쪽과 왼쪽의 C5 근절 아래 운동기능 없고 수의적 항문 수축 없음[16]

♦ 환경, 가정과 작업 장애물
- 집은 한 줄 난간 6계단을 올라가야 입구에 들어서고 두 줄 난간 8계단을 올라서야 침실과 욕실로 갈 수 있음
- 학교는 10계단을 올라가야 입구에 들어설 수 있음

♦ 인체 공학과 신체 기전
- 신체 기전
  - John은 휠체어, 이동보드, 또는 기계적 들것으로 옮기기; 침대 이동성에서 체중이동 그리고 휠체어 관리와 근력과 균형 감소로 이차적 추진력과 같은 기능적 과제에 전체적인 보조 필요
  - 적절한 신체 기전과 안전한 방법으로 환자를 돕기 위해 보호자 교육 필요

♦ 보행, 이동 그리고 균형
- 자세유지와 초기 추진력이 없어 도수휠체어 사용
- 자세 반응 없이, 앉은 자세에서 어깨와 팔꿈치 아래 부분에 의존하여 균형 유지
- 목뼈 칼라로 머리 정렬의 어려움

- ♦ 외피계의 통합성
  - John은 2×3 cm의 Ⅲ 단계 엉치뼈 궤양과 양쪽 뒤꿈치에 Ⅰ단계 궤양
  - 많은 특수 테이프를 부착한 건조하고 손상 없는 수술 반흔 부위(전방과 후방 목, 배, 그리고 왼쪽 엉덩뼈 능선)
  - 압박을 완화시키기 위해 휠체어 쿠션 이용
  - 휠체어에 앉아 있을 때 30분마다 몇 분 동안의 체중이동(경사 휠체어)이 필요하다는 것을 교육 받았고, 엉치뼈 궤양으로 인해 하루 두 번, 2시간으로 제한
  - 누워있을 때 과도한 압박을 방지하기 위하여 특수 공기 매트리스로 된 병원 침대에서 두 시간마다 돌아눕게 함
  - 뼈 돌출부위의 피부 이상을 관찰하기 위한 관찰거울이용, 돌출부를 제외한 다른 부위는 엎드려 관찰, 관찰시 전체적인 도움 필요
- ♦ 운동 기능
  - 손상은 어깨 능동움직임이 제한된 C5이고, 손목 또는 손가락에 어떠한 운동 활동도 수행할 수 없고 몸통과 하지에 부분적으로 보존된 부위도 없음
  - 이 시기에 목뼈 칼라를 착용한 이유는 목 움직임을 제한하고, AROM을 피하도록 하기 위함
  - 전체적인 말을 조절하고 얼굴과 눈의 움직임도 조절할 수 있음
- ♦ 근 수행력
  - MMT는 다음과 같은 정상에서 벗어난 상태 확인
    - ■ 목뼈: 목뼈 칼라와 AROM주의 때문에 검사 못함
    - ■ 어깨관절 굽힘: R=3/5, L=3/5
    - ■ 어깨관절 벌림: R=3/5, L=3/5
    - ■ 어깨관절 폄: R=3/5, L=3/5
    - ■ 팔꿉관절 굽힘: R=5/5, L=5/5
    - ■ 양측의 팔꿈치 폄, 손목, 손, 몸통, 하지 운동활동 없음
    - ■ 항문의 수의적 수축 없음
- ♦ 교정, 보호, 그리고 지지 장비
  - 다음과 같은 보호기와 보조기 사용
    - ■ 침대 외에서는 복대와 압박스타킹
    - ■ 식사와 기본적인 몸단장 기술을 보조하기 위한 양측 손목 지지와 일반적인 커프
    - ■ 양측 손의 안정 부목은 위치 제어를 위하여 밤에 사용
    - ■ 양측 안정 AFOs는 발처짐(foot drop)과 피부손상을 예방하기 위하여 침대에서 사용
    - ■ 딱딱한 목뼈 칼라
  - 보조기를 입고 벗는데 의존적
  - 보조기사용 후 피부 발적 증후 확인
- ♦ 통증
  - NPS로, 0=통증 없음, 10=가장 심한 통증[32]
  - 안정 시 목뼈 후방 부위에 통증이 2/10, 자세를 변화시킬 때 5/10
  - 밤 동안 몸통과 다리에 6/10 정도의 "타는듯한 통증" 확산(신경성통증의 특성)
- ♦ 자세
  - 매트에서 지지 하지 않고 짧은 시간 앉기: 자세를 유지하기 위해서 최대한 보조를 필요로 하면서 머리와 어깨가 전방으로 돌출되어 등뼈 척주뒤굽음증이 증가하며, 허리뼈 척주앞굽음증은 없음
  - 휠체어에 앉기: 궁둥뼈에 대칭적 체중부하와 몸통 정렬 대칭
- ♦ 관절가동범위(수동가동범위 측정)
  - 목뼈는 목칼라와 능동 ROM주의로 검사를 하지 않음
  - 어깨관절
    - ■ 굽힘: R=160°, L=165°
    - ■ 벌림: R=145°, L=145°
    - ■ 폄: R=20°, L= 25°
    - ■ 가쪽돌림(external rotation): R=50°, L=55°
    - ■ 안쪽돌림(internal rotation): R=65°, L=65°
  - 팔꿈치와 손목: 정상범주 내
  - 몸통: 정상범주 내
  - 엉덩관절
    - ■ 뻗은다리올림(straight leg raise): R=60°, L=65°
    - ■ 그 밖의 관절: 정상범주 내
  - 무릎과 발목: 정상범주 내
- ♦ 반사 통합성
  - 하지, 특히 굽힘 근육에 수동 신장에 저항 증가
  - 자세 변화와 수동가동범위 시 양측 하지에 굽힘근

경련

- ♦ 자가치료와 가정 관리
  - 이동보드 위치 및 조정을 필요로 하며, 전체적인 도움 필요
  - 샤워의자, 컴퓨터 의자, 병원 침대와 경사진 휠체어에서 이동하는데 전체적인 도움 필요
  - 집, 직업, 학교는 휠체어 사용에 문제없어야 함
  - 현재 ADL과 IADL을 포함한 모든 기능적 활동은 의존적이며 보호자 교육 필요
  - 기능적 활동의 수행에 도움을 주기 위해 보조기와 장비 사용을 익힘
- ♦ 환기와 호흡/가스교환
  - 손상 시기 인공호흡기 또는 환기 보조기 불필요
  - 폐활량은 누운 상태에서 900 cc(0.9리터), 앉은 상태에서는 800 cc(0.8리터)
  - 심부 들숨노력과 몇 개 보조근육 사용[상부 등세모근(trapezius m.), 앞목갈비근(scalenus anterior m.)과 목빗근(sternocleidomastoid muscle)]하여 가로막(횡격막, diaphragm)호흡함
  - 갈비사이근(늑간근, intercostal muscle)은 작용하지 않음
  - 기침은 약하고 배근육(abdominal musculature) 수축이 없어 비효율적
  - 기침으로 분비물을 제거하는데 또 다른 배출법 교육 필요
- ♦ 일, 지역사회 그리고 여가 통합 또는 재통합
  - 물리치료사와 작업치료사가 방문하거나 집, 학교, 직장 환경은 휠체어가 접근하기 쉽도록(계단, 출입구, 욕실, 샤워 등)하는 방법을 결정하기 위하여 평가가 필요
  - 주말 아르바이트를 하는 레스토랑에서는 테이블을 치우고 쟁반을 드는 것이 필요
  - 운전
    - ■ 운전 훈련평가는 추후 적절하게
    - ■ 상태에 맞는 특수 운전 의뢰 필요
  - 고등학교를 마치는 것과 대학 입학을 걱정

평가 EVALUATION

John은 교통사고를 당하기 2주 전에는 매우 건강한 남성이었다. 고등학교 최고 학년으로 운동과 학급 활동에 참여하였다. 자동차 사고로 인하여 C5 ASIA A(모든 감각과 운동) 척추가 손상되었다. 왼쪽 엉덩뼈능선(iliac crest) 이식과 전방과 후방 금속 삽입으로 C5-C7목뼈 융합술을 받았다. 하부 대동맥에 우산모양 필터와 Foley 요도 카테터를 삽입하였다. Ⅲ단계 엉치뼈 궤양과 양측 뒤꿈치에 Ⅰ단계 궤양이 있다. 현재 딱딱한 목뼈 칼라를 착용하고 있어 능동 움직임에 제한을 받고 있다. 지금 45°로 기대어 앉아있는 상태는 견딜 수 있다. ADL과 같은 기능적 활동, 휠체어 조절 및 추진, 체중이동, 이동과 매트에서의 이동은 의존적이다. 집과 학교는 휠체어의 사용이 가능하도록 변경이 필요하다. 목표는 다시 걷고 가을에 대학진학이다.

진단 DIAGNOSIS

John은 2주 전 자동차 사고로 인하여 목뼈 탈골이 된 SCI로 C5 ASIA A(모든 감각과 운동) 사지마비환자이다. 지금 Ⅲ 단계 엉치뼈 궤양과 양쪽 뒤꿈치에 Ⅰ단계 궤양이 있다. 유산소 능력/지구력; 순환; 뇌신경과 말초신경의 통합성; 인체 공학과 신체 기전; 보행, 이동 그리고 균형; 외피계의 통합성; 운동 기능; 근 수행력; 자세; 관절가동범위; 반사 통합성; 그리고 환기와 호흡/가스교환에 손상이 있다. 자가치료와 가정 관리, 직장, 지역사회와 여가활동, 과제, 그리고 활동성에서 기능적으로 제한이 있다. 주변 환경, 집, 그리고 일에 있어 장애가 있다. 보조와 보호를 위해 적합한 지지 보조기와 장비가 필요하다. 이러한 결과는 패턴 H: 척수의 비진행성 장애와 관련된 운동기능, 말초신경 통합성, 그리고 감각 통합성 손상과 일치한 것이다. 엉치뼈와 뒤꿈치에 궤양으로 인해 부가적으로 외피가 필요할 수 있다. 궤양의 단계에 근거하여, 외피 패턴 D: 중추신경계의 비진행성 손상을 동반한 운동기능과 감각통합의 손상 — 후천적으로 청소년 또는 성인에서 설명하였다.[33] 확인된 손상, 기능적 제한, 장애, 그리고 보조기와 장비의 필요는 관리의 예후와 계획에 따라 준비될 것이다.

예후와 치료계획 PROGNOSIS AND PLAN OF CARE

입원과 외래 과정을 걸쳐, 다음과 같은 판단을 통해 목표 설정한다.

- 휠체어와 장비, 침대 가동성과 이동 보조, 그리고 가정관리를 포함한 관리에서 그 밖의 교육을 위한 능력 증진
- 자가치료, 가정관리, 직업, 지역사회 및 여가와 관련된 신체 활동(보조 및 적합한 보조기 필요)을 수행하기 위한 능력 증진
- 자세증진으로 기립자세로 앉아 있기와 균형 유지
- 유산소능력 증진
- 보조기와 장비의 문제와 더불어 사용 및 유지에 대한 교육
- 집, 학교에서의 환경적 장벽과 원활한 움직임에 대한 접근 및 극복
- 피부손상, 딴곳뼈되기증, 뼈엉성증(골다공증), 심부정맥혈전증, 자율신경 과반사, 호흡기 합병증과 기립성 저혈압을 포함한 척수손상의 주의사항에 대한 행동관련 지식 습득
- ADL 수행을 위해 상지, 목, 호흡에 있어 근 수행력 증진
- 기능적 활동을 위해 ROM 증진
- 상처 치유 증진

이 같은 결과를 얻기 위하여, 적합한 중재를 결정하여야 한다. 중재로는 협응, 의사소통 그리고 기록; 환자/고객 관련 교육; 치료적 운동; 자가치료와 가정 관리에서의 기능적 훈련; 일, 지역사회 그리고 여가 통합 또는 재통합에서의 기능적 훈련; 도수치료기술; 보조기구와 장비의 적절한 처방, 적용 그리고 제작; 기도 청결 기술; 피부 회복과 보호기술; 전기 치료; 그리고 물리적 요소와 기계 종류를 포함하여야 한다.

2개월에 걸쳐 약 150회 방문이 필요할 것으로 예측된다. C5 ASIA A 사지마비의 진단에 기준하여, 침대, 침대 밖 이동은 전체적인 도움을 필요로 하고, 휠체어 이동에서는 독립적이 되도록 호전될 수 있으며, 매일 16시간 이상 가정관리가 필요하다. 사후관리 방문은 퇴원 후 정해질 것이다.

중재 INTERVENTIONS

선택된 중재에 대한 근거 RATIONALE FOR SELECTED INTERVENTIONS

치료적 운동 (Therapeutic exercise)

척수손상 후, 운동프로그램은 남아있는 근육의 근력을 증가시키고, 관절과 마비 근육의 유연성을 증진시켜야 하며, 경미한 신경근 손상은 일상 활동에서의 균형과 협동 훈련으로 가장 빠르게 회복될 것이다. Nash[34]에 따르면, 척수손상 환자를 위한 운동 프로그램은 아드레날린과 온도 조절 변화, 골절과 근골격 손상위험 증가, 그리고 심혈관 질환 가속화를 포함한 척수손상 본래의 건강관련 결과를 최소화하기 위하여 지침을 따라야 한다고 말하고 있다. 예를 들어, 상지 통증은 척수손상 후 일반적으로 나타나는 것이며, 휠체어 추진과 이동과 같은 활발한 기능 활동으로 어깨 근력과 ROM의 부족이 유발될 수 있다.[35] 적절한 휠체어 추진을 포함한 특별한 운동과 활동은 어깨 장애를 예방하기 위한 운동프로그램에 포함시켜야 한다.

게다가, 척수손상 환자는 손상부위 이하에 혈관운동과 발한운동(sudomotor) 반응 이상으로 체온 조절에 어려움이 있기 때문에 과도한 온도 적용을 피하고 수분을 공급하여야 한다.[36] 고위 중추손상 환자는 자율신경 과반사에 더욱 민감하며, 운동을 하기 전 방광을 비우고 소변통을 착용하도록 교육하여야 한다.[37] 딴곳뼈되기증 역시 고위 중추손상에서는 더욱 문제가 된다. Ditor과 동료들[38]은 혈압과 맥박 변화의 측정으로 중재에 대한 환자의 반응을 관찰하는데 임상에서 유용하며, 신뢰성과 타당성이 있다는 것을 밝혔다. 또한 척수손상 환자가 체중 지지 트레드밀 훈련(Body Weight Supported Treadmill Training: BWSTT) 6개월 후, 혈압과 맥박이 낮아질 수 있다고 하였다.

Duran과 동료[39]들은 척수손상 환자가 근강도, 근력과 지구력 훈련을 포함한 직접적인 신체 운동 프로그램 후 신체 기능 측정에서 증가한 것으로 확인하였다. Frownfelter와 Dean[40]은 척수손상환자를 위한 효과적인 치료중재에서, 그리고 Sprague와 Hopkins[41]은 환기 의존적인 6명의 환자에게 가로막 근력강화와 전반적인 들숨 근육훈련이 도움이 된다고 밝혔다. Stowell과 동료[42]들은 임상적 수중(aquatic)

환경이 다양한 치료와 병용하는 것이 효과적이라고 제안하였다.

척수손상 환자의 체중지지 트레드밀훈련은 지금도 연구되고 있으며 임상적 시도를 거듭하고 있다.[2,7,38,43-50] Behrman과 Harkema[46]는 완전과 불완전한 척수손상 환자의 정상적인 보행의 수행증진을 위하여 트레드밀과 지면에서 이동과 관련 있는 최적의 감각신호를 고안한 이동 훈련을 발견하였다. 임상시설에서, 불완전 사지마비 또는 하지마비 환자가 더 독립적인 보행으로 진행하기 위해 체중지지 트레드밀훈련 체계를 이용하였다.[12] 연구에서는 체중지지 트레드밀훈련 후 지면에서 걷기에 대한 것은 신경학적 손상 수준이 아니라 완전성 손상인지 불완전성 손상인지에 따른 예측을 보여주는 것이다.[2,4,5,12,43] 불완전성 척수손상환자는, 신경학적 수준과 상관없이 체중지지 트레드밀훈련 효과가 있는 것으로 나타났다. 완전 손상환자의 경우, 보조함으로써 트레드밀에서 보행은 할 수 있었지만, 지면에서의 보행은 불가능하고 일단 훈련을 중단하면, 보행 능력은 상실하였다.[12,43] 이러한 완전 손상환자는 보행을 위해 체중지지 트레드밀 훈련의 도움보다는 그 밖의 치료적 이유 때문에 이득이 있는 것이다. 체중지지 트레드밀 훈련의 치료적 효과는 다리 체중부하능력 증가, 몸통 자세 증진, 선 자세 균형 증진,[5,43,46,47] 심혈관 기능 증진, 그리고 심각한 경직증상 감소 등이다.[2] 체중지지 트레드밀훈련의 부가적 정보는 본 장의 사례연구 #2를 참고하라.

자가치료와 가정 관리에서의 기능적인 훈련 (Functional Training in Self-Care and Home Management)

척수손상과 사지마비로 인하여, C5 수준 ASIA A 환자는 견고한 의료 및 보조기 장비를 포함한 다양한 보상 기술로 자가치료 활동의 수행방법을 학습할 필요가 있다. 보조기술장비와 일상생활에 전기적 도움을 주는 생산제품은 환자의 기능적 능력을 증진시킬 수 있도록 주문하여야 한다.[51] 팔꿈치 폄과 손목/손가락 근육 움직임이 없는 John의 손상수준에서, 자가치료와 이동활동에서 도움을 필요로 하기 때문에 관리를 어떻게 할 것인지,[17] 그리고 움직임을 최대화하기 위하여 보상 움직임 패턴과 방법을 배우게 될 것이다. 예를 들면, 손목을 펴 손바닥에 체중부하를 주어 어깨는 상대적 굽힘과 가쪽돌림 상태에서 팔꿈치는 잠긴 상태로 체중 부하를 배울 수 있게 될 것이다. 게다가, 초기 움직임의 모멘트 사용과 "머리와 엉덩관절을 마주보게 하는 것"과 같은 통합적 전략은 이동처럼 기능적 이동활동 모두에 도움을 줄 수 있다.

일, 지역사회 그리고 여가 통합 또는 재통합에서의 기능적인 훈련 (Functional training in work, community, and leisure integration or reintegration)

척수손상 환자가 지역사회, 학교와 여가활동에서 휠체어로 이동하여 참여하는 것은 어려운 일이다. NSCISC 자료에 따르면, 손상 후 10년 동안 지속적인 사지마비 환자는 단지 24.2%이다.[13] 적합한 보조기와 장비, 그리고 다양한 보조를 통해 환자 자신의 능력을 최대화할 수 있도록 시도해야 한다.[52,53] 이러한 환자를 위한 장비와 생산제품은 "보조 기술"이라는 명목 하에 상업적 수요든, 주문제작이든 간에 집밖 기능적 능력을 증진시킬 것이다.[51]

도수치료기술 (Manual therapy techniques)

연부조직 기능장애는 신경학적 결함이 있는 척수손상 후 공통적으로 나타난다. 상지에서 능동가동범위가 감소되고 체간과 하지에 근력이 감소되는 환자는 관절과 연부조직 제한이 가속화된다. 특히, Curtis와 동료들[54]은 도수 휠체어를 사용하는 척수손상 환자 표본의 2/3에서 어깨 통증이 있다는 것을 발견하였다. 다른 연구에서, Curtis와 동료들[55]은 유연성과 근력강화가 중재로 구성된 기본적인 운동프로토콜이 휠체어 사용자에서 기능적 활동과 관련된 어깨 통증의 강도가 감소한다고 제안하였다. John은 앞으로 파워 휠체어를 사용하여야 하지만, 근육 불균형과 어깨 가동범위 제한에 따른 기능 활동으로 어깨 통증을 경험할 수 있다.

도수치료기술은 오목위팔관절(상완와관절, glenohumeral joint)과 어깨뼈관절(scapular joint)에 대한 마사지, 수동가동범위, 관절가동법, 그리고 연부조직 가동법이 있다.

보조기구와 장비의 적절한 처방, 적용 그리고 제작 (Prescription, application, and, as appropriate, fabrication of devices and equipment)

John은 이미 다리를 올릴 수 있는 다리받침대가 있는 경사진 휠체어, 머리 받침대, 겔을 주입한 특수 휠체어 쿠션

방석, 엉치뼈 부위를 도려낸 등 쿠션, 그리고 무릎 쟁반; 병원침대의 특수 매트리스; 샤워 의자; 양변기 의자; 이동 보드; 손잡이가 달린 피부 관찰 거울; 복대; 압박스타킹 등과 같은 보조기와 장비를 제공받았다. 또한 앞으로 독립적인 이동을 위하여 수동조작장치가 있는 파워 휠체어가 필요할 것이다.

신경학적 손상이 있는 환자는 안정적 정렬, 피부와 관절을 보호, 그리고 기능활동 등의 보조를 제공할 수 있는 보조기로 도움을 받을 것이다. 상지사용이 제한된 환자는 휠체어에 앉는 장비와 쿠션을 필요로 하지 않지만, 이러한 장비와 보조기는 자가치료와 그 밖의 일상 과제를 도울 수 있다.[52,53] C5 ASIA A의 신경학적 환자와 어깨와 팔꿈치 근력이 제한되고 손목과 손가락 근력이 없다면 식사와 쓰기 그리고 타이핑 등을 돕기 위해 기구와 보조기를 고정하기 위해 손 주위에 커프(cuff)를 묶을 수 있고, 손목 부목을 필요로 할 것이다. 식사를 돕기 위해 팔의 위치를 고정하고 지지하기 위하여 평형아래팔보조기(balanced forearm orthosis: BFO)를 휠체어에 갖출 수 있다.

기계적 강제들숨-날숨(in-exsufflation)으로 알려진 기침-보조 장치는 적합할 수 있으며, Heimlich방법 도수보조(더 자세한 것은 기도청결 부분 참고)로 환기를 증가시킬 수 있다.

기도 청결 기술 (Airway clearance techniques)

목뼈를 포함한 척수손상은 신경학적 손상 정도에 따라 환자의 환기기능에 영향을 미칠 수 있다. 목부위 손상은 속늑골사이근(들숨과 날숨 모두에 작용), 배근육(효과적인 기침을 위해 필요), C3, C4와 C5가 지배하는 가로막(들숨에 주요 근육)에 확실히 영향을 줄 것이다. 생명을 위협하는 합병증을 피하는 것으로 속늑골사이근과 배근육이 작용하지 않는 이러한 환자는 환기능력을 최대화시키기는 것이 중요하다. 중재에는 중앙에 집중된 분비물을 자세성 배액법의 이용과 이어 보조적 기침 법을 교육시키는 것을 포함시킨다. 게다가, Frownfelter와 Dean[40]이 설명한 가로막 근력강화가 폐활량을 증가시킬 수 있고 환기장치에 의존하는 환자의 환기장치 제거를 위하여 충분한 호흡 기능을 증진시키는데 도움을 줄 수 있다고 Sprague와 동료들[41]이 보고하였다. 들숨 훈련장비는 최대 들숨을 증진시킬 수 있다.

기침은 날숨동안에 배근육부에 힘을 가하는 Heimlich 방법 유형에서 환자에게 도수적으로 도움을 주고 기계적 강제들숨-날숨장비로 증진시킬 수 있다.[56] 이러한 기계적 장비는 분비물제거를 촉진시키기 위하여 기침을 자극하는 것으로 양압 호흡법(positive pressure breath, insufflation) 후 음압 호흡법(negative pressure breath, exsufflation)을 수행하게 한다. 장비는 기침 기능이 효과적이지 않은 사람에게 보조적으로 적용한다.[57]

피부 회복과 보호기술 (Integumentary repair and protection techniques)

궤양은 적합한 피부 패턴으로 대처가 필요하다. 독자는 해부학, 생리학, 병태생리학 그리고 피부 중재의 근본적인 이유를 학습하기 위하여 Integumentary Essentials: Applying the Preferred Physical Therapist Practice PatternsSM[58]을 보아야 한다. Ⅰ, Ⅲ단계 궤양에 대한 특별한 이유 때문에, 각각 2장(특별한 피부와 관련된 피부통합성 손상 — 패턴 B)과 4장(두꺼운 피부와 반흔형성과 관련된 피부통합성 손상 — 패턴 D)의 필수 외피계를 참고해야 한다.[60]

전기 치료 (Electrotherapeutic modalities)

목뼈 척수손상 환자를 위한 기능적 전기자극(functional electrical stimulation: FES)의 치료적 프로그램은 근육 재교육 또는 신경 인공보조기로 상지기능을 증진시킬 수 있다. 신경 인공보조기는 손상된 부위 이하 상지 근육에 전극을 삽입하여 사용하고 손상 부위 이상의 근육을 자극한다. 보행을 촉진하기 위한 하지에 신경 인공보조기 장비의 삽입은 불완전성 척수손상 환자의 하지 근육에 선택하여야 함으로 이 환자에게는 부적합하다.[62] 가로막 또는 가로막 신경 자극은 가로막에 접촉하는 이 환자에게는 적합한 중재는 아니지만 가로막의 운동점에 전극을 수술로 부착시켜 환기장치를 제거하도록 하기 위하여 가로막 신경지배가 부분적이거나 신경지배없이 환기장치를 사용하는 환자에게 수행을 고려할 수 있다.[63] 그 밖의 가능한 전기자극의 치료적 용도는 기침을 효과적으로 증진시키고자 날숨 근육 자극, 대장과 방광기능뿐만 아니라, 사정(ejaculation)을 자극하기 위해 엉치뼈신경 자극,[64] 그리고 기립성 스트레스와 관련된 자세의 영향을 최소화하기 위하여 서있는 동안 무

류 평근과 발바닥쪽굽힘근을 자극하는데 사용할 수 있다.[24]

John은 또한 하지에 컴퓨터로 중재되는 FES 주기 에르고미터 프로그램을 사용할 가능성이 있다. 이러한 에르고미터 프로그램은 하지에 혈액흐름 증가[65]와 근육부피 증가[66]를 포함한 다양한 생리적 효과가 있다는 것을 확인하였다. Bickel과 동료[67]들은 완전 척수손상 환자에서 저항운동을 유도하는 전기근육 자극에 근육이 반응할 수 있다는 것을 발견하였다.

고전압 전기자극은 궤양의 치료를 증진시킨다는 결과를 보이고 있어, John의 엉치뼈 궤양관리에 고려해야만 할 것이다.[68] TENS는 통증을 감소시키는데 사용할 수 있다.[69]

물리적 요인과 기계 종류
(Physical Agents and Mechanical Modalities)

근골격계 통증을 감소시키기 위하여, 온열팩, 냉온팩과 같은 종류가 도움이 될 수 있다. 기립성 자세를 견디는 것은 기울기 각도를 점진적으로 높이는 경사테이블을 이용하여 증진시킬 수 있다.

협응, 의사소통 그리고 기록
COORDINATION, COMMUNICATION AND DOCUMENTATION

John의 치료와 가정운동프로그램을 지지하기 위하여 가족과 여자친구와의 대화가 이뤄질 것이다. 사례회의와 가족 만남을 포함하여 여러 분야의 팀워크가 필요하게 될 것이다. 협동과 대화는 장비제공, 가정관리, 학교와 이동을 포함하여 관계자들과 함께 수행될 것이다. 환자의 필요에 따라 그 밖의 전문가 또는 방법에 대해 위탁할 수 있다. 환자관리의 모든 요소들은 기록하여야 할 것이다.

환자/고객 관련 교육
PATIENT/CLIENT-RELATED INSTRUCTION

John은 척수손상과 관련된 주의사항과 피부 손상, 심부정맥혈전증, 호흡장애, 딴곳뼈되기증, 기립성 저혈압, 자율신경 과반사, 뼈엉성증과 같은 합병증을 알 수 있도록 교육을 받아야 한다. 가족들은 John을 어떻게 도울 것인지에 대한 행위 방법으로 이러한 합병증의 예방과 이해에 대해 교육을 받게 될 것이다.

또한 이동을 위한 보상 기술처럼, 자가치료에 도움이 되는 그 밖의 교육을 받을 수 있으며, 체중이동, 다양한 지면에서 이동, 매트와 침대 이동, 그리고 계단, 장외와 경사로에서 휠체어 사용방법 등이 포함된다. 가족들은 이러한 활동에 어떻게 보조할 것인지를 교육받게 될 것이다.

John은 수동가동범위, 하지와 체간 신장, 그리고 상지, 목과 호흡근육(가로막과 보조근육)의 근력강화를 포함한 치료적 운동의 가정운동 프로그램을 배우게 될 것이다.

치료적 운동 THERAPEUTIC EXERCISE

- ♦ 유산소 및 지구력 상태
  - 종류
    - 상지와 목부위 근육을 이용한 유산소
    - 지속적이거나 장기간
  - 예
    - 상지 사이클: 상지 사이클의 손잡이를 안전하게 잡고 환자가 사이클 앞 · 뒤로 또는 둘 다에 접근하기 위하여 가슴부를 끈으로 고정
    - 팔 운동: 다양한 상지 움직임 유형을 위하여 손목에 적합한 탄력밴드 또는 커프 부하를 사용
    - 풀장에서 수영: 필요하다면 몸통과 다리에 부유기구를 사용하고, 바로 누운 자세에서 팔 스트로크를 수행
  - 기간
    - 지속적인 활동으로 처음 15~20분에서 30분으로 수행 증진
    - 기간을 점진적으로 증가
  - 강도
    - 유산소 또는 훈련 기간에서 작업하는 것을 수정된 Borg척도[70]를 이용하여 적절하게 활동을 수행하는지 판단
    - 환자는 1-10척도 중 3-7 사이의 비율로 노력
  - 횟수
    - 매주 2-3회로 시작하여, 3-4회로 진행
- ♦ 균형, 협조와 민첩성 훈련
  - 매트, 휠체어에서 앉기 또는 경사대에서 단기간 앉기에서 단기간 또는 장기간 앉기 균형 활동

- 상지 지지이용: 위팔세갈래근의 작용이 없을 때 어깨 근육(손목을 펴 손바닥에 체중부하를 하여 어깨 가쪽돌림과 상대적으로 굽힘)을 사용하고 팔꿈치를 고정하도록 지시하여 전방, 외측, 후방 체중부하와 체중이동 연습
- 상지 지지 없이: 머리와 상지가 중심선에 유지되도록 보조방법을 사용할 수 있도록 지시
- 무릎 완전성 굽힘으로 경사진 벤치에서 무릎을 구부리고 벤치에서 엉덩이 부위를 90° 굽힘시키기: 상지 지지 없이 균형 유지연습

♦ 신체 역학과 자세 안정성

- 몸통과 하지에 능동가동범위가 없다면, 자세정렬을 촉진하기 위하여 팔과 시야(목뼈 칼라를 제거하였을 때 머리/목)를 이용

♦ 유연성 운동

- 외과의사의 지시에 따라 목 움직임
- 어깨 전방 신장, 팔꿈치 폄과 힘줄고정(tenodesis)을 유지하기 위하여 손가락을 굽힘시킨 상태에서 손목을 펴 어깨, 팔꿈치, 손목과 손가락의 수동가동범위와 신장 수행
- 완전한 어깨 가쪽돌림과 폄, 팔꿈치 폄, 뒤침(회외)과 손가락을 굽힘 상태에서 손목을 펴 고정하고 손으로 체중부하 필요
- 몸통 수동가동범위와 신장
- 뒤넙다리근(슬괵근, hamstring), 엉덩관절 모음근과 발목 발바닥쪽굽힘 근육을 중점으로 하여 엉덩이부위, 무릎과 발목을 신장하고 하지 수동가동범위 수행
- 길게 앉은 자세(long sitting position)를 위해 약 90°로 다리를 들어 올리도록 권유하고 완전한 엉덩관절 가쪽돌림은 don/doff 신발이 필요할 수 있다.

♦ 보행과 이동훈련

- 완전한 상부 목뼈손상이 있다면, 보편적인 보행훈련을 할 수 없지만 4가지 이동 훈련원칙에 따른 치료적 목적을 위하여 체중지지 트레드밀훈련이 적절[6,27]
  - ▪ 다리에 최대 체중부하: 하니스(harness) 장비는 지지 없이 최대로 체중부하를 지탱하도록 하는 장비이며, 지탱의 정도는 체중을 부하할 수 있을 때 감소시키고 적절한 패턴으로 지속적으로 걷게 함
  - ▪ 최적의 감각신호: 보조기는 발과 발목을 통한 감각 입력을 하는데 사용할 수 없으며, 하지와 엉덩관절 폄에 부하는 감각 입력을 위하여 중요
  - ▪ 각 운동과제를 위한 최적의 운동학: 적절한 보행과 다리의 정렬을 가능하게 하기 위하여 각 다리에 도수 보조를 제공하고, 도수 보조의 정도는 적절하게 걸음을 수행하는 능력이 있을 때 감소
  - ▪ 최대 회복과 최소 보상: 체중지지 트레드밀 훈련은 척수손상에서 신경가소성(neuroplasticity)을 위해서 제공하고, 움직임에서 능동적으로 참여하게 하며, 보행주기 동안 팔 흔들기를 수행하게 하고 체중부하를 위해서 팔의 사용을 제한
- 현관문과 지역사회에서 사용하기 위해 수동조절장치가 있는 동력 휠체어의 사용과 안전성 훈련
- 추진을 촉진시키는 투사를 상승시키는 것과 같은 동력-보조 바퀴 또는 미는 바퀴(pushrim)를 변경하여 도수 휠체어 이동에서 사용

♦ 근강도, 근력 그리고 지구력 훈련

- 보상 기술로 자세 변화 교육
  - ▪ 머리와 어깨는 엉덩관절과 하부 몸통과 마주보게 움직임
  - ▪ 어깨 굽힘근, 가쪽돌림근, 위팔세갈래근이 작용하지 않으면 팔꿈치 고정
  - ▪ 휠체어에서 전방으로, 등쪽으로 경사지게 하고, 외측으로 체중 이동
- 작업치료와 결합하여 상지에 큰 운동과 섬세한 운동과제 수행
- 상지 프로그램은 어깨를 균형 있게 하고 팔꿈치의 근력〔예, 어깨뼈 뒷당김(retraction) · 내밈(protraction)과 높이기(elevation), 어깨 굽힘, 벌림, 그리고 폄, 안쪽돌림과 가쪽돌림, 아래팔(forearm) 뒤침, 팔꿈치 굽힘〕을 증가시킬 수 있는 능동보조, 능동, 저항운동을 포함
- 체중부하 운동은 팔꿈치로 엎드리기, 바로 눕기, 그리고 팔꿈치를 전 · 후방, 또는 가쪽에 위치하게 하고, 손으로 체중부하 하여 단기와 장기 앉기 포함
- 가로막과 보조근육 근력강화는 심부호흡, 날숨조절, 들숨근육을 훈련하여 사용하는 것을 포함

자가치료와 가정 관리에서의 기능적인 훈련
FUNCTIONAL TRAINING IN SELF-CARE AND HOME MANAGEMENT

- ♦ 자가치료와 가정 관리
  - 자가치료는 목욕, 옷 입기, 식사, 몸단장, 화장실보기
    - 이러한 부분에 기능적 능력을 증가시키기 위하여 적절한 보조기술의 사용 교육
    - 보조기와 장비 사용을 훈련 부분에 적용
    - 침대, 차, 화장실, 휠체어를 포함한 다양한 표면에서 이동
    - 앉은 상태에서 눕기, 왼쪽과 오른쪽으로 굴리기, 바로누운상태에서 엎드리기를 포함한 침대 이동
    - 보조기와 장비사용과 훈련
      - 머리부터 입는 옷 입기를 위한 기술과 고리가 달리거나 벨크로(Velcro)를 포함한 옷 입기 보조
      - 전화장치, 초인종, 컴퓨터 이용, 그리고 집을 하나로 연결하는 환경 조절장치를 포함하여 일상생활에 전기적 보조
      - 기계적 리프트는 보호자의 능력 필요
      - 등 받침대, 머리 받침대, 외측 지지대가 있는 샤워/용변의자
      - 이동에 도움을 주는 이동 받침대
    - 도구를 고정시키는 커프, 타이핑의족, 손목지지대를 포함한 섬세한 운동과제를 도와주기 위한 다양한 스프린트
  - 휠체어 관리와 추진(도수와 동력)
- ♦ IADL 훈련
  - 간단한 식사 준비, 쇼핑, 제한적 집안일은 가능성을 판단하여 시도
  - 과제를 성취하는데 도움을 주는 기술의 이용과 보호자 감독과 지시
  - 손상 예방 또는 감소
  - 감각과 운동조절 손상이 있는 관절과 피부를 보호하기 위한 측정을 포함하여 신경학적 결함이 있는 상태에서 자가치료와 이동 활동을 수행할 때 손상 예방에 대한 교육[53,54]
  - ADL 도움에 있어 손상 예방에 따른 보호자 교육

일, 지역사회 그리고 여가 통합 또는 재통합에서의 기능적 훈련
FUNCTIONAL TRAINING IN WORK, COMMUNITY, AND LEISURE INTEGRATION OR REINTEGRATION

- ♦ 보조기와 장비 사용과 훈련은 또 다른 교육을 위해 필요
  - 계단, 곡선, 경사로에서 휠체어 이동
  - 학교에서 컴퓨터/필기 보조도구 사용
  - 이동 받침대의 이동 차나 리프트로 접근이 용이한 차 이용
- ♦ 기능훈련 프로그램
  - 안전하고 효과적으로 한 장소에서 또 다른 장소로 움직이는데 필요한 기술을 포함하여 휠체어 여행 훈련[53]
  - 실내 · 외의 움직임을 포함한 이동수단 이용
  - 변화된 환경과 과제
- ♦ 휠체어 수준에서 필요로 하는 장비와 교육으로 직업, 지역사회, 여가 활동
  - IADL 훈련
  - 손상 예방과 감소
  - 학교, 여가, 지역사회 활동 시 안전을 유지하기 위한 필요로서 그 밖의 교육
  - IADL 도움 시 손상 예방을 위한 보호자 교육
  - 휠체어 수준에서 스포츠를 포함한 여가 활동

도수치료기술 MANUAL THERAPY TECHNIQUES

- ♦ 마사지
  - 목뼈(외과적 주의사항에 한하여)와 어깨 부위의 결합조직에 치료적 마사지
- ♦ 연부조직의 가동성
  - 통증과 과사용을 감소시키고 어깨를 균형화시키는 목적으로 어깨 부위에 수행
  - 어깨 전방 연부조직 구조와 어깨뼈 부위 신장
- ♦ 수동가동운동
  - 기능을 수행할 수 있도록 사지와 체간의 가동범위를 최대화하고 유지

보조기구와 장비의 적절한 처방, 적용 그리고 제작
PRESCRIPTION, APPLICATION, AND, AS APPROPRIATE, FABRICATION OF DEVICES AND EQUIPMENT

- ♦ 적합한 보조기
  - 환경 조절, 특히 작업치료와 언어치료와 함께 참여하여 평가하고 처방
  - 최적의 자세정렬을 성취하기 위하여 휠체어에 좌석 장비
- ♦ 보조기
  - 적절한 조절 유형(수동조절장치)이 있는 파워휠체어와 체중이동능력
  - 파워-보조 바퀴 또는 미는 바퀴(pushrim) 변형과 같은 추진에 도움을 주는 보조 도수 휠체어
  - 샤워 및 용변 의자
  - 특수 매트리스로 된 침대
  - 집에서 이동을 쉽게 하기 위해서 기계적 리프트 고려
  - 운동과제와 자세를 위한 손목 지지
- ♦ 보조 장비
  - 침대에서 발처짐(foot drop)과 뒤꿈치 궤양을 예방하기 위한 자세성 보조기
  - 필요하다면 구축을 감소시키기 위한 동적 상지 또는 하지 부목
- ♦ 보호 장비
  - 매트리스 또는 특수 침대는 피부 손상을 예방하기 위해 필요
  - 팔꿈치로 체중부하 시 손상을 방지하기 위한 팔꿈치 패드
  - 발뒤꿈치 보호기 또는 위치 부츠
  - 앉은 자세에서 체중을 분산시키기 위하여 특수한 휠체어 쿠션
- ♦ 지지 장비
  - 부종을 감소시키고 딴곳뼈되기증을 예방하기 위하여 하지에 에이스 랩(Ace wrap)과 압박 스타킹
  - 가로막 호흡을 증진시키고 딴곳뼈되기증을 예방하기 위한 복대
  - 목뼈 칼라
  - 치료적 테이핑기술: 지지 테이핑은 어깨의 근육 재훈련을 촉진하고 어깨를 재정렬하는 의미로 시도

기도 청결 기술 AIRWAY CLEARANCE TECHNIQUES

- ♦ 호흡 전략
  - 가로막 호흡을 최대화하는 기술
  - 호흡에서 보조근육의 사용을 증진시키는 기술
  - 최대로 들숨을 유지하고 계단 호흡(날숨 없이 많은 들숨 노력)을 포함한 최대로 환기시키는 기술
- ♦ 도수/기계적 기술
  - 환자와 도움에 의한 기침 보조
  - 가슴부 타진과 진동
  - 가슴벽(chest wall) 신장과 갈비뼈 가동성
  - 기계적 강제들숨-날숨(in-exsufflation)
- ♦ 자세
  - 호흡의 노력을 변화시키는 자세(예, 중력에 대항하는 정도를 적게 하기 위하여 몸통을 기울이고 가로막 호흡을 증진시키기 위한 자세)
  - 최대 환기와 관류를 위한 자세
  - 분비물을 집중시키는 폐 자세적 배액

외피계의 회복과 보호기술 INTEGUMENTARY REPAIRAND PROTECTION TECHNIQUES

- ♦ Ⅰ단계 궤양을 위한 특수 중재기술을 위해, Integumentary Essentials[59]에서 피부 표면과 관련된 외피 통합성 손상(패턴 B)의 사례 연구#2 참고
- ♦ Ⅲ단계 궤양을 위한 특수 중재기술을 위해, Integumentary Essentials[60]에서 두꺼워진 피부 그리고 반흔형성과 관련된 외피 통합성 손상(패턴 D)의 사례연구#3 참고

전기 치료 ELECTROTHERAPEUTIC MODALITIES

- ♦ FES
  - 상지: 위팔두갈래근, 어깨세모근(deltoids), 근육둘레띠(rotator cuff)를 포함한 근력이 남아 있는 근육의 능동수축 증진
  - 20~30분 동안 수축을 할 수 있도록 적절한 진폭의 전류로 특별한 근육의 하지 근육 근력강화프로그램
  - 하지: ERGYS 재활장비-컴퓨터화 된 사이클 FES 프로그램
  - 기능을 증진시키기 위하여 상지 및 하지를 위한 신경학적 인공의족의 적합성 평가
- ♦ 고전압 맥동전류

검사와 측정 TESTS AND MEASURES

- ♦ 유산소 능력과 지구력
  - Lopez는 도수 휠체어를 움직이는 동안 균형이 떨어지고 피로하다고 하지만, 감독 하에서 휠체어를 200걸음 정도 움직임
  - 이동, ADL, 이동할 때 호흡이 짧아짐
- ♦ 보조 및 적용 장치
  - 침대/매트 이동성에서 다리 관리를 보조하고 TLSO로 가동성 제한때문에 자가 신장 위해서 끈을 사용
  - 쿠션이 있는 도수 휠체어 사용
  - 휠체어와 침대 또는 매트사이에서 이동을 하는데 도움을 주기 위해 이동판 사용
  - 목욕의자를 사용하고 이동판으로 목욕의자로 이동하는 것에 중간정도의 도움 필요
- ♦ 순환
  - 누운 상태에서 앉은 상태로 자세를 변화시키면 기립성 저혈압을 경험하였고(BP 80/50 mmHg), 이것은 누운 상태에서 앉는 상태로의 점진적인 변화로 예방
  - 기립성 저혈압을 방지하기 위하여 복대와 압박스타킹 사용
- ♦ 뇌신경과 말초신경의 통합성
  - 감각수준
    - Lopez는 배꼽과 샅고랑인대(inguinal ligament) 사이의 T11의 반 정도에서 가벼운 접촉과 바늘로 찌르는 것에 감각이 있고 T12 이하는 감각 손상
    - 항문 주위에 감각 있음
    - 이러한 결과는 불완전성한 T11의 감각수준을 의미
  - 운동수준
    - 몸통은 TLSO로 검사하지 않음
    - 하지에 4/5 근력
    - 하지에서, 엉덩관절 굽힘근은 3.5이고, 또 다른 모든 근육은 2 또는 그보다 낮음(특정한 것은 근육수행 결과 참고)
    - 항문주위 조임근(sphincter)을 수의적으로 수축
    - 이러한 결과는 불완전성한 L2의 운동수준을 의미
  - ASIS 분류기준에 근거하여,[16] Lopez는 T11 ASIA C 불완전성 하지마비로 분류
- ♦ 환경, 가정과 작업 장애
  - Lopez의 아파트는 계단을 통해 입구로 들어가고 엘리베이터 이용
  - 집의 유형은 Lopez가 이용할 수 있게 출입문의 넓이, 욕실의 접근 가능성과 그 밖의 잠재적 장애를 평가하는 것으로 동생이 대신함
  - 지붕을 만드는 자영업자
  - 감독 하에 회복 가능
- ♦ 인체공학과 신체 기전
  - Lopez는 TLSO로 제한되고 이동과 매트/침대 이동을 포함한 기능 활동을 하는 동안 하지 근력 감소
  - TLSO는 머리/어깨와 엉덩관절의 방향을 마주보게 하여 움직임을 시작한 것을 포함하여 하지마비 환자를 위한 대표적인 가동성 전략에 영향을 줌
- ♦ 보행, 이동 그리고 균형
  - 매트에서 앉기 균형
    - 상지를 지지한 정적상태: 독립
    - 상지를 지지하지 않은 동적상태: 하지의 근육약화와 TLSO로 인하여 자세반응 제한이 필요하다면 최소 보조
  - 양측 장하지보조기를 착용하고 평행봉에서 서있기 균형
    - 상지를 지지한 정적상태: 최소 보조
    - 상지를 지지하지 않은 동적상태: 중간 정도 보조
  - Lopez는 균형을 유지하고 하지를 진전시키기 위하여 중간 정도에서 최대의 보조를 필요로 하는 상호억제 패턴으로 양측 장하지보조기를 착용하고, 평행봉에서 10걸음 보행 가능
  - 휠체어에서 체중이동을 위해 필요한 균형
    - 전방: TLSO로 평가 불가
    - 외측: 독립
    - 팔굽혀펴기: 균형을 위하여 보호자가 보조
    - 도수 휠체어를 움직이는 동안 체중이동
    - 독립적인 실내
    - 불규칙적인 지면에서 외부에서 보호자가 보조
  - 계단, 경사로와 곡선에서 휠체어: 보조하기 위하여 또 다른 언어적 신호와 최대 보조
- ♦ 외피계의 통합성
  - 등뼈 수술반흔: 22 cm, 건조하고 손상이 없으며 방향

은 수직
- 침대에서 압박을 감소시키는 매트리스를 이용하고 매 2시간마다 돌아누움
- 젤 쿠션과 엉치뼈부위를 잘라낸 등 쿠션으로 휠체어 이용
- 보호자가 보조 상태에서 체중이동 팔굽혀펴기와 휠체어에서 30분마다 독립적으로 외측 체중이동 수행
- 발적과 손상된 부위의 피부를 점검하기 위하여 언어적 신호로 긴 손잡이가 달린 관찰 거울 이용

♦ 관절 통합성과 가동성
- 하지관절 가동성
  - 딴곳뼈되기증으로 뒤꿈치가 딱딱하고 왼쪽 엉덩관절 굽힘이 85°를 제외하고 정상범주 내
  - 양측 60° 정도 뻗은다리올림(straight leg raising)(길게 앉은 자세는 90°가 필요)

♦ 근 수행력
- 양측 어깨 굽힘, 폄 그리고 벌림=5/5
- 양측 팔꿈치 굽힘과 폄=5/5
- 양측 손목 굽힘과 폄=5/5
- 양측 아래팔 뒤침과 엎침=5/5
- 엉덩관절 굽힘=R 3/5, L 3.5
- 엉덩관절 벌림=R 2-/5, L 2/5
- 양측 엉덩관절 폄=1+/5
- 무릎 폄=R 2/5, L2+/5
- 양측 무릎 굽힘=1+/5
- 양측 발목 발등굽힘=2-/5
- 발목 발바닥쪽굽힘=R 1/5, L 1+/5
- 몸통은 TLSO로 검사 불가
- 외부 항문조임근은 수의적으로 수축

♦ 교정, 보호, 그리고 지지 장비
- TLSO를 착용하고 벗을 때에는 중간정도의 도움이 필요하고, 이것은 침대 밖으로 나올 때 그리고 30° 보다 더 큰 각도로 침대의 머리를 올릴 때 이용
- 최대로 보조하여 양측 AFO를 입고 벗을 수 있고, 이것은 발처짐과 피부 손상을 예방하기 위하여 침대에 있을 때 사용
- 보행 훈련을 할 때 도움을 받아 장하지 보조기를 착용하고, 이것은 최대한 도움을 받아 착용하고 벗을 수 있음

♦ 통증
- 0=통증 없음 그리고 10=최대 통증에서 NPS32
- 등뼈수술 부위에 통증
- 안정 시 통증은 2/10
- 상지 움직임 또는 신체 자세변화에서 6/10

♦ 자세
- 앉아 있을 때 대칭적으로 정렬이 되고, 휠체어와 매트에서 지지하지 않은 상태에서는 궁둥뼈에 똑같이 체중부하
- 서있는 자세에서, 하지에 똑같이 체중 분포
- 안정성을 위해 "para 태도" 자세에서 장하지 보조기를 착용하고 서 있음

♦ 관절가동범위
- 목뼈 가동범위: 정상범주 내
- 몸통 가동범위: TLSO와 의학적 제한으로 검사 불가
- 상지 가동범위: 등뼈 수술 부위에 불편함을 유발하는 양측 어깨 굽힘과 160° 벌림을 제외하고 정상범주 내
- 하지 가동범위: 딴곳뼈되기증으로 뒤꿈치가 딱딱해져 왼쪽 엉덩관절 85° 굽힘 그리고 양측에 60° 뻗은다리올림을 제외하고 정상범주 내(길게 앉은 자세는 90°가 필요)

♦ 자가치료와 가정 관리
- 이동판으로 이동
  - 중간 정도 보조로 휠체어에서 매트로 이동
  - 중간 정도 보조로 휠체어에서 침대로 이동
  - 중간 정도 보조로 휠체어에서 변기로 이동
- 상체 옷 입기와 기본 위생: TLSO를 착용하고 벗는데 중간 정도의 도움을 제외하고 독립
- 하지 옷 입기: TLSO에 최소한 도움
- 샤워의자에 중간 정도 도움으로 이동하고 목욕은 TLSO에 대한 보호자의 조치

♦ 환기와 호흡/가스교환
- TLSO는 가로막 호흡에 필요한 복부 운동을 위해 제거
- 폐활량
  - 누운 자세에서 2리터, 앉은 자세에서 1.9리터
  - 가슴부의 불편함으로 심호흡을 하기 어려움
- 가로막호흡 유형으로 RR은 18 bpm

- 기침은 기도청결에 효과적

♦ 일, 지역사회 그리고 여가 통합 또는 재통합
- 명확한 하지 약화로 인하여 작업(지붕 만드는 일)을 할 수 없음
- 이 시기 감독 하에 휠체어 수준으로 작업 현장을 방문할 정도로 회복
- 운전 훈련평가 필요
- 아파트 입구는 계단이 있고 측면은 경사짐
- 아파트는 7층이며 엘리베이터 사용
- 응급 대피 및 엘리베이터 고장을 대비하여 1층으로 이동 권유
- 여가활동은 볼링과 야구
- 볼링과 그 밖의 스포츠는 휠체어를 타고 적절한 보조기를 사용하여 수행

평가 EVALUATION

Lopez는 자영업을 하는 40세의 남성으로 이전엔 건강하였고 독립적이며, 능동적인 생활을 즐겼다. 4주 전, 일하는 도중 지붕에서 떨어졌고, 그로 인해, T11 ASIA C(불완전) 하지마비가 되었다. 하지의 운동수행이 손상되었고 몸통 가동범위는 TLSO로 제한되었다. 휠체어에서 대부분의 기능적 활동은 도움을 필요로 한다. 이 시기에, 서있는 것은 평행봉에서 하지 보조기를 착용하는 것과 도움을 필요로 한다. 시트가 있는 도수 휠체어를 사용하며, 직장으로의 복귀와 손상 전 활동으로 회복할 계획이다.

진단 DIAGNOSIS

Lopez는 4주 전 낙상으로 인한 T11 ASIA C(불완전성) 하지마비 환자이다. 등뼈 수술 부위에 통증이 있다. 유산소 능력/지구력; 순환; 뇌신경과 말초신경 통합성; 인체공학과 신체 기전; 보행, 이동 그리고 균형; 외피계의 통합성; 관절 통합성; 이동성; 운동 기능; 근 수행력; 자세; 가동범위; 그리고 환기와 호흡/가스교환이 손상되었다. 자가치료와 가정 관리 그리고 일, 지역사회와 여가 활동, 과제와 활동에서 기능적으로 제한되어 있으며, 집과 직업에 장애가 있다. 또한 보조, 적응, 보호, 그리고 지지 보조기와 장비가 필요하다. 이러한 결과는 패턴 H: 척수의 비진행성 장애와 관련된 운동기능, 말초신경 통합성, 그리고 감각 통합성 손상에서 설명하였다. 확인된 손상, 기능 제한, 장벽, 그리고 보조기와 장비는 관리의 예후와 계획의 판단으로 처방될 것이다.

예후와 치료계획 PROGNOSIS AND PLAN OF CARE

전체 방문 과정을 걸쳐, 다음과 같은 판단을 통해 목표를 설정한다.

♦ 곡선, 경사로와 계단에서 휠체어의 관리를 포함하여 그 밖의 관리능력 증진

♦ 자가치료, 가정관리, 직업, 지역사회와 여가와 관련된 신체 활동(보조기와 적합한 보조기 필요)의 수행 능력 증진

♦ 보조, 적응, 보호와 지지보조기는 문제가 되며, Lopez는 독립적으로 사용과 유지

♦ 가정, 직업과 경기에서 환경적 장애는 확인하고 극복

♦ 보행과 이동 증진

♦ 피부손상, 딴곳뼈되기증, 뼈엉성증, 심부정맥혈전증, 자율신경 과반사, 호흡기 장애, 그리고 기립성 저혈압과 관련된 주의사항에 관한 행동 지식 증진

♦ 집과 일로부터 대피를 위한 다양한 계획설정으로 필요한 안정성 지식의 증진

♦ 근육수행은 상지와 하지 그리고 몸통 근육에서 증가

♦ 가동범위는 기능적 활동을 할 수 있게 증가

♦ 상처치유 증진

이러한 결과를 얻기 위해 적절한 중재를 결정한다. 이것은 협응, 의사소통 그리고 기록; 환자/고객 관련 교육; 치료적 운동; 자가치료와 가정 관리에서의 기능적인 훈련; 직업, 지역사회 그리고 여가 통합 또는 재통합에서 기능적인 훈련; 도수치료기술; 보조기구와 장비의 적절한 처방, 적용 그리고 제작; 기도 청결 기술; 전기 치료; 그리고 물리적 요인과 기계 종류를 포함한다.

Lopez는 4~8주 동안 90~100회 방문이 필요할 것으로 예측되었다. T11 ASIA C 하지마비 진단을 근거하여, 도수 휠체어 추진, 이동과 침대 이동성에서 독립성을 갖도록 변경하는 것이 필요하고, 적합한 보조기와 장비를 착용하고

집안 일 또는 지역사회 보행이 가능할 것이다.

중재 INTERVENTIONS

선택된 중재에 대한 근거 RATIONALE FOR SELECTED INTERVENTIONS

치료적 운동 (Therapeutic exercise)

선택된 중재에 대한 근거는 사례 연구#1의 치료적 운동을 참고하라.

체중지지 트레드밀훈련은 급성과 만성 척수손상 환자에게 임상적으로 시도되고 있으며, 연구 중에 있다.[2,7,38,43-50] Behrman과 Harkema[46]은 트레드밀과 지면에서 정상적인 보행패턴과 협응을 촉진시키기 위해 이동과 관련 있는 최적의 감각을 목적으로 고안된 이동 훈련이 완전과 불완전 손상 모두에서 수행 증가가 있다고 밝혔다. 이동훈련은 보조 장비와 보조기에 의지하는 대표적인 "보상" 접근과 반대가 되는 것으로 보행훈련을 위한 "회복"에 근거한 접근의 용어로 사용되고 있다.[5-7,45-48] 하지 근육이 약하거나 근력이 없을 때 필요한 하니스(harness) 장비로 체중을 지지하면, 트레드밀에서 환자의 보행은 최대의 감각 신호로 도수적 또는 기계적으로 촉진할 수 있게 된다. 환자가 증진함에 따라, 체중지지는 감소시키고 주기(cadence)를 증가시킨다. 각 단계에는 트레드밀 훈련을 지면과 지역사회 훈련으로 진행시키는 것이 포함되어야 한다. 체중지지 트레드밀훈련은 척수가 학습하는 이론에 근거를 두고 있다. 체중지지 트레드밀훈련은 보행을 유발하는 외부 감각자극과 하지 부하를 제공하여 병변 부위 아래의 척수 재인식을 촉진시키기 위하여 사용한다.[2,7,43] Behrman과 Harkema[46]는 체중지지 트레드밀 훈련 연구에서 사용된 감각신호의 필요를 설명하였다.

- 정상보행 속도에 근접하는 보행 속도 유발(0.75-1.25 m/s)
- 선 자세에서 하지에 최대로 지탱할 수 있을 부하 제공
- 몸통과 머리는 펴고 기립자세 유지
- 걷기 위하여 정상적인 엉덩관절, 무릎, 발목 운동역학 접근
- 선 자세에서 엉덩관절을 펴는 동시 타이밍과 반대측 하지에 동시 부하로 사지에는 부하가 없는 것
- 팔에 체중 부하를 피하고 교대 팔 흔들기 촉진
- 대칭적인 사지 협조 촉진
- 보조기는 착용하지 않고 발바닥이 얇고 발목을 제거한 가벼운 테니스 신발을 신어 발바닥으로부터 피부자극 최대화

체중지지 트레드밀훈련은 하지를 수동으로 움직이게 하는 특수 장비이고, 물리치료사들의 노력이 집중되어야 한다. 두 명 내지 세 명의 물리치료사의 도움이 필요하고, 한 명은 다리에 또 다른 치료사는 팔을 흔드는 것을 돕는다. 적합한 운동학은 능동 움직임이 가능하도록 환자에게 제공하여 각각의 걸음을 촉진시킨다. 수동움직임이 신경 재개편을 하지 못한다는 것을 확인한 후부터 환자의 능동참여는 척수수준에서 신경가소성을 증진시키기 위해서는 필수적이다. 로봇이 보조하는 체중지지 트레드밀훈련은 걸음을 걷는 동안 적절한 운동학을 제공하는 물리치료사의 보조를 줄이는 것으로 발전하고 있다. Horney와 동료들[73]은 불완전 척수손상 환자에게 로봇 장비 또는 구동형 보행의족(driven gait orthosis: DGO)의 사용을 설명하였다. 그들은 DGO를 착용하는 동안 집중적인 노력이 적고 치료사가 보조하는 체중지지 트레드밀훈련으로 변화를 필요로 하면서 보조기로 인하여 제한이 되는 적절한 운동역학의 움직임을 발전시킬 있게 한다. 이러한 제한은 환자의 능동움직임 부족, 보조기의 속도 제한, 그리고 신체에 DGO의 착용으로 인하여 감각입력의 어려움을 포함한다. Israel과 동료[74]들은 불완전 척수손상 환자가 로봇 그리고 치료사의 보조로 트레드밀에서 보행하는 동안 신진대사량과 근육활동 패턴을 연구하였다. 그들은 신진대사량이 치료사의 보조로 트레드밀에서 보행하는 것보다 로봇의 보조로 트레드밀에서 보행하는 것이 더 적지만, 환자가 로봇 보조기를 사용하여 최대 노력으로 앞으로 전진하게 되면 신진대사량은 비슷하다고 밝혔다. 또한 더 정상적인 패턴으로 작용하는 것과 치료사 도움으로 보행하는 두 방법은 근육 작용을 위한 활동 패턴에서 차이가 있다는 것을 밝혔다. 로봇의 도움으로 훈련하는 것은 치료사 도움으로 훈련하는 것을 모방하지 않고, 치료사의 노력을 경감시키고 이동 훈련의 초기 단계에 효과적일 것이다.[73-75]

보행훈련은 이러한 환자를 위하여 필요하다면, 하지 의족

을 착용하고 평행봉에서 수행할 수 있고, 워커 또는 아래팔 목발 그리고 하지 의족과 같은 보조기를 착용한 보행훈련으로 진행시킬 수 있다. 훈련의 보상유형은 남아있는 근육기능에 근거하여 정한다. 그 후 장비(예, 경사테이블, 기립 장치, 평행봉, 워커 등)와 의족을 통하여 지지한다.[6,42] Behrman과 동료들[47]은 두 가지 모델을 비교하여 보상과 회복모델을 위한 과학적 증거를 재검토하였다. Dobkin과 동료들[44,45]은 급성 척수손상에서 대표적인 보상적 지면훈련과 지면 훈련에 체중지지 트레드밀훈련을 사용한 회복훈련의 효과를 비교하는 무작위 임상실험을 최근에 끝마쳤다. 훈련방법에는 확실한 차이가 없다는 것을 제시하였다. 연습[76,77]에 이러한 무작위 임상실험[44,45]의 적용과 확인에 대해서 최근 논의되고 있다. 두 그룹의 결과에 영향을 미칠 수 있는 하나의 요인은 훈련강도이며, 일주일에 1시간, 5회, 12주 동안 총 45-60회를 수행하도록 권유하고 있다.[44,45] 체중지지 트레드밀훈련에서 이러한 강도는 일반적이며, 보편적인 치료에 대한 예상보다 더 높은 수준의 결과가 나타났다.[6,45]

불완전성 척수손상 환자에게 체중지지 트레드밀훈련은 추천할만하다. 현재 이동훈련의 적용에 있어 환자의 사용법 또는 진행에 대한 기본 지침은 없다. Behrman과 동료들[47]은 이동 진행프로그램의 예와 서기, 걷기 진행을 위해 사용하는 결정된 알고리즘을 제공하였고, 이는 임상적으로 매우 유용하다. 연구는 체중지지 트레드밀훈련의 다양한 강도량 조절이며,[44,46,47,49] 이것은 필수 구성요소로서 논의되고 있다.[2,7,76-79]

자가치료와 가정 관리에서의 기능적인 훈련 (Functional training in self-care and home management)

척수손상으로 인하여 불완전 하지마비가 있다면, 이 환자는 다양한 보상기술과 장비로 자가치료 활동을 수행하는 학습이 필요하다. TLSO를 환자가 사용할 때, 자가치료 활동 특히, 침대 이동과 옷 입기는 더 어렵다. "머리와 엉덩관절을 마주보게 한다"는 초기 움직임에 운동량을 사용하고 기억하는 것은 가동성에 도움을 줄 수 있는 두 가지 원리이다. 환자는 독립적으로 수행할 수 있는 근력, 균형과 민첩성을 획득할 때까지 스스로 관리에서 도움을 줄 수 있는 또 다른 것을 시도하는 방법을 배워야 한다.[17] 이러한 손상수준의 환자에게 기대되는 것은 자리관리에서 독립적이 될 수 있지만, 힘든 가사활동에는 약간의 도움이 필요할 수 있다.[17]

일, 지역사회 그리고 여가 통합 또는 재통합에서의 기능적인 훈련 (Functional training in work, community, and leisure integration or reintegration)

학교, 지역사회와 여가활동으로의 재통합은 척수손상 환자 특히, 휠체어 수준에서는 매우 어려운 일이기 때문에, 광범위하고 다양한 보조와 적합한 보조 장비를 이용할 수 있다. Lopez는 자신의 능력을 최대화하기 위해 보조기와 장비의 사용을 시도하여야 한다.[52,53] 환자를 위해 상업적이든 영리적이든 간에 장비와 생산체계는 "보조 기술"이라는 명목 하에 실외에서의 기능적 능력을 증진시킬 수 있다.[51]

이 환자는 수동 휠체어를 사용하는 훈련을 받아야 한다. 훈련은 평탄한 지면과 그렇지 않은 지면에서의 환경, 추진을 결정하는 방법, 계단, 곡선에서 휠체어 사용, 문 관리, 그리고 적합한 권유로써 작업 부분 평가를 교육하고 연습하는 것을 포함시킨다. 운전 평가와 더불어 차나 밴의 적절한 핸들 조절을 포함한 자동차 변경으로 도움이 될 것이다.

하지 근력의 증진으로, 적합한 보조기와 의족을 착용하고 집안보행을 할 수 있고, 제한적이지만 지역사회 보행이 가능할 것이다. 보행 수준에서 기능 훈련은 다양한 표면, 계단/곡선/경사로에서 보행, 그리고 층 이동과 넘어짐 기술을 포함하여야 한다.

도수치료기술 (Manual therapy techniques)

연부조직 장애는 신경학적 손상이 있는 척수손상 후에 일반적으로 나타난다. 등뼈 수술제한으로 인하여 상지에 능동가동범위의 감소와 통증, 그리고 하지 근육 손상으로, 환자는 관절과 연부조직에 제한이 있을 것이다. 특히, Curtis와 동료들[54]은 수동 휠체어를 사용하는 척수손상 환자 표본의 2/3에서 어깨 통증을 발견하였다. Curtis와 동료들[55]의 또 다른 연구에서, 유연성과 근력강화 주제로 구성된 기본적인 운동프로토콜이 휠체어 사용자에서 기능적 활동을 손상시키는 어깨 통증의 강도를 감소시킬 수 있다는 것을 제안하였다. 수술 주의사항 내에서 마사지, 연부조직 가동성, 그리고 수동가동운동은 몸통 가동범위제한에 이용할 수 있다.

보조기구와 장비의 적절한 처방, 적용 그리고 제작 (Prescription, application, and as appropriate, fabrication of devices and equipment)

신경학적 손상이 있는 환자는 정렬을 지속시키고, 관절과 피부보호, 또는 기능적 활동 보조를 제공하는 보조기가 효과적이다. 하지 근력이 제한된 환자는 적합한 휠체어 좌식 장치와 쿠션으로 효과를 볼뿐만 아니라, 자가치료와 매일 또 다른 작업에서 도움을 주는 장비와 보조기로 효과를 볼 수 있다.[17,51] TLSO를 착용하고 하지 근력이 제한된 환자는 옷을 입는데 도움을 주는 기계 손잡이 장비와 같은 옷 입는데 보조가 효과적일 수 있다. 또한 뼈가 돌출된 부분의 피부손상과 발처짐을 예방하기 위하여 침대에서는 양측에 발목 부츠를 사용한다.

KAFOs 또는 AFO와 같은 하지 보조기의 사용 정도는, 보행 재훈련을 위한 재활 후 모델에 따라 결정하여야 한다.[6,47] 보상모델에서, 하지 의족은 서있고 보행하는 동안 하지의 몸쪽(proximal)은 조절하기 위하여 운동자유도를 제한하고 안정성을 제공하는데 사용할 수 있다. 환자는 줄어든 운동기능으로 매일 과제를 수행하기 위한 보상움직임 패턴을 교육받아야 한다. 예를 들면, 무릎이 고정된 장하지보조기를 착용한 환자는 흔들기(swing phase)를 촉진하기 위하여 엉덩관절을 치켜 올리는 것을 교육한다. 회복모델에서, 하지 의족과 보조기는 하지 체중부하를 증가시키고 하지/몸통의 적절한 운동역학을 촉진하기 위하여 최소로 사용한다.[2,7,47] 연구에서, 보행하는데 사용되는 운동패턴은 평행봉을 잡았을 때 또는 보조기를 사용할 때에 같지 않다는 것을 확인하였다.[2,7,47] 보행훈련을 하는 동안 환자에게 주어지는 최적의 감각 신호에 의해, 정상적인 움직임패턴의 회복을 촉진한다.[6]

기도 청결 기술 (Airway clearance techniques)

등뼈의 척수손상은 신경학적 수준과 신경학적 손상의 정도에 따라 다양한 정도에서 환자의 환기기능이 손상 될 것이다. 상부 등뼈손상은 갈비사이와 복부 근력이 없거나 또는 제한될 수 있다. 하부 등뼈손상은 갈비사이근과 T5-T12의 신경지배로 인하여 결과적으로 복부근육은 덜 약화될 것이다. 등뼈부위(이 사례연구처럼)에 불완전 손상이 있어 수술중재를 통하여 등뼈 확장의 정도와 기침의 근력에 영향을 줄 수 있을지라도, 수술과 등뼈보조기에 의해 이차적으로 신체제한과 통증이 있을 수 있다. 이러한 환자는 생명을 위협하는 합병증을 피하기 위하여 환기 능력을 최대화하는 것이 중요하다.

자가-보조 기침을 수행하는 방법을 환자에게 교육하는 것을 중재에 포함시켜야 한다. 게다가, Frownfelter과 Dean[40]이 설명한 가로막 호흡은 폐활량을 증진시킬 수 있다. 갈비사이근 촉진은 들숨을 하는 동안 등뼈확장을 증진시킬 수 있으며, 들숨훈련 장비는 심호흡을 촉진시킬 수 있다.

전기 치료 (Electrotherapeutic modalities)

등뼈 척수손상 환자는 하지에 혈액흐름을 증가시키고,[65] 근육부피를 증가시키는[66] 것을 포함한 다양한 생리적 효과가 있는 컴퓨터로 조절하는 사이클 에르고미터 기능적 전기자극 프로그램 중 하나를 하지에 적용한다. Bickel과 동료들[67]은 근육이 전기근육자극-유도 운동에 반응한다는 것을 발견하였다. 게다가, 표면 전극 또는 삽입 전극으로 된 전기보조기 장치는 명확한 운동 결함이 있는 환자를 위해 보행을 수행할 수 있게 한다. 미세컴퓨터로 조절하는 신경근 자극 장치인 기능적전기자극 장치 parastep Ⅰ시스템[80]은 반사 굽힘수축으로 팔 흔들기를 시작하기 위하여 하지 감각신경의 자극을 통하여 걸음을 걷게 하고, 넙다리네갈래근의 자극을 통해 서있는 것을 촉진할 수 있게 한다. 사용자는 자극장치에 키패트로 자극를 조절하거나 전기적으로 변경된 워커에 설치한 스위치로 조절한다. 다채널 전극을 근육 또는 신경에 삽입하여 보행 촉진을 할 수 있고, 이것은 수술을 하여 삽입한 후 삽입된 자극장치와 연결한다.[81] Field-Fote와 Tepavac[48]은 체중지지 트레드밀훈련과 혼합한 전기자극이 불완전 척수손상 환자의 하지 균형을 증진시키는데 효과가 있다는 것을 발견하였다. TENS는 통증을 감소시키는데 사용할 수 있다.[69]

물리적 요인과 기계 종류 (Physical agents and mechanical modalities)

온열팩과 냉온팩과 같은 물리적 요소들은 근골격계 통증을 감소시키는데 도움을 줄 수 있다. 이러한 종류는 손상을 예방하기 위하여 불완전한 감각이 있는 부분의 피부는 주의하여 관찰하여야 한다.

협응, 의사소통 그리고 기록
COORDINATION, COMMUNICATION AND DOCUMENTATION

Lopez의 물리치료 프로그램과 가정 운동프로그램을 지지하기 위하여 가족과 대화가 이뤄질 것이다. 사례회의와 가족 만남을 포함하여 여러 분야의 팀워크가 필요하게 될 것이다. 협동과 대화는 장비제공, 가정관리, 학교와 이동을 포함하여 관계자들과 함께 수행될 것이다. 환자의 필요에 따라 그 밖의 전문가 또는 방법에 대해 위탁할 수 있다. 환자 관리의 모든 요소들은 기록하여야 할 것이다.

환자/고객 관련 교육
PATIENT/CLIENT-RELATED INSTRUCTION

Lopez는 척수손상과 관련된 주의사항과 피부손상, 심부정맥혈전증, 호흡기 장애, 기립성저혈압, 딴곳뼈되기증, 자율신경 과반사, 그리고 뼈엉성증을 포함한 합병증을 예방하기 위한 행동을 배우게 될 것이다. 또한 가족도 이러한 합병증을 확인하고 예방할 수 있는 행동으로 그를 돕는 방법을 교육 받아야 한다.

이동을 위한 다양한 회복과 보상기술 즉 체중이동, 다양한 표면에서 이동, 매트와 침대의 가동성, 보행과 거상 훈련, 그리고 계단, 경사로에서 휠체어 관리를 포함하여 교육하여야 한다. 가족은 이러한 활동으로 Lopez를 돕는 방법을 배워야 한다.

Lopez는 수동가동운동, 하지의 신장, 그리고 상지와 하지의 근력강화를 포함한 치료적 운동의 가정운동프로그램과 몸통의 TLSO를 제거한 후, 임상의와 함께 신장하고 근력을 강화하여야 한다.

치료적 운동 (Therapeutic exercise)

- ♦ 유산소 능력/지구력 상태
  - 방식
    - 상지와 하지근육을 사용한 유산소
    - 지속적이거나 장기간
    - 상지 에르고미터
    - 상지운동(예, 저강도/고반복, cardio body blade)
    - 수영장에서 수영
    - 하지 근력을 증가시키는 자전거 또는 하지에 컴퓨터로 유도되는 사이클 에르고미터 FES 프로그램과 같은 하지 장비
  - 기간
    - 15~20분으로 시작하여 30분 이상으로 증진
    - 기간은 점진적으로 증가
  - 강도
    - 유산소 또는 훈련 기간에서 작업하는 것을 수정된 Borg척도[70]를 이용하여 적절하게 활동을 수행하는지 판단
    - 환자는 1-10의 척도 중 3-7사이 비율로 노력
  - 빈도
    - 매주 2-3회로 시작하여 3-4회로 진행
- ♦ 균형, 협조와 민첩성 훈련
  - 매트에서 단기와 장기 앉기 균형
  - 정적 그리고 동적 균형활동을 사용한 휠체어 앉기
  - 초기에는 상지를 지지하고, 전방, 외측과 후방으로 상지 위치를 이동하면서 균형 연습
  - 상지를 지지하지 않고, 보조하고 머리와 상지를 중심선(TLSO 착용과 하지 근육 약화로써)에 유지하는 방법 연습
  - 상지 지지 없이 운동볼, 팽창되지 않은 쿠션에서 앉기와 두 발로 서는 받침대를 포함한 그 밖의 불규칙한 지면과 경사판에서 진행
  - 나란히 앉은 자세에서, 팔꿈치로 체중부하
  - 네발자세, 무릎 꿇은 자세와 무릎으로 지지하는 자세에서, 하지를 중심선에 유지하는 것을 상지가 보조하고 체중이동 하는 것에 중점을 두고 균형(임상의가 TLSO에 허가 하에) 유지
  - 네발자세, 무릎 꿇은 자세와 무릎으로 지지하는 자세를 수행하고 유지 연습
  - 서있는 자세에서, 적합한 보조기와 하지 의족을 착용하고 정적과 동적 활동을 한 상태에서 균형 연습
    - 보조기를 착용 또는 없이 적절히 평행봉에서
    - 기립 받침대에서
    - 필요하다면 보조도구(예, 워커)와 보조기(예, KAFOs 또는 AFOs)로 진행
  - 필요하다면 부유도구로 앉기 또는 서있는 자세에서 환자의 균형 훈련을 위한 수영장 치료

- 유연성 운동
  - 목뼈 가동운동
  - 몸통 가동운동(TLSO 제거 후 의사의 허락 하에)
  - 보행을 준비하는 엉덩관절 폄, 무릎폄과 발등굽힘을 성취하기 위하여 엉덩관절, 무릎과 발목의 수동 가동운동/신장
  - 휠체어 추진, 이동과 매트와 침대 가동성을 위하여 전방 어깨 근육을 사용하여야 하기 때문에 어깨 폄과 가쪽돌림 신장을 성취하기 위하여 상지의 수동가동운동 및 신장
  - 다리 루프 사용하거나 사용하지 않은 상태에서 자가 수동가동운동 교육
- 보행과 이동훈련
  - 서 있는 자세에서 균형 활동
  - 보조기의 필요성을 정기적으로 평가
  - 보장구는 운동이 회복될 때까지 처방하지 않음
  - 무릎과 발목 조절을 회복시키는 것은 장하지 보조기와 단하지 보조기에서 보조기 없는 상태로 진행
  - 불완전성 등뼈손상의 경우 체중지지 트레드밀 훈련 가능
  - 수동 휠체어 관리와 추진
  - TLSO를 벗게 되었을 때 독립적으로 휠체어 기술의 진전을 포함하여 휠체어 추진 유형이 인체공학적으로 올바르게 수행
  - 출입문 관리, 층 이동, 그리고 계단, 경사로와 불규칙한 지면에서 휠체어관리를 포함한 휠체어 기술 진전
- 근강도, 근력과 지구력 훈련
  - 상지 프로그램은 상지에 가해지는 스트레스를 피하기 위하여 인체공학적으로 적합한 기계를 통하여 수행하는 운동과 활동으로 탄력밴드, 커프무게를 이용한 저항운동, 부하기구 이용
  - 휠체어에서 팔굽혀펴기와 가쪽으로 체중이동
  - 체중이동, 팔다리 들기, 닿기와 팔다리 저항동작을 포함한 활동으로 팔꿈치로 엎드리기, 네발자세, 무릎 꿇은 자세와 선 자세를 포함한 상지와 하지 체중부하 운동
  - 탄력밴드, 부하기계와 선 자세에서 닫힌 그리고 열린 사슬활동을 이용한 중력대항 자세에서 또는 중력을 제거한 상태에서 능동, 능동보조, 저항을 포함한 하지 운동
  - 심호흡을 포함한 가로막과 보조근 근력강화는 날숨을 조절하고, 들숨근육이용 훈련
  - 필요하다면, 부유도구를 사용하여 부유하는 동안과 서있는 상태에서 운동을 포함한 상지와 하지 근력강화를 위한 수영장 치료(TLSO를 제거하고 상처가 치유되었을 때)

자가치료와 가정 관리에서의 기능적인 훈련
FUNCTIONAL TRAINING IN SELF-CARE AND HOME MANAGEMENT

- ADL 훈련
  - 침대, 차, 화장실을 포함한 다양한 지면에서 이동, 그리고 앞으로의 보행 수준에서 가능한 것을 휠체어 수준에서 시작
  - 앉은 자세에서 눕기와 구르기를 포함한 침대 가동성
  - 움직임을 시작하고 머리/어깨를 엉덩관절과 마주보게 움직이기(TLSO로 제한) 위한 운동을 이용하고 보상기술을 적용하여 자세변화 교육
  - 목욕하기, 옷 입기, 식사하기, 몸단장하기와 용변보기와 같은 자가치료 활동
  - 식사와 몸단장하는 것은 독립적이고 다리 근력의 제한과 TLSO로 인하여 잡기와 구두칼과 같은 옷 입기 보조 필요
  - 변기가 있는 샤워실에서 샤워의자 및 용변의자 사용
- 보조기와 장비사용과 훈련
  - 이동에 도움을 주는 이동판(앞으로는 필요치 않을 수 있음)
  - 목욕, 용변보기와 옷 입기를 도와주는 장비와 보조기
  - 보행에 도움을 주는 보조기와 하지 보장구
  - 이동을 위한 수동 휠체어
- 기능 훈련 프로그램
  - 모든 자가치료 활동 수행과 집으로 돌아오기 위하여 변화된 환경(예, 입원환자 재활 부분에서 색다른 변화로 머물 수 있는 방 제공)
- IADL 훈련
  - 휠체어와 보행에서 연습할 수 있는 집안일과 관리

- 쇼핑과 정원 돌보기는 휠체어와 보행수준에서 연습 및 자극

♦ 손상예방과 회복
- 휠체어 또는 보행 수준에서 자가치료, 가정관리, 쇼핑, 그리고 또 다른 ADL과 IADL 수행에서 위험 요인 교육
- 보조기와 장비의 사용으로 손상 예방 및 회복의 자각

일, 지역사회 그리고 여가 통합 또는 재통합에서의 기능적 훈련
FUNCTIONAL TRAINING IN WORK, COMMUNITY, AND LEISURE INTEGRATION OR REINTEGRATION

♦ 보조기와 장비 사용과 훈련
- 계단, 곡선과 경사로에서 휠체어 훈련
  - 그 밖의 도움을 받는 방법과 과제를 수행하기 위한 기술을 포함하여 휠체어에서 곡선, 경사로와 계단에서 처리하는 방법 교육
  - 층에서 휠체어 이동을 수행하는 방법 교육
- 작업 장소 평가와 권유
- 휠체어의 부하와 비부하 또는 개조한 밴을 포함한 이동판으로 차 이동

♦ 기능훈련프로그램
- 또 다른 장소로부터 이동하기 위하여 안정되고 효과적인 기술을 포함한 휠체어 여행 훈련[33]
- 실내외 이동성을 포함하여 이동수단 이용
- 변화된 환경에서 과제

♦ IADL 훈련
- 하지 근력이 증가되어 있다면 보행에서와 같은 활동으로 진행시켜 테니스, 농구, 볼링과 휠체어 달리기 등의 스포츠에 필요한 장비와 도구를 이용하여 작업과 여가활동

♦ 손상예방과 회복
- 여가와 지역사회 활동을 하는 동안 휠체어관리, 넘어지기 연습 그리고 층 이동을 안전하게 유지하는 것을 교육
- 여가와 지역사회활동을 하는 동안 안전성을 유지하면서 그 밖의 것을 수행하도록 교육

도수치료기술 MANUAL THERAPY TECHNIQUES

♦ 마사지
- 통증완화와 유연성을 위하여 필요하다면 어깨 부위를 중심으로 결합조직과 치료적 마사지
- 등뼈부위는 수술 주의사항을 확인하면서 TLSO 제거 후 수행

♦ 연부조직의 가동법
- 통증과 과사용을 감소시킬 수 있는 균형화된 어깨를 목적으로 어깨부위에 수행
- 어깨 전방 구조 신장

♦ 수동가동범위
- 기능을 수행하기 위해 사지와 몸통의 가동범위를 최대 유지

보조기구와 장비의 적절한 처방, 적용 그리고 제작
PRESCRIPTION, APPLICATION, AND, AS APPROPRIATE, FABRICATION OF DEVICES AND EQUIPMENT

♦ 적합한 보조기
- 최적의 자세정렬과 압박을 분산시키기 위하여 휠체어에 적절한 쿠션

♦ 보조도구
- 수동 휠체어
- 병원 침대(TLSO를 제거하고 가동성이 증진된다면 필요하지 않음)
- 용변 의자
- 목욕의자

♦ 보장구
- 침대에서 피부손상과 발처짐을 예방하기 위한 AFOs
- 하지 근력 회복의 정도에 따라 보행훈련을 위해 사용되는 KAFOs 또는 AFOs

♦ 보호도구
- 피부손상을 예방하기 위한 침대에 특수 매트리스
- 앉은 자세에서 체중을 분산시키기 위한 휠체어에 특수 쿠션

♦ 지지도구
- 하지부종과 기립성 저혈압을 예방하기 위하여 하지에 에이스렙과 압박 스타킹

기도 청결 기술 AIRWAY CLEARANCE TECHNIQUES

- 호흡 전략
  - 들숨근육 훈련기를 사용한 최대 가로막 근력강화를 위한 기술
  - 최대 환기를 위한 기술(예, 최대 들숨유지, 날숨 없이 많은 들숨으로 단계적 호흡)
- 도수/기계적 기술
  - 주위사항이 없고 TLSO를 제거한 후 가슴부 타진과 진동
  - 주위사항이 없고 TLSO를 제거한 후 가슴벽 신장과 갈비뼈 가동법
- 자세
  - 폐 자세성 배액은 최근 등뼈 수술에 필요할 수 있고 옆으로 누운 정도에서 다양한 자세로 환자에게 교육

전기 치료 ELECTROTHERAPEUTIC MODALITIES

- FES 장비
  - 수축을 유발하기 위한 적절한 진폭의 전류로 하지의 특정 근육에 근력강화 프로그램(시간은 20～30분)
  - 키패드가 있는 미세컴퓨터로 조절되는 신경근 장비 또는 워커에 부착된 조절 스위치로 보행에 적용되는 표면 FES 장비
  - 전극이 삽입된 근육으로 보행하기 위한 신경보조기 또는 삽입 자극 장비[81]의 다채널 전극
  - 넙다리네갈래근, 뒤넙다리근과 볼기근(둔근, gluteal m.)의 자극으로 하지에 컴퓨터로 유도하는 FES 사이클 에르고미터 프로그램은 하지에 혈액흐름을 증가시키고[65] 근육부피를 증가시키는[66] 다양한 생리적 효과
- TENS
  - PNS와 CNS의 복합적인 생리적 체계를 활성화시켜 통증 감소
    - 어깨와 등뼈 통증
    - 신경증 통증

물리적 요인과 기계 종류 PHYSICAL AGENTS AND MECHANICAL MODALITIES

- 물리적 요인
  - 냉치료
    - 통증과 염증, 과사용으로 인한 어깨에 일반적으로 냉온팩과 얼음마사지
  - 열치료
    - 몸통과 사지의 통증완화와 이완을 위해 온열팩

예상 목표와 기대 결과 ANTICIPATED GOALS AND EXPECTED OUTCOME

- 병리학/병태생리학에 미치는 영향
  - 폐확장부전을 감소시키고, 들숨을 하는 동안 가슴부위를 확장시키는 안쪽갈비사이근과 함께 가로막 호흡 지시
  - 하지 부종을 감소시키는 압박 스타킹을 독립적으로 신고 벗을 수 있는 능력을 증진시켜 부종 예방
  - 통증은 감소되고, 어깨 충돌 없이 휠체어를 앞으로 밀 수 있도록 휠체어에서 독립적으로 자세 유지
  - 30분마다 압박을 완화시키기 위해 휠체어에서 전방 체중이동을 독립적으로 수행하여 신체조직에 압박은 감소되고, 2시간마다 침대에서 독립적으로 몸을 돌림
- 손상에 미치는 영향
  - 움직임 과제를 수행하는 능력이 증진되고, 감독 하에 휠체어와 매트에서 가쪽으로 이동, 다리 루프로 침대에서 이동, 보조기와 아래팔목발을 착용하고 집에서 100걸음 이상 보행이 가능할 수 있게 하지 근력 증진
  - 상지 사이클을 30분 정도 수행하도록 유산소 능력을 증진키시고, 수동 휠체어를 앞으로 밀수 있도록 지구력 증진
  - 기도 청결을 증진시키고, 분비물이 제거되도록 강하고 효과적인 기침
  - 들숨을 위해 안쪽갈비사이근과 가로막이 회복될 수 있게 TLSO를 제거하면 기도 청결 증진
  - 균형된 어깨는 미래에 만성 어깨통증의 가능성을 감소시키고, 독립적으로 적절한 어깨 신장과 운동을 가정 운동프로그램 수행
  - 폐활량이 4000 cc가 되기 위해 가로막의 근력 최대
  - 옷 입기와 휠체어에서 침대로 이동하는 증가된 기능적 가동성을 촉진하기 위하여 매트에서 독립적인 동적 앉기시 균형 성취

- 길게 앉기, 서기와 엎드리기, 뻗은다리올림 범위는 90°로 증가되고, TLSO로 제한된 유연성을 위해 필요하다면 루프를 사용하여 완전무릎폄, 발목 발등굽힘과 선 자세에서 자세 정렬을 위해 엉덩관절이 펴지는 것이 가능하도록 다리의 자가 신장을 수행하는 것과 같이 자세에 필요한 기능활동이 가능하도록 유연성 증진
- 관절 제한 예방
- 관절 안정성은 최적화된 정렬에서 증진되고, 발처짐을 예방하기 위하여 침대에서 부츠를 독립적으로 신고 벗음
- TLSO를 제거하였을 때 몸통 안정성과 가동성이 가능하도록 운동기능 증진
- 근육 수행은 증가되고, 휠체어에서 앉아 있는 동안 압박을 완화시키는 들기 기술을 독립적으로 수행할 수 있도록 상지 근력을 증진시키고, 보조기와 아래팔목발을 착용하며 150걸음 이상 보행할 수 있도록 하지 근력 증진
- 가로막과 보조근육의 근육수행력 증진
- TLSO를 착용하였을 때 다리 관리를 위해 루프를 사용하여 독립적으로 침대 가동성과 휠체어 이동을 수행할 수 있도록 신체기능 증진
- 앞으로 미는 동안 신호 없이 상지의 최대 기능으로 사용하면서 휠체어에서 올바른 자세를 취할 수 있게 자세조절이 증가되고, 변경된 독립 보행을 촉진하기 위하여 선 상태에서 기저면 위에 중력중심이 있게 하는 기립자세
- 찬장 위 선반에 닿도록 어깨 굽힘 ROM이 160° 되게 하고, 옷은 독립적으로 입고 도움을 받아 침대에 길게 앉기 위해 다리를 뻗은 가동범위가 되게 하도록 ROM 증가
- 서있는 균형은 장하지보조기와 워커로 획득
- 기립 받침대를 사용하여 보행 활동을 증가시키는 상지 운동을 수행하면서 30분 정도 선 상태 유지
- 환기와 호흡/가스교환 증진

♦ 기능적인 제한에 미치는 영향

- 낙상의 경우에 바닥에서 휠체어 또는 기립자세로 이동하는 보조하기 위해 또 그 밖의 교육과 신체 작용, 과제와 활동 수행력 성취
- 자가치료(샤워, 옷입기, 식사, 용변보기, 그리고 방광/대장 관리기술을 포함), 가정관리, 직업, 지역사회와 여가활동, 과제와 활동(모든 지면에서 독립적으로 휠체어 밀기, 감독 하에 보조기와 보장구를 착용하고 500걸음 이상 지역사회에서 보행하기, 개조한 밴 운전하기, 그리고 계단과 곡선의 휠체어 운행에서 다른 것 교육하기 포함)에서 수행 정도 증진
- 장비와 적합한 보조기를 착용하고 이러한 활동의 수행(샤워/용변 의자, 개조된 밴, 다리 보장구, 보조도구 그리고 장거리 이동을 위한 휠체어) 증진

♦ 장애에 미치는 영향

- 직업, 지역사회 그리고 여가와 관련된 신체 과제와 활동 수행력 증진
- 자가치료, 가정관리, 직업, 지역사회와 여가 역할에서 필요한 능력 증진
- 휠체어와 보행 수준이 관리되는 입장에서 회복할 수 있다면, 근무복귀 협상

♦ 위험 감소/예방

- 고정의 합병증은 감소되고, 루프를 사용하여 독립적으로 다리의 자가신장 수행
- 침대에서 2시간마다 움직이고 앉아 있을 때 전방 압박완화 방법 또는 들기를 독립적으로 수행하여 피부손상 예방
- 이차손상의 위험이 감소되고, 피부손상 또는 구축과 같은 이차 손상을 예방하기 위하여 주의사항을 따르며 보조기술을 사용하여 자가치료, 가정관리, 직업, 지역사회와 여가활동을 수행하는 동안 안전 증진

♦ 건강, 웰니스, 운동에 미치는 영향

- 하지와 몸통에 근력과 유연성을 유지하기 위한 신장과 운동을 독립적으로 수행하는 것을 포함하여 건강습관, 안녕과 예방에 대한 행동 성취
- 건강상태 증진

♦ 사회 자원에 대한 영향

- 필요하다면 관계자와 협력 및 협조
- 대화는 사례 회의, 교육 계획, 기록을 통해 상호간 이뤄짐
- 의사결정은 건강과 건강관리 자원의 사용에 따라 증진

- 기록은 APTA의 물리치료 기록에 대한 지침에 따라 전반적인 환자관리를 통해 이뤄짐
- 의뢰는 적절할 때 그 밖의 전문가 또는 자원으로 이뤄짐

♦ 환자/고객 만족
- 진단, 예후, 중재, 기대목표와 예측 결과에 대한 정보와 인식 증진

재검사 REEXAMINATION

재검사는 관리를 통하여 수행되며, 이러한 유형의 환자의 경우 일생에 걸쳐 많은 관리를 필요로 할 것이다. 주기적인 재검사와 새로운 관리를 시작하는 것은 환자의 기능제한 또는 장애 변화, 그리고 이차적인 예방이 필요할 때이다. 이것은 신체 상태, 보호자, 환경 또는 과제 요구를 포함한 다양한 요인의 변화에 따라 환자가 지속적으로 안전하고 효과적으로 수행하도록 하는 것이다.

퇴원 DISCHARGE

Lopez는 5주 동안 총 95회 물리치료를 수행하여 목표를 달성하여 퇴원하였다. Lopez는 일생에 거쳐 다양한 관리가 필요할 수 있는 상태로서, 재검사와 새로운 물리치료를 받기위해 물리치료사에게 의뢰하여야 하는 요인에 대하여 교육받았다. 집과 지역사회 이동, 가정프로그램의 진행에서 방해가 되는 것들이 발생할 것이며, 현재 상태와 잠재적인 필요성을 확인하기 위하여 매 달, 한 번의 만남이 필요할 것이다.

심리적인 측면 PSYCHOLOGICAL ASPECTS

부가적인 정보는 사례연구 #1의 심리적인 측면을 참고하라. Hick와 동료들[49]은 체중지지 트레드밀훈련에 참여한 사람들은 생활만족 수준이 증가한다고 밝혔다. Latimer와 동료들[82]은 규칙적인 운동이 정신적 건강을 증진시키고 우울증을 유발시키는 스트레스를 해결할 수 있다고 하였다.

참고문헌 REFERENCES

1. Sapru HN. Spinal cord: anatomy, physiology, and pathophysiology. In: Kirshblum S, Campagnolo DI, Delisa JA, eds. *Spinal Cord Medicine.* Philadelphia, PA: Lippincott Williams & Wilkins; 2002.
2. Dietz V, Wirz M, Jensen L. Locomotion in patients with spinal cord injuries. *Phys Ther.* 1997;77:508-516.
3. Andres T, Autgaerden S. Locomotion from pre to post-natal life. In: *Clinics in Developmental Medicine.* No 24. London, England: Medical Books Ltd; 1966.
4. Field-Fote EC. Spinal cord control of movement: implications for locomotor rehabilitation following spinal cord injury. *Phys Ther.* 2000;80:477-484.
5. Basso DM. Neuroanatomical substrates of functional recovery after experimental spinal cord injury: implications of basic science research for human spinal cord injury. *Phys Ther.* 2000;80:808-817.
6. Behrman AL, Bowden MG, Nair PM. Neuroplasticity after spinal cord injury and training: an emerging paradigm shift in rehabilitation and walking recovery. *Phys Ther.* 2006;86:1406-1425.
7. Barbeau H. Locomotor training in neurorehabilitation: emerging rehabilitation concepts. *Neurorehabil Neural Repair.* 2003;17:3-11.
8. Spinal Cord Injury Information Network. Facts and figures at a glance. Birmingham, AL: National Spinal Cord Injury Statistical Center, UAB; June 2006. Available at: http://www.spinalcord.uab.edu/show.asp?durki=21446. Accessed August 4, 2006.
9. The 2005 Annual Statistical Report for the Model Spinal Cord Injury Care Systems. Public Version. Birmingham, AL: National Spinal Cord Injury Statistical Center; 2005.
10. McKinley WO. Nontraumatic spinal cord injury: etiology, incidence, and outcome. In: Kirshblum S, Campagnolo DI, Delisa JA, eds. *Spinal Cord Medicine.* Philadelphia, PA: Lippincott Williams & Wilkins; 2002.
11. Kamin SS. Vascular, nutritional, and other diseases of the spinal cord. In: Kirshblum S, Campagnolo DI, Delisa JA, eds. *Spinal Cord Medicine.* Philadelphia, PA: Lippincott Williams & Wilkins; 2002.
12. Ramer LM, Ramer MS, Steeves JD. Setting the stage for functional repair of spinal cord injuries: a cast of thousands. *Spinal Cord.* 2005;43:134-161.
13. National Institute of Neurologic Disorders and Stroke. Spinal cord injury: emerging concepts, September 30-October 1, 1996. NINDS. Last updated 8/5/2005. Available at: http://www.ninds.hih.gov/news_and_events/proceedings/sci_report.htm#Summary. Accessed August 4, 2006.
14. DeVivo MJ. Epidemiology of traumatic spinal cord injury. In: Kirshblum S, Campagnolo DI, Delisa JA, eds. *Spinal Cord Medicine.* Philadelphia, PA: Lippincott Williams & Wilkins; 2002.
15. Schneck CD. Anatomy, mechanics, and imaging of spinal injury. In: Kirshblum S, Campagnolo DI, Delisa JA, eds. *Spinal Cord Medicine.* Philadelphia, PA: Lippincott Williams & Wilkins; 2002.
16. American Spinal Injury Association. *International Standards*

for Neurological Classification of Spinal Cord Injury. 5th ed. Chicago, IL: American Spinal Injury Association; 2002.

17. Consortium for Spinal Cord Medicine Clinical Practice Guidelines. *Outcomes Following Traumatic Spinal Cord Injury: Clinical Practice Guidelines for Health-Care Professionals.* Washington, DC: Paralyzed Veterans of America; 1999.
18. Shields RK. Muscular, skeletal, and neural adaptations following spinal cord injury. *J Orthop Sports Phys Ther.* 2002;32:65-74.
19. Kurnick NB. Autonomic hyperreflexia and its control in patients with spinal cord lesions. *Ann Intern Med.* 1956;44:678-686.
20. Erickson RP. Autonomic hyperreflexia: pathophysiology and medical management. *Arch Phys Med Rehabil.* 1980;61:431-440.
21. Consortium for Spinal Cord Medicine Clinical Practice Guidelines. *Acute Management of Autonomic Dysreflexia.* 2nd ed. Washington, DC: Paralyzed Veterans of America; 2005.
22. Banovac K, Banovac F. Heterotrophic ossification. In: Kirshblum S, Campagnolo DI, Delisa JA, eds. *Spinal Cord Medicine.* Philadelphia, PA: Lippincott Williams & Wilkins; 2002.
23. Campagnolo D, Merli G. Autonomic and cardiovascular complications of spinal cord injury. In: Kirshblum S, Campagnolo DI, Delisa JA, eds. *Spinal Cord Medicine.* Philadelphia, PA: Lippincott Williams & Wilkins; 2002.
24. Elokda AS, Neilsen DH, Shields RK. Effect of functional neuromuscular stimulation on postural related orthostatic stress in individuals with acute spinal cord injury. *J Rehabil Res Dev.* 2000;37:535-542.
25. Barker E, Captain C, Chase T, et al. *Nursing Practice Related to Spinal Cord Injury and Disorders: A Core Curriculum.* Jackson Heights, NY: Eastern Paralyzed Veterans Association; 2001.
26. Skidmore-Roth L. *Mosby's 2001 Nursing Drug Reference.* St. Louis, MO: Mosby; 2001.
27. *Physician's Desk Reference.* Montvale, NJ: Thomason PDR; 2005.
28. Consortium for Spinal Cord Medicine Clinical Practice Guidelines. *Depression Following Spinal Cord Injury.* Washington, DC: Paralyzed Veterans of America; 2005.
29. Mense S, Simons DG. *Muscle Pain: Understanding Its Nature, Diagnosis, and Treatment.* Philadelphia, PA: Lippincott, Williams & Williams; 2001.
30. Butler C, Campbell S. Evidence of the effects of intrathecal baclofen for spastic and dystonic cerebral palsy. *Dev Med Child Neurol.* 2000;42:634-645.
31. Albright AL, Gilmartin R, Swift D, et al. Long-term intrathecal baclofen therapy for severe spasticity of cerebral origin. *J Neurosurg.* 2003;98:291-295.
32. Jensen MP, Karoly P, Brayer S. The measurement of clinical pain intensity: a comparison of six methods. *Pain.* 1986;27(1):117-126.
33. American Physical Therapy Association. Guide to physical therapist practice. 2nd ed. *Phys Ther.* 2001;81:9-744.
34. Nash M. Exercise as a health-promoting activity following spinal cord injury. *Journal of Neurologic Physical Therapy.* 2005;29:87-96.
35. Boninger ML, Souza AL, Fitzgerald SG, et al. Propulsion patterns and pushrim biomechanics in manual wheelchair propulsion. *Am J Phys Med Rehabil.* 2002;83:718-723.
36. Nash M, Horton J. Recreational and therapeutic exercise after spinal cord injury. In: Kirshblum S, Campagnolo DI, Delisa JA, eds. *Spinal Cord Medicine.* Philadelphia, PA: Lippincott Williams & Wilkins; 2002.
37. Ditor DS, Kamath MV, MacDonald MJ, et al. Reproducibility of heart rate variability and blood pressure variability in individuals with spinal cord injury. *Clin Auton Res.* 2005;15:387-393.
38. Ditor DS, Kamath MV, MacDonald MJ, et al. Effects of body weight-supported treadmill training on heart rate variability and blood pressure variability in individuals with spinal cord injury. *J Appl Physiol.* 2005;98(4):1519-1525.
39. Duran FS, Lugo L, Ramirez L, et al. Effects of an exercise program on the rehabilitation of patients with spinal cord injury. *Arch Phys Med Rehabil.* 2001;82(10):1349-1354.
40. Frownfelter DL, Dean E. *Cardiovascular and Pulmonary Physical Therapy: Evidence and Practice.* 4th ed. St. Louis, MO: Mosby Elsevier; 2006.
41. Sprague S, Hopkins P. Use of inspiratory strength training to wean 6 patients who were ventilator dependent. *Phys Ther.* 2003;83(2):171-181.
42. Stowell T, Fuller R, Fulk G. An aquatic and land-based physical therapy intervention to improve functional mobility for an individual after an incomplete C6 spinal cord lesion. *Journal of Aquatic Physical Therapy.* 2001;9(1):27-32.
43. Wirz M, Colombo G, Dietz V. Long term effects of locomotor training in spinal humans. *J Neurol Neurosurg Psychiatry.* 2001;71:93-96.
44. Dobkin BH, Apple D, Barbeau H, et al. Spinal Cord Injury Locomotor Trial Group. Methods for a randomized trial of weight-supported treadmill training versus conventional training for walking during inpatient rehabilitation after incomplete traumatic spinal cord injury. *Neurorehabil Neural Repair.* 2003;17:153-167.
45. Dobkin BH, Apple H, Barbeau H, et al. Spinal Cord Injury Locomotor Trial Group. Weight-supported treadmill training vs over-ground training for walking after acute incomplete SCI. *Neurorehabil Neural Repair.* 2006;66:484-493.
46. Behrman AL, Harkema SJ. Locomotor training after human spinal cord injury: a series of case studies. *Phys Ther.* 2000;81(7):688-700.
47. Behrman AL, Lawless-Dixon AR, Davis SB, et al. Locomotor training progression and outcomes after incomplete spinal cord injury. *Phys Ther.* 2005;85:1356-1371.
48. Field-Fote EC, Tepavac D. Improved intralimb coordination in people with incomplete spinal cord injury following training with body weight support and electrical stimulation. *Phys Ther.* 2002;82:707-715.
49. Hicks AL, Adams MM, Martin Ginis K, et al. Long-term body-weight-supported treadmill training and subsequent follow-up in persons with chronic SCI: effects on functional walking ability and measures of subject well-being. *Spinal Cord.* 2005;43:291-298.
50. Adams MM, Ditor DS, Tarnopolsky MA, et al. The effect of body weight-supported treadmill training on muscle morphology in an individual with chronic, motor-complete spinal cord injury: a case study. *J Spinal Cord Med.* 2006;29(2):167-171.
51. Cook AM, Hussey SM. *Assistive Technologies: Principles and*

Practice. 2nd ed. St. Louis, MO: Mosby; 2002.

52. Kirshblum S, House JG, Druin E, et al. Rehabilitation of spinal cord injury. In: Kirshblum S, Campagnolo DI, Delisa JA, eds. *Spinal Cord Medicine.* Philadelphia, PA: Lippincott Williams & Wilkins; 2002.
53. Salerno S, Kirshblum S. Wheelchairs/adaptive mobility equipment and seating. In: Kirshblum S, Campagnolo DI, Delisa JA, eds. *Spinal Cord Medicine.* Philadelphia, PA: Lippincott Williams & Wilkins; 2002.
54. Curtis KA, Drysdale GA, Lanza RD, et al. Shoulder pain in wheelchair users with tetraplegia and paraplegia. *Arch Phys Med Rehabil.* 1999;80(4):453-457.
55. Curtis KA, Tyner TM, Zachary L, et al. Effect of a standard exercise protocol on shoulder pain in long-term wheelchair DR, MacIntyre NR, Mishoe SC, et al, eds. *Respiratory Care; Principles & Practice.* Philadelphia, PA: WB Saunders; 2002:665-693.
58. Moffat M, Biggs Harris K, eds. *Integumentary Essentials: Applying the Preferred Physical Therapist Practice Patterns.*SM Thorofare, NJ: SLACK Incorporated; 2006.
59. *Sussman C.* Impaired integumentary integrity associated with superficial skin involvement (Pattern B). In: Moffat M, Biggs Harris K, eds. *Integumentary Essentials: Applying the Preferred Physical Therapist Practice Patterns.*SM Thorofare, NJ: SLACK Incorporated; 2006:17-39.
60. Myers BA. Impaired integumentary integrity associated with full-thickness skin involvement and scar formation. (Pattern D). In: Moffat M, Biggs Harris K, eds. *Integumentary Essentials: Applying the Preferred Physical Therapist Practice Patterns.*SM Thorofare, NJ: SLACK Incorporated; 2006:71-98.
61. Degnan GG, Wind TC, Jones EV, et al. Functional electrical stimulation in tetraplegic patients to restore hand function. *Journal of Long-Term Effects of Medical Implants.* 2002;12(3):175-188.
62. Kobetic R, Triolo RJ, Pinault G, et al. Facilitating ambulation after incomplete spinal cord injury with implanted FES system. 10th Annual IFFESS Conference, Montreal, Canada, July 2005.
63. Onders RP, Diamarco AF, Ignagni AR, et al. Mapping the phrenic nerve motor point: the key to a successful laparoscopic diaphragm pacing system in the first human series. *Surgery.* 2004:136;819-826.
64. Creasey GH, Ho CH, Triolo RJ, et al. Clinical applications of electrical stimulation after spinal cord injury. *J Spinal Cord Med.* 2004;27(4):365-375.
65. Gerrits HL, de Haan A, Sargeant AJ, et al. Peripheral vascular changes after electrically stimulated cycle training in people with spinal cord injury. *Arch Phys Med Rehabil.* 2001;82(6):832-839.
66. Scremin AM, Kurta L, Gentili A, et al. Increasing muscle mass in spinal cord injured persons with a function electrical stimulation exercise program. *Arch Phys Med Rehabil.* 1999;80(12):1531-1536.
67. Bickel CS, Slade JM, Hadda F, et al. Acute molecular responses of skeletal muscle to resistance exercise in able-bodied and spinal cord-injured subjects. *J Appl Physiol.* 2003;94:2255-2262.
68. Gardner SE, Frantz RA, Schmidt FL. Effect of electrical stimulation on chronic wound healing: a meta-analysis. *Wound Repair Regen.* 1999;7(6):495-503.
69. Cheing GLY, Hui-Chan C. Transcutaneous electrical nerve stimulation: nonparallel antinociceptive effects on chronic clinical pain and active experimental pain. *Arch Phys Med Rehabil.* 1999;80:305-312.
70. Wilson RC, Jones PW. Long-term reproducibility of Borg scale estimates of breathlessness during exercise. *Clin Sci.* 1991;80:309-312.
71. Belanger A. *Evidence-Based Guide to Therapeutic Physical Agents.* Philadelphia, PA: Lippincott Williams & Wilkins; 2003.
72. Consortium for Spinal Cord Medicine: A Clinical Practice Guideline for Primary Care Physicians. *Depression Following Spinal Cord Injury.* Washington, DC: Paralyzed Veterans of America; August 1998.
73. Hornby TG, Zemon DH, Campbell D. Robotic-assisted, body-weight-supported treadmill training in individuals following motor incomplete spinal cord injury. *Phys Ther.* 2005;85:52-66.
74. Israel JF, Campbell DD, Kahn JH, Hornby TG. Metabolic costs and muscle activity patterns during robotic- and therapist-assisted treadmill walking in individuals with incomplete spinal cord injury. *Phys Ther.* 2006;86:1466-1478.
75. Winchester P, Querry R. Robotic orthoses for body weight-supported treadmill training. *Phys Med Rehabil Clin N Am.* 2006;17(1):159-172.
76. van Hedel HJ. Letter to the editor. *Phys Ther.* 2006;86:1444-1445.
77. Behrman A. Editorial board response. *Phys Ther.* 2006;86:1445-1447.
78. Wernig A. Letter to the editor. *Spinal Cord.* 2006;44:265-266.
79. Hicks AL, Adams MM. Letter to the editor. *Spinal Cord.* 2006;44:267-268.
80. Chaplin E. Functional neuromuscular stimulation for mobility in patients with spinal cord injuries. The Parastep I System. *J Spinal Cord Med.* 1996;19(2):99-105.
81. Stein RB, Belanger M, Wheeler G, et al. Electrical systems for improving locomotion after incomplete spinal cord injury: an assessment. *Arch Phys Med Rehabil.* 1993;74:954-959.
82. Latimer AE, Martin Ginis KA, Hicks AL, et al. An examination of the mechanisms of exercise-induced change in psychological well-being among people with spinal cord injury. *J Rehabil Res Dev.* 2004;41(5):643-652.

제 9 장 혼수상태, 혼수상태에 가까운, 또는 식물인간 상태와 관련된 각성, 가동범위, 그리고 운동조절의 손상 (패턴 I)

Impaired Arousal, Range of Motion, and Motor Control Associated With Coma, Near Coma, or Vegetative State (Pattern I)

해부학 ANATOMY

민첩성과 각성을 담당하는 중추신경계의 부위는 뇌줄기(brainstem)에 위치하고 있으며 시상과 대뇌겉질(cerebral cortex) 전체에 분산되어 있다. 대뇌겉질은 앞의 패턴(패턴 B: 운동신경발달 손상, 패턴 C: 유아 또는 소아에서 선천성 또는 후천성 중추신경계의 비진행성 질환과 관련된 운동기능과 감각통합의 손상, 그리고 패턴 D: 중추신경계의 비진행성 손상을 동반한 운동기능과 감각통합의 손상 — 후천적으로 청소년 또는 성인에서 유발)에서 설명하였고, 뇌줄기는 이 장에서 자세히 설명할 것이다. 뇌줄기는 해부학적으로 3가지 아래에서부터 숨뇌(medulla oblongata), 다리뇌(pons), 그리고 중간뇌(midbrain)로 구분한다.[1] 뇌줄기의 세 부분 내에 광범위하고 다양한 구조가 위치해 있고 뇌줄기, 척수, 대뇌, 소뇌에서 또는 이들 구조로부터 뇌줄기를 통하여 신경로가 주행한다. 예를 들면, 수의적 움직임을 조절하는 겉질척수로(corticospinal tract)는 뇌줄기의 앞면(ventral aspect)을 통하여 지나가고, 통증과 온도감각을 운반하는 척수시상로(spinothalamic tract)는 뇌줄기의 후면을 통하여 지나간다.[1]

숨뇌 MEDULLA

숨뇌는 뇌줄기에서 가장 아래에 위치하며 척수와 연결되어 있다.[1] 숨뇌 내에는, 겉질척수로 축삭 대부분이 추체교차의 중심선에서 교차한다. 감각정보는 얇은다발핵(gracile nuclei), 쐐기핵(cuneate nuclei)과 연접하는 등쪽기둥안쪽섬유띠(dorsal column medial lemniscal)의 고유수용성 감각과 감각정보 중 가벼운 접촉은 시상으로 올라가기 전에 중심선에서 교차를 한다. 수많은 뇌신경의 핵은 뇌로 연결되고 다음의 뇌신경 9번(혀인두신경, hypoglosal), 10번(미주신경, vagus), 11번(더부신경, accessry), 12번(혀밑신경, glossopharyngeal)의 핵이 숨뇌에 있다(표 9-1). 숨뇌는 10번 뇌신경(더부신경)의 영향으로 심박동, 혈관수축, 혈관이완 등을 조절한다. 호흡조절은 숨뇌와 다리뇌 사이에서 담당한다. 7번(얼굴신경, facial)과 5번(삼차신경, trigeminal) 뇌신경 핵의 일부분도 숨뇌에 존재한다. 숨뇌의 또 다른 구조는 아래올리브(inferior olive)이며, 움직임 오류를 발견하기 위하여 척수와 뇌에서 정보를 받고 이러한 정보를 소뇌에 다시 전달한다.

다리뇌 PONS

다리뇌는 숨뇌와 중간뇌 사이에 위치하며 소뇌와 연결되어 있다.[1] 대부분의 뇌신경은 숨뇌와 다리뇌 사이 접합부위에서 뇌줄기로 들어가거나 나온다. 6번(가돌림신경, abducens), 7번(얼굴신경, facial), 그리고 8번(속귀신경, vestibulocochlear) 뇌신경 모두는 다리뇌숨뇌 접합부에서 뇌줄기와 연결된다. 뇌신경 5번(삼차신경, trigeminal)도 다리뇌에서 뇌줄기와 연결되지만, 핵은 뇌줄기 세부분 모

표 9-1 뇌신경 위치와 기능

숫자	이름	연결 부위	기능
I	후신경	이마엽	냄새
II	시신경	사이뇌	시각
III	눈돌림신경	중간뇌	눈 움직임, 위눈꺼풀 올림, 동공 수축
IV	도르래신경	중간뇌	눈 움직임
V	삼차신경	뇌다리	얼굴과 TMJ의 감각, 씹기
VI	가돌림신경	다리뇌숨뇌 연접	눈 움직임
VII	얼굴신경	다리뇌숨뇌 연접	얼굴 표정 근육, 타액, 미각
VIII	속귀신경	다리뇌숨뇌 연접	청각, 안뜰 기능
IX	혀인두신경	숨뇌	삼키기, 타액, 미각
X	미주신경	숨뇌	내장 조절, 삼키기, 말하기
XI	더부신경	척수와 숨뇌	어깨 올림, 머리 돌리기
XII	혀밑신경	숨뇌	혀 조절

Lundy-Ekman L. *Neuroscience: Fundamentals for Rehabilitation*. 2nd ed. Philadelphia, PA: WB Saunders; 2002.에서 변형.

두에서 갖고 있다. 겉질섬유는 운동계획에 관한 정보를 전달하며 다리뇌에서 연접한다. 이러한 정보는 후에 중간소뇌다리(middle cerebellar peduncles)에서 다리뇌소뇌섬유(pontocerebellar fiber)를 통하여 소뇌에 다시 전달된다. 또한, 소뇌는 정확한 움직임과 계획된 움직임에 관한 정보를 비교할 수 있다.[1]

중간뇌 MIDBRAIN

중간뇌는 다리뇌 그리고 뇌줄기와 연결된다.[1] 외측 응시를 제외한 안구의 모든 움직임을 조절하는 3번(눈돌림신경, oculomotor)과 4번(도르래신경, trochlear) 뇌신경은 중간뇌에 존재한다. 중간뇌의 또 다른 구조들은 1) 바닥핵(basal ganglia)복합체의 핵인 흑색질(substantia nigra), 2) 대뇌에서의 하행과 대뇌로 상행하는 축삭을 포함하고 있는 대뇌다리(cerebral peduncles), 3) 빛에 동공의 반응을 조절하는 눈돌림복합체, 4) 소리와 움직임 쪽으로 머리 움직임을 조절하는 위 · 아래둔덕(superior and inferior colliculi), 그리고 다음 부분에서 설명하게 될 5) 자세와 큰 움직임 기능에 관여하는 적색핵(red nucleus)이 있다.[1]

뇌줄기에 의한 자세와 큰 움직임 조절 POSTURE AND GROSS MOTOR CONTROL BY THE BRAINSTEM

자세와 큰 움직임 기능을 조절하는 운동신경로는 뇌줄기 부위에 있다. 뇌줄기의 윗부분에서 시작하는 중간뇌에 두 개의 운동신경로가 존재한다. 덮개척수로(tectospinal tract)는 위둔덕에서 시작하고 소리와 움직임이 있는 방향으로 머리와 눈을 돌리는 반응을 유발한다.[1] 중간뇌의 적색핵에서 시작하는 적색척수로(rubrospinal tract)는 양측 상지 굽힘근의 운동신경을 지배한다.[1] 다리뇌에서, 내측 그물척수로(reticulospinal tract)는 체간과 하지의 폄근군을 포함한 자세성 근육에 작용한다. 안뜰척수로(vestibulospinal tract) 또한 다리뇌와 숨뇌에서 시작하며, 불균형 후 목, 체간, 그리고 엉덩관절의 폄을 촉진하여 자세 회복에 도움을 주는 안뜰계(vestibular system)를 확인할 수 있다.[1] 숨뇌에서, 가쪽 안뜰척수로는 굽힘근군을 촉진시키는 작용을 한다.[1]

혼수상태 환자를 평가할 때, 병변의 부위는 이 시기에 환자의 자세와 일치되는 것으로 가정할 수 있다. 뇌줄기가 아닌 겉질과 겉질아래 부위가 침범된 환자에게서 겉질척수로가 조절하는 하행로만을 제외하고 위에서 설명한 뇌줄기의 모든 운동신경로는 손상되지 않을 것이다. 이로 인해, 상지 굽힘과 하지 폄의 겉질박리 경직(decorticate rigidity)이 나타날 것이다.[1] 중간뇌를 포함하여 병변이 있다면, 적색척수로는 작용하지 않을 것이고, 이로 인한 상지 굽힘은 나타나지 않을 것이다. 결과적으로, 자세는 사지와 체간이 편 상태인 대뇌제거경직(decerebrate rigidity)이 될 것이다.[1]

그물핵 RETICULAR NUCLEI

커다란 그물형태의 핵 그룹을 그물핵이라고 하며, 뇌줄기 전체에 걸쳐 존재한다. 이 시스템은 대뇌로 상행하고 척수로 하행하는 모든 축삭이 넓게 분포되어 있으며, 이것은 곧 신경기능의 활성화에 관한 광범위한 조율에 영향을 미친다.[2] 위에서 설명한 그물척수로는 척수에서 운동신경의 작용을 조절한다. 또 다른 그물핵은 항상성에 관한 정보를 모으는 것과 이를 통해 심장, 호흡기능을 조절한다. 그물체의 세 번째 주 기능은 주의(attention)와 각성(arousal) 조율이다.

각성은 뇌줄기에서 하나의 신경이 수행하는 것은 아니다. 솔기핵(raphe nuclei), 청색반점(locus coeruleus), 튜버로마밀러리핵(tuberomamillary nuclei), 그리고 다리뇌-숨뇌 접합부의 콜린성핵(cholenergic nuclei)을 포함한 다리뇌와 중간뇌의 다양한 핵은 깨어 있는 동안 모두 활성화된다.[3] 같은 핵은 REM 또는 non-REM 수면에서 결정되는 수면하는 동안 변화되는 상태에 작용한다.[3] 이 핵은 각성을 유도하는 시상과 다른 겉질부위를 자극하면 활성화되고, 집합적으로 그물-활성체계를 용어로 사용하여 왔다.

병태생리학 PATHOPHYSIOLOGY

의식은 각성(wakefulness) 그리고 자각(awareness)의 두 가지 임상적 특징이 있다.[4] 각성은 망상체의 기능이고 시상에 투사되며, 반면 자각은 그물체의 기능뿐 아니라, 시상과 대뇌겉질 부위에 투사를 필요로 한다.[4] 혼수상태는 "자극에 의해 깨어날 수 없는 눈이 감겨진 무의식"의 병리학적 상태이다.[4(p1181)]

혼수상태(coma)는 두개강 내 · 외 병변 모두를 포함한 다양한 원인으로 유발될 수 있다. 혼수상태의 가장 흔한 병인은 외상성 뇌손상으로 인한 두개강 내 병변이다.[4] 뇌외상이 유발되었을 때, 뇌부종 또는 두개강 내 출혈로 인한 것일 수 있다. 이러한 손상들의 유형은 두개강 내압의 증가로 유발되고, 이것은 두 가지 영향이 있다. 첫째, 압박되는 뇌조직에 ICP와 부종이 증가되며, 뇌줄기 탈뇌(brainstem herniation)라고 하는 큰구멍(foramen magnum)으로부터 뇌줄기의 압박에 의해 각성이 감소될 수 있다. 뼈 주위 뇌줄기의 직접적 압박은 혈류와 뇌줄기조직의 기능을 감소시킨다. 둘째, 증가된 ICP는 뼈 또는 수막 조직에 부딪쳐 뇌조직의 직접적 압박 없이 뇌혈관으로 혈액흐름을 감소시킨다(수막의 정보는 패턴 D: 중추신경계의 비진행성 손상과 관련된 운동기능과 감각통합 손상 — 청소년 또는 성인에서 유발을 참고).

적절한 산소와 포도당을 중추신경계에 공급하기 위해, 뇌는 뇌관류압(cerebral perfusion pressure: CPP)으로 측정할 수 있는 충분한 관류가 필요하다.[5] 두개강 내압으로 뇌에 혈액 공급을 감소시키는 동맥압 사이의 차이를 뇌관류압이라고 한다. 동맥압이 너무 높다면, 뇌로 혈액의 흐름을 억제한다.[5] 뇌관류압이 높은 동맥압으로 인하여 부적절하다면, 뇌줄기와 대뇌겉질의 기능은 모두 감소될 수 있다.[6]

중주신경계에서 또 다른 공간점유 병변(space-occupying lesion)은 외상없이도 의식을 감소시킬 수 있다. 양성종양(수막종과 같은)과 악성종양(신경교종 또는 전이성 암)은 뇌조직을 압박하거나 파괴할 수 있다. 중추신경계에서 종양의 성장은 의식을 담당하는 뇌조직을 손상시킬 수 있고 의식을 감소시킨다.[7] 이에 비해, 수막종은 뇌조직을 파괴하지는 않지만 중추신경계 허혈로 뇌조직의 압박을 유발시킬 수 있고 동맥압이 높아질 가능성이 있다.[7] 외상 후 또는 뇌동맥류의 파열과 같은 두개강 내 출혈은 동맥압을 증가시키고 조직 주위를 압박하여 두개등근천장(cranial vault)에서 공간을 점유하게 된다.[7]

두개강외 병변은 의식을 감소시키는 원인이 될 수 있다. 뇌는 큰 대사조직으로 산소와 포도당을 필요로 하기 때문에, 공급을 차단하는 어떠한 병변은 겉질과 겉질아래 기능을 감소시킬 수 있다. 혼수상태의 두개강 내 원인으로 설명한 뇌관류압을 감소시키는 동맥압이 증가하는 것과 동맥압을 감소시키는 또 다른 원인(혈액에 부적절한 산소 또는 비정상적인 포도당 수준)은 중추신경계 조직에 좋지 않은 기능을 유발시킬 수 있다.

혈액의 산소포화도 부족인 저산소증(hypoxia)은 폐기능 장애(만성폐쇄성폐질환 또는 익사) 또는 빈혈(혈액이 산소 운반을 위해 적절한 운반 능력이 좋지 않은 경우)을 유발시킬 수 있다.[7] 순환성 저산소증(circulatory hypoxia)은 심혈관계가 신진대사 요구에 적합하지 않을 때 유발될 수 있다. 이러한 경우는 심장마비 시 또는 혈관 기능부족(vascular insufficiency)으로 인하여 유발될 수 있다.[7] 조절되지 않는 심각한 당뇨병에서 볼 수 있는 비정상적으로 높은 혈당의 경우, 케톤산증이 있거나 또는 없이 혼수상태를 유발시킬 수 있다. 당뇨병성 케톤산증에서, 환자는 심각한 전해질 불균형을 유발시키는 탈수가 빠르게 나타날 수 있다.[7] 이러한 전해질 불균형은 신경기능을 변화시키고 혼수상태를 유발시킬 수 있다. 고장성 혼수(hyperosmolar), 고혈당성 비키톤합성 혼수(hyperglycemic nonketogenic coma)의 유형에서 혼수상태는 산증(acidosis)없이 조절되지 않는 혈당으로 유발될 수 있다.[7]

간 또는 신장 질환도 의식 손상을 유발할 수 있으며, 간질환 말기에서는 뇌질환이 유발될 수 있다. 이것은 독소가 혈액에 증가되는 것을 간이 정상적으로 제거하고 혈액뇌장벽(blood-brain barrier)을 변화시키며, 뇌척수액에 전해질과 단백질을 공급하는 것으로 생각된다. 이러한 뇌척수액에서의 변화는 뇌부종을 유발하고 대뇌와 뇌줄기의 기능을 감소시킨다.[7] 신부전(kidney failure)을 치료하지 않는다면, 뇌부종으로 인하여 체액의 과도한 공급을 유발시켜 헬액에 전해질 불균형으로 나타날 수 있다.[7] 다-기관기능장애(muiti-organ dysfunction)에서, 심부전은 뇌와 뇌줄기 조직은 관류불량으로 유발될 수 있고, 간과 신부전은 뇌관류압을 다시 감소시키는 뇌부종으로 유발될 수 있다.[7]

심각한 뇌손상의 분류
CLASSIFICATION OF SEVERE BRAIN INJURY

미국의 뇌손상협회(Brain Injury Association)는 심각한 뇌손상의 범주를 6가지로 분류하였다.

1. 혼수상태
2. 식물인간상태
3. 지속적인 식물인간상태
4. 최소 반응상태
5. 무동무언상태(akinetic mutism)
6. 폐쇄증후군(locked-in syndrome)8

혼수상태는 지시와 말, 눈 뜨는 것, 그리고 환경에 대해 반응할 수 없는 깊은 무의식 상태로서 흔히 몇 주 동안 지속한다.[9,10] 몇 가지 각성(예, 눈 뜨는 것, 통증과 수면-각성 사이클에 일반적 반응, 그리고 호흡과 소화기능)은 존재하지만, 환경과 상호작용하는 능력이 없는 사람을 식물인간 상태에 있다고 말한다.[9,11] 이러한 상태에서, 시상하부와 뇌줄기의 자동적인 기능은 완전하거나 부분적으로 존재한다.[11] 식물인간상태를 특별히 진단하는 검사는 없다. 진단은 반복적인 신경행동 평가로만 수행할 수 있다.[9]

급성 외상 후 또는 비외상성 뇌손상 환자에게서 1개월 동안 깨어나지 못하는 의식상태가 유지될 때, 지속성 식물인간상태(persistent vegetative state: PVS)를 확인한다.[11] 고위 뇌기능, 인지와 자각이 상실된 식물인간상태에서는 호흡, 순환과 정상적인 수면패턴과 같은 비의식적 기능은 손상되지 않는다. 식물인간상태에서 자발적인 움직임, 외부 자극에 반응하여 눈을 뜨고, 얼굴을 찌푸리고, 울고 또는 웃을 수 있다. 이시기에 얼마간의 정상적인 현상이 나타날 수 있다고 하더라도, 지시 또는 말에 반응할 수가 없다.[12,13]

심각한 머리손상 후 혼수상태 또는 식물인간상태에서 장시간 노출되지 않는 때를 최소반응상태(minimally responsive state: MRS)에 있다고 하며, 외부자극과 환경에 대해 자각할 수 있다. 이 상태의 환자는 원시반사가 나타날 수 있으며 단순한 지시를 따를 수는 있지만, 지시를 따르는 능력은 일관성이 없다.[8,9,12]

무동무언상태(akinetic mutism)는 병리학적 특징으로 몸을 느리게 움직이고 말을 하지 못하는 드문 증후군(rare syndrome)이다. 이 상태에서, 자각은 있다할지라도, 정신기능은 감소된다.[11] 폐쇄증후군(locked-in syndrome)은 의식과 인지에 손상이 없는 수의적 운동계의 마비가 특징적이다. 뇌줄기를 포함한 모든 뇌기능에 손상이 있는 상태의 환자를 뇌사로 진단한다. 이러한 환자는 비가역적인 혼수상태와 무호흡이 있다.[11,14]

외상 후 발작 POST-TRAUMATIC SEIZURES

발작은 동시에 일어나는 뇌 활동의 가장 극단적인 유형이고 병리적 징후이다.[15] 발작은 약물, 고열, 머리손상, 특정질환을 포함하여 많은 원인의 결과로 유발될 수 있다. 뇌병변으로 인하여 반복적인 발작이 있는 사람은 뇌의 갑작스럽고 비정상적인 전기적 활동의 결과인 간질이 유발된다.[15,16]

발작은 수많은 유형과 다양한 증상이 존재한다. 발작은 두 가지 주된 그룹으로 나눈다. 전신발작은 양측 반구의 전체 대뇌겉질을 포함한다. 부분발작은 단지 겉질의 한 경계 부분을 포함한다. 모든 경우에서, 동시적(synchrony)으로 손상된 부분의 신경은 결코 정상 행동을 유발할 수 없다. 결과적으로, 발작은 매우 커다란 뇌파 패턴과 함께 나타난다.[15] 이차적 전신화로 알려져 있는 과정인 부분발작은 뇌로 퍼지고, 전신발작은 신체에 미치는 영향에 따라 나눈다. 그럼에도 불구하고, 이들 모두는 의식을 상실시킨다. 전신발작의 유형으로는 소발작(absence), 근간대성(myoclonic) 발작, 간헐성(clonic) 발작, 경직성(tonic) 발작, 강직성-간대성(tonic-clonic) 발작, 무긴장성(atonic) 발작 등이다.[17] 대부분의 발작은 30초에서 2분 정도 지속한다.[16,18]

뇌에서의 병리생리학적 변화는 심각한 외상성 뇌손상과 관련 있으며, 생존을 위협하는 뇌 신진대사, 혈액 흐름과 항상성의 변화를 유발시킨다.[19] 급성 손상의 결과처럼, 발작은 손상 후 24시간 내 또는 질병의 후기에서, 두개 내에 혈액이 고이는 손상이 바로 유발될 수 있다. 머리손상에서 발작이 유발되는 기간은 다양하지만, 환자의 57%는 손상 후 1년 내에 최초 발작이 일어난다. 발작의 시작은 간질의 전조를 의미한다.[19]

외상 후 간질로 발전되는 위험은 뇌손상의 심각성과 직접적인 관련이 있다. 머리 외상 후 최초 1년 내에 발작의 발생은 일반적인 것에 12배가 넘는다. 경질막(dura mater)은 손상되지 않고 심각한 겉질 손상으로 신경학적 결함이 있는 환자의 발작 유병율은 7-39%이다. 외상(예, 경질막 관통과 신경학적 비정상)으로 심각한 간질 발생범위는 20-57%로 증가한다.[19]

질병의 후기에 간질로 발전하는 위험을 확인하기 위하여 지침을 세워야 한다. 이것은 함몰된 두개골 골절의 수술적 회복의 필요여부와 두개 내 혈종의 존재여부와 같은 심각한 손상과 관련된 요인과 초기 발작의 발생 등을 포함한다.[20] 수면 중, 수면과 자각 사이 변환, 피곤함과 불면증, 질병, 변비, 월경, 스트레스 또는 불안, 그리고 알코올 섭취를 포함한 환경적 요인들은 발작의 가능성을 증가시키는 것과 밀접한 관련이 있다.[17]

발작의 횟수를 감소시키거나 예방하는데 많은 약물들이 사용이 되고 있다(약리학에서 항발작성 약물 참고). 이러한 약물들은 부작용이 있지만, 약물을 중단하였을 때 대개는 원래의 상태로 되돌아간다.

통증과 고통 PAIN AND SUFFERING

식물인간상태에서 환자가 통증과 고통을 경험하는지 어떤지는 항상 의문점이 되곤한다. 불쾌한 감정은 말초 유해수용기와 들어감(afferent) 신경로의 자극에 반응을 유발하거나 심부 자아 인식이 통증이나 고통과 관련되어 나타난다.[22] 통증의 경험은 일반적으로 신경계의 모든 수준에서 유해한 자극의 반응으로 이끌어내는 흔히 "유해성"과 관련된 것만은 아니다. 식물인간상태에서 반응은 운동계 기능에 의해 행동적으로 조절되고, 굽힘근 경직과 겉질제거와 대뇌제거 자세를 포함한다. 이것은 반드시 통증의 지각을 반영한 것은 아니다. 유해성 자극은 무의식적 자세 반응과 또 다른 운동신경, 자율신경과 내분비 반사성 반응을 유발시킨다. 이러한 반응은 뇌가 자아의식의 능력을 상실하였다면, 통증과 고통의 경험을 유발하지는 못한다. 통증과 고통의 자각은 의식적 경험이다. 혼수상태 또는 식물인간상태는 이러한 경험이 일어나지 않게 하는 상태로 정의되는 무의식적 상태이다.[22,23]

유해성 자극에 신경학적 반응의 수준은 4가지이다. 수준의 범위는 무의식적 반응에서 통증과 고통의 경험까지이며 단일연접 반사반응, 단순 유해수용기, 겉질하 유해성 반응과 겉질 수준에서 유발되는 통증의 인지적 자각 또는 통증의 경험을 포함한다. 식물인간상태 환자에서 첫 번째와 세 번째 반응은 일반적으로 나타나며 겉질하 수준에서 중개된다.[22]

식물인간상태 환자는 자각과 감각이 없으며, 통증을 인지하는 대뇌겉질 능력이 결여된다. 이러한 확신은 PET 연구, 임상 경험, 그리고 신경병리적 검사가 뒷받침하고 있다.[11,22] 심각한 폐쇄(locked-in)상태의 환자를 제외하고, 대부분 환자는 통증과 고통의 의식적 자각에 행동적으로 반

응을 표현하는 운동 활동과 눈 움직임은 있다.[22]

회복 RECOVERY

예후 (Prognosis)

혼수상태는 손상 후 몇 주 동안 지속된다. 자발적인 눈뜨기는 없으며 격렬한 자극은 자각으로 나타나지 않는다. 식물인간상태는 자각 없이 깨어있는 상태에 따라 정해진다. 식물인간 상태에서, 상행성 그물계의 활동체계의 기능은 지속되고 있지만 시상 또는 대뇌반구의 기능은 없다.[24]

의학의 발전은 심각한 외상성 뇌손상 후 장기간 적절한 간호관리를 제공받아 뇌기능 없이 생존을 증가시키고 있다.[16,24,25] 혼수상태가 비가역적이라면, 대뇌 사망 또는 뇌사 상태라고 명명한다. 뇌사는 혼수상태, 뇌줄기반사 없음, 무호흡으로 신경학적 기준에 부합하여야 한다.[26,27] 이러한 상황에서, 인간의 생과 사는 법과 윤리적 문제를 낳게 된다. 의료 기금의 할당은 더욱 더 세심히 선택하여야 하고 장기 기증의 필요가 증가하고 있는 것처럼, 이 같은 문제는 더욱 더 신중해야 한다.[18]

가능성 (Probability)

지속적인 식물인간상태는 Multi Society Task Force에 따라 지연성 외상성 혼수상태 환자의 14% 이상에서 발견된다. 특별전문 위원회는 손상 후 1개월에 혼수상태가 되는 환자 중, 43%는 12개월에 의식을 다시 찾았고, 34%는 사망하였고, 그리고 23%는 여전히 식물상태로 남았다고 보고하였다(출판된 754 사례를 분석하여).[22,28] 성인과 아이 환자의 후향적 분석에서 12개월 이상 지속적인 식물인간상태를 외상 손상 후 영구적인 것으로 판단할 수 있다고 기록하고 하고 있다. 이 시기 이후 회복은 극히 드물며, 언제나 심각한 장애를 동반한다. Multi Society Task Force에 의해 이행된 환자분석에서, 1년 후 회복이 시작되는 경우는 거의 없고,[22] 뇌사의 기준에 맞는 환자에게서 어떠한 의식회복이 보고된 사례는 거의 없다.[26] 중증 또는 심각한 장애에서 회복되는 경우, 손상 후 6개월 내에 호전의 징후를 보였다. 회복 후기에는 거의 심각한 장애가 있다.[22,24,29,30] Strauss와 동료들은 외상성 뇌손상 재활 후 장기간 사망률을 판단하고 높은 사망률에 심각한 장애의 명확한 증거를 확인하기 위해 장애비율척도(Disability Rating Scale)를 사용하였다.[31]

많은 연구자들이 임상적 그리고 실험적으로 광범위한 범위에서 연구하여왔을지라도, 혼수상태에 있는 사람의 결과를 정확하게 예측할 수 있는 명확한 기준은 없다.[11] 몇 가지 증거로는 노인, 동공 비정상, 환기기능장애, 겉질제거 자세, 신경외 손상이 있다는 것과 운동반응검사에서 낮은 점수는 외상 후 식물인간이 될 수 있다는 것과 관련있다고 제안하고 있다.[11,22] 손상 후 6개월에, 연령과 의식불명상태(Glasgow Coma Score)는 외상성 뇌손상과 관련된 혼수상태 환자에서 가장 믿을만한 기능적 회복의 예측이 된다.[26] 회복의 예후는 외상성 뇌손상의 결과로 식물인간상태의 환자에게 좋지 않은 상태로 남게 된다.[22]

독소자극이 완화되는 과정이 빠르게 수행된다면, 저혈당 또는 진정제에 의해 유발되는 혼수상태 환자는 쉽게 회복된다. 저혈당은 1시간 내에 포도당 투여를 통해 회복될 수 있다.[32] 혼수상태에서 몇 년이 지난 후 "깨어나기"도 하고 몇몇 사람은 회복도 된다고 보고되고 있지만, 통계학적으로 이런 일은 흔치 않다.

생존과 평균수명 (Survival and life expectancy)

신경학적 손상의 심각성으로 식물인간상태가 된 성인과 아동은 시상하부와 뇌줄기 기능이 보존됨에도 불구하고 평균 기대수명은 2~5년 감소된다. 환자 251명의 자료 재검토에서, 외상 후 1년 내 식물인간 상태에서 성인의 사망률은 33%이고, 3년에서 82%, 그리고 5년에서는 95%로확인되었다. 외상성 뇌손상 후 식물인간상태 1년 이내 아동의 경우, 사망률은 9%이었다.[22]

지속적인 식물인간상태에서 짧아진 평균수명은 방광과 또 다른 감염, 욕창, 전신적 시스템 부전, 호흡부전, 알 수 없는 원인의 돌연사, 그리고 재발성 뇌졸중 또는 종양과 관련된 그 밖의 질환 등, 많은 요인들이 있다.[33] 또 다른 부정적 요인은 연령이다. 신생아, 아동, 그리고 노인은 젊은이 또는 중년의 성인보다 평균수명이 짧다. 이것이 식물인간상태의 원인 또는 약물 합병증의 위험과 관련 있는지는 밝혀진 바 없다. 지속적인 식물인간상태의 평균수명에 영향을 주는 것과 관리의 수준에 대한 정보는 존재하지 않는다.[22,34]

윤리적 문제들 ETHICAL ISSUES

최근 의학이 지대한 기여를 하고 있지만, 수많은 복잡한 윤리적 판단을 불러일으키기도 한다. 의학적 기술은 생명 연장 또는 가장 힘든 결정인 죽음을 결정하는 것이다. 윤리적 문제에 대한 의문점, 삶의 질, 자원의 적절한 이용, 가족 구성의 바람과 믿음, 그리고 전문가적인 책임들이 커가고 있다.[29,35]

지속적인 식물인간상태 환자에게 음식과 체액 제거의 윤리적 딜레마는 가장 어려운 것 중 하나이다.[29,35] 지속적인 식물인간상태 환자에게 인공적인 영양과 수분공급을 제거하게 되면, 흔히 10~14일 내에 그들은 사망한다. 지속적인 식물인간상태 환자는 목마름 또는 배고픔을 경험할 수 없는 것처럼, 사망의 원인은 영양실조보다는 탈수와 전해질 불균형이다. 몇몇 환자는 폐렴, 또는 약물의 중단으로 심장 또는 신장문제로 인한 급성질환으로 사망할 수 있다.[22]

흔히, 기술은 생과 사를 "연결"하는 역할을 한다.[35] 일단 시작한 동일 치료를 보류하고 중단하는 문제 간에 윤리적인 차이는 존재하지 않는다. 치료의 시작은 두 가지 목적으로 수행한다. 더 큰 확신으로 예후의 확립을 가능하게 하고, 이것은 가족이 바라는 상태로 회복하기 위한 시간을 제공하는 것이다. 생을 지속시키는 치료를 제거하려는 결정을 둘러싼 윤리적 본질은 이것으로 발생하는 감정적 반응에 의해 혼합되어 시작된다.[36] 삶을 연장시키는 것을 거부하는 결정은 또 다른 딜레마이다. 의학적 적응증, 환자 우선, 그리고 삶의 질을 신중히 고려하여 일치한다면, 치료 시작과 중단 간의 차이점은 많은 법적 결정으로 뒷받침되는 의학적 윤리의 입장으로 상대적인 것도 윤리적 또는 법적인 것도 아니다.[37,38] 치료의 보류나 중단의 결정은 의료팀과 논의한 후 공개하여야 하며, 모든 건강 전문가가 그와 같은 결정을 인식할 수 있도록 의료기록은 문서화하여야 한다.[29,35]

의학적 중재 MEDICAL INTERVENTIONS

급성관리 ACUTE MANAGEMENT

의식이 없는 사람의 초기 의학적 관리는 피해자가 어떤 상태인지, 어떠한 사건이 발생하였는지 확인하는 것이다. 기도와 호흡은 맥박과 혈압으로 점검한다. 필요하다면, 심폐소생술을 수행한다. 필요하지 않을 경우, 온도가 비정상적으로 높다면, 감염을 의심할 수 있고 온도가 비정상적으로 낮다면, 차가운 것에 노출, 비활성적인 갑상선, 또는 알코올 중독을 의미하므로 체온을 확인한다. 몸과 머리의 손상을 살피고 알러지 반응 또는 약물을 주사한 것인지 확인한다.

신경학적 검사는 뇌기능의 상태를 판단하기 위하여 수행한다. 뇌손상의 확실한 징후는 빠른 후 느리고, 이어 몇 초 동안 멈추는 주기적인 호흡(Cheyne-뇌졸중 호흡), 경직 감소(머리는 후방으로 기울고, 팔과 다리는 폄), 겉질제거 경직(팔은 굴곡), 또는 전신이 흐느적거리는 것(뇌줄기와 소뇌를 포함한 광범위한 손상을 의미) 등이다.[32] 자세, 크기, 그리고 빛의 반응은 양쪽 동공을 점검하여야 하고, 확장된 동공이 빛에 반응하지 않는다는 것은 3번째 뇌신경의 압박 또는 뇌줄기의 손상을 의미할 수 있다. 녹내장(glaucoma)을 치료하는 약물은 정확한 반응을 방해할 수 있다는 것에 주의해야 한다.

임상 검사들은 포도당, 나트륨, 알코올, 산소, 이산화탄소와 독성물질의 정도를 확인하기 위하여 소변과 혈액의 검사를 수행한다(다른 임상 검사 참고).[32]

신경외과적 관리 NEUROSURGICAL MANAGEMENT

뇌의 모든 부분에 혈액 흐름과 산소의 유지는 손상을 최소화하는데 필수적이며 생존과 회복을 증진시킨다. 뇌를 압박시키는 혈종의 제거하고 더 많은 출혈을 차단시키기 위하여 손상된 혈관을 수술로 회복시키는 신경외과적 중재는 때때로 필요하다. 심한 경우, 뇌의 건강한 부위에 회복 기회를 증진시키기 위하여 회복 범위 이상으로 손상된 뇌 부위를 제거한다. 이러한 경우 과도한 체액을 제거하기 위하여 shunt를 삽입하거나 뇌실 배액이 필요할 수 있다.[39]

영상 IMAGING

- CT스캔
  - 컴퓨터 프로그램을 통한 3차원 영상을 연속적으로 전환시킨 이미지를 사용자가 확인할 수 있게 하고 단층 영상을 얻기 위하여 X-ray를 사용

- 특히 출혈, 뇌실 확장과 뇌조직 압박 영상을 이용하지만, CT스캔으로 모든 손상 확인 불가[8]

♦ CT혈관촬영
- 혈관 병변을 확인하기 위하여 조영제 주입 필요
- 동맥혈 흐름 확인

♦ MRI
- CT스캔보다 더 세밀한 해부학적 뇌조직의 영상을 만들며 자기장을 이용
- 손상 조직과 건강한 조직을 구별하는데 이용
- MRI가 해부학 구조의 세밀함을 높인다 하더라도, 미만성 병변은 영상화하기 어려움

♦ PET스캔
- 뇌에 산소, 포도당과 또 다른 영양소의 이용(신진대사)을 확인하는데 사용
- 약화나 손상 부위를 확인하는데 사용

♦ SPECT
- 뇌의 단층촬영영상을 제공하기 위하여 핵 동위원소 사용
- 뇌의 관류 확인

다른 임상적 검사 OTHER CLINICAL TESTS

♦ 혈액검사
- 동맥혈가스분석은 뇌의 관류를 위하여 혈액에 적절한 산소의 분포를 평가하기 위하여 사용
- 각성과 자각에 영향을 미칠 수 있는 전해질과 또 다른 혈액 화학물(예, 암모니아)의 농도변화를 측정

♦ 뇌파검사(electroencephalography)
- 뇌의 전기적 활동을 평가하고 확인
- 발작 활동 확인
- 무반응 환자에서 무의식의 정도 입증

♦ 글라스고우 혼수상태 척도(Glasgow Coma Scale)[40]
- 의식의 수준을 확인하기 위하여 응급실 또는 일반 입원실에서 사용
- 운동, 말, 그리고 눈의 반응을 점수화
- 3가지 변수
  - ■ 최대 눈의 반응(4): 1=눈을 뜨지 않음, 2=통증에 눈을 뜸, 3=구두지시 눈을 뜸, 4=자발적으로 눈을 뜸
  - ■ 최대 언어반응(5): 1=구두에 반응하지 않음, 2=소리를 이해할 수 없음, 3=부적합한 단어, 4=혼란, 5=적응
  - ■ 최대 운동반응(6): 1=운동반응 없음, 2=통증에 폄, 3=통증에 굽힘, 4=통증에 회피, 5=국소화한 통증, 6=지시에 순응
- 15점은 정상 또는 정상에 가깝고, 3점은 가장 낮은 점수

♦ 소변검사
- 소변 샘플은 화학물 또는 독소를 평가하기 위하여 분석

약리학[21,41,42] PHARMACOLOGY

♦ 진정제(Anti-anxiety)
- 예: Diazepam(Valium)
- 작용: 불안, 근육경련, 그리고 발작 완화
- 부작용: 졸음, 현기증, 피로, 약화, 설사, 위연동 이상항진

♦ 항생제(Antibiotic medications)
- 예:Levafloxacin(Levaquin), gentamicin(Garamycin), piperacillin, tazobactam(Zosyn)
- 작용: 감염을 유발하는 박테리아 제거
- 부작용: 위연동 이상항진(upset stomach), 설사, 구토, 두통, 초조함, 피로, 변비

♦ 항경련제(Anticonvulsant medication)[43]
- 예: Phenytoin(Dilantin), valproic acid(Depakene, Depakote), carbamazepine(Tegretol, Carbatrol), ethosuximide(Zarontin), felgamate(Felbatol), Gabitril, levetitacetam(Keppra), lamotrigine(Lamictal), topiramate(Topamax), gabapentin(Neurontin), oxcarbazepine(Trileptal), clonazepam(Klonopin), clorazepate(tranxene)
- 작용
  - ■ 경련과 발작을 조절하고 간질을 치료하기 위하여 뇌와 신경계에 작용
  - ■ 나트륨 채널 차단, 신경에서 나트륨 유출 증진, 변연계, 시상과 시상하부 부분의 작용으로 평온함을 유도, 신경전달물질 GABA활동의 역작용, 글루타

민 수용기아형인 AMPA/카이네이트를 길항화시키고, 그리고 탄산탈수효소를 억제시키는 의존적 방법으로 방해물을 지속적이고 반복적으로 활성화
- ■ 발프로이크 산은 GABA의 뇌 농도 증가
- ● 부작용: 설사, 피로, 현기증, 발적, 잇몸 자극, 구역질, 변비, 체중감소, 가슴통, 구역질, 홍조, 손·발 차가움

- ♦ 항고혈압제(Antihypertensive medications)
  - ● 예: Metoprolol(Lopressor, Toprol XL)
  - ● 작용: 심장의 작용을 감소시키고 혈관을 이완시키고 심박동을 느리고 낮게 하는 베타 차단제
  - ● 부작용: 현기증, 피로, 위연동 이상항진, 우울증, 구강건조, 변비, 가슴통, 구토, 홍조, 손·발 차가움
- ♦ 인공눈물(artificial tears)[44-46]
  - ● 예: Carboxymethyl cellulose, Hydroxypropyl cellulose
  - ● 작용
    - ■ 비휘발성 안약을 윤활제처럼 사용
    - ■ 눈물막 파괴시간 연장하며, 각막 앞 눈물막을 두껍고 안정되게 함
  - ● 부작용: 안구 통증, 자극, 지속적인 홍조, 충혈, 눈꺼풀의 끈적거림
- ♦ Baclofen 펌프
  - ● 예: Baclofen(Lioresal)
  - ● 작용: 심각한 근경련의 횟수와 통증을 감소시키고 근육 움직임을 증진시키기 위하여 척수신경에 작용
  - ● 부작용: 설사, 현기증, 약화, 혼란, 위연동 이상항진
- ♦ Proton 펌프 억제제
  - ● 예: Pantoprazole(Protinix)
  - ● 작용: 위식도역류(gastroesophageal reflux)질환을 치료하기 위하여 사용
  - ● 부작용: 설사, 두통, 위통, 팽창, 위연동 이상항진
- ♦ 자극성 설사제(stimulant laxative)
  - ● 예: Dulcolax, Senokot
  - ● 작용: 장의 운동을 증가시켜 변비 치료
  - ● 부작용: 위연동 이상항진, 위경련, 설사, 구토
- ♦ 변 연화제(stool softners)
  - ● 예: Colace
  - ● 작용: 변을 연화시켜 변비 완화
  - ● 부작용: 위연동 이상항진, 위·장 경련

사례 연구 #1:

왼쪽 내측 관자엽 경색

Left medial temporal lobe infarct

Helen Boggs 여사는 80세 여성으로 왼쪽 내측 관자엽 경색이 있으며, 혼수상태이다.

물리치료사 검사 PHYSICAL THERAPIST EXAMINATION

병력 HISTORY

- ♦ 일반적인 인구학: 80세의 Boggs여사는 영어를 사용하며, 오른손잡이다.
- ♦ 사회적 이력: Boggs여사는 두 자녀를 둔 미망인이다. 집 근처에 살고 있는 아들과 딸은 결혼을 하였고, 손자 3명과 증손자 1명을 두고 있다.
- ♦ 고용/일: 전업주부이며, 교회에 다닌다.
- ♦ 생활 환경: 농장 유형의 집에 살고 있으며, 집 입구는 양측 난간에 계단이 있다.
- ♦ 일반적인 건강 상태(가족의 말에 따라)
  - ● 일반적인 건강 인식: 손상 전 그녀의 건강은 전반적으로 좋았다. 최근 갑상선기능저하증(hypothyroidism), 고지혈증(hyperlipidema), 고혈압, 그리고 속목동맥 협착증(internal carotid artery stenosis)과 같은 몇 가지 건강상의 문제가 있었다.
  - ● 신체적 기능: 정상이다.
  - ● 심리적 기능: 뇌졸중 있기 전에 약간의 불안증이 있었다.
  - ● 역할 기능: 어머니, 할머니, 증조할머니, 자원봉사자, 클럽회원이다.
  - ● 사회적 기능: 교회활동과 여성 및 선교클럽에 소속되어 있다.
- ♦ 사회/건강 습관: Boggs여사는 술과 흡연을 하지 않는다.
- ♦ 가족력: 없음

- ♦ 의학/외과적 병력: 자궁절제술(55세, hysterectomy), 충수절제술(57세, appendectomy), 방광현수(72세, bladder suspension), 백내장 수술(78세, cataract surgery), 유방 생검(79세)과 같은 많은 수술을 받았다. 갑상선기능저하증, 고지혈증, 고혈압, 그리고 속목동맥 협착증의 병력이 있다.
- ♦ 현재 상태/주호소: 말을 알아듣기 어렵고, 혼란, 현기증, 그리고 균형이 감소되어 5일 전 병원에 입원하였다. 의학적 검사로 왼쪽 관자엽 경색이 발견되었다. 가슴부위 X-ray상 음성이었다. 의학적 상태가 안정된 후, 재활센터에서 삼일째 되는 날 아침 옷 입는 동안 뇌졸중이 진행되는 고통을 겪었다. 이 시기, 혼수상태에 가까워 깨어나기 어려웠고 유해한 자극에 대한 반응과 목적이 있는 움직임이 없었으며, 말은 없고 눈은 감겨있었다. 가족은 중환자실에 누워있는 그녀가 깨어날 것이라고 믿고 있다.
- ♦ 기능적인 상태와 활동 수준: 뇌졸중이 유발되기 전, 독립적으로 모든 자가치료와 가정 관리 행동, 일과 활동을 수행할 수 있었다. 직접 운전하여 약속장소, 교회, 가게, 그리고 가족과 친구들을 방문하였다. 가족들은 교통체증과 고속도로 운전에 대해 불안했다고 한다.
- ♦ 약물: 입원 전, Valium, Dilantin, Levaquin을 복용하였다. 첫 뇌졸중 후 입원 전 약물을 복용하였고, 두 번째 뇌졸중의 위험을 감소시키기 위한 항고혈압 약물을 복용하였다.[47] 두 번째 뇌졸중 후, 약물은 의학적 상태에 맞게 다시 처방되어 복용하였다. 수시로 인공 눈물을 넣었다.
- ♦ 다른 임상적 검사: 첫 뇌졸중 후 CAT스캔에서 왼쪽 대뇌에 작은 경색을 확인하였고, MRI상 왼쪽 관자엽에 국소 경색을 발견하였다. 가슴부위 X-ray상 폐는 깨끗하였다. 두 번째 뇌졸중 후, CAT스캔에서 중간뇌와 뇌줄기를 압박하고 있는 왼쪽 관자엽에 다량의 출혈을 발견하였다. X-ray상은 정상이었다. 신경학적 검사는 천막뇌이탈(tentorial herniation)과 일치된 결과로 혼수상태의 징후를 보였다(동측 관자엽 탈출은 동측 마비를 유발하고, 이후 의식에 손상을 주며, 양측 마비를 유발시키는 중간뇌와 뇌줄기의 압박으로 진행).[32]

시스템 재검토 SYSTEMS REVIEW

- ♦ 심혈관/폐
  - 혈압(BP): 154/76 mmHg
  - 부종: 없음
  - 심박수(HR): 80 bpm
  - 호흡수(RR): 18 bpm
- ♦ 외피계
  - 반흔형성 상태: 자궁절제술, 충수절제술, 방광 현수와 유방 생검 치유된 절개부분
  - 피부색: 정상
  - 피부 상태: 손상 없음
- ♦ 근골격계
  - 전체적인 관절가동범위: 정상범주 내
  - 전체적인 근력: 반응 없고, 검사할 수 없으며, 상 · 하지 이완
  - 전체적인 대칭: 침대에 있는 동안 대칭
  - 키: 5' 1" (1.55 m)
  - 몸무게: 124 lbs (56.25 kg)
- ♦ 신경근계
  - 균형: 반응 없고, 검사할 수 없음
  - 보행, 이동 그리고 변화: 반응 없고, 침대에서 자세 변화에 의존
- ♦ 의사소통, 감정, 인지, 언어, 학습 유형
  - 의사소통, 감정, 인지: 반응 없어, 판단불가
  - 학습유형: 반응 없어 판단 불가

검사와 측정 TESTS AND MEASURES

- ♦ 각성, 집중, 그리고 인식
  - 반응은 없으며 눈을 뜨지 못함
  - 글라스고우 혼수 점수[48]
    - ■ 눈 반응=1, 운동반응=1, 말 반응=1
    - ■ 글라스고우 혼수상태 점수는 3점이 최하이고 15점이 최대로 3-15점 사이
    - ■ 글라스고우 혼수상태 점수는 세 가지 변수로 구성
      - ▶ 최대 눈의 반응(4): 1=눈을 뜨지 않음, 2=통증에 눈을 뜸, 3=구두지시 눈을 뜸, 4=자발적으로 눈을 뜸
      - ▶ 최대 언어반응(5): 1=구두에 반응하지 않음, 2=소리를 이해할 수 없음, 3=부적합한 단어, 4=혼란, 5=적응

- ▸ 최대 운동반응(6): 1=운동반응 없음, 2=통증에 폄, 3=통증에 굽힘, 4=통증에 회피, 5= 국소화한 통증, 6=지시에 순응
- ♦ 뇌신경과 말초신경의 통합성
  - ● 뇌신경의 자극(청각, 시각, 후각, 촉각)에 반응 없음
    - ■ 동공은 중앙에 고정되어 있고, 머리움직임에 반응하여 움직이지 않음
  - ● 말초신경의 자극(운동반응, 촉각, 온도, 체성감각)에 반응 없음
- ♦ 외피계의 통합성
  - ● 압박 피부 부위는 없음
  - ● 주목할 만한 피부 손상 없음
- ♦ 운동 기능
  - ● 자발적인 움직임 없음
  - ● 목적있는 움직임 없음
  - ● 움직임에 대한 간호 관찰 보고서 없음
  - ● 움직임에 대한 가족 관찰 보고서 없음
- ♦ 교정, 보호, 그리고 지지 장비
  - ● 압박 감소 매트리스 이용
  - ● 적절한 근육길이 유지 및 관절을 보호하기 위한 보조기 필요
    - ■ 상지: 양측 손목과 손 보조기 착용
    - ■ 하지: 발목 보조기 착용
- ♦ 통증
  - ● 통증의 어떠한 징후도 없음
  - ● 유해한 자극에 반응 없음
- ♦ 관절가동범위
  - ● 수동가동범위: 모든 사지에 정상범주 내
- ♦ 반사 통합성
  - ● 변화의 징후를 위해 긴장도 관찰 필요
  - ● 심부 건반사: 사지에 없음
- ♦ 자가치료와 가정 관리
  - ● 모든 자기관리 의존
  - ● 모든 자기관리는 간호 팀에 의해 관리
- ♦ 환기와 호흡/가스교환
  - ● 자가 호흡
  - ● 간호 관찰 호흡패턴은 Cheyne-뇌졸중 호흡(호흡은 빠르고 이어 더 느리게, 그 후에는 몇 초간 중단)[32]
  - ● 호흡 합병증을 예방하기 위한 활동 필요

평가 EVALUATION

Boggs여사의 병력과 위험 요인들은 과거 활동적이었고, 오른손잡이로 뇌졸중 발생으로 재활을 시작한 3일 째, 혼수상태로 뇌졸중의 진행을 경험하였다. 일차 뇌졸중 후 5일이 되었다. 그녀의 뇌졸중 위험 요인들은 고지혈증, 고혈압, 내경동맥 협착증이다. 현재 유해한 자극에 반응과 통증의 징후도 없으며, 눈을 감은 채로 어떠한 지시에 반응도 없고 목적이 있거나 자발적인 움직임은 없다. 피부 손상을 없애고 압박을 완화시키기 위하여 침대에 공기 매트리스를 깔아 사용하고 있다. 가족들은 규칙적으로 간호하며 "깨어날" 것을 믿고 있다.

진단 DIAGNOSIS

왼쪽 내측 관자엽 경색으로 혼수상태를 일으킨 것은 이미 진단된 뇌졸중의 진행을 뒷받침하고 있는 것이다. 각성, 집중, 그리고 인식; 뇌신경과 말초신경의 통합성, 운동 기능, 그리고 반사 통합성이 손상되었다. 모든 자가치료 행동, 일과 활동에 기능적으로 제한이 있다. 관절가동범위, 외피계 통합성, 그리고 환기와 호흡/가스교환의 손상에 위험이 있고 보조기와 장비를 필요로 한다. 이러한 결과는 패턴 I: 혼수상태, 혼수상태에 가까운 또는 식물인간 상태와 관련된 각성, 가동범위, 그리고 운동조절의 손상과 일치한다. 확인된 손상, 기능 제한, 보조기와 장비의 필요는 예후와 관리계획을 판단하여 처방될 것이다.

예후와 치료계획 PROGNOSIS AND PLAN OF CARE

방문 후 결과로 다음의 목표를 확립

- ♦ 각성, 집중과 인식 증가
- ♦ 환자의 적절한 관리를 위해 간병인 교육
- ♦ 보조기와 장비 추가
- ♦ 관절 보호
- ♦ 호흡합병증은 예방 및 최소화

- ♦ ROM 유지
- ♦ 이차손상 예방 및 최소화
- ♦ 피부손상 예방

신경학적 결과를 바탕으로 의식 또는 기능회복의 예후는 좋지 않다. 글라스고우 혼수상태척도 점수가 3-5점으로 심각하고 치명적인 뇌손상을 의미하며 이완성으로 움직임이 결여되어 있다. 결과로 신경학적 그리고 생리적 상태는 의존적이며 진행에 근거하여 평가하는 것이 필요할 수 있다.

이러한 결과를 얻기 위하여, 적합한 중재를 결정하여야 한다. 중재에는 협응, 의사소통 그리고 기록, 환자/고객 교육, 치료적 운동, 자가치료와 가정 관리에서의 기능적 훈련(직원과 가족), 도수치료기술, 보조기구와 장비의 적절한 처방, 적용 그리고 제작, 그리고 기도 청결 기술, 외피 회복과 보호기술이 포함되어야 한다.

3주 이상 15~20번 방문이 필요하다. 환자의 퇴원은 상태 변화에 따라 결정하여야 한다.

중재 INTERVENTIONS

선택된 중재에 대한 근거 RATIONALE FOR SELECTED INTERVENTIONS

Boggs여사는 회복의 예후가 좋지 않은 심각한 뇌손상[32]을 의미하는 3-5점으로,[49-50] 글라스고우 혼수상태 점수가 3점이며 CT스캔과 일치하는 깊은 혼수상태를 의미하는 신경학적 결과를 보이고 있다. Giacino와 Whyte는 혼수상태의 특징을 자발적 또는 자극에 유도되는 눈 움직임이 없고, 지시에 따르는 능력이 없고 말은 이해할 수 없고 하지도 못하며, 목적이 있는 움직임과 분리되고 방어하는 움직임 또는 국소의 유해한 자극에 방어하는 능력이 없다고 설명하고 있다.[51] 혼수상태는 의식 회복, 뇌사 또는 사망으로 진행하는 최소 한 시간에서 4주 동안 지속되는,[51,52] 짧은 시간이라고 보고되고 있다.[32,51] 건강관리 팀을 위한 중재의 초점은 건강한 신체 상태를 유지하고, 합병증 및 이차 손상을 예방하기 위한 것이다.

Boggs여사를 위한 물리치료의 중점은 자세, ROM, 감각자극, 피부손상과 폐합병증을 예방하고, 간병인을 교육하는 것이다. 상태의 진행과 변화를 관찰하여야 하며, 관리의 계획은 적절하게 변경되어야 한다. 이것은 곧 물리치료 서비스의 부가적 필요 또는 중단을 확인하는 것이기도 하다.

협응, 의사소통 그리고 기록 (Coordination, communication, and documentation)

가족들은 텔레비전이나 영화를 통해 부적절하게 표현되는 혼수상태의 비현실적인 모습을 가지고 있을 수 있다.[53,54] 건강관리팀은 예후의 논의에 있어 가족들과의 상호협응하는 것이 필요하다. 논의는 환기장치 사용, 음식 튜브와 약물을 포함한 의학적 중재에 필요한 것을 결정하여야하며, 또한 삶의 유지[55]와 뇌사 및 장기기증의 가능성에 관한 문제도 포함된다.[33] 의료팀은 어떠한 의학적 지시, 삶의 의지, 또는 건강관리를 위한 대리인이 영구적인 능력이 있는지 결정하고 대행자의 결정을 확인하는 것이 필요하다.[55] 가족들은 이러한 문제를 대행자와 상의하여 조언을 얻어야 한다.

또한 "뇌사"의 결정과 생명유지의 사용 또는 중단에 따른 법적, 윤리적 문제에 휩싸일 수 있다.[51,55,56] 미국 신경학회는 실제변수: 성인에서 뇌사결정(Practice Parameters: Determining Brain Death in Adult)을 개발하였다.[57] 뇌사는 뇌줄기 기능을 포한한 모든 뇌기능상실로 정의하였다.[57] 뇌사의 임상적 지침에 따라, 잠재성을 깨우는 감각의 임상척도로 뇌기능을 판단하는데 사용한다.[50,58]

환자/고객 관련 교육 (Patient/client-related instruction)

가족들은 혼수상태, 손상, 합병증 가능성과 이차 손상예방에 관한 교육을 제공받아야 한다. 근육과 운동기능 상실, 호흡 변화, 구축, 피부손상의 가능성과 같은 혼수상태의 실질적인 영향 대하여 논의하는 것이 중요하다.[53,54] PROM, 부목제거와 처치 등을 적절히 다룰 수 있도록 방법을 배워야만 한다. 중환자실 환자를 간호하는 간병인은 자세, PROM, 부목 적용과 제거 등 특별한 조작과 주의사항에 대해 배워야 한다.

치료적 운동 (Therapeutic exercise)

혼수상태 환자를 위한 감각자극은 효과적일 수 있다.[59] Grunder와 Terhaag[60]은 청각, 촉각, 후각, 미각, 시각, 운동과 고유수용성 자극을 제공하는 감각자극 프로그램을 개발하였다. 촉각과 청각자극은 깊은 혼수상태 환자(글라스고우 혼수 점수 3-4)에서 심장과 호흡기능 변화에 가장 효과적이라고 하였다. 중간 혼수상태 환자에서 유사한 변화와 눈 움직임은 촉각, 청각, 운동과 고유수용성 감각 후 눈에 띄게 나타났다. 감각자극 프로그램은 간호팀원, 치료사, 가족 또는 간병인에 의해 수행된다. Mitchell과 동료들[49]은 환자가족의 스트레스 수준을 감소시키는 상태에서 효과적인 혼수상태 각성 절차를 논의하였다. 글라스고우 혼수상태 점수 3점인 환자는 촉각과 청각자극으로 감각자극 프로그램을 시작하는 것이 효과적이라 할 수 있다. 감각 프로그램의 부가적인 정보는 사례연구 #2를 참고하라.

도수치료기술 (Manual therapy techniques)

뼈, 관절, 근육에 구축과 변형을 예방하기 위한 활동을 수행한다. 이완성 사지는 유연성을 유지하기 위하여 움직이고 근육의 과도한 신장을 예방하기 위하여 보호하는 것이 필요하다. 사례연구 #2에서는 PROM과 신장을 위한 특별하고 이상적인 프로토콜을 제공하고 있다.

외피 회복과 보호기술 (Integumentary repair and protection techniques)

피부 손상은 혼수상태 환자의 일반적인 합병증이다.[32,33,51] 압박을 감소시키는 매트리스의 사용과 자세는 이차 손상을 예방하기 위하여 중요하다. 독자는 더 많은 정보, 중재와 본질적인 이유에 대해 1장, *외피 필수: 선호하는 물리치료 실습패턴 적용(Integumentary Eccentials: Applying the Preferred Physical Therapist Practice Pattern)*[SM61]에서 외피질환에 대한 중요한 예방/위험 감소를 참고하라.

협응, 의사소통 그리고 기록 COORDINATION, COMMUNICATION AND DOCUMENTATION

가족 구성원과 여러 분야의 재활팀의 모든 구성원들과 함께 의사소통을 하게 될 것이다. 관리는 필요에 따라 자세 및 보조기 적용을 제공하기 위하여 간호팀원과 함께 협조가 이뤄져야 할 것이다. 각 분야의 팀은 환자관리 및 사례회의(case conference)를 통해 정보를 공유하게 될 것이다. 환자관리의 요소는 모두 기록되어질 것이다.

환자/고객 관련 교육 PATIENT/CLIENT-RELATED INSTRUCTION

가족과 간병인은 현재 상태, 손상과 기능제한의 이유를 교육받게 될 것이다. 또한 잠재적 회복과 부가적인 지원을 위한 지역사회 자원에 대한 정보를 제공받게 될 것이다. 가족들은 관리의 계획에 대한 정보를 받게 될 것이다. 이차 손상을 예방하기 위하여 가족과 간병인은 테크닉을 배우게 될 것이다.

치료적 운동 THERAPEUTIC EXERCISE

- ♦ 감각자극
  - 기준 기능을 결정하고 현재 상태를 평가하기 위하여 치료를 시작하기 전에 환자관찰
  - 규칙적인 간호관리, 휴식시간 제공을 위해 감각자극 스케줄을 확립하고 가족 방문허용[59]
  - 청각자극
    - ■ 낮은 소리로 이용하여 대화, 소리 내어 책 읽기와 테이프나 CD를 통한 책읽기, 노래, 좋아하는 음악듣기
    - ■ 간병인과 가족들이 수행가능
  - 촉각자극
    - ■ 가볍고 깊고 쓰다듬기와 마사지와 같은 다른 형태의 자극 이용
    - ■ 따뜻하거나 찬 옷과 같은 온도 변화 이용
    - ■ 부드럽고, 매끄럽고, 거칠고, 깃털 등과 같은 여러 재질 이용
    - ■ 물리치료사가 수행하며, 다양한 기술을 가족에게 교육

자가치료와 가정 관리에서의 기능적 훈련 FUNCTIONAL TRAINING IN SELF-CARE AND HOME MANAGEMENT

- ♦ 보조기와 장비
  - 팀원은 규칙적인 자세변화를 위하여 교육 필요
  - 자세변화 스케줄은 간호팀원과 계획
  - 팀원은 보조기의 적용, 이용, 관찰 교육 필요
  - 가족들은 보조기의 적용과 사용 교육 필요
- ♦ 손상예방 및 감소
  - 압박부위와 피부손상 관찰

- 자세프로그램 수행
- 보조기 착용을 위한 스케줄 수행
- 자기관리를 위해 사지와 체간의 자세 변화와 관리를 팀원에게 교육

도수치료기술 MANUAL THERAPY TECHNIQUES

♦ PROM
- 관절통합과 근력을 유지하기 위하여 매일 모든 관절에 PROM 수행
  - 이완으로 인하여, 관절은 수동운동을 제공할 때 안정되게 하는 것이 필요
- 근육길이 또는 관절통합의 감소를 예방하기 위하여 관절운동과 근육길이 관찰

보조기구와 장비의 적절한 처방, 적용 그리고 제작 PRESCRIPTION, APPLICATION, AND, AS APPROPRIATE, FABRICATION OF DEVICES AND EQUIPMENT

♦ 보조기
- 손목, 손과 발목을 보호하기 위하여 부목의 적용 또는 처방

♦ 보호 장비
- 피부통합을 증가시키기 위하여 특수 공기매트리스 적용

기도 청결 기술 AIRWAY CLEARANCE TECHNIQUES

♦ 폐합병증을 예방하고 호흡을 증진시키기 위한 자세

예상 목표와 기대 결과 ANTICIPATED GOALS AND EXPECTED OUTCOME

♦ 손상에 미치는 영향
- 외피통합성 증진
- 관절통합성 유지
- 각성 수준의 증진
- ROM 유지
- 감각 자각 증가

♦ 기능제한에 미치는 영향
- 자기관리 수행을 위한 가족의 능력 증진
- 가족들이 일상적인 자기관리의 부분인 감각활동수행

♦ 위험 감소/예방
- 가족들은 적합한 위험 감소기술 숙지
- 이차적 손상의 위험 감소

♦ 건강, 웰니스, 운동에 미치는 영향
- 신체 상태 증진

♦ 사회적 자원에 대한 영향
- 이용할 수 있는 자원은 최대한 이용
- 물리치료 기록을 위한 APTP의 지침(*APTA's Guidelines for Physical Therapy Documen-tation*)[62]에 따라 전반적인 환자 관리 및 제반사항 기록

♦ 환자/고객 만족
- 입원기록과 퇴원계획 완성
- 관리는 가족과 그 밖의 전문가와 협의
- 퇴원요구 결정
- 가족은 대리인의 결정 확인
- 가족은 퇴원에 필요한 적절한 지역사회 자원을 확인
- 가족은 진단, 예후, 중재와 적합한 목표와 예상되는 결과의 자각을 구두로 표현가능
- 적합한 목표와 예상되는 결과에 대한 가족이해 증진
- 두 분야 이상의 협조를 통하여 환자 관리와 환자 및 가족 모임 수행
- 필요하고 적절하게 자원 또는 전문가에게 의뢰

재검사 REEXAMINATION

재검사는 관리의 에피소드 전체를 통하여 수행

퇴원 DISCHARGE

Boggs여사는 중환자실에서 9일 후 사망하였다. 물리치료는 총 9번을 수행한 후 중단되었다.

사례 연구 #2:

지속적인 식물인간 상태

Persistent vegetative state

Brain Greer는 16세 남자로 11개월 전에 헬멧을 쓰지 않은 채 자전거를 타다 교통사고로 머리외상을 입어 사지마비 및 반응이 없는 상태이다. 사고 1년 후, 장기 관리시설에 입원하고 있다.

물리치료사 검사 PHYSICAL THERAPIST EXAMINATION

병력 HISTORY

- 일반적인 인구학: 2살 때 입양된 Brain은 16세 흑인 남성으로 오른손잡이다.
- 사회적 이력: 손상 전, 친구와 놀기 좋아하는 아이였고 형제없이 부모인 Elsa(40세)와 John(42세)과 함께 살았다.
- 고용/일: 중학교 9학년을 마쳤고, 학점은 B와 C 수준이었다.
- 생활 환경: 도시 아파트 2층에서 부모와 함께 살았다.
- 일반적인 건강 상태
  - 일반적인 건강 인식: 사고 전, 건강은 아주 좋았다.
  - 신체적 기능: 사고 전, 연령대에 맞는 정상이었다.
  - 심리적 기능: 사고 전, 듣기 어려움으로 다소 행동적 문제가 있었다고 부모는 말하고 있다.
  - 역할 기능: 고등학생, 아들, 친구
  - 사회적 기능: 친구와 놀기, 자전거 타기, 야구를 좋아했다.
- 사회/건강 습관: 15세 이후부터 담배를 피웠다. 부모는 Brian이 술은 마시지 않았고, 술이 사고의 원인이 아니라고 하였다.
- 가족력: 부모는 건강한 상태이며 간호를 하고 있지만, 감정적으로 많이 지쳐있는 상태이다.
- 의학/외과적 병력: 수술 전에는 없었고, 수술 후 Brian의 의료병력은 다음과 같다.
  - 사고 후 사지마비와 무반응으로 진단받아 즉시 응급의료시설에 입원하였다. 시설에 두 달 반 동안, 기관절제술과 위절제술 튜브를 삽입하였고 뇌수종으로 뇌실복강단락술(VP shunt)이 필요하였다.
  - 응급시설에서 퇴원하여 5개월 동안 재활병원에 입원하였다. 그때까지 사지마비로 진단받아 반응이 없었고 심각한 경직으로 인하여 손상 후 8개월에 백클로펜(baclofen)펌프를 삽입하는 것이 필요하였다. 급성 재활시설에서는 치료의 진전은 없었다. 국소와 이차적으로 분류되는 전형적인 발작활동의 증가를 보였고, 이에 대한 다양한 약물 변화를 필요로 했다. 재활병원 입원 5개월 후, 다량의 분비물과 함께 고열로 급성관리 병원으로 다시 이송되었다.
  - 3주 동안 이차 급성의료관리시설에 입원하였다. 왼쪽에 가슴막(pleural) 삼출과 폐렴으로 진행된 것을 발견하였다. 객담배양에서 녹농균(pseudomonas) 양성반응이 나타났다. 왼쪽 가슴막 삼출을 배출하기 위하여 가슴관의 삽입이 필요하였다. 녹농균감염과 함께 폐렴을 조신(Zosyn)과 젠타마이신(gentamicin)으로 치료하였다. 산소포화도를 유지하기 위하여 보조 환기장치가 필요했다. 재활시설에서 호전을 보이지 않았고 퇴원할 수 없는 상태 때문에 장기 관리시설에 입원하였다.
  - 기능 상태와 활동수준: 손상 전, ADL과 IADL을 포함한 모든 기능활동을 독립적으로 수행하였다. 현재 모든 기능적 이동기술은 의존적이다.
- 약물
  - 6시간 마다 조신 3.375 gm 6시간
  - 24시간마다 젠타마이신 7 mg/kg IV
  - 매일 프로티닉스(Protinix) 40 mg
  - 하루 두 번 Colace 100 mg, 6시간마다 Depakene 500 mg, 8시간마다 metoprolol 15 mg, 오전에 Dulcolax 좌약
  - 인공 눈물
  - 백클로펜펌프
  - 알려진 알러지 없음
- 다른 임상적 검사: EEG상, 광범위성 뇌병변과 일치하는 느린 광범위성 중증으로 확인되었다.

시스템 재검토 SYSTEMS REVIEW

주의: 장기관리시설에 입원한 시기는〔손상 후 11개월〕부터.

- ♦ 심혈관/폐
  - 혈압(BP): 120/72 mmHg
  - 부종: 정상범주 내, 하지 압박 옷 착용
  - 심박수(HR): 82 bpm
  - 호흡수(RR): 16 bpm, 기관절제술 튜브
- ♦ 외피계
  - 반흔형성 상태
    - 두피에 치유된 반흔
    - 중앙 막힌 기관절제술
    - 왼쪽 복부에 경피 내시경 위절제 튜브
  - 피부색: 정상범주 내
  - 피부 상태
    - 왼쪽 가슴곽을 따라 봉합
    - 팔꿈치와 엉치뼈에 Ⅱ단계 욕창성 궤양
- ♦ 근골격계
  - 전체적인 관절가동범위: 사지 제한
  - 전체적인 근력: 사지 경직
  - 전체적인 대칭: 운동 조절의 불균형과 경직으로 이차적 자세정렬에서 약간 비대칭
  - 키: 6' 1" (1.85 cm)
  - 몸무게: 156 lbs(70.8 kg)
- ♦ 신경근계
  - 균형: 없음
  - 보행, 이동 그리고 변화: 의존적
- ♦ 의사소통, 감정, 인지, 언어, 학습 유형
  - 의사소통, 감정, 인지: 유해한 자극에만 반응
  - 학습 유형: 알려져 있지 않음, 그러나 가족들은 시각적 학습이 있다고 지적

검사와 측정 TESTS AND MEASURES

- ♦ 유산소능력과 지구력
  - 이 시기에는 알려져 있지 않음
  - 재활시설 내. 침대 밖에서 총 4~6시간 가까이 휠체어 탐
- ♦ 각성, 집중, 그리고 인식
  - 규칙적인 수면 및 각성 주기
  - 환경이나 자신을 자각하지 못함
  - 글라스고우 혼수상태 척도[48]: 눈 뜨기=2, 말 반응=1, 최대 운동반응=3으로 6/15
- ♦ 보조 및 적용 장치
  - 압박을 완화시키기 위하여 공기 매트리스를 깐 전동침대
  - 휠체어로 또는 휠체어에서 이동시키기 위해 기계적 장비 사용
- ♦ 순환
  - 온도: 100.0° F
  - 발의 맥박: 양측에서 측정됨
- ♦ 뇌신경과 말초신경의 통합성
  - 모든 뇌신경을 정상적으로 평가불가
  - 동공은 확장되어 있고 Ⅲ뇌신경을 포함하여 무반응
  - 뇌신경 Ⅸ, Ⅹ을 포함한 삼키기가 비정상이고 구역반사는 없음
- ♦ 환경, 가정 그리고 직장 장애: 가족이 방문하였을 때 주변 환경과 더불어 어떠한 상호 작용없이 자각하지 못함
- ♦ 외피계의 통합성: 엉치뼈와 왼쪽 팔꿈치에 Ⅱ단계 욕창
- ♦ 운동 기능: 없음
- ♦ 근 수행력: 검사할 수 없음
- ♦ 신경운동발달과 감각통합성: 지지하여 똑바로 앉은 상태에서 머리와 몸통을 유지 못함
- ♦ 교정, 보호, 그리고 지지 장비
  - 발등굽힘을 유지하기 위하여 양측 발목 보조기와 왼쪽 팔꿈치 보조기, 양측 안정성 손 보조기를 착용하고 급성 재활시설에서 이송
  - 하지에 압박 옷 착용
- ♦ 통증
  - 반응은 단지 반사적
  - 목적있는 움직임은 유발되지 않거나 통증성 자극에만 반응
- ♦ 자세: 휠체어에 앉아있을 때, 왼쪽으로 몸통이 약간 기울어 짧아지고 머리조절 부족
- ♦ 관절가동범위
  - PROM

- 다음을 제외하고 하지는 정상범주 내
  - 오른쪽 발등굽힘 = -25°
  - 왼쪽 발등굽힘 = -20°
  - 오른쪽 무릎 굽힘 = 60°
  - 왼쪽 무릎 굽힘 = 70°
- 다음을 제외하고 상지는 정상범주 내
  - 왼쪽 팔꿈치 폄 = -25°
  - 양측 손목 폄 = 0°
  - 수동으로 손을 펴고 양측 손가락 폄: 오른쪽 약 50%, 왼쪽 75%

♦ 반사 통합성
- 수정된 Ashworth 척도
  - 3/5 등급과 상지에 경직이 있고 굽힘근 우세
  - 2/5 등급과 하지에 경직이 있고 폄근 우세
- 심부 건반사: 전체적으로 감소
- 양성 바빈스키: 경미함

♦ 자가치료와 가정 관리
- 모든 기능적 가동 기술에서 의존적
- 간호 팀은 기계적 들것을 이용하여 이동

♦ 환기와 호흡/가스교환
- 환기장치 착용
- 기관절제술을 통해 들숨 필요
- 마스크를 통해 28~30%산소 공급
- 왼쪽에 약간의 수포음

평가 EVALUATION

Brain Greer는 11개월 전 헬멧을 쓰지 않은 채 자전거를 타다가 자동차사고로 인해 머리에 외상을 입었다. 응급으로 입원한 후, 급성 재활시설에 입원하였지만 호전을 보이지 않았다. 재활과정에서 폐렴이 진행되어 다시 급성 관리 시설로 이송되었다. 의료적으로 안정된 후, 폐렴과 지속적인 식물인간상태의 진단으로 장기 관리시설에 입원하였다. 검사로 PROM, 침대 밖 유지력 감소, 피부 통합성 손상을 포함한 이차 손상, 운동이나 인지 회복이 없음이 밝혀졌다. 기도청결을 할 수 없어 간호 팀원에 의한 중재 및 지속적인 관찰을 필요로 한다. 부모는 별 진전이 없어 불안한 마음으로 간호하고 있다. 물리치료의 역할은 침대와 휠체어에서의 자세, 침대 밖 유지력 증진과 더불어 유연성 운동과 각성, 자각을 증진시키는 감각자극을 간호 팀원과 가족들에게 훈련시키는 것이다.

진단 DIAGNOSIS

Brain은 사지마비와 지속적인 식물인간상태의 무반응 환자이다. 유산소 능력/지구력; 각성, 집중, 그리고 인식; 뇌신경과 말초신경의 통합성; 외피계의 통합성; 운동 기능; 신경운동발달과 감각통합성; 자세; 관절가동범위; 반사 통합성; 그리고 환기와 호흡/가스교환에 손상이 있다. 자가치료, 일과 활동 수행에서 기능적으로 불가능하며, 보조기와 장비가 필요하다. 이러한 결과는 패턴 I: 혼수상태, 혼수상태에 가까운 또는 식물인간 상태와 관련된 각성, 가동범위, 그리고 운동조절의 손상 그리고 심혈관/폐, 패턴 C: ATPA의 물리치료실습 지침[62]에서 유아 또는 소아에서 선천성 또는 후천성 중추신경계의 비진행성 질환과 관련된 운동기능과 감각통합의 손상에서 설명한 것과 일치한다. 확인된 손상, 기능제한, 그리고 보조기와 장비의 필요는 관리 계획과 예후 판단에서 거론될 것이다.

예후와 치료계획 PROGNOSIS AND PLAN OF CARE

방문 이후에, 다음과 같은 결과를 계획하여 결정

♦ 각성과 주의 증진
♦ 양측 발등굽힘과 무릎 굽힘은 휠체어에서 자세를 촉진하기 위하여 증진
♦ 가족과 간호팀원의 능력은 감각자극, 신장과 자세 프로그램을 제공하기 위하여 증진
♦ 왼쪽 팔꿈치 폄 PROM은 피부손상을 최소화하기 위하여 증가
♦ 호흡 지구력 증진
♦ 피부상태와 외피 통합성 증진

이러한 결과를 얻기 위해서 환자에 맞는 적절한 중재를 결정한다. 이것은 협응, 의사소통 그리고 기록; 환자/고객 관련 교육; 치료적 운동; 보조기구와 장비의 적절한 처방, 적용 그리고 제작; 기도 청결 기술을 포함한다.

가족과 간병인에 대한 프로그램을 계획하여 6~8개월 이상 20회 방문과 함께 이 같은 프로그램을 통해 환자의 호전상태를 확인하기 위해 주기적인 재검사가 필요하다.

중재 INTERVENTIONS

선택된 중재에 대한 근거 RATIONALE FOR SELECTED INTERVENTIONS

문헌에 따르면, 지속적인 식물인간상태의 회복은 손상 후 첫 1년 동안 가장 많이 일어난다고 한다.[63-65] Brain은 응급 재활시설에서 포괄적인 물리치료를 받았음에도 불구하고 호전반응이 없었다. 적절한 회복은 손상 1년 후 지속적인 식물인간상태의 몇몇 사례에서 보고되고 있다.[63,66-68] 적절한 회복이란 광범위한 의료적 장비 또는 관리의 필요 없이 퇴원하는 것이며, 한사람 또는 두 사람이 Brain을 들 수 있을 정도이다. 이것은 가족에게 희망이 보이는 것이며, 물리치료 서비스의 어려움과 횟수를 감소시켜 주는 것이다. 부모는 때때로 물리치료서비스의 감소나 중지가 호전이 없다는 것으로 생각하게 될 것이다.[69]

부모는 흔히 물리치료가 아이를 "깨어나게"하는데 도움을 줄 것이라 느낀다. 가족들을 이해시키는데 중요한 것은 이 단계에서 매일 물리치료를 받는 것을 의미하는 것이 아니며, 지속적인 평가와 관찰이 필요하다는 것이다.[51,65] Wilson과 동료[70]들은 지속적인 식물인간상태 또는 최소의 반응 질환을 진단받은 환자관리를 평가하고 조사하였다. 감염, 욕창, 구축과 좋지 않은 영양과 같이 예방할 수 있는 합병증이 있다면, 인지와 삶의 질을 증가시키기 위하여 제한된 환자의 잠재성을 치료하지 않아야 한다는 결과를 보여주었다. 장기 관리에서, 재활은 필요한 보조기의 처방을 허용하거나 다음과 관련된 프로그램을 계획하기 위하여 매일 수행한다.

- 휠체어와 침대 자세
- 신장
- 체위 배담
- 다감각 자극

서비스는 계획하고 계획된 프로그램을 가족과 간병인이 훈련을 하게 되더라도, 물리치료사는 재검사를 위하여 적어도 한 달에 한번 Brian을 지속적으로 방문하여 프로그램을 관찰하고 수정해야 한다.

치료적 운동 (Therapeutic exercise)

PROM과 근육을 늘려주는 신장(보조기/보장구의 적용, 연속적인 캐스트, 침대자세, 휠체어 앉기, 그리고 경사테이블 또는 기구에서 서기를 포함)은 ROM을 증가시키고 경직을 감소시켜 기능적 가동이 낮은 환자를 위하여 물리치료사들이 사용하는 일반적인 기술이다.[71] 시스템 재검토에서, Leong[72]는 식물인간상태와 최소 의식상태 아이를 위한 수동신장의 효과를 살펴보았다. 대부분의 연구들이 하나 또는 복합적인 신장 기술을 사용하는 것으로 증진되었다는 것을 밝혔다. 증진을 위하여 필요한 유지 기간과 도수신장의 주기는 많은 연구에서 증거가 미약하고 또 몇몇 사례에서는 단 한 가지 연구에서 밝혔기 때문에 결정할 수 없다. 증거 수준이 낮기 때문에, 시스템 재검토에서 몇 가지 발견은 뇌성마비 아이들과 외상성 뇌손상, 뇌출혈의 어른을 포함한 대상자 표본에 근거한 것이며, 그렇기 때문에 주의점은 지속적 식물인간상태 어린아이를 위한 정보는 추정하여 선택하여야 한다. 일반적으로, 밝혀진 것은 연속적인 캐스트와 도수 수동신장이 ROM 증가에 효과가 있다는 것이다. ROM의 방법은 횟수 당 20~60초 유지하고, 5번 반복, 일주일에 2-3회 정도로 확인되었다. Ashford[73]는 지속적인 식물인간상태 환자를 위한 구축의 관리는 여러 분야의 접근(물리치료, 간호와 가족)을 필요로 하며, PROM은 혼자하기에 충분하지 않다고 하였다. 이러한 환자에서 관절 가동범위는 특별한 자세와 약물 중재를 공급할 때 증가된다.

지연성 혼수상태에서 회복이 되었다고 보고될지라도,[63,66-68] 11개월 동안 지속적인 식물인간상태에 있는 환자가 약간의 호전을 보이거나 회복된 경우는 거의 없다. 초기상태에서, 다양한 감각 자극 프로그램은 혼수상태 또는 지속적인 식물인간상태에서 회복에 도움을 주기 위한 전략으로 자주 사용된다.[49,74,75] 시스템 재검토는 지속적인 식물인간상태 또는 혼수상태 환자의 치료에 감각자극을 문헌에서 살펴보았다.[59] 특정 치료기술은 여러 연구에서 다양하지만, 대부분 5가지 감각(시각, 청각, 후각, 미각과 촉각)의 격렬한 자극과 움직임을 포함하고 있다. 치료의 주기는 20~50분 동안 하루에 1-2번 정도이다. 이것은 혼수상태 또는 지속적인 식물인간상태의 기간이 짧을수록 효과적이라고 할지라도,[49,74] 회복의 마지막 단계(예, 손상 11개월 후)에서의 변화는 확실하지 않는다. 감각 자극프로그램의 실행은 가족의 스트레스 정도를 감소시키는데 효과적일 수 있다.[49] Brain에게 이 같은 치료접근이 효과가 있을지는 확실하지 않다. 그러나 이것은 악영향을 제한했기 때문에, 프로그램 실행에 있어 가족 프로그램의 부분으로 가치가 있다.

협응, 의사소통 그리고 기록 COORDINATION, COMMUNICATION AND DOCUMENTATION)

여러 분야의 팀과 가족들은 함께 협응, 의사소통 그리고 기록은 지속되어야 한다. 대화는 다음과 같은 분야 즉, 휠체어, 적합한 자세 보조기를 포함한 침대 자세 프로토콜, 피부손상의 관찰을 포함한 보장구의 적합한 착용과 착용시간, 다감각 자극 프로그램, PROM 운동, 폐 자세성 배액기술, 그리고 기계적 들것을 사용한 이동 훈련에서 간호팀원과 함께 이뤄질 것이다.

물리치료사는 프로그램의 효과를 평가하고 필요한 중재 변화를 위하여 재검사 및 다른 팀원과의 협조와 대화를 매달 수행하여야 한다. 환자관리는 필요한 프로그램 변화를 위해 협조하여야 한다.

침대와 휠체어 자세, 자세 배액 스케줄은 피부손상을 예방하고 기도청결을 증진시키기 위하여 간호사와 함께 협조하여 계획할 수 있다.

의뢰는 감정적 지지를 위하여 부모가 제안하게 될 것이며, 환자 관리의 모든 요소는 APTA와 시설 지침에 따라 기록하여야 한다.[62]

주의: Brain의 새로운 학교 지역은 장기 관리시설에 위치해 있는 곳으로 신청할 수 있다. 21세가 될 때까지 제공받을 수 있는 교육적 자격, 필요, 프로그램과 서비스를 결정하기 위하여 교육적으로 평가 가능한 지방 교육청에 의뢰할 수 있다.

환자/고객 관련 교육 PATIENT/CLIENT-RELATED INSTRUCTION

Brain의 가족은 시각, 청각, 후각, 미각과 촉각자극을 포함한 다감각 자극프로그램, 자세 보조기의 적용을 포함한 휠체어와 침대 자세프로토콜, PROM 운동, 기계적 들것을 사용한 이동훈련, 보장구의 적절한 착용과 착용시간, 그리고 피부 손상의 관찰 등의 관리 부분에서 수행의 방법을 자세하게 교육받아야 한다.

치료적 운동 THERAPEUTIC EXERCISE

- ♦ 유연성 운동
  - 간호 팀원과 가족에 의한 도수신장은 다음 요인에 따라 모든 관절 수행
    - 반복마다 20~60초 유지
    - 5회 반복
    - 일주일에 2-3회
  - 양쪽 발목과 왼쪽 팔꿈치에 ROM 신장을 위한 2개의 캐스트 제조 또는 부목 적용
  - 관절 가동성을 유지하고 피부손상을 예방하기 위한 침대와 휠체어에서 자세조절 프로토콜
- ♦ 감각자극
  - 다감각 자극 프로그램은 다음을 포함
    - 시각, 청각, 후각, 미각과 촉각을 포함한 5가지 감각의 자극
    - 자세 변화와 모든 사지에 ROM 운동을 포함한 운동역학적 움직임
    - 의미 있는 것들을 방에 놓음(예, 가족사진, 트로피와 스포츠 기념품)
  - Brian이 휠체어에 앉아 있을 때 외부 또는 병원 주위를 돌아다닐 수 있도록 가족에게 교육

보조기구와 장비의 적절한 처방, 적용 그리고 제작 PRESCRIPTION, APPLICATION, AND, AS APPROPRIATE, FABRICATION OF DEVICES AND EQUIPMENT

- ♦ 관절 가동성 유지 및 증진시키기 위해 연속 캐스트 그리고 보조기/보장구의 적용 또는 제작
- ♦ 피부통합성을 증가시키기 위해 특수 매트리스(예, 공기, 젤)의 적용
- ♦ 피부통합성을 증가시키기 위해 휠체어 앉기 시스템을 경사–공간 설비
- ♦ ROM을 증가시키고 경직을 감소시키기 위한 경사테이블 또는 서있기 장비

기도 청결 기술 AIRWAY CLEARANCE TECHNIQUES

- 최대 환기와 관류를 위한 자세
- 폐 자세성 배액기술에서 간호팀원의 교육

예상 목표와 기대 결과 ANTICIPATED GOALS AND EXPECTED OUTCOME

- 병리학/병태생리학에 미치는 영향
  - 조직 관류와 산소공급 증진
- 손상에 미치는 영향
  - 외피 통합은 증진되고, Ⅱ단계 욕창은 Ⅰ단계로 감소
  - ROM은 증가
- 기능제한에 미치는 영향
  - 침대에서 휠체어로, 휠체어에서 침대로의 이동은 기계적 들것으로 가족이 수행
- 위험 감소/예방
  - 움직임 감소로 인한 피부손상의 위험은 완전하게 이해됨
  - 관리와 이동활동에서 환자를 도와줄 때 간호팀원과 가족이 안전한 기술을 수행
- 사회적 자원에 대한 영향
  - 이용할 수 있는 자원을 최대한 이용
  - 모든 시설에서 APTA의 물리치료 기록을 위한 지침[62]에 따라 환자관리의 모든 것을 기록
  - 최적화된 물리치료서비스 이용
- 환자/고객 만족
  - 관리는 가족과 다른 전문가와 함께 협조
  - 예상되는 결과에 대한 가족의 이해 증진
  - 가족은 진단, 예후, 중재와 예상 결과에 대한 자극을 구두로 표현
  - 여러 분야의 참여는 환자 관리와 가족 만남을 통하여 수행
  - 필요하고 적절하게 지원 또는 전문가에게 의뢰

재검사 REEXAMINATION

재검사는 관리의 전체 에피소드를 통하여 매달 한번 수행될 것이다.

퇴원 DISCHARGE

Brain은 7개월 동안 물리치료를 18번 받았다. 환자는 한가지일 지라도 어떠한 회복이 있다면, 여러 분야의 팀에 의해서 관찰되어질 것이며, 결국엔 가족 서비스를 받으며 퇴원하게 될 것이다.

참고문헌 REFERENCES

1. Lundy-Ekman L. *Neuroscience: Fundamentals for Rehabilitation.* 2nd ed. Philadelphia, PA: WB Saunders; 2002.
2. Kandel ER, Schwartz JH, Jessel TM. *Principles of Neural Science.* 4th ed. New York, NY: McGraw Hill Medical; 2000.
3. Purves D, Augustine GJ, Fitzpatrick D, et al. *Neuroscience.* 3rd ed. Sunderland, MA: Sinauer Associates; 2004.
4. Bernat JL. Chronic disorders of consciousness. *Lancet.* 2006;367:1181-1192.
5. Hickey JV. *The Clinical Practice of Neuromedical and Neurosurgical Nursing.* 5th ed. Philadelphia, PA: Lippincott Williams & Wilkins; 2002.
6. Nolan S. Traumatic brain injury: a review. *Critical Care Nursing Quarterly.* 2005;28(2):188-194.
7. McLeod A. Intra- and extracranial causes of alteration in level of consciousness. *British Journal of Nursing.* 2004;13(7):354-361.
8. Brain Injury Association of America Inc. Available at: http://www.biausa.org. Accessed August 20, 2007.
9. Giacino J, Zasler N. Outcome after severe traumatic brain injury: coma, the vegetative state, and the minimally responsive state. *J Head Trauma Rehabil.* 1995;10:40-56.
10. Giacino JT, Ashwal S, Childs N, et al. The minimally conscious state: definition and diagnostic criteria. *Neurology.* 2002;58:349-353.
11. Multi-Society Task Force on PVS. Medical aspects of the persistent vegetative state (first part). *N Engl J Med.* 1994;330:1499-1508.
12. National Institute of Neurological Disorders and Stroke (NINDS). Coma Information Page: Available at: http://www.ninds.nih.gov/health_and_medical/disorders/coma_doc.htm. Accessed August 20, 2007.
13. Howard RS, Miller DH. The persistive vegetative state. *BMJ.* 1995;310:341-342.
14. American Academy of Pediatrics Task Force on Brain Death in Children. Report of a special task force: guidelines for the determination of brain death in children. *Pediatrics.* 1987;80:298-300.
15. Bear MF, Connors BW, Paradiso MA. *Neuroscience: Exploring the Brain.* 2nd ed. Philadelphia, PA: Lippincott Williams & Wilkins; 2001.
16. National Institute of Neurological Disorders and Stroke (NINDS). Available at: http://www.nlm.nih.gov/medlineplus/seizures.html. Accessed September 29, 2007.
17. Engle J. ILAE classification of epilepsy syndromes. *Epilepsy Research.* 2006;70(Suppl):S5-S10.

18. Kingsley RE. *Concise Text of Neuroscience.* 2nd ed. New York, NY: Lippincott Williams & Wilkins; 2000.
19. Schachter SC. Adapted from Willmore LJ. Head trauma and the development of post-traumatic epilepsy. In: Ettinger AB, Devinsky O, eds. *Managing Epilepsy and Co-existing Disorders.* Boston, MA: Butterworth-Heinemann; 2002:229-238. Revised April 2004. Available at: http://professionals.epilepsy.com/wi/print_section.php?section=head_trauma. Accessed September 29, 2007.
20. Willmore LJ. Acute traumatic brain injury and seizures. Available at: http://professionals.epilepsy.com/page/head_trauma.html. Accessed September 29, 2007.
21. Medline Plus Drug Information. Available at: http://www.nlm.nih.gov/medlineplus/druginfo/medmaster/a684001.html. Accessed September 28, 2007.
22. Multi-Society Task Force on PVS. Medical aspects of the persistent vegetative state (second part). *N Engl J Med.* 1994;330(22):1572-1579.
23. Schiff ND, Ribary U, Moreno DR, et al. Residual cerebral activity and behavioral fragments can remain in the persistive vegetative state. *Brain.* 2002;125:1210-1234.
24. Greenwood R. Head injury for neurologists. *J Neurol Neurosurg Psychiatry.* 2002;73:i8-i16.
25. Arras JD, Steinbock B. *Ethical Issues in Modern Medicine.* 4th ed. Mountain View, CA: Mayfield Publishers; 1995.
26. Cameron MH, Monroe LG. *Physical Rehabilitation: Evidenced Based Examination, Evaluation and Intervention.* St. Louis, MO: Saunders; 2007.
27. Wijdicks EFM. The diagnosis of brain death. *N Engl J Med.* 2001;344:1215-1221.
28. Jennett B. *The Vegetative State: Medical Facts, Ethical and Legal Dilemmas.* London, England: Cambridge University Press; 2002.
29. Andrews K. Medical decision making in the vegetative state: withdrawal of nutrition and hydration. *NeuroRehabilitation.* 2004;19:299-304.
30. Borthwick CJ, Crossley R. Permanent vegetative state: usefulness and limits of a prognostic definition. *NeuroRehabilitation.* 2004;19:381-389.
31. Strauss D, Shavelle RM, DeVivo MJ, et al. Letter to the editor: life expectancy after traumatic brain injury. *NeuroRehabilitation.* 2004;19:257-258.
32. *Merck Manual of Medical Information Professional Edition.* 18th ed. Stupor and Coma. The Merck Manuals Online Medical Library for Health Professionals. Last full review/revision November 2005. Available at: http://www.merck.com/mmpe/print/sec16/ch212/ch212a.html.
33. MayoClinic.com. Coma. Available at: http://www.mayoclinic.com/health/coma/DS00724/DSECTION=8. Accessed October 2, 2007.
34. Ashwal S. Pediatric vegetative state: epidemiological and clinical issues. *NeuroRehabilitation.* 2004;19:349-360.
35. Purtillo R. *Ethical Dimensions in the Health Professions.* 4th ed. Philadelphia, PA: Elsevier Saunders; 2005.
36. Sugarman J. *Ethics in Primary Care.* New York, NY: McGraw-Hill; 2000.
37. Jenson AR, Siegler M, Winslade WJ. *Clinical Ethics.* 5th ed. New York, NY: McGraw-Hill; 2002.
38. Guidelines for the determination of death: report of the medical consultants on the diagnosis of death to the President's Commission for the Study of Ethical Problems in Medicine and Biomedical and Behavioral Research. *JAMA.* 1981;246:2184-2186.
39. Johnson GS. While you are waiting. About brain injury: objectives of neurosurgery: 2006. Available at: http://www.waiting.com/neurosurgery.html. Accessed September 25, 2007.
40. Jennett B, Teasdale G. *Management of Head Injuries.* Philadelphia, PA: FA Davis; 1981.
41. Centre for Neuro Skills (CNS). Pharmacology guide. Available at: http://www.neuroskills.com/. Accessed September 28, 2007.
42. RXList: The Internet drug index. Available at: http://www.rxlist.com/script/main/hp.asp. Accessed September 30, 2007.
43. WebMD Medical Reference in Collaboration with The Cleveland Clinic. Epilepsy: medications to treat seizures. Available at: http://www.webmd.com/epilepsy/medications-treat-seizures. Accessed September 28, 2007.
44. Wikipedia, the free encyclopedia. Artificial tears. Available at: http://en.wikipedia.org/wiki/Artificial_tear. Accessed October 3, 2007.
45. MedlinePlus Medical Encyclopedia. Available at: http://www.nlm.nih.gov/medlineplus/ency/article/001423.htm. Accessed April 29, 2008.
46. Montés-Micó R, Cáliz A, Alió J. Changes in ocular aberrations after instillation of artificial tears in dry-eye patients. *J Cataract Refract Surg.* 2004;30(8):1649-1652.
47. Ostwald SK, Wasserman J, Davis S. Medications, comorbidities, and medical complications in stroke survivors: the CAReS Study. *Rehabilitation Nursing.* 2006;31:10-14.
48. Teasdale G, Jennett B. Assessment of coma and impaired consciousness. *Lancet.* 1974;ii:81-83.
49. Mitchell S, Bradley V, Welch JL, Britton PG. Coma arousal procedure: a therapeutic intervention in the treatment of head injury. *Brain Inj.* 1990;4(3):273-279.
50. Robinson LR, Micklesen PJ. Somatosensory evoked potentials in coma prognosis. *Phys Med Rehabil Clin N Am.* 2004;15:43-61.
51. Giacino J, Whyte J. The vegetative and minimally conscious states: current knowledge and remaining questions. *J Head Trauma Rehabil.* 2005;20:30-50.
52. National Institute of Neurological Disorders and Stroke (NINDS). Coma and persistent vegetative state information page. Available at: http://www.ninds.nih.gov/health_and_medical/disorders/coma_doc.htm.
53. Casarett D, Fishman JM, MacMoran HJ, et al. Epidemiology and prognosis of coma in daytime television dramas. *BMJ.* 2005;331:1537-1539.
54. Wijdicks EFM, Wijdicks CA. The portrayal of coma in contemporary motion pictures. *Neurology.* 2006;66:1300-1303.
55. *Merck Manual of Medical Information Home Edition.* 2nd ed. Legal and Ethical Issues: Decision Making (Surrogate). The Merck Manuals Online Medical Library Home Edition for Patients and Caregivers. Last full review/revision February 2003. Available at: http://www.merck.com/mmhe/print/sec01/ch009/ch009f.html.
56. Donatelli LA, Geocadin RG, Williams MA. Ethical issues in critical care and cardiac arrest: clinical research, brain death, and organ donation. *Semin Neurol.* 2006;26:452-459.

57. American Academy of Neurology. *Practice Parameters: Determining Brain Death in Adults (Summary Statement). Report of the Quality Standards Subcommittee of the American Academy of Neurology.* Available at: http://www.aan.com/professionals/practice/pdfs/pdf_1995_thru_1998/1995.45.1015.pdf.
58. Fischer C, Luaute J, Adeleine P, Morlet D. Predictive value of sensory and cognitive evoked potentials for awakening from coma. *Neurology.* 2004;63:669-673.
59. Lombardi F, Taricco M, DeTanti A, Liberati A. Sensory stimulation of brain-injured individuals in coma or vegetative state; results of a Cochrane systematic review. *Clin Rehabil.* 2002;16:464-472.
60. Gruner ML, Terhaag D. Multimodal early onset stimulation (MEOS) in rehabilitation after brain injury. *Brain Inj.* 2000;14(6):585-594.
61. Moffat M, Biggs Harris K, eds. *Integumentary Essentials: Applying the Preferred Practice Patterns.SM* Thorofare, NJ: SLACK Incorporated; 2006.
62. American Physical Therapy Association. Guide to physical therapist practice. 2nd ed. *Phys Ther.* 2001;81:9-744.
63. Kriel RL, Krach LE, Jones-Saete C. Outcome of children with prolonged unconsciousness and vegetative states. *Pediatr Neurol.* 1993;9:362-368.
64. Lipppert-Gruner M, Wedekind C, Klug N. Outcome of prolonged coma following severe traumatic brain injury. *Brain Inj.* 2003;17(1):49-54.
65. Giacino JT, Kalmar K. The vegetative and minimally conscious states: a comparison of clinical features and functional outcomes. *J Head Trauma Rehabil.* 1997;12(4):36-51.
66. Andrews K. Recovery of patients after four months or more in the persistent vegetative state. *BMJ.* 1993;306:1597-1600.
67. Avesani R, Gambini MG, Albertini G. The vegetative state: a report of two cases with a long-term follow-up. *Brain Inj.* 2006;20(3):333-338.
68. McMillan MT, Herbert CM, Further recovery in a potential treatment withdrawal case 10 years after brain injury. *Brain Inj.* 2004;18(9):935-940.
69. Jacobs HE, Muir CA, Cline JD. Family reactions to persistent vegetative state. *J Head Trauma Rehabil.* 1986;1:55-62.
70. Wilson FC, Harpur J, Watwson T, Marow JL. Vegetative state and minimally responsive patients—recovery survey, long-term case outcomes and service recommendations. *NeuroRehabilitation.* 2002;17:231-236.
71. Leong B. The vegetative and minimally conscious states in children: spasticity, muscle contracture and issues for physiotherapy treatment. *Brain Inj.* 2002;16(3):217-230.
72. Leong B. Critical review of passive muscle stretch: implications for the treatment of children in vegetative and minimally conscious states. *Brain Inj.* 2002;16(2):169-183.
73. Ashford S. Management of a patient diagnosed as PVS. *Physiother Res Int.* 2000;5(3):202-206.
74. Kater KM. Response of head-injured patients to sensory stimulation. *West J Nurs Res.* 1989;11(1):20-33.
75. Gill-Thwaites H, Munday R. The sensory modality assessment and rehabilitation technique (SMART); a valid and reliable assessment for vegetative state and minimally conscious state patients. *Brain Inj.* 2004;18(12):1255-1269.

약어

6MWT=6-Minute Walk Test

AAROM=active assistive range of motion
ACE=angiotensin-converting enzyme
Ach=acetylcholine
ACL=anterior cruciate ligament
AD=autonomic dysreflexia
ADD=attention deficit disorder
ADHD=attention deficit hyperactivity disorder
ADL=activities of daily living
AFO=ankle-foot orthosis
AFP=alpha-fetoprotein
AHA=American Heart Association
AIDP=acute inflammatory demyelinating polyneuropathy
AMAN=acute motor axonal neuropathy
AMPA=α-amino-3-hydroxy-5-methyl-4-isoxazolepropionic acid
AMSAN=acute motor and sensory axonal neuropathy
APTA=American Physical Therapy Association
AROM=active range of motion
ASIA=American Spinal Injury Association
AVM=arteriovenous malformation

BAPS=Biomechanical Ankle Platform System
BBS=Berg Balance Score
BFO=balanced forearm orthosis
bid=twice a day
BOTMP=Bruininks-Oseretsky Test of Motor Proficiency
BP=blood pressure
BPPV=benign paroxysmal positional vertigo
BSID-II=Bayley Test of Infant Development II
BWS=body weight supported
BWSTT=body weight supported treadmill training

CAT=computerized axial tomography
CDC=Centers for Disease Control and Prevention
CIMT=constraint-induced movement therapy
CIPN=chemotherapy-induced peripheral neuropathy
CMC=carpometacarpal
CMS=Centers for Medicare and Medicaid Services
CN=cranial nerve
CNS=central nervous system
COMT=catecholamine-o-methyltranferase
CO-OP=Cognitive Orientation to Daily Occupational Performance
CP=cerebral palsy
CPG=central pattern generator
CPGs=clinical practice guidelines
CPP=cerebral perfusion pressure
CRPS=complex regional pain syndrome
CSF=cerebrospinal fluid
CT=computed tomography
CTS=carpal tunnel syndrome
CTSIB=Clinical Test of Sensory Interaction on Balance
CVA=cerebrovascular accident

DCD=developmental coordination disorder
DEXA=dual-energy x-ray absorptiometry
DGO=driven gait orthosis
DHI=Dizziness Handicap Inventory
DJD=degenerative joint disease
DS=Down syndrome
DSM-IV=*Diagnostic and Statistical Manual of Mental Disorders, Fourth Edition*
DVT=deep vein thrombosis

ECG=electrocardiography
EDSS=Expanded Disability Status Scale
EEG=electroencephalogram
EMG=electromyography
ENG=electronystagmography
ENog=electroneuronography
EOM=extraocular movements
EPSP=excitatory postsynaptic potential

FDA=Food and Drug Administration
FES=functional electrical stimulation
FSI=Functional Status Index
FSS=Functional Status Scale

GABA=gamma aminobutyric acid
GBS=Guillian-Barré syndrome
GMFCS=Gross Motor Function Classification System
GMFM=Gross Motor Function Measure

HO=heterotopic ossification
HR=heart rate
HSV=herpes simplex virus
HTN=hypertension

IADL=instrumental activities of daily living
ICP=intracranial pressure
ICU=intensive care unit
IDEA=Individuals with Disability Education Act
IEP=individual education plan
IFSP=Individual Family Service Plan
IPSP=inhibitory postsynaptic potential
IS=intercostal space
IVIg=intravenous immunoglobulin

KAFO=knee-ankle-foot orthosis

LE=lower extremity
LLE=left lower extremity
LUE=left upper extremity

MCP=metacarpophalangeal
MDI=multi-dose inhaler
MHR=maximum heart rate
MMSE=Mini Mental Status Exam
MMT=manual muscle testing
MRA=magnetic resonance angiography
MRI=magnetic resonance imaging
MRS=magnetic resonance spectroscopy
MRS=minimally responsive state
MS=multiple sclerosis
MST=maximal stimulation test
MTP=metatarsophalangeal
MVA=motor vehicle accident

NCV=nerve conduction velocity
NDT=neurodevelopmental treatment
NET=nerve excitability test
NICU=neonatal intensive care unit
NPS=numeric pain rating scale
NSAIDs=nonsteroidal anti-inflammatory drugs
NSCISC=National Spinal Cord Injury Statistical Center
NTD=neural tube defect

OH=orthostatic hypotension
ORIF=open reduction internal fixation

PANAS=Positive and Negative Affective Scale
PD=Parkinson's disease
PDMS=Peabody Developmental Motor Scales
PE=plasma exchange
PEDI=Pediatric Evaluation of Disability Inventory
PET scan=positron emission tomography scan
PICC=peripherally inserted central catheter
PNF=proprioceptive neuromuscular facilitation
PNS=peripheral nervous system
PPMS=primary progressive multiple sclerosis
PRE=progressive resistive exercise
PRMS=progressive-relapsing multiple sclerosis
prn=as needed
PROM=passive range of motion
PVL=periventricular leukomalacia
PVS=persistent vegetative state

q=every
qd=every day
qid=four times a day

RGO=reciprocal gait orthosis
RLE=right lower extremity
ROM=range of motion
RPE=rate of perceived exertion
RR=respiratory rate
RRMS=relapsing-remitting multiple sclerosis
RSD=reflex sympathetic dystrophy
RUE=right upper extremity

SCI=spinal cord injury
SDS=simple descriptive scale
SF-36=36-Item Short Form Health Survey
SNAP=sensory nerve action potential
SPECT=single photon emission computed tomography
SPMS=secondary progressive multiple sclerosis
SPMSQ=Short Portable Mental Status Questionnaire
SSRIs=selective serotonin reuptake inhibitors
SSS=Symptoms Severity Scale
sub=subcutaneously

TBI=traumatic brain injury
TCAs=tricylclic antidepressants
TEE=transesophageal echocardiography
TENS=transcutaneous electrical nerve stimulation
THR=target heart rate
TIA=transient ischemic attacks
tid=three times a day
TKR=total knee replacement
TLSO=thoraco-lumbo-sacral orthosis
tPA=tissue plasminogen activator
TSIF=Test of Sensory Function in Infants

UE=upper extremity
UPDRS=Unified Parkinson's Disease Rating Scale
USPHS=US Public Health Service
UTI=urinary tract infection

VAS=visual analog scale
VO_2=oxygen consumption
VOR=vestibular-ocular reflex
VP=ventricular-peritoneal
VSR=vestibulo-spinal reflex

WASI=Wechsler Abbreviated Scale of Intelligence
w/c=wheelchair
WFL=within functional limits
WNL=within normal limits

약 제품과 제조회사

The brand name drugs and products mentioned in this book are listed below, along with their manufacturer information.

DRUGS

Abbokinase (ImaRx Therapeutics, Tucson, Ariz)
Accutane (Roche Pharmaceuticals, Nutley, NJ)
Activase (Genetech Inc, South San Francisco, Calif)
Adalat (Bayer HealthCare Pharmaceuticals, Morristown, NJ)
Adderall (Shire, Wayne, Pa)
Adriamycin (Pharmacia, Kalamazoo, Mich)
Advair MDI Diskus (GlaxoSmithKline, Philadelphia, Pa)
Advil (Wyeth Pharmaceuticals, Philadelphia, Pa)
Aldactone (Pfizer, New York, NY)
Afrin (Schering-Plough, Kenilworth, NJ)
Ambien (Sanofi Aventis, Bridgewater, NJ)
Anergan 50 (Forest Laboratories, New York, NY)
Antivert (Pfizer, New York, NY)
Apokyn (Vernalis, Morristown, NJ)
Arestin (OraPharma Inc, Warminster, Pa)
Astramorph (Abraxis BioScience, Schaumburg, Ill)
Atamet (Elan, New York, NY)
Ativan (Biovail Pharmaceuticals Inc, Bridgewater, NJ)
Atrovent (Boehringer Ingelheim, Ridgefield, Conn)
Avonex (Biogen Idec, Cambridge, Mass)
Azilect (Teva Pharmaceuticals, North Wales, Pa)
Benadryl (Pfizer, New York, NY)
Benzacot (Truxton, Bellmawr, NJ)
Betaseron (Bayer HealthCare Pharmaceuticals, Morristown, NJ)
Bonine (Insight Pharmaceuticals, Langhorne, Pa)
Botox (Allergan Inc, Irvine, Calif)
BuSpar (Bristol-Myers Squibb, New York, NY)
Calan (Pfizer, New York, NY)
Capozide (Bristol-Myers Squibb, New York, NY)
Carbatrol (Shire, Wayne, Pa)
Cardizem (Biovail Pharmaceuticals Inc, Bridgewater, NJ)
Celebrex (Pfizer, New York, NY)
Clorpres (Mylan Inc, Canonsburg, Pa)
Colace (Purdue, Stamford, Conn)
Compazine (GlaxoSmithKline, Philadelphia, Pa)
Concerta (Alza, Mountain View, Calif)
Copaxone (Teva Pharmaceuticals, North Wales, Pa)
Coumadin (Bristol-Myers Squibb, New York, NY)
Cylert (Abbott, Abbott Park, Ill)
Cytomel (King Pharmaceuticals, Bristol, Tenn)
Cytoxan (Bristol-Myers Squibb, New York, NY)
Dantrium (Proctor and Gamble, Cincinnati, Ohio)
Darvocet (Xanodyne Pharmaceuticals, Newport, Ky)
Darvon (Xanodyne Pharmaceuticals, Newport, Ky)
Demerol (Sanofi Aventis, Bridgewater, NJ)
Depakene (Abbott, Abbott Park, Ill)
Depakote (Abbott, Abbott Park, Ill)
Detrol (Pfizer, New York, NY)
Dexedrine (GlaxoSmithKline, Philadelphia, Pa)
Diazepam Intensol (Boehringer Ingelheim, Ridgefield, Conn)
Didronel (Proctor and Gamble, Cincinnati, Ohio)
Dilacor (Watson Pharmaceuticals, Corona, Calif)
Dilantin (Pfizer, New York, NY)
Dilaudid (Abbott, Abbott Park, Ill)
Ditropan (Alza, Mountain View, Calif)
Diuril (Salix Pharmaceuticals, Morrisville, NC)
Doxinate (Sigma Laboratories, Mumbai, Maharashtra, India)
Dramamine (McNeil Consumer, Fort Washington, Pa)
Dulcolax (Boehringer Ingelheim, Ridgefield, Conn)
Duramorph (Baxter Healthcare Corp, Deerfield, Ill)
Dysport (Ipsen Ltd, Slough, Berkshire, United Kingdom)
Eldepryl (Somerset Pharmaceuticals, Tampa, Fla)
Eltroxin (GlaxoSmithKline, Philadelphia, Pa)
Felbatol (Medpointe Pharmaceuticals, Somerset, NJ)
Flomax (Boehringer Ingelheim, Ridgefield, Conn)
Fragmin (Pfizer, New York, NY)
Gabitril (Cephalon, Frazer, Pa)
Garamycin (Schering-Plough, Kenilworth, NJ)
Haldol (Ortho-McNeil, Raritan, NJ)
HydroDIURIL (Merck, Whitehouse Station, NJ)
Hydrostat IR (Shire, Wayne, Pa)
Imuran (Prometheus Laboratories, San Diego, Calif)
Inapsine (Akorn Inc, Buffalo Grove, Ill)
Inderal (Wyeth Pharmaceuticals, Philadelphia, Pa)
Infumorph (Baxter Healthcare Corp, Deerfield, Ill)
InnoPran XL (GlaxoSmithKline, Philadelphia, Pa)
Keppra (UCB Pharma Inc, Smyrna, Ga)
Klonopin (Roche Pharmaceuticals, Nutley, NJ)
Lamictal (GlaxoSmithKline, Philadelphia, Pa)
Lasix (Sanofi Aventis, Bridgewater, NJ)
Leustatin (Ortho Biotech, Bridgewater, NJ)
Levaquin (Ortho-McNeil, Raritan, NJ)

Levo-T (Alara Pharmaceutical Corp, Caguas, Puerto Rico)
Levotec (Technilab, Pine Brook, NJ)
Levothroid (Forest Laboratories, New York, NY)
Levoxyl (King Pharmaceuticals, Bristol, Tenn)
Lexapro (Forest Laboratories, New York, NY)
Lioresal (Medtronic, Minneapolis, Minn)
Lipitor (Pfizer, New York, NY)
Lopressor (Novartis, Cambridge, Mass)
Lotensin (Novartis, Cambridge, Mass)
Lovenox (Sanofi Aventis, Bridgewater, NJ)
Marezine (Martin Himmel, Lake Worth, Fla)
Melleril (Novartis, Cambridge, Mass)
Meni-D (Seatrace Pharmaceuticals, Rainbow City, Ala)
Metadate CD (UCB Pharma Inc, Smyrna, Ga)
Mevacor (Merck, Whitehouse Station, NJ)
Midamor (Merck, Whitehouse Station, NJ)
Miralax (Schering-Plough, Kenilworth, NJ)
Mirapex (Boehringer Ingelheim, Ridgefield, Conn)
Motrin (McNeil Consumer, Fort Washington, Pa)
Mycostatin (Bristol-Myers Squibb, New York, NY)
Myobloc (Solstice Neurosciences Inc, Malvern, Pa)
Mysoline (Valeant Pharmaceuticals International, Aliso Viejo, Calif)
Navane (Pfizer, New York, NY)
Neurontin (Pfizer, New York, NY)
Norvasc (Pfizer, New York, NY)
Novantrone (Serono, Rockland, Mass)
Nystatin (Altana Inc, Melville, NY)
OxyContin (Purdue, Stamford, Conn)
Parcopa (Schwarz Pharma, Milwaukee, Wisc)
Parlodel (Novartis, Cambridge, Mass)
Pepcid (Johnson & Johnson, New Brunswick, NJ)
Percocet (Endo Pharmaceuticals, Chadds Ford, Pa)
Percogesic (Medtech, Jackson, Wyo)
Permax (Valeant Pharmaceuticals International, Aliso Viejo, Calif)
Prinivil (Merck, Whitehouse Station, NJ)
Proamatine (Shire, Wayne, Pa)
Pro-Banthine (Shire, Wayne, Pa)
Procardia (Pfizer, New York, NY)
Protonix (Wyeth Pharmaceuticals, Philadelphia, Pa)
Proventil-HFA (Schering-Plough, Kenilworth, NJ)
Provigil (Cephalon, Frazer, Pa)
Prozac (Eli Lilly & Co, Indianapolis, Ind)
Rebif (Serono, Rockland, Mass)
Reglan (Schwarz Pharma, Milwaukee, Wisc)
Requip (GlaxoSmithKline, Philadelphia, Pa)
Retavase (Centocor Inc, Horsham, Pa)
Ritalin (Novartis, Cambridge, Mass)
Roxanol (Xanodyne Pharmaceuticals, Newport, Ky)
Ru-Vert-M (Solvay Pharmaceuticals, Marietta, Ga)
Senokot (Purdue, Stamford, Conn)
Serevent MDI Diskus (GlaxoSmithKline, Philadelphia, Pa)
Seroquel (AstraZeneca, Wilmington, Del)
Sinemet (Bristol-Myers Squibb, New York, NY)
Stalevo (Orion, Espoo, Finland)
Strattera (Eli Lilly & Co, Indianapolis, Ind)
Streptase (Aventis Behring, King of Prussia, Pa)
Sudafed (McNeil Consumer, Fort Washington, Pa)
Symmetrel (Endo Pharmaceuticals, Chadds Ford, Pa)
Synthroid (Abbott, Abbott Park, Ill)
Tegretol (Novartis, Cambridge, Mass)
Tenoretic (AstraZeneca, Wilmington, Del)
Tenormin (AstraZeneca, Wilmington, Del)
Thalitone (Monarch Pharmaceuticals, Bristol, Tenn)
Thorazine (GlaxoSmithKline, Philadelphia, Pa)
Ticon (Roberts/Hauck Pharmaceutical Corp, Eatontown, NJ)
Tigan (King Pharmaceuticals, Bristol, Tenn)
Topamax (Ortho-McNeil, Raritan, NJ)
Toprol XL (AstraZeneca, Wilmington, Del)
Transderm scop (Novartis, Cambridge, Mass)
Tranxene (Ovation Pharmaceuticals, Lincolnshire, Ill)
Trileptal (Novartis, Cambridge, Mass)
Tylenol (McNeil Consumer, Fort Washington, Pa)
Tysabri (Elan, New York, NY)
Ultracet (Janssen Pharmaceuticals, Titusville, NJ)
Valium (Roche Pharmaceuticals, Nutley, NJ)
Valrelease (Roche, Basel, Switzerland)
Vaseretic (Biovail Pharmaceuticals Inc, Bridgewater, NJ)
Ventolin HFA (GlaxoSmithKline, Philadelphia, Pa)
Verelan (Elan, New York, NY)
Vistaril (Pfizer, New York, NY)
Vistazine 50 (Keene Pharmaceuticals, Keene, Tex)
Xanax (Pfizer, New York, NY)
Zanaflex (Acorda Therapeutics, Hawthorne, NY)
Zantac (GlaxoSmithKline, Philadelphia, Pa)
Zarontin (Pfizer, New York, NY)
Zelapar (Valeant Pharmaceuticals International, Aliso Viejo, Calif)
Zetran (Roberts/Hauck Pharmaceutical Corp, Eatontown, NJ)
Zocor (Merck, Whitehouse Station, NJ)
Zofran (GlaxoSmithKline, Philadelphia, Pa)
Zosyn (Wyeth Pharmaceuticals, Philadelphia, Pa)

PRODUCTS

Acapella (DHD Healthcare, Wampsville, NY)
Airdyne (Schwinn/Nautilus, Vancouver, Wash)
Biomechanical Ankle Platform System ([BAPS] CAMP, Jackson, Miss)
Disk Criminator (Complete Medical Supplies, Valley Cottage, NY)
ERGYS Rehabilitation Systems (Therapeutic Alliances Inc, Fairborn, Ohio)
Parastep (Sigmedics Inc, Fairborn, Ohio)
Twister (Hasbro, Pawtucket, RI)

찾아보기

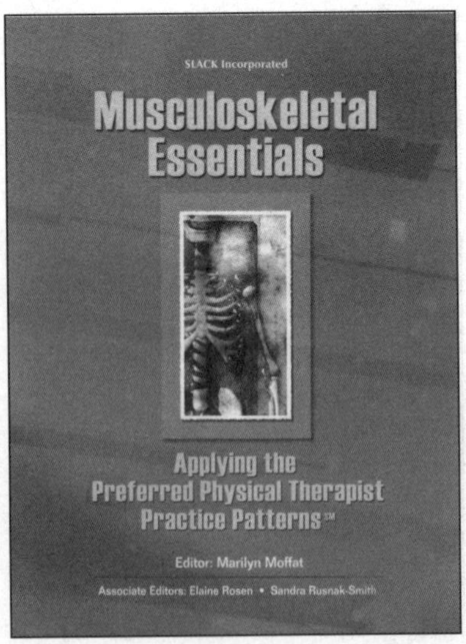
SLACK Incorporated
Musculoskeletal Essentials
Applying the Preferred Physical Therapist Practice Patterns℠
Editor: Marilyn Moffat
Associate Editors: Elaine Rosen • Sandra Rusnak-Smith

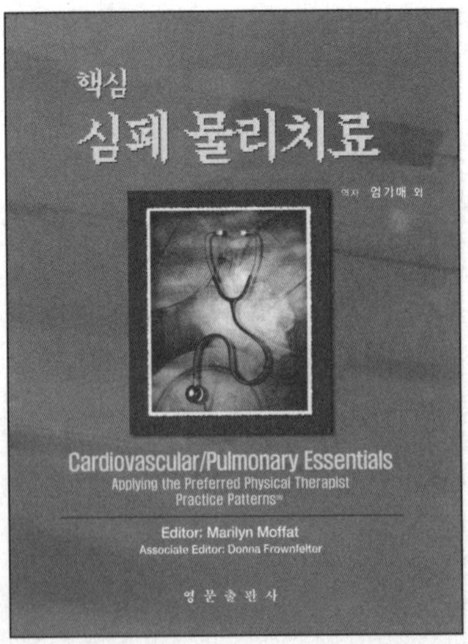
핵심
심폐 물리치료
Cardiovascular/Pulmonary Essentials
Applying the Preferred Physical Therapist Practice Patterns℠
Editor: Marilyn Moffat
Associate Editor: Donna Frownfelter
영문출판사

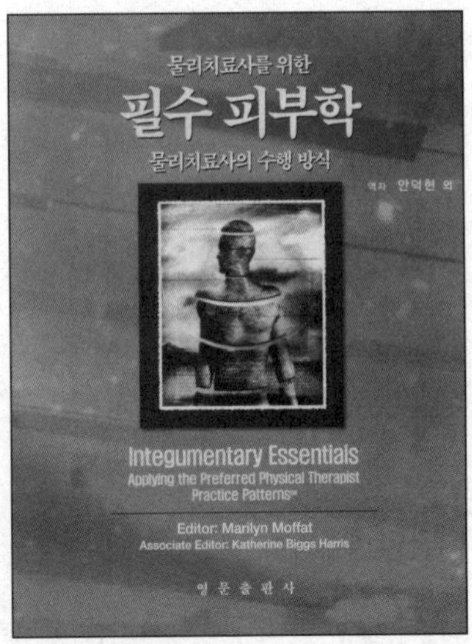
물리치료사를 위한
필수 피부학
물리치료사의 수행 방식
Integumentary Essentials
Applying the Preferred Physical Therapist Practice Patterns℠
Editor: Marilyn Moffat
Associate Editor: Katherine Biggs Harris
영문출판사